ATLAS
DES
MENSCHLICHEN
KÖRPERS

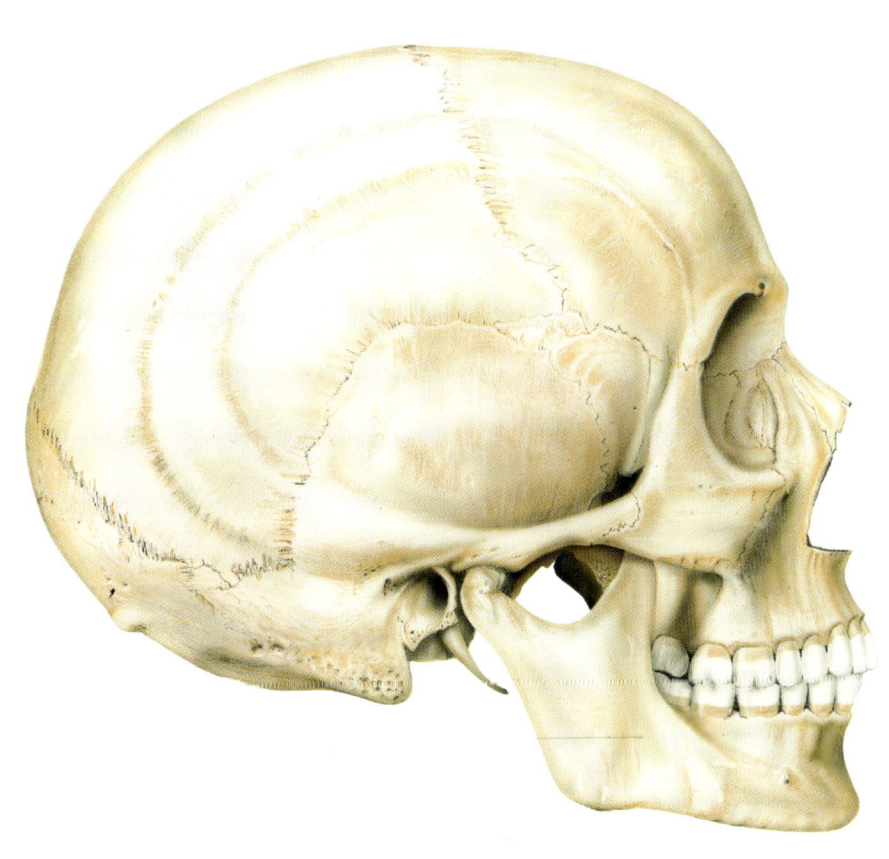

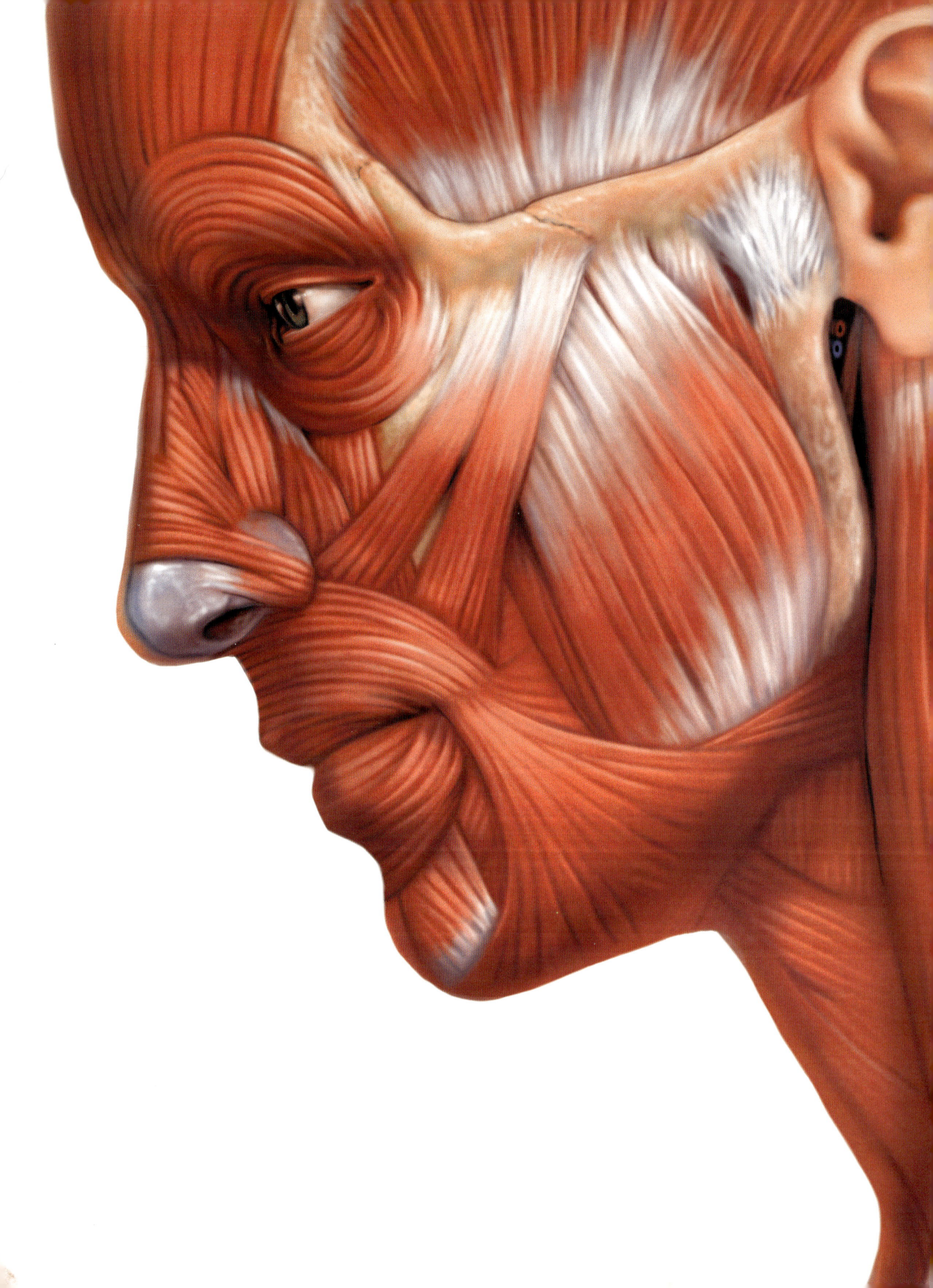

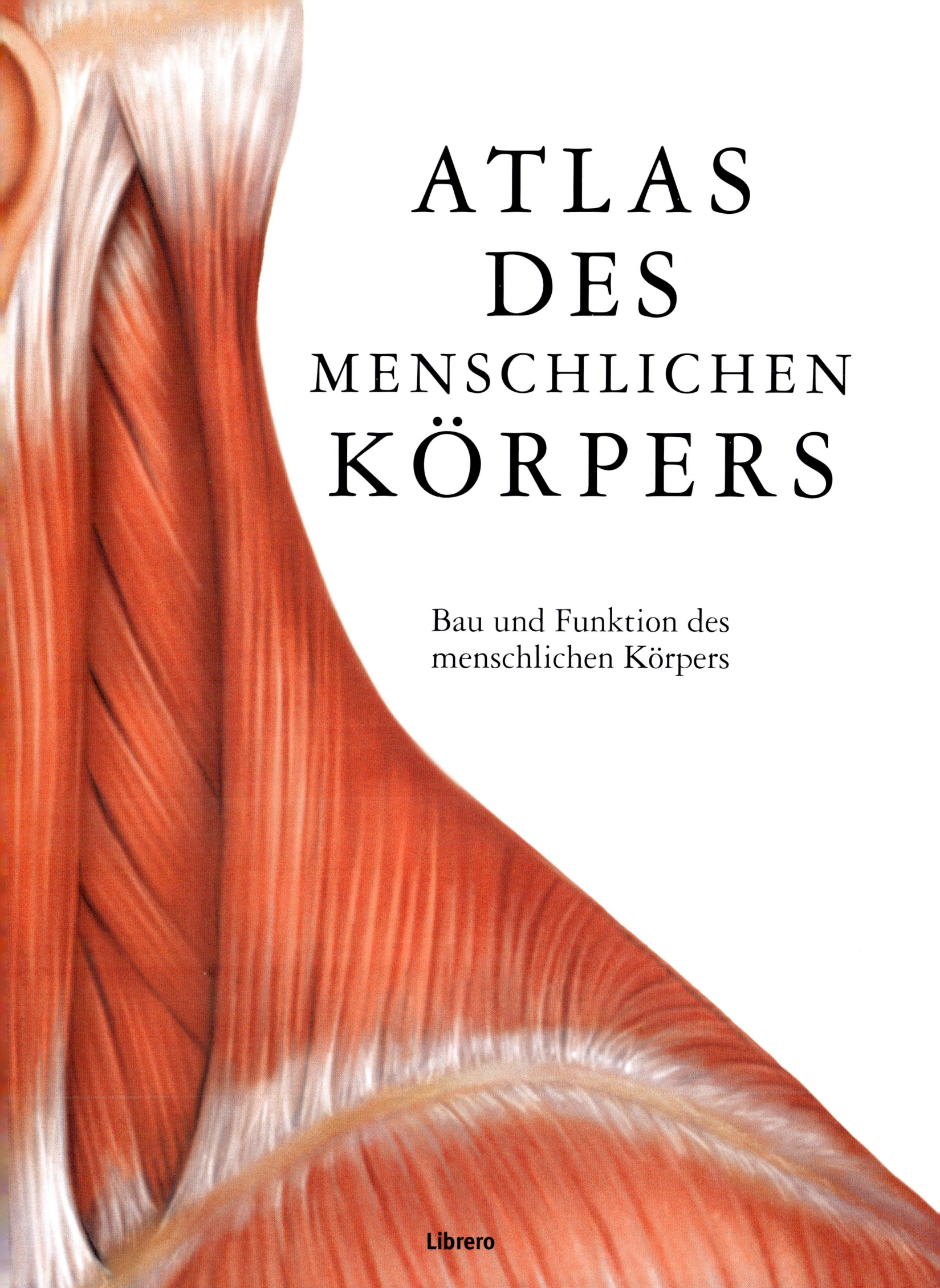

ATLAS DES
MENSCHLICHEN
KÖRPERS

Bau und Funktion des
menschlichen Körpers

Librero

Herausgeber	Gordon Cheers
Verlagsleiter	Margaret Olds
Leitender Redakteur	Janet Parker
Fachberater	Kurt H. Albertine, PhD
	Dr. Kurt H. Albertine
	Prof. emerit. Peter Baume
	Dr. R. William Currie
	Laurence Garey
	Gareth Jones
	Dr. David Tracey
Unter Mitwirkung von	Robin Arnold
	Dr. Ken Ashwell
	Deborah Bryce
	Carol Fallows
	Martin Fallows
	John Frith
	John Gallo
	Brian Gaynor
	Dr. Rakesh Kumar
	Peter Lavelle
	Lesley Lopes
	Karen McGhee
	Michael Roberts
	Prof. Dr. emerit. Frederick Rost
	Dr. Elizabeth Tancred
	Dzung Vu
	Dr. Phil Waite
Verantw. Berater Illustration	Dzung Vu
Fachberater Illustration	John Frith
	David Jackson
Illustratoren	David Carroll
	Peter Child
	Deborah Clarke
	Geoff Cook
	Marcus Cremonese
	Beth Croce
	Wendy de Paauw
	Levant Efe
	Hans De Haas
	Mike Golding
	Jeff Lang
	Alex Lavroff
	Ulrich Lehmann
	Ruth Lindsay
	Richard McKenna
	Annabel Milne
	Tony Pyrzakowski
	Oliver Rennert
	Caroline Rodrigues
	Otto Schmidinger
	Bob Seal
	Vicky Short
	Graeme Tavendale
	Jonathan Tidball
	Paul Tresnan
	Valentin Varetsa
	Glen Vause
	Spike Wademan
	Trevor Weekes
	Paul Williams
	David Wood
Art Director	Stan Lamond

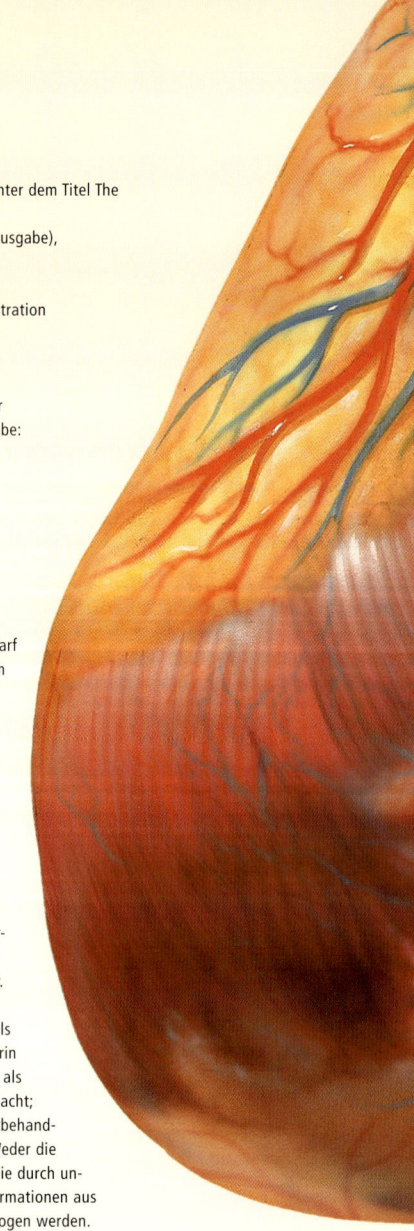

Die englische Originalausgabe erschien 2002 unter dem Titel The Human Body Atlas
© 2014 Librero IBP (für die deutschsprachige Ausgabe), Postbus 72, 5330 AB Kerkdriel, Niederlande

Illustrationen aus den Archiven von Global Illustration
© Global Book Publishing Pty Ltd 2002
Text © Global Book Publishing Pty Ltd 2002

Übersetzung aus dem Englischen von C. Fedeler
Lektorat und Satz der deutschsprachigen Ausgabe:
G & R Vilnius, Lietuva

Gedruckt in China

ISBN 978-90-8998-363-3

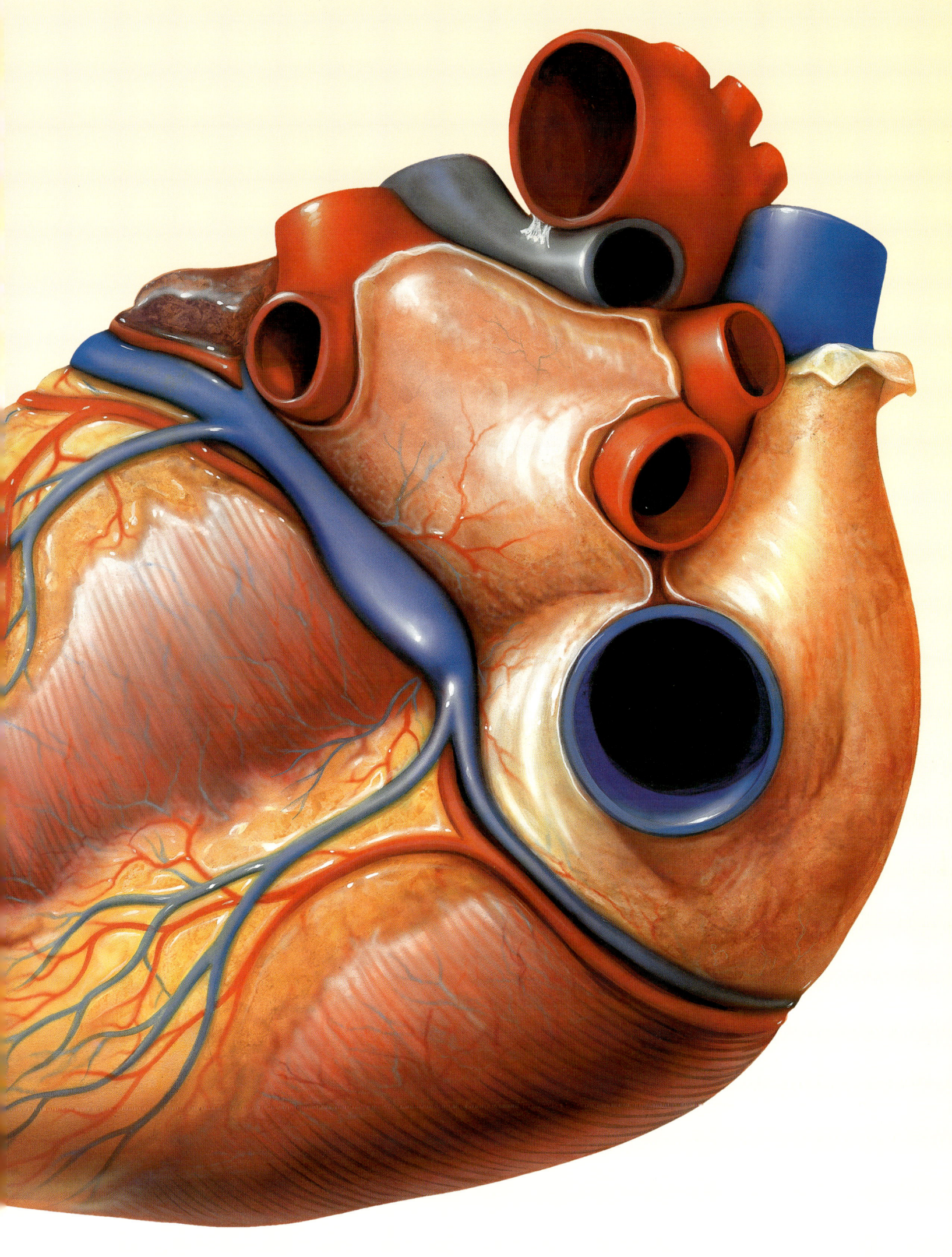

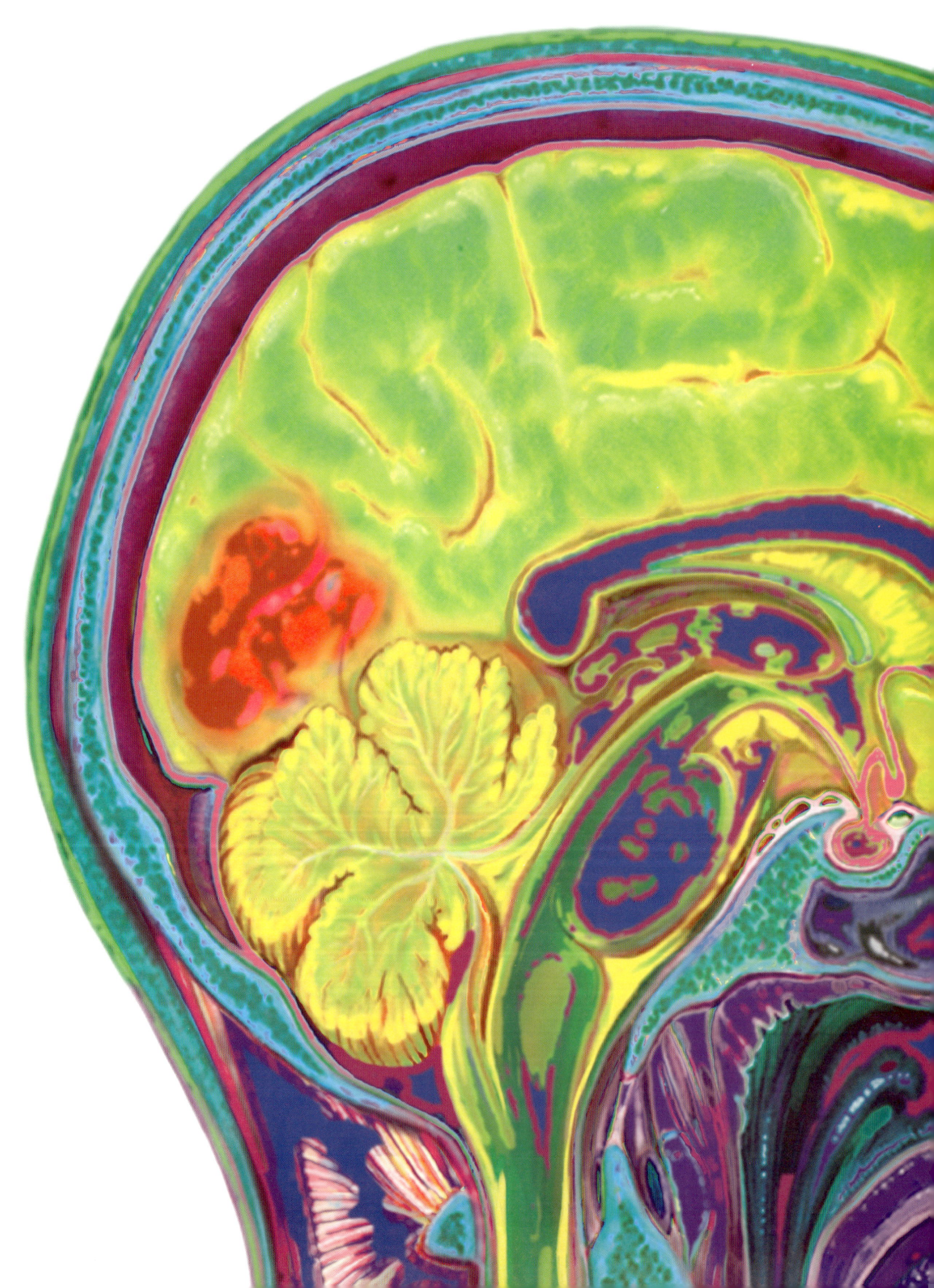

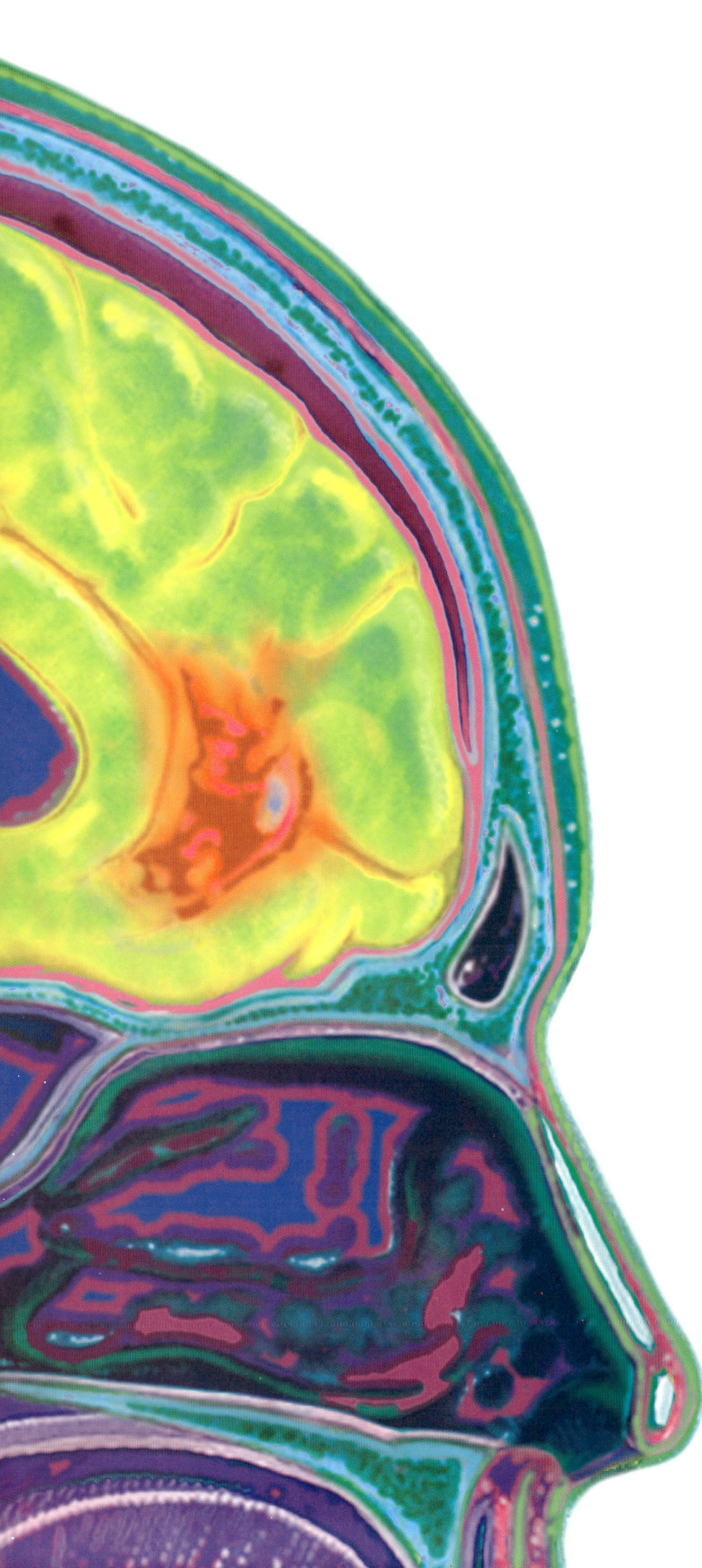

Inhalt

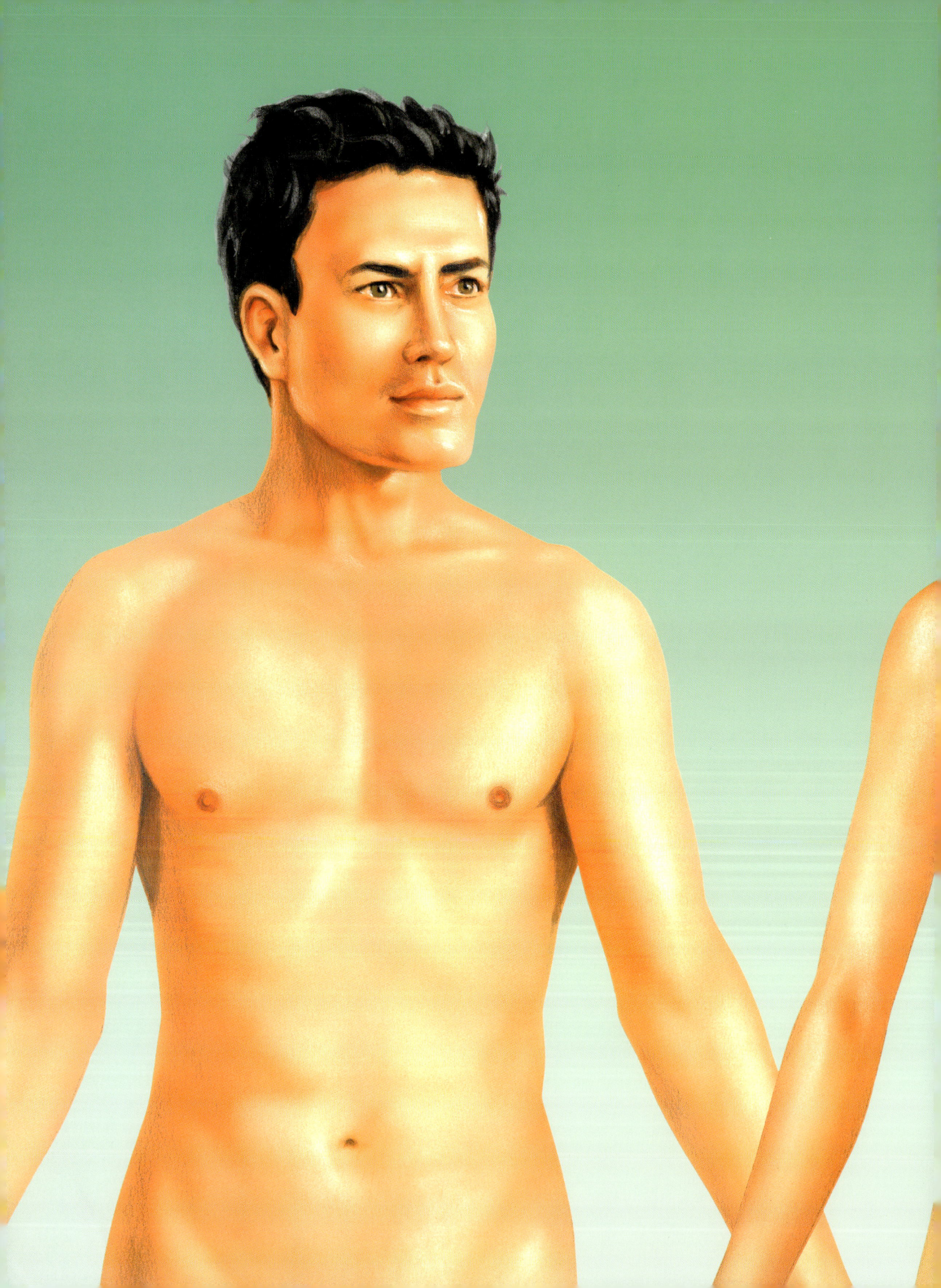

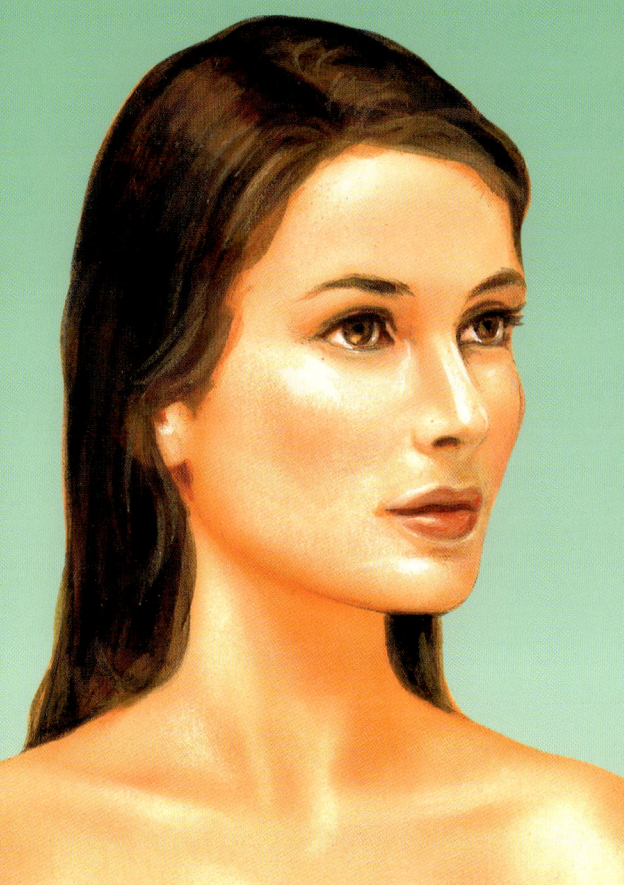

Einleitung

Während Sie dieses Buch durchblättern, ist Ihr Körper beschäftigt – mit Blutpumpem, Atmen, Muskelbewegungen und dem Nachrichtenaustausch mit dem Gehirn. Mit seiner ausgeklügelten Konstruktion, seinen maßgeschneiderten Einzelteilen und einer perfekten Koordination rund um die Uhr ist das Zusammenspiel von Äußerem, Konstruktion und Produktion ein echtes Wunderwerk.

Dieser *Atlas des menschlichen Körpers* will unseren Körper und seine Funktionsweise darstellen; dabei soll bewusst gemacht werden, welche erstaunliche Leistung jeder Körperteil im Verborgenen in jeder Sekunde des Tages erbringt. Seine verständliche Sprache und die vielen detailreichen Farbabbildungen sollen helfen, den menschlichen Körper besser zu verstehen. Das Buch gliedert sich in zwei Abschnitte: Körpersysteme und Körperregionen. Der erste Teil behandelt die Körpersysteme und ihre zentralen Funktionen; im zeiten Teil wird jede Körperregion wie Organe, Knochen, Muskeln, Nerven und Blutgefäße mit informativen Abbildungen und kurzen Textabschnitten vorgestellt, die erklären, wie die einzelnen Teile unseres Körpers zusammenarbeiten.

Der *Atlas des menschlichen Körpers* ist gleichermaßen ein Nachschlagewerk für Schüler und Familien wie für all diejenigen, die mehr über die faszinierende Funktionsweise des menschlichen Körpers erfahren möchten. Verständliche Texte und beeindruckende Abbildungen garantieren, dass das Lernen und Verstehen des menschlichen Körpers und seiner Funktionsweise zur lohnenden Erfahrung wird.

Die Körper-
systeme

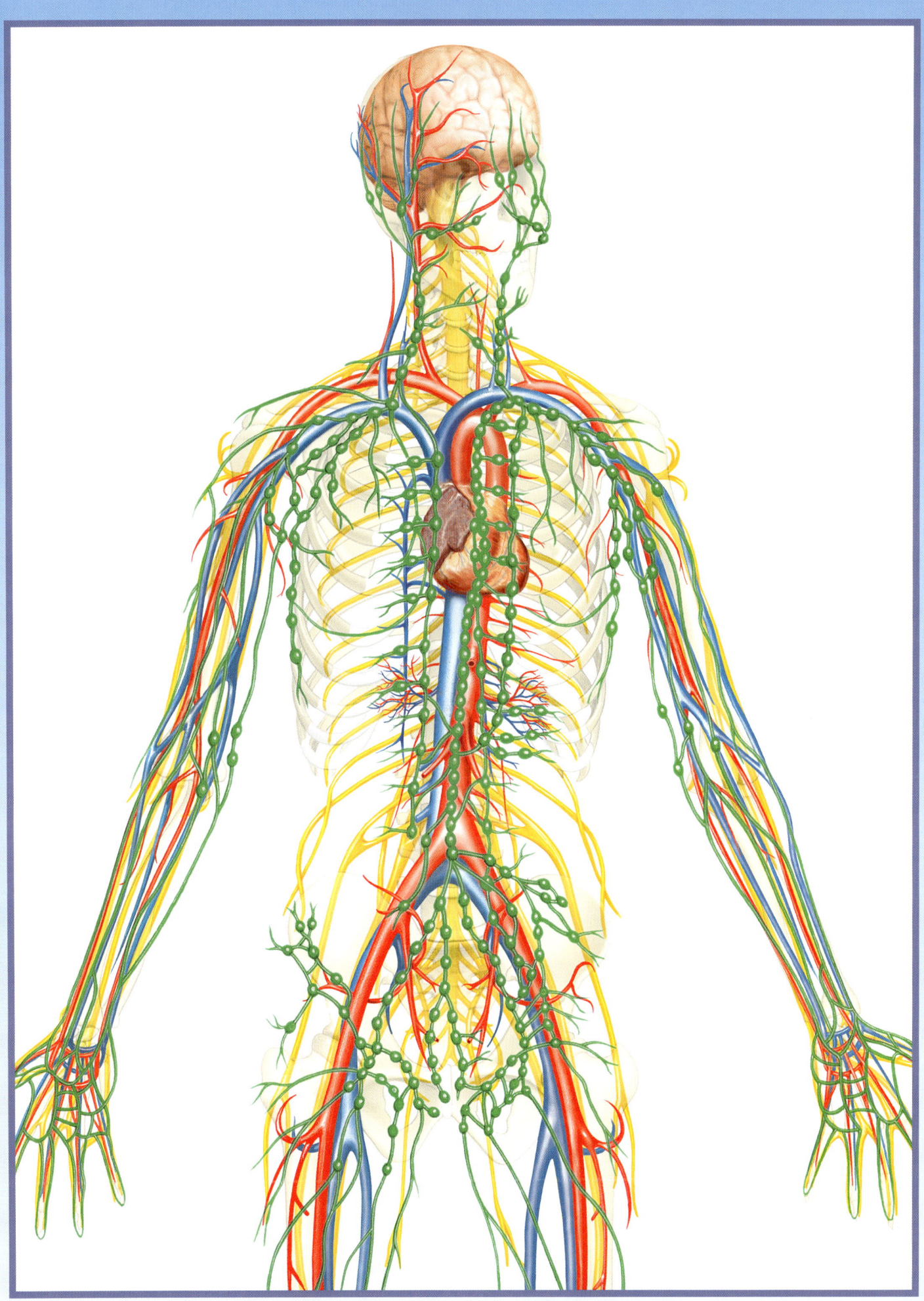

Die Körpersysteme

Skelett

Die Skelettmuskulatur, die wir bewusst kontrollieren, bildet unser Muskelsystem. Unser Körper ist von über 700 Muskeln umhüllt, die ungefähr 60 Prozent unserer Körpermasse ausmachen.

Muskulatur

Das Skelett ist das Gerüst des Körpers und wird in der Regel in zwei Bereiche untergliedert: Das axiale Skelett besteht aus Schädel, Wirbelsäule, Rippen und Brustbein (Sternum), das appendikuläre Skelett besteht aus den oberen und unteren Gliedmaßen.

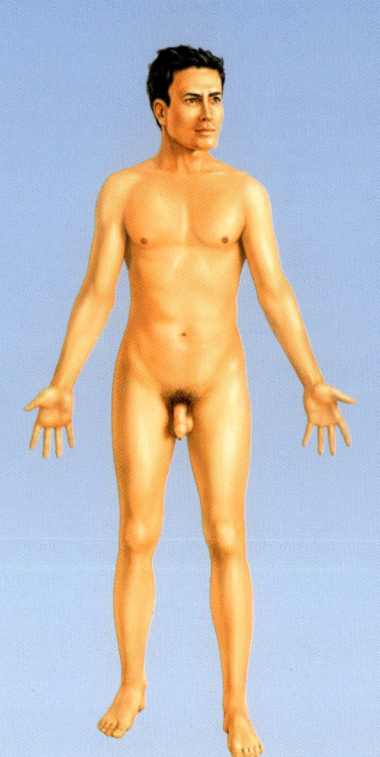
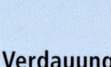

Verdauung

Das Verdauungssystem ist verantwortlich für das Aufspalten von Nahrung in kleine, einfache Moleküle, die zur Verwendung als Zellbausteine absorbiert werden können.

Atmung

Das Atmungssystem sorgt für den Austausch von im Blut angesammeltem Kohlendioxid und Sauerstoff. Der eingeatmeten Luft wird in der Lunge der Sauerstoff entzogen; nach dem Gasaustausch wird Kohlendioxid ausgeatmet.

Endokrines System

Die Hormondrüsen produzieren Hormone, die Wachstum, Stoffwechsel, sexuelle Reifung und wichtige Körperfunktionen regulieren. Während das männliche Hormonsystem in den Hoden Testosteron entwickelt, produziert das weibliche System in den Eierstöcken Östrogen und Progesteron.

Herz-Kreislauf-System

Der Körper besitzt zwei getrennte Kreisläufe – den großen Blutkreislauf und den Lungenkreislauf – mit dem Herzen als Bindeglied. Die Zusammenarbeit beider Systeme gewährleistet die ständige Versorgung des Blutes mit Sauerstoff.

Nervensystem

Das Nervensystem ist unterteilt in das Zentrale Nervensystem (Gehirn und Rückenmark) und das periphere Nervensystem (die übrigen Nerven im Körper). Das Nervensystem koordiniert die Informationen der inneren Organe und der Außenwelt.

Lymph- und Immunsystem

Entlang der Arterien und Venen befördert das Lymphsystem interstitielle Flüssigkeit (Lymphe) aus Zellen und Gewebe zum Herzen. Über das Lymph- bzw. Immunsystem werden Fremdkörper und Eindringlinge aufgespürt und eliminiert.

Harnsystem

Das Harnsystem ist verantwortlich für die Aufrechterhaltung des richtigen Wasser- und Elektrolythaushalts im Körper, wobei das Blut gefiltert und Abfallstoffe oder überschüssige Produkte ausgeschieden werden. Das Harnsystem besteht aus Nieren, Harnleitern, Harnblase und Harnröhre.

Fortpflanzungssystem

Das männliche Fortpflanzungssystem besteht aus den Hoden, den Samenleitern, den Bläschendrüsen, der Prostata und dem Penis. Zum weiblichen Fortpflanzungssystem gehören die Eierstöcke, die Eileiter, die Gebärmutter, die Vagina und die äußeren Genitalien.

Das Skelett

Das Skelett wird üblicherweise in zwei Bereiche unterteilt: das axiale und das appendikuläre Skelett.

Das axiale Skelett

Das axiale Skelett besteht aus Schädel, Wirbelsäule, Brustkorb und Brustbein (Sternum). Der Schädel bildet die Schutzhülle für Gehirn und Sinnesorgane, wobei der tiefer gelegene Bereich das Gesicht bildet. Die Schädelbasis ist mit dem ersten Wirbel der Wirbelsäule, dem Atlas, verbunden; ihr Zusammenspiel ermöglicht eine Reihe von Bewegungen wie Nicken und Drehen des Kopfes. Die Schädelöffnungen beherbergen Augen, Nase, Ohren und Mund. Die Schädelknochen haben einzigartige Gelenke, Suturen („Knochennähte") genannt, die ineinandergreifen und von faserigem Bindegewebe fest zusammengehalten werden.

Die Wirbelsäule setzt sich aus einzelnen Wirbeln zusammen, die jeweils durch ein Knorpelpolster, die Bandscheibe, voneinander getrennt werden. Im Zusammenspiel bilden die Wirbel eine äußerst bewegliche Einheit. Durch die Rückenmuskulatur kann die Wirbelsäule versteift werden, sodass bestimmte Tätigkeiten wie Heben möglich sind.

Die Rippen des Brustkorbs sind mit den Wirbeln am Rücken verbunden und umschließen Herz und Lungen. Die oberen sieben Rippen („echte" Rippen) verbinden sich vorne zum Brustbein. Die folgenden drei Rippen („falsche Rippen") sind mit der letzten echten Rippe verwachsen. Die verbliebenen zwei Rippen, die „freien" Rippen, reichen nicht bis zur Vorderseite.

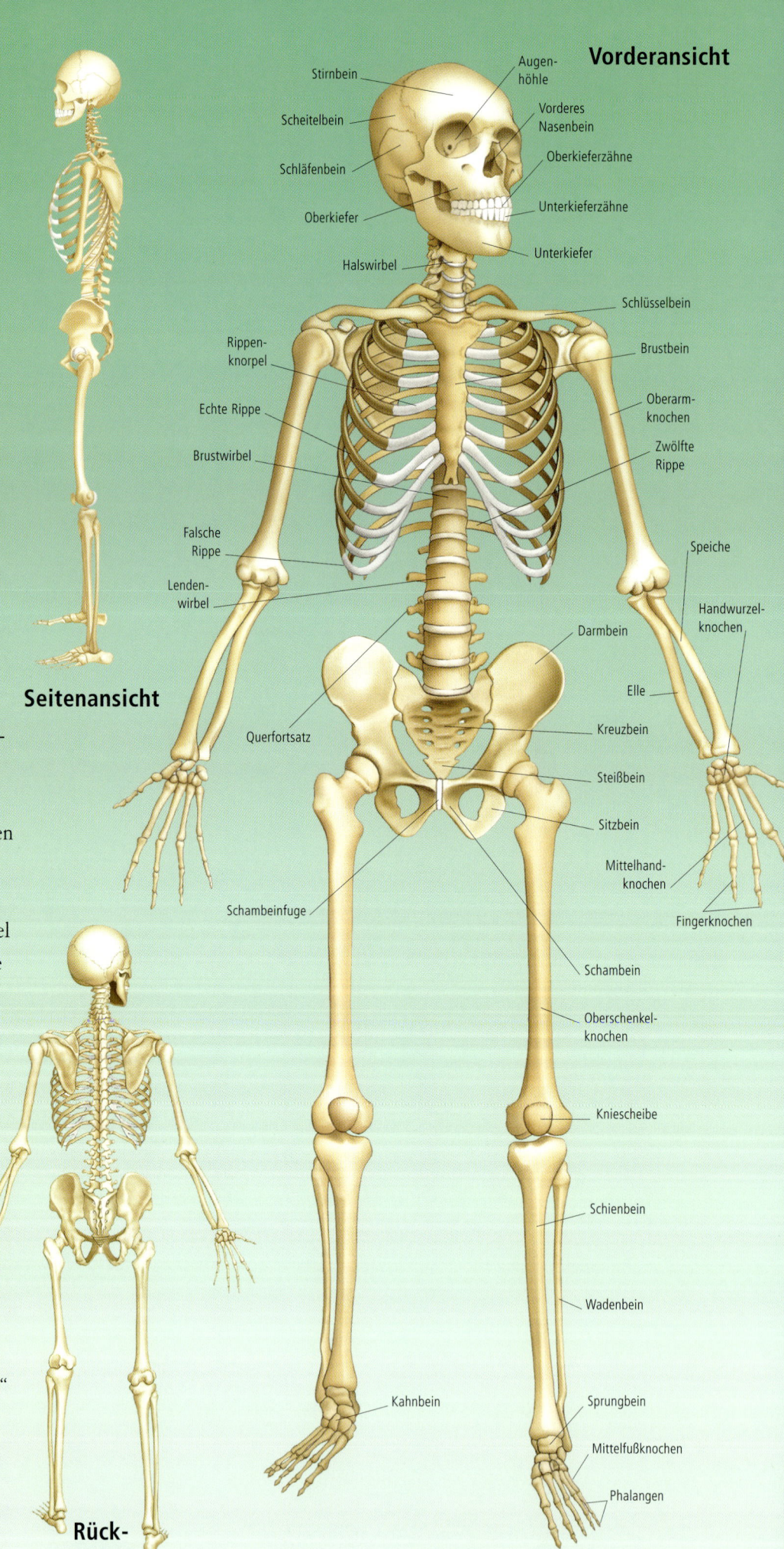

Seitenansicht

Rück-ansicht

Vorderansicht

Stirnbein
Scheitelbein
Schläfenbein
Oberkiefer
Halswirbel
Rippen-knorpel
Echte Rippe
Brustwirbel
Falsche Rippe
Lenden-wirbel
Querfortsatz
Schambeinfuge
Kahnbein

Augen-höhle
Vorderes Nasenbein
Oberkieferzähne
Unterkieferzähne
Unterkiefer
Schlüsselbein
Brustbein
Oberarm-knochen
Zwölfte Rippe
Speiche
Handwurzel-knochen
Darmbein
Elle
Kreuzbein
Steißbein
Sitzbein
Mittelhand-knochen
Fingerknochen
Schambein
Oberschenkel-knochen
Kniescheibe
Schienbein
Wadenbein
Sprungbein
Mittelfußknochen
Phalangen

Das appendikuläre Skelett

Zum appendikulären Skelett gehören die Extremitätenknochen der Arme und Beine und die Gürtel, die sie mit dem axialen Skelett verbinden: der Schulter- und der Beckengürtel. Die Knochen der Arme (Humerus, Speiche und Elle) und Beine (Femur, Tibia und Fibula) sind allesamt lange Knochen.

Eine ähnliche Struktur haben die Knochen der Hände und Füße mit 14 Knochen in Fingern und Zehen; das Handgelenk hat acht Knochen, der Fußknöchel sieben; die Handfläche und die Fußsohle haben jeweils fünf Knochen.

Aufgrund der Tragelastanforderungen hat der Beckengürtel mit dem Iliosakralgelenk einen relativ starren Anschluss an das axiale Skelett, während die Verbindung des Schultergürtels weitaus beweglicher ist, da es nur eine einzige stabilisierende Verbindung durch das Schlüsselbein gibt; alle weiteren Verbindungen zum Brustkorb bestehen aus Muskeln.

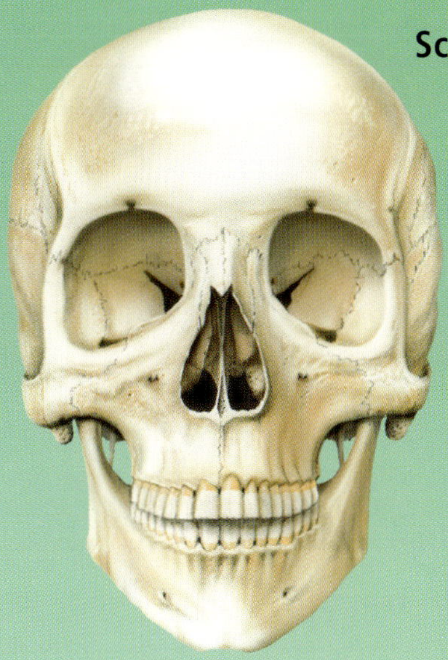

Schädel

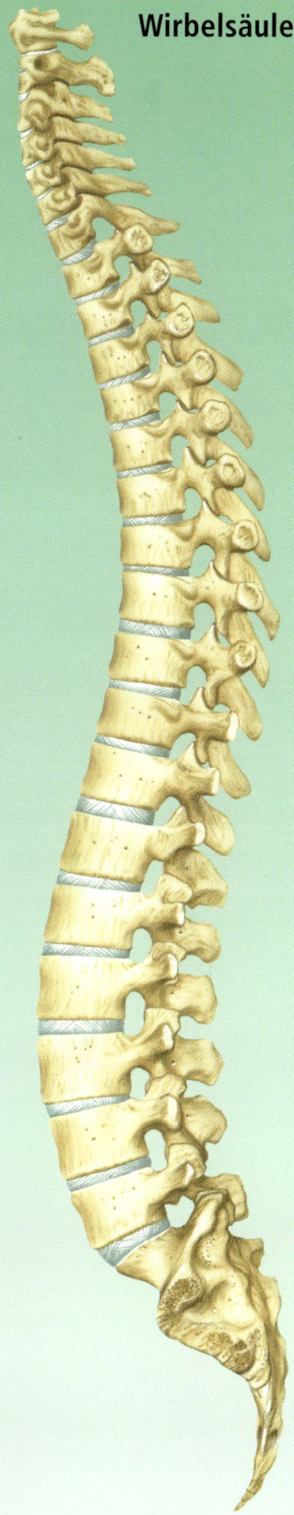

Wirbelsäule

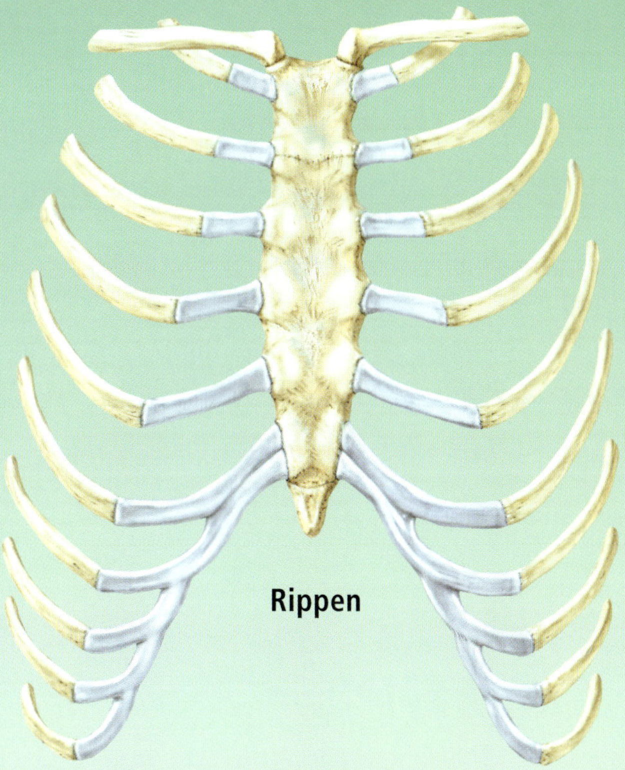

Rippen

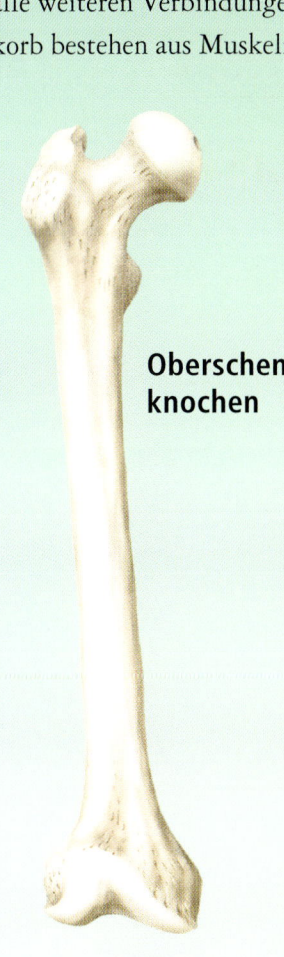

Oberschenkel-knochen

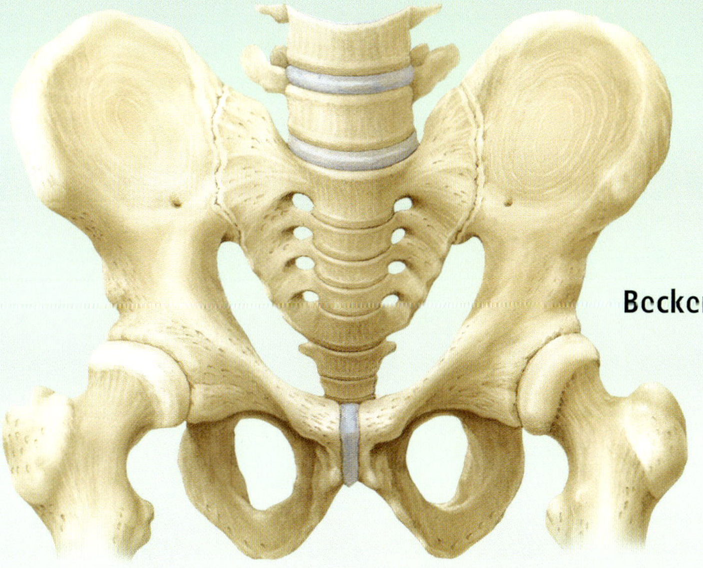

Becken

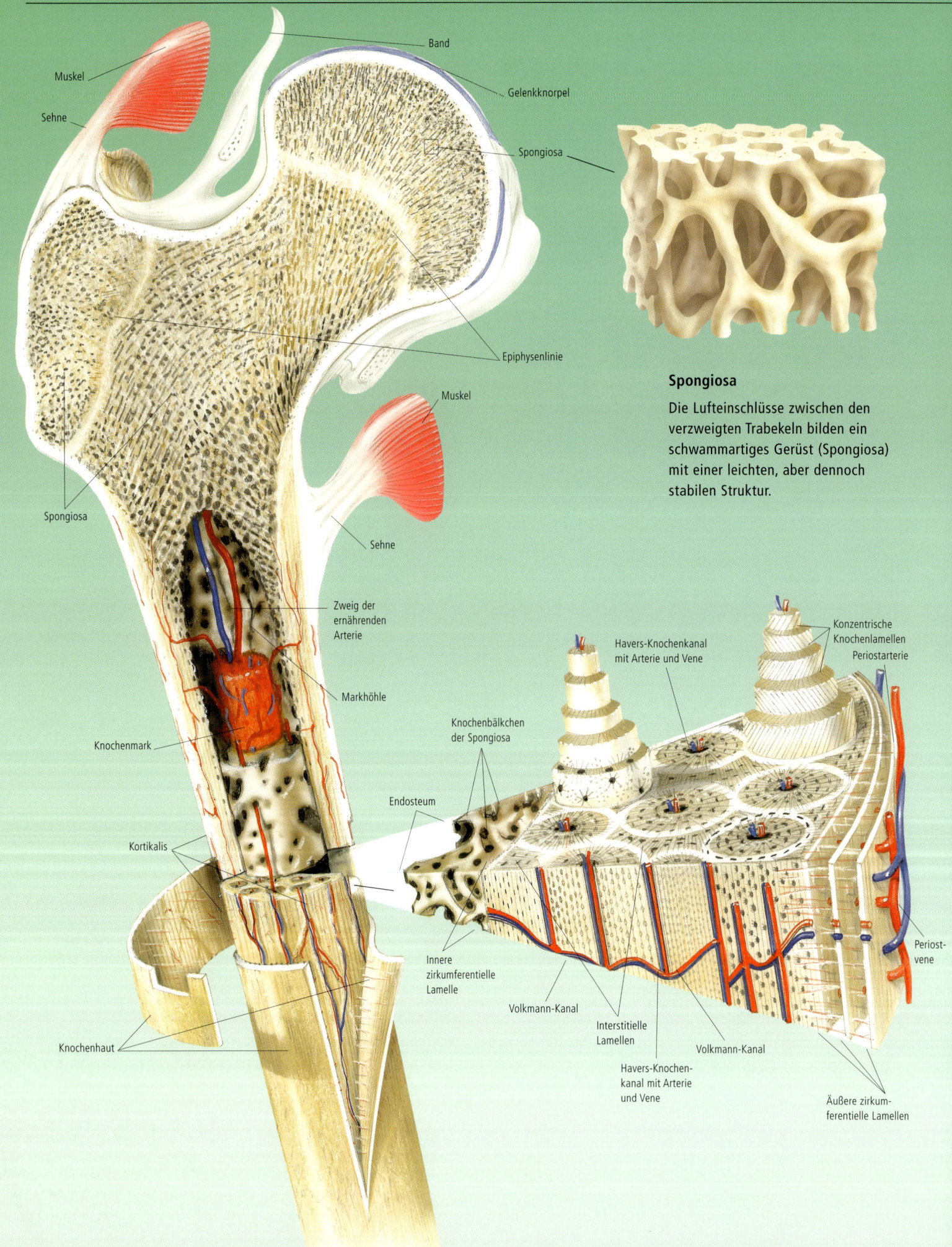

Muskel

Sehne

Band

Gelenkknorpel

Spongiosa

Epiphysenlinie

Muskel

Spongiosa

Sehne

Zweig der ernährenden Arterie

Markhöhle

Knochenmark

Kortikalis

Knochenhaut

Spongiosa

Die Lufteinschlüsse zwischen den verzweigten Trabekeln bilden ein schwammartiges Gerüst (Spongiosa) mit einer leichten, aber dennoch stabilen Struktur.

Havers-Knochenkanal mit Arterie und Vene

Konzentrische Knochenlamellen

Periostarterie

Knochenbälkchen der Spongiosa

Endosteum

Periostvene

Innere zirkumferentielle Lamelle

Volkmann-Kanal

Interstitielle Lamellen

Havers-Knochenkanal mit Arterie und Vene

Volkmann-Kanal

Äußere zirkumferentielle Lamellen

Knochenstruktur

Das Skelett besteht aus Knochen – einem
starren, kalkhaltigen Gewebe, das weitaus
stabiler ist, als sein zerbrechliches Aussehen
annehmen lässt. Die Knochen schützen die
inneren Organe, bieten Haltepunkte für
Muskeln und bilden im Knochenmark rote
Blutkörperchen.

Röhrenknochen bestehen aus einem
langen Zentralschaft (Diaphyse) und
abgerundeten Enden (Epiphysen). Ihre
Oberfläche ist von Knochenhaut umgeben,
in deren Membranschicht Nerven und Blutgefäße verlaufen. Knochenhaut umgibt alle Knochen-
oberflächen mit Ausnahme der Gelenke, die mit Knorpel
überzogen sind.

Die Zellen eines Knochens, die u. a. das Knochengewebe bilden
und versorgen, sind in der sog. Knochenmatrix eingebettet, die hauptsächlich aus härtenden Mineralsalzen und stabilisierenden Kollagen-
fasern besteht.

Knochenbildung

(a) Der Knochen wächst schichtweise in die Breite.
(b) Die Schichten umschließen allmählich die Blutgefäße.
(c) Die zunehmende Knochenmasse schließt das Blutgefäß zunehmend ein.
(d) Schließlich hat sich ein sog. Osteon gebildet.

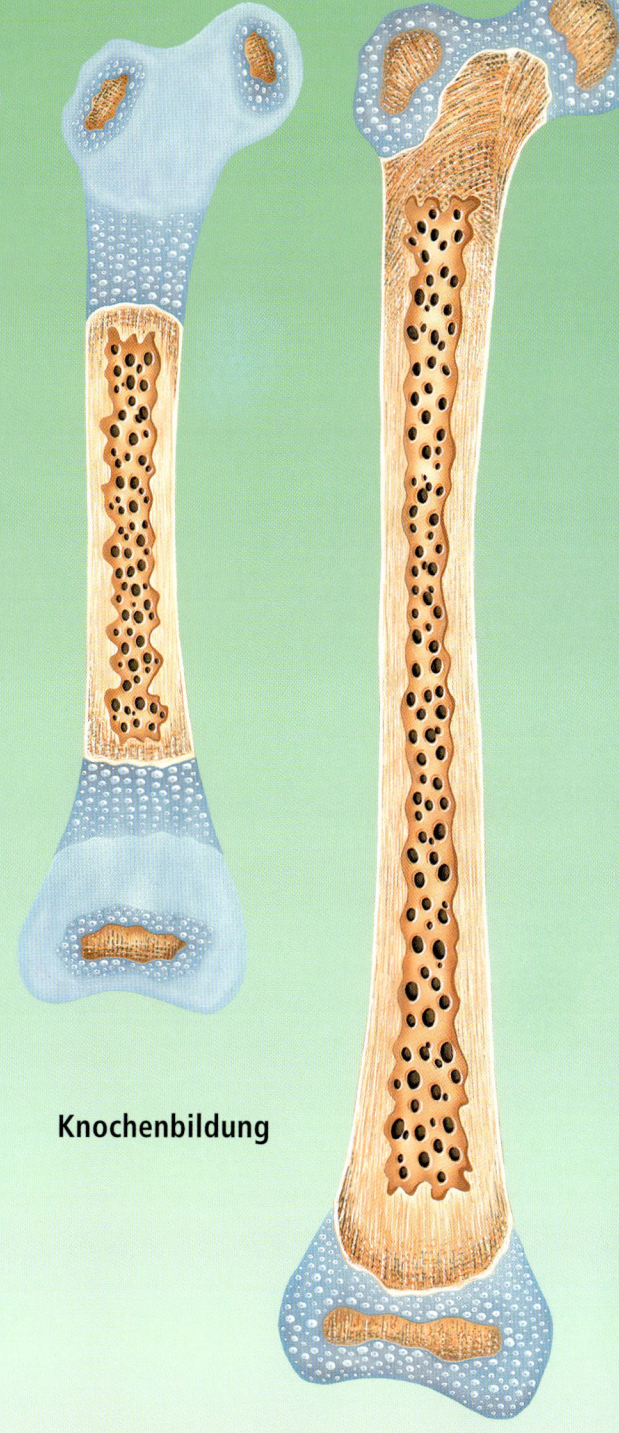

Knochenbildung

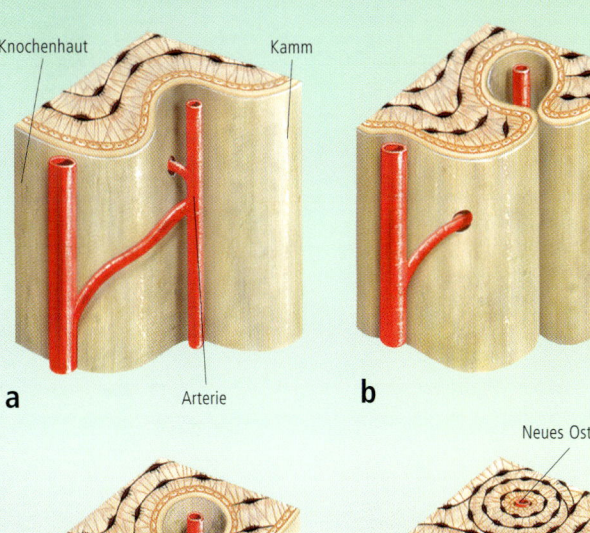

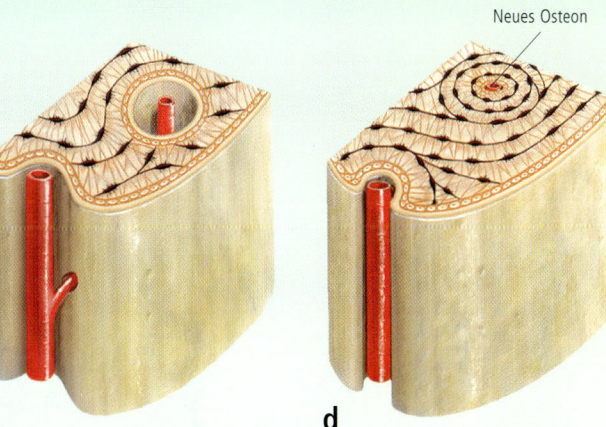

a

Knochenhaut   Kamm

Arterie

b

c

d

Neues Osteon

Knochenwachstum

Der Knochen beginnt als Knorpel im sich entwickelnden
Embryo. Mit der Geburt setzt die weitgehende Verknöcherung (Knochenentwicklung) der anfänglichen Knorpelmasse
ein. Röhrenknochen bilden an ihren Epiphysen neue Wachs-
tumszentren.

Zwischen einem sich entwickelnden und einem erstarrten
Knochen befindet sich eine Wachstumsfuge, die sich durch
die zunehmende Verknöcherung der Knorpelmasse schließt.

Gelenke

Wann immer wir uns bewegen, sind unsere Gelenke beteiligt. Zwei Knochen treffen in einem Gelenk aufeinander. Nur beim Schädel finden sich zwischen den einzelnen Schädelplatten feste Gelenke, sog. Suturen ("Nähte"), die den Schädel, unterstützt von einem faserigen Bindegewebe, zu einem stabilen, unbeweglichen Ganzen verbinden.

In allen anderen Teilen des Körpers gibt es verschiedene bewegliche Gelenktypen: Kugel-, Scharnier-, Gleit-, Ellipsoid-, Dreh- und Sattelgelenke. Sie bieten unterschiedliche Bewegungsmöglichkeiten, wobei das Kugelgelenk das größte Bewegungsspektrum bereithält; manche Gelenke, etwa an der Vorderseite des Beckens, sind nur eingeschränkt beweglich.

Die Oberflächen der das Gelenk bildenden Knochen sind mit glattem Knorpel überzogen und von einer Kapsel umschlossen, die ihrerseits von der sog. Synovialmembran begrenzt wird. Diese Membran produziert Gelenkflüssigkeit, die den Bewegungsablauf geschmeidig und nahezu reibungsfrei gestaltet.

Die Gelenke werden durch Bänder verstärkt, die übermäßige Beanspruchung verhindern und das Gelenk in Position halten. Die Anordnung der beteiligten Knochenteile lässt oft mehr als nur eine Art der Gelenkbewegung zu, wie beispielsweise der Ellenbogen, der über ein Scharnier- und ein Drehgelenk verfügt.

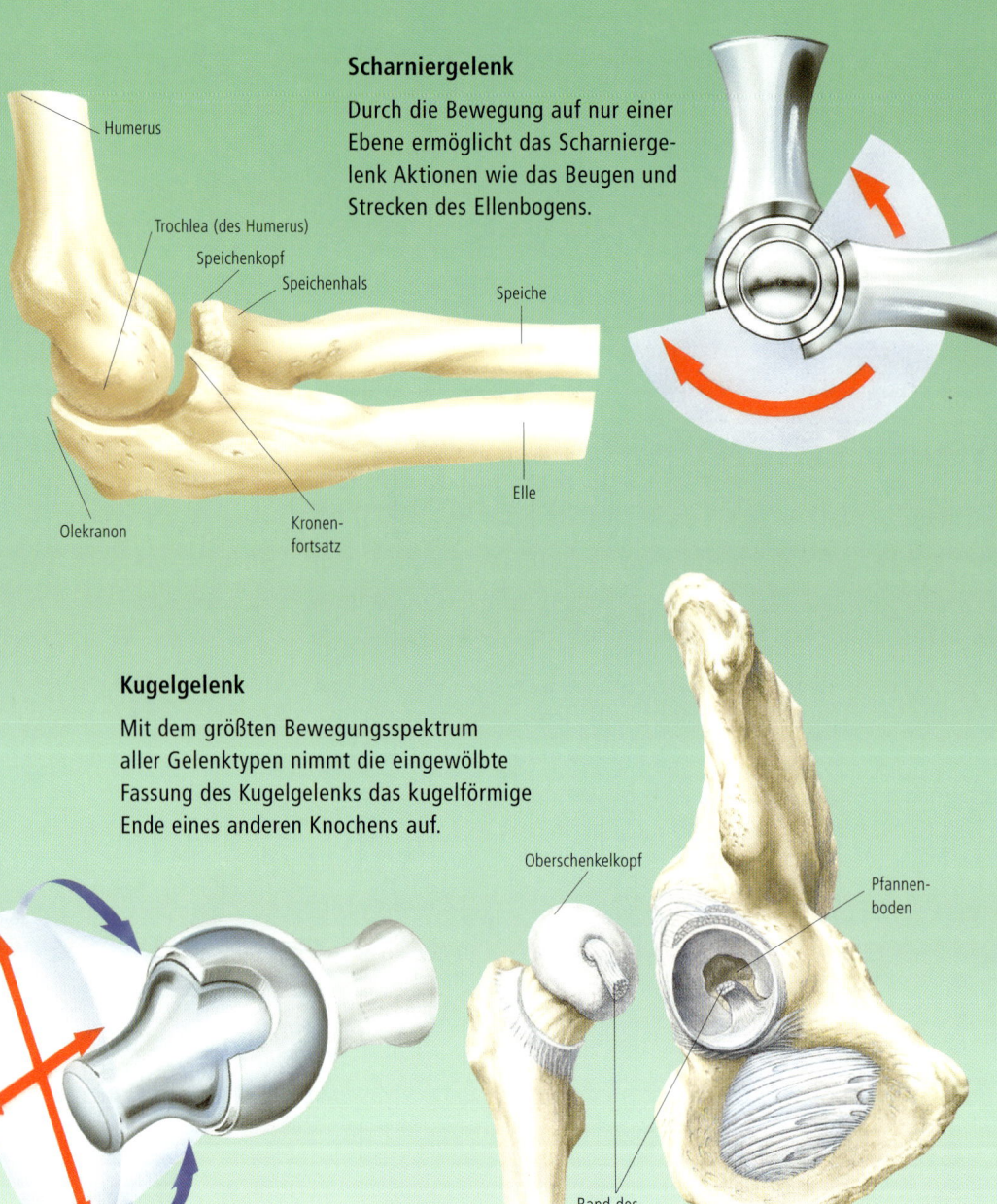

Scharniergelenk

Durch die Bewegung auf nur einer Ebene ermöglicht das Scharniergelenk Aktionen wie das Beugen und Strecken des Ellenbogens.

Humerus

Trochlea (des Humerus)

Speichenkopf

Speichenhals

Speiche

Elle

Olekranon

Kronenfortsatz

Kugelgelenk

Mit dem größten Bewegungsspektrum aller Gelenktypen nimmt die eingewölbte Fassung des Kugelgelenks das kugelförmige Ende eines anderen Knochens auf.

Oberschenkelkopf

Pfannenboden

Band des Oberschenkelkopfes

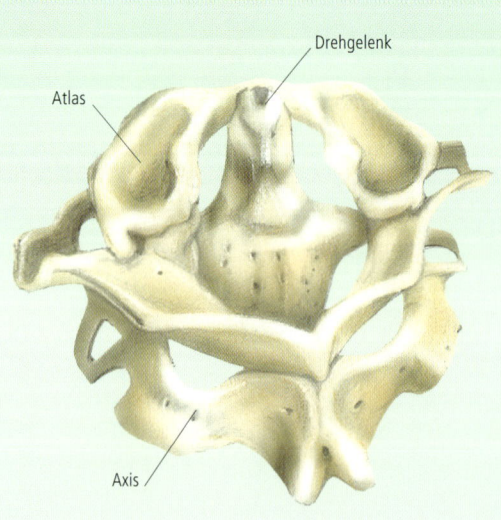

Drehgelenk

Atlas

Axis

Drehgelenk

Das Gelenk zwischen erstem (Atlas) und zweitem (Axis) Halswirbel ermöglicht die typische Drehbewegung.

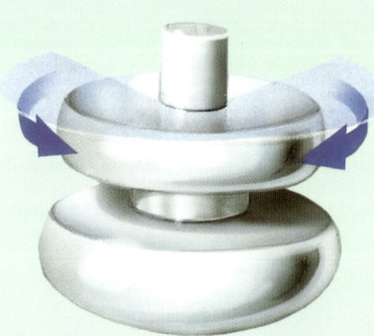

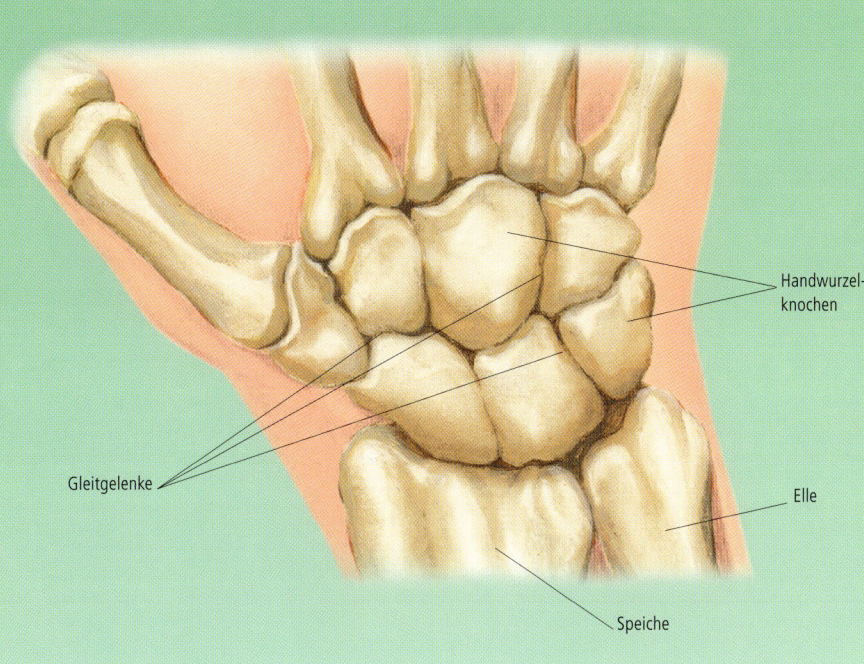

Handwurzel-
knochen

Gleitgelenke

Elle

Speiche

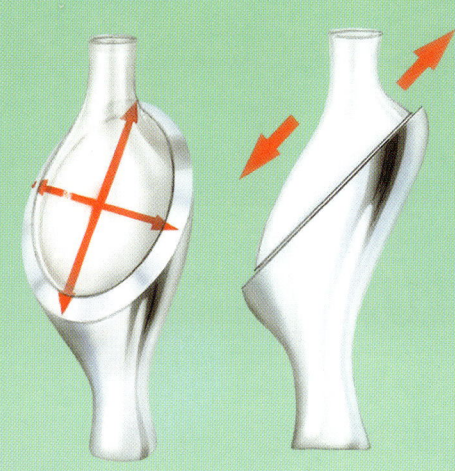

Gleitgelenk

Gelenkflüssigkeit ermöglicht es den
Knochen des Gleitgelenks, in eingeschränkter Bewegung aufeinander
zu gleiten.

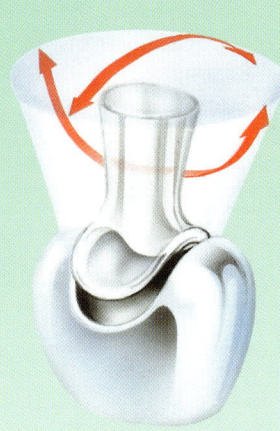

Sattelgelenk

Ein Sattelgelenk ermöglicht
die Gleitbewegung in zwei
Richtungen und bietet fast
so viel Bewegung wie ein
Kugelgelenk.

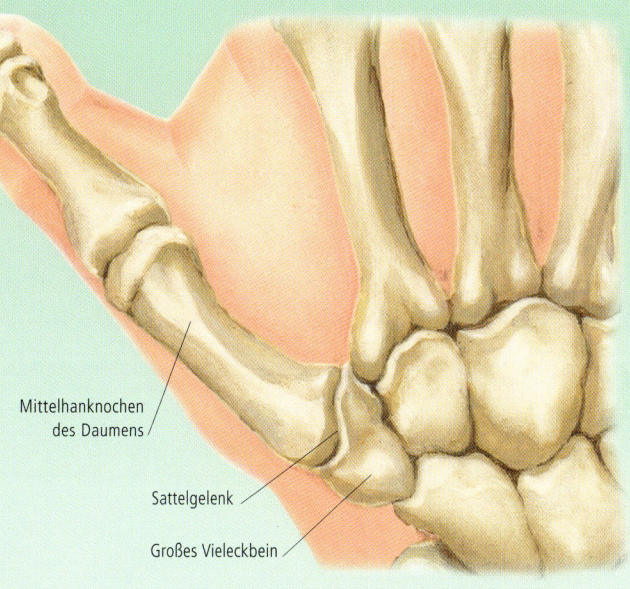

Mittelhanknochen
des Daumens

Sattelgelenk

Großes Vieleckbein

Ellipsoidgelenk

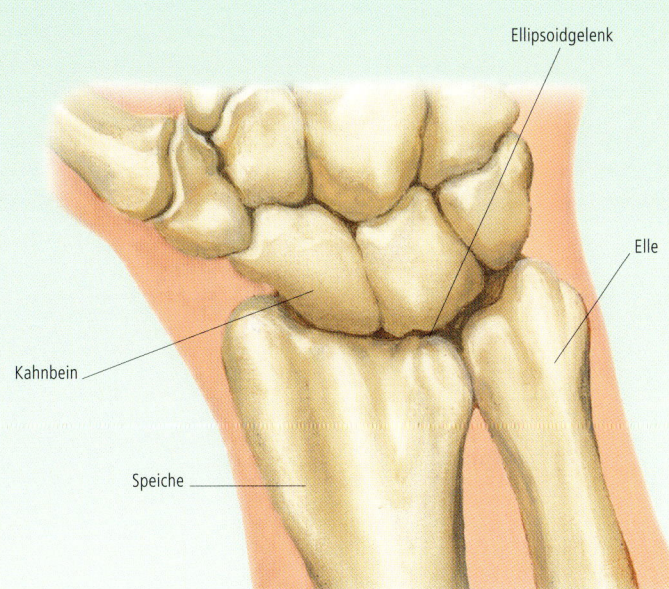

Elle

Kahnbein

Speiche

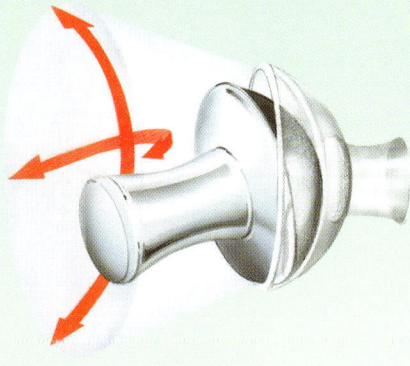

Ellipsoidgelenk

Ein Ellipsoidgelenk ermöglicht
Bewegungen in zwei Richtungen,
wie sie im Handgelenk stattfinden.

Die Muskulatur

Für jede unserer Bewegungen werden Muskeln benötigt. Das Muskelsystem tritt in Aktion, um unseren Körper als Reaktion auf Gehirninformationen zu bewegen. Selbst wenn wir bewegungslos sind, arbeitet unser Muskelsystem immer noch, indem es unser Skelett stützt. Vom kleinsten Zucken bis hin zu den koordinierten Anstrengungen unserer Atmung – das Muskelsystem steckt dahinter.

Unser Muskelsystem umfasst nicht nur die Skelettmuskulatur, die unserer bewussten Kontrolle unterliegen (sog. willkürliche Muskeln). Es gibt noch zwei andere Muskeltypen: den Herzmuskel und glatte Muskeln, aus denen viele innere Organe bestehen. Diese beiden Muskeltypen werden „unwillkürliche Muskeln" genannt und vom vegetativen Nervensystem gesteuert.

Die Muskelschichten die unseren Körper bedecken, sitzen unter der Haut und bestimmen unseren Körperbau. Der Skelettmuskel, meist an zwei Punkten befestigt, ermöglicht dem Körper, sich zu beugen und zu strecken,

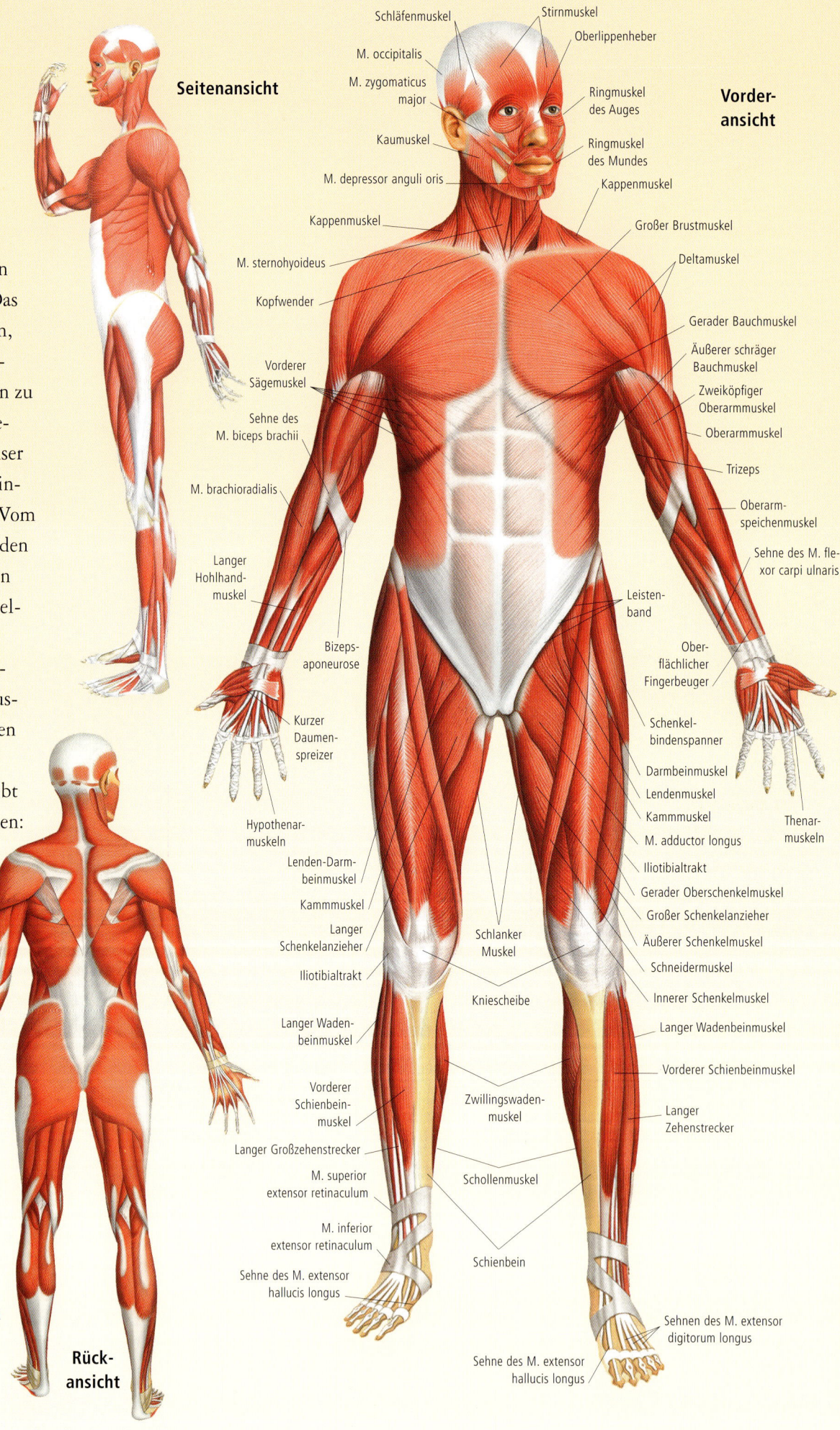

Seitenansicht

Vorderansicht

Schläfenmuskel
Stirnmuskel
M. occipitalis
Oberlippenheber
M. zygomaticus major
Ringmuskel des Auges
Kaumuskel
Ringmuskel des Mundes
M. depressor anguli oris
Kappenmuskel
Kappenmuskel
Großer Brustmuskel
M. sternohyoideus
Deltamuskel
Kopfwender
Gerader Bauchmuskel
Vorderer Sägemuskel
Äußerer schräger Bauchmuskel
Sehne des M. biceps brachii
Zweiköpfiger Oberarmmuskel
Oberarmmuskel
M. brachioradialis
Trizeps
Oberarmspeichenmuskel
Langer Hohlhandmuskel
Sehne des M. flexor carpi ulnaris
Leistenband
Bizepsaponeurose
Oberflächlicher Fingerbeuger
Kurzer Daumenspreizer
Schenkelbindenspanner
Hypothenarmuskeln
Darmbeinmuskel
Lenden-Darmbeinmuskel
Lendenmuskel
Kammuskel
Kammuskel
M. adductor longus
Langer Schenkelanzieher
Iliotibialtrakt
Thenarmuskeln
Iliotibialtrakt
Gerader Oberschenkelmuskel
Schlanker Muskel
Großer Schenkelanzieher
Äußerer Schenkelmuskel
Langer Wadenbeinmuskel
Schneidermuskel
Kniescheibe
Innerer Schenkelmuskel
Langer Wadenbeinmuskel
Vorderer Schienbeinmuskel
Zwillingswadenmuskel
Vorderer Schienbeinmuskel
Langer Großzehenstrecker
Langer Zehenstrecker
M. superior extensor retinaculum
Schollenmuskel
M. inferior extensor retinaculum
Schienbein
Sehne des M. extensor hallucis longus
Sehnen des M. extensor digitorum longus
Sehne des M. extensor hallucis longus

Rückansicht

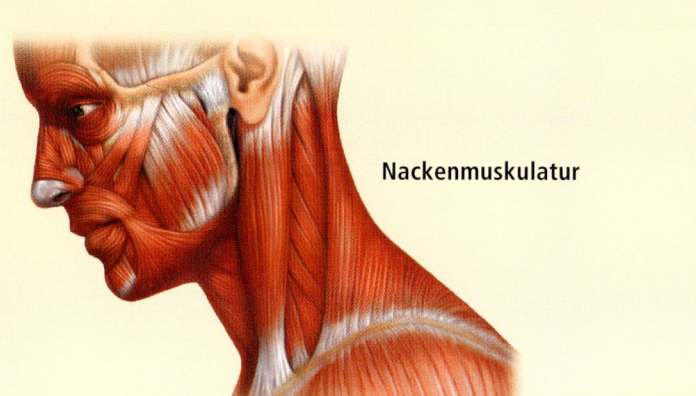

Nackenmuskulatur

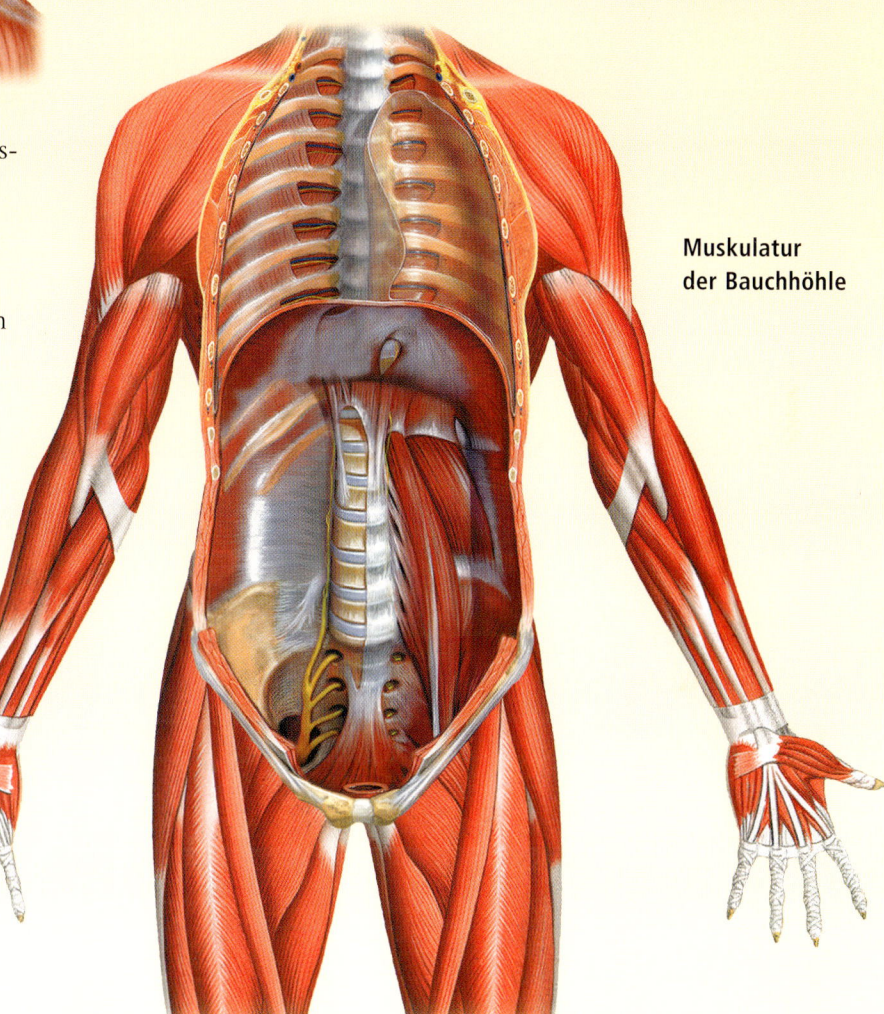

Kiefermuskulatur

Muskulatur
der Bauchhöhle

Körperteile zu heben und zu senken, sich aus-
zudehnen und zusammenzuziehen.

Es gibt insgesamt ca. 700 Muskeln sehr
unterschiedlicher Größe im menschlichen
Körper, die fast 60 Prozent unseres gesamten
Körpergewichts ausmachen. Die meisten
Muskeln haben lateinische Bezeichnungen,
die sich oft auf ihre Form, Position oder
Funktion beziehen. Einer der größten
Muskeln im Körper ist der M. gluteus
maximus im Gesäß, während sich der
kleinste – der Stapediusmuskel – im
Trommelfell befindet.

Die Muskeln sind in Schichten angeordnet: die oberflächlichen Muskeln liegen nahe an
der Hautoberfläche, während
die tiefliegenden Muskel-
schichten die inneren Organe
und Körperstrukturen schützen.

Muskeln arbeiten oft in Paaren,
wobei jeder dieser Muskeln in der Lage
ist, die Aktionen des anderen umzukehren.
Muskeln, die auf diese Weise funktionieren, werden Agonist und Antagonist
genannt.

Um Bewegung zu erzeugen,
müssen die Muskeln mit Sauerstoff
und Glukose versorgt werden; diese
Nährstoffe werden über ein flächen-
deckendes Netz von Blutgefäßen
bereitgestellt. Muskeln speichern
überschüssige Glukose (Glykogen) als
Kraftstoffreserve.

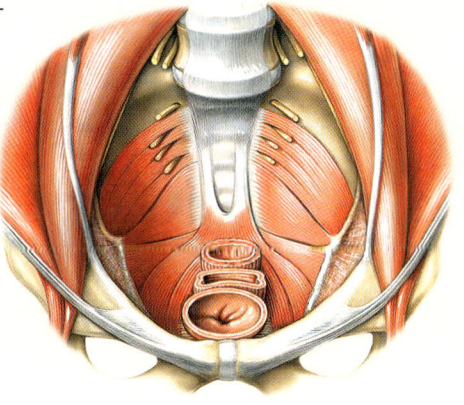
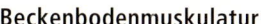

Beckenbodenmuskulatur

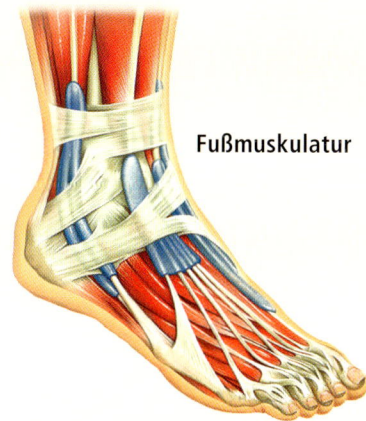

Fußmuskulatur

Muskelgewebe

Wie die Abbildungen zeigen, sind die drei Muskeltypen – Skelettmuskel, glatter Muskel und Herzmuskel – unterschiedlich aufgebaut,
um ihre verschiedenen Aufgaben wahrnehmen zu können. Im Gegensatz zur glatten Muskulatur ist die Struktur von Skelett- und Herzmuskel gestreift.

Muskeltypen

Der Skelettmuskel besteht aus Faserbündeln. Umhüllt von einer
Bindegewebsschicht, wird jedes dieser Bündel als Faszikel bezeichnet;
ihre Anordnung bestimmt die Funktion des Muskels. Die meisten
Skelettmuskeln haben parallele Faszikel, obwohl Form und Aussehen
je nach Funktion des Muskels variieren können. Muskeln, die Organe
und Weichteile unterstützen, besitzen miteinander verwobene Faszikel. Faszikel können auch ringförmig angeordnet sein, sodass Ringmuskel wichtige Körperdurchgänge und -öffnungen steuern können.

Mikrostruktur der Muskelfasern

Jeder Faszikel enthält Stränge (sog. Myofibrillen). Jede Myofibrille besteht aus dicken und dünnen Myofilamenten. Sendet das Gehirn eine
entsprechende Nachricht aus, stimulieren Nerven die Proteine Myosin
in den dicken und Aktin in den dünnen Myofilamenten, was zur Kontraktion des Muskels führt; wird die Verbindung gelöst, kehren die
Myofilamente in ihre ursprüngliche Haltung zurück und der Muskel
entspannt sich.

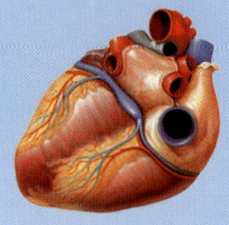
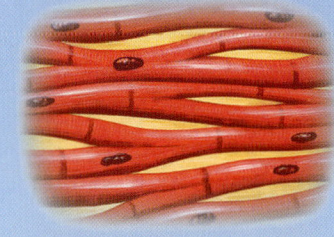

Herzmuskel

Die rhythmischen Bewegungen des Herzmuskels werden
durch den natürlichen Herzschrittmacher, den Sinoatrialknoten,
gesteuert, welcher dem vegetativen Nervensystem gehorcht.

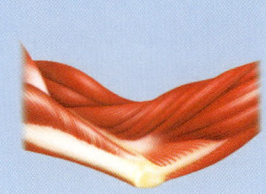
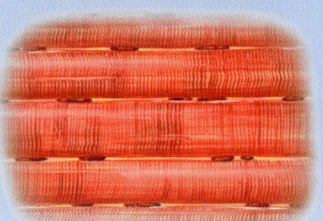

Skelettmuskel

Gesteuert von Gehirn und Rückenmark, ermöglicht die Skelettmuskulatur dem Körper, sich zu bewegen. Sie ist leicht unter
der Hautoberfläche auszumachen und formt gemeinsam mit
dem Skelett die Konturen unseres Körpers.

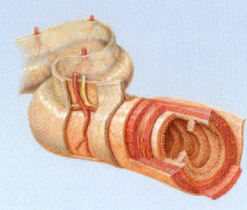
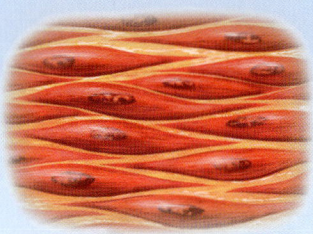

Glatter Muskel

Vom vegetativen Nervensystem gesteuert, ist der glatte Muskel
ein unwillkürlicher Muskel, der sich in der Haut, in Blutgefäßen,
im Fortpflanzungs- und im Verdauungssystem findet.

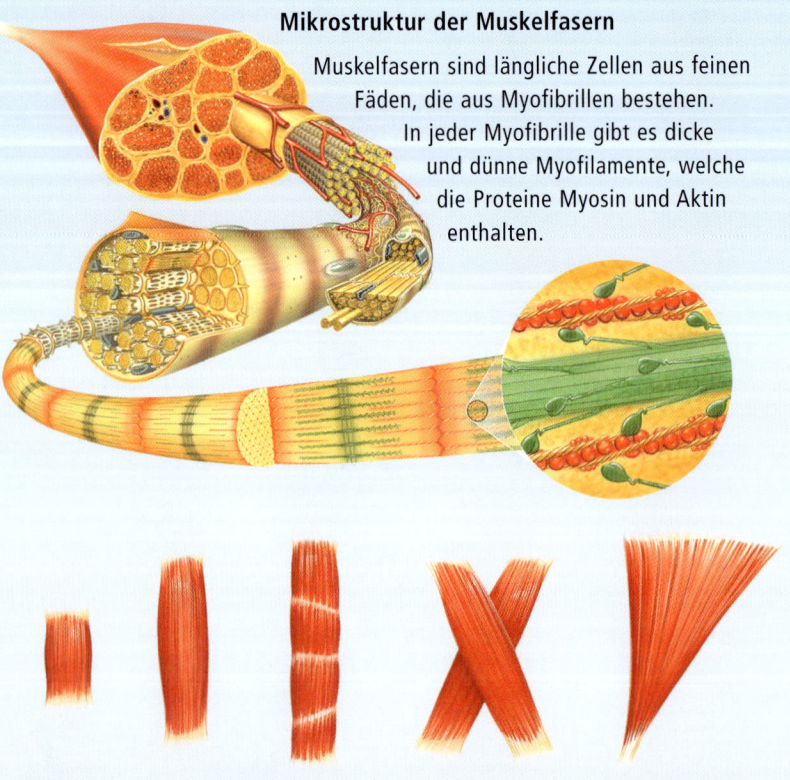

Mikrostruktur der Muskelfasern

Muskelfasern sind längliche Zellen aus feinen
Fäden, die aus Myofibrillen bestehen.
In jeder Myofibrille gibt es dicke
und dünne Myofilamente, welche
die Proteine Myosin und Aktin
enthalten.

Muskelarten

Muskeln können aufgrund ihrer allgemeinen Form klassifiziert
werden, wobei die Anordnung der Fasern ihre Funktion offen-
bart. Muskeln, die Knochen bewegen, verfügen über Fasern,
die parallel zum Knochen verlaufen. Muskeln zur Unterstützung
von Weichteilen haben eine Gitterstruktur miteinander ver-
wobener Fasern. Ringmuskeln zum Öffnen und Verschließen
von Eingängen, wie sie im Darm- oder Harntrakt erforderlich
sind, verfügen über ringförmig angeordnete Fasern.

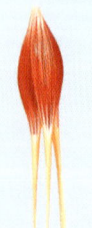
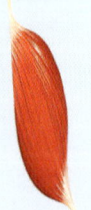
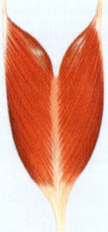
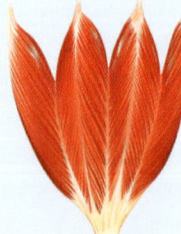

Viereck-
muskel

Infrahyoide
Muskeln

Kreuzmuskel

Dreieckmuskel

Mehr-
schwänziger
Muskel

Einfach
gefiederter
Muskel

Zweiseitig
gefiederter
Muskel

Vielseitig
gefiederter
Muskel

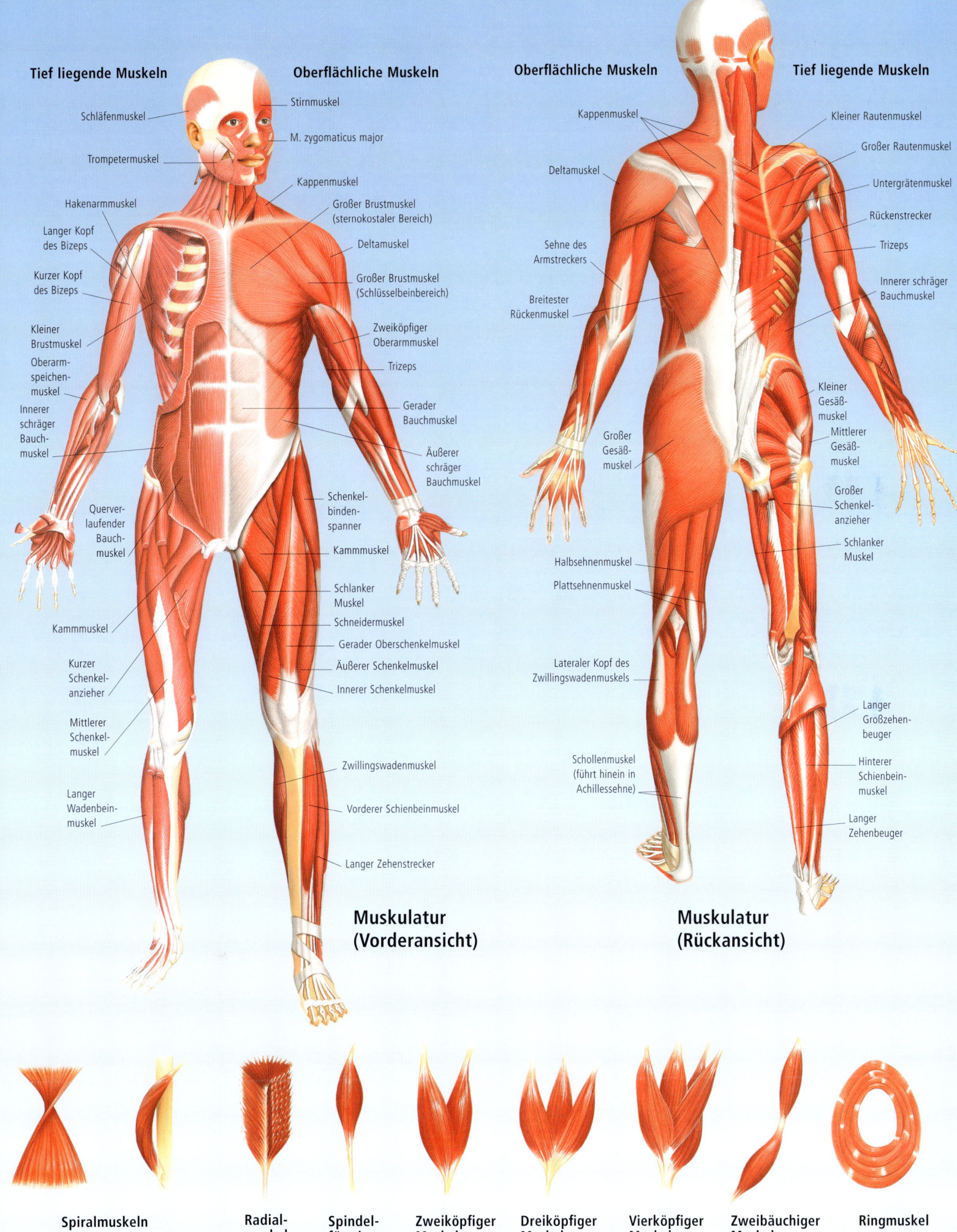

Tief liegende Muskeln

Schläfenmuskel

Trompetermuskel

Hakenarmmuskel

Langer Kopf des Bizeps

Kurzer Kopf des Bizeps

Kleiner Brustmuskel

Oberarm-speichen-muskel

Innerer schräger Bauch-muskel

Querver-laufender Bauch-muskel

Kammmuskel

Kurzer Schenkel-anzieher

Mittlerer Schenkel-muskel

Langer Wadenbein-muskel

Oberflächliche Muskeln

Stirnmuskel

M. zygomaticus major

Kappenmuskel

Großer Brustmuskel (sternokostaler Bereich)

Deltamuskel

Großer Brustmuskel (Schlüsselbeinbereich)

Zweiköpfiger Oberarmmuskel

Trizeps

Gerader Bauchmuskel

Äußerer schräger Bauchmuskel

Schenkel-binden-spanner

Kammmuskel

Schlanker Muskel

Schneidermuskel

Gerader Oberschenkelmuskel

Äußerer Schenkelmuskel

Innerer Schenkelmuskel

Zwillingswadenmuskel

Vorderer Schienbeinmuskel

Langer Zehenstrecker

Muskulatur (Vorderansicht)

Oberflächliche Muskeln

Kappenmuskel

Deltamuskel

Sehne des Armstreckers

Breitester Rückenmuskel

Großer Gesäß-muskel

Halbsehnenmuskel

Plattsehnenmuskel

Lateraler Kopf des Zwillingswadenmuskels

Schollenmuskel (führt hinein in Achillessehne)

Tief liegende Muskeln

Kleiner Rautenmuskel

Großer Rautenmuskel

Untergrätenmuskel

Rückenstrecker

Trizeps

Innerer schräger Bauchmuskel

Kleiner Gesäß-muskel

Mittlerer Gesäß-muskel

Großer Schenkel-anzieher

Schlanker Muskel

Langer Großzehen-beuger

Hinterer Schienbein-muskel

Langer Zehenbeuger

Muskulatur (Rückansicht)

Spiralmuskeln

Radial-muskel

Spindel-förmiger Muskel

Zweiköpfiger Muskel

Dreiköpfiger Muskel

Vierköpfiger Muskel

Zweibäuchiger Muskel

Ringmuskel

Die Nerven

Das Zentrale Nervensystem (ZNS) aus Gehirn und Rückenmark kontrolliert die motorischen und sensorischen Funktionen des Körpers.

Die Oberfläche des Gehirns, das von der schützenden Hülle des Schädels umgeben ist und etwa 1,4 Kilogramm wiegt, wird von Gehirnwindungen (Gyri), tiefen Furchen (Fissuren) und flachen Falten (Sulci) bestimmt. Die Furchen trennen die verschiedenen Lappen des Großhirns, die den Großteil des Gehirns ausmachen. Die Hirnlappen sind sozusagen die Maschinenräume für die Verarbeitung sensorischer und motorischer Informationen. Darüber hinaus ist das Gehirn auch vertikal in zwei Hemisphären geteilt: Die linke Hemisphäre kontrolliert die rechte Körperseite, die rechte Hemisphäre die linke.

Klein- und Stammhirn, die den Rest des Gehirns ausmachen, stellen die Verbindung zum Nervengeflecht im Rückenmark her und vervollständigen so das zentrale Nervensystem. Das Rückenmark ist der Leitkanal für die Nervenimpulse des peripheren Nervensystems, wobei Impulse von den Nerven zum Gehirn gesandt und Reaktionen vom Gehirn zurückübermittelt werden. Zum peripheren Nervensystem gehören alle Nerven des Körpers.

Die Funktionen des Gehirns

Motorische und sensorische Informationen werden in verschiedenen Hirnlappen verarbeitet. Der Stirnlappen ist zuständig für das Denken und die Kreativität, der Scheitellappen verarbeitet Schmerz-, Temperatur- und Berührungsempfindungen, der Hinterhauptlappen steuert das Sehvermögen, und der Schläfenlappen interpretiert Geräusche.

Die Hirnnerven (Kranialnerven)

An der Gehirnbasis befinden sich zwölf Hirnnerven, die jeweils die Kontrolle von Bewegung und die Übermittlung sensorischer Informationen an verschiedene Körperorgane verantworten. Sie transportieren zugleich die Nervenimpulse der fünf Sinnesorgane – Sehen, Riechen, Hören, Schmecken und Tasten – und leiten Informationen an die verschiedenen Bereiche des Gehirns weiter.

Das Stammhirn

Das Stammhirn, bestehend aus Mittelhirn, Brücke (Pons) und verlängertem Rückenmark, ist eine wichtige Relaisstation im Nervensystem. Es überträgt entlang auf- und absteigender Bahnen Mitteilungen vom und zum Gehirn. Die meisten Hirnnerven entspringen im Stammhirn; auch die Verarbeitung von Informationen über eine Berührung im Gesicht, über Geschmack und Hören beginnt im Stammhirn. Weitere wichtige Aufgaben des Stammhirns sind die Kontrolle der Atmung, des Blutdrucks und der Herzfunktion.

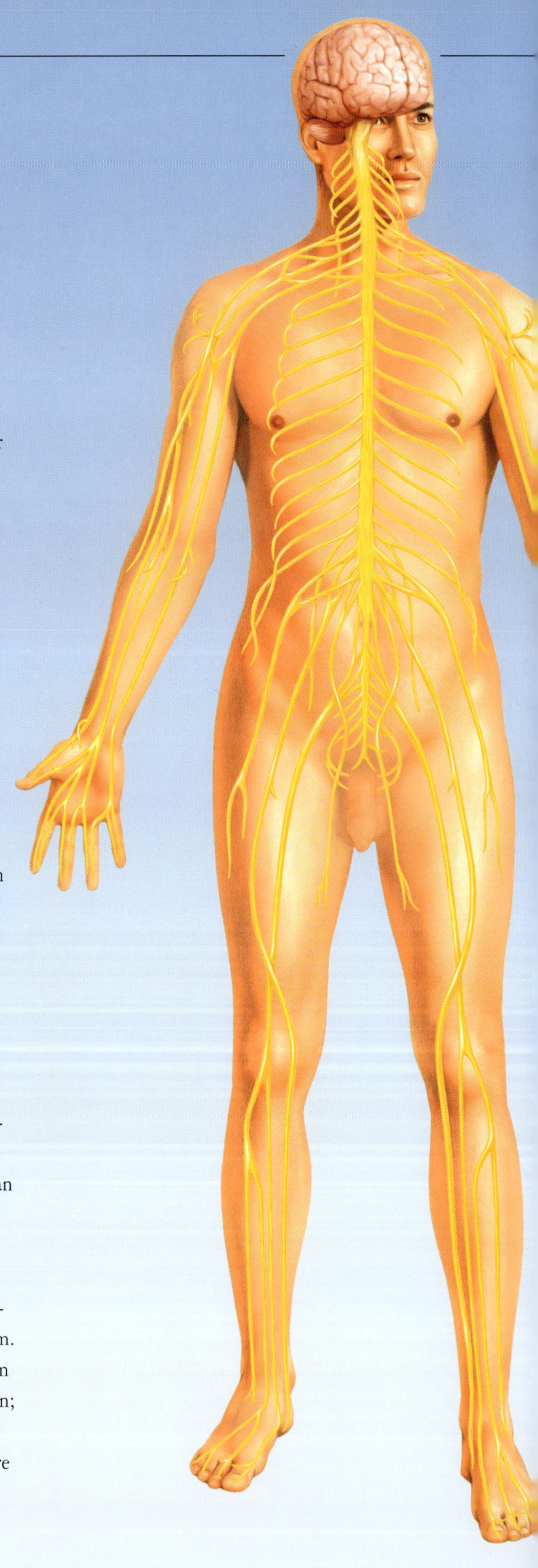

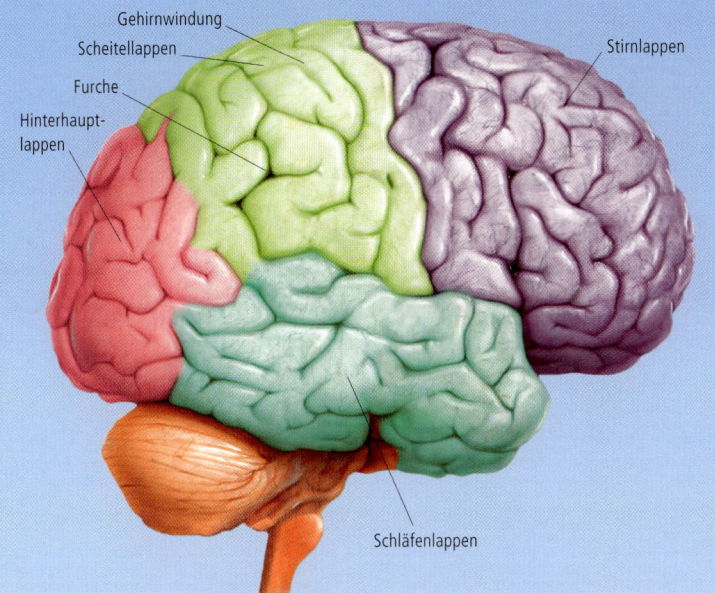

Gehirnwindung
Scheitellappen
Furche
Hinterhaupt-
lappen
Stirnlappen
Schläfenlappen

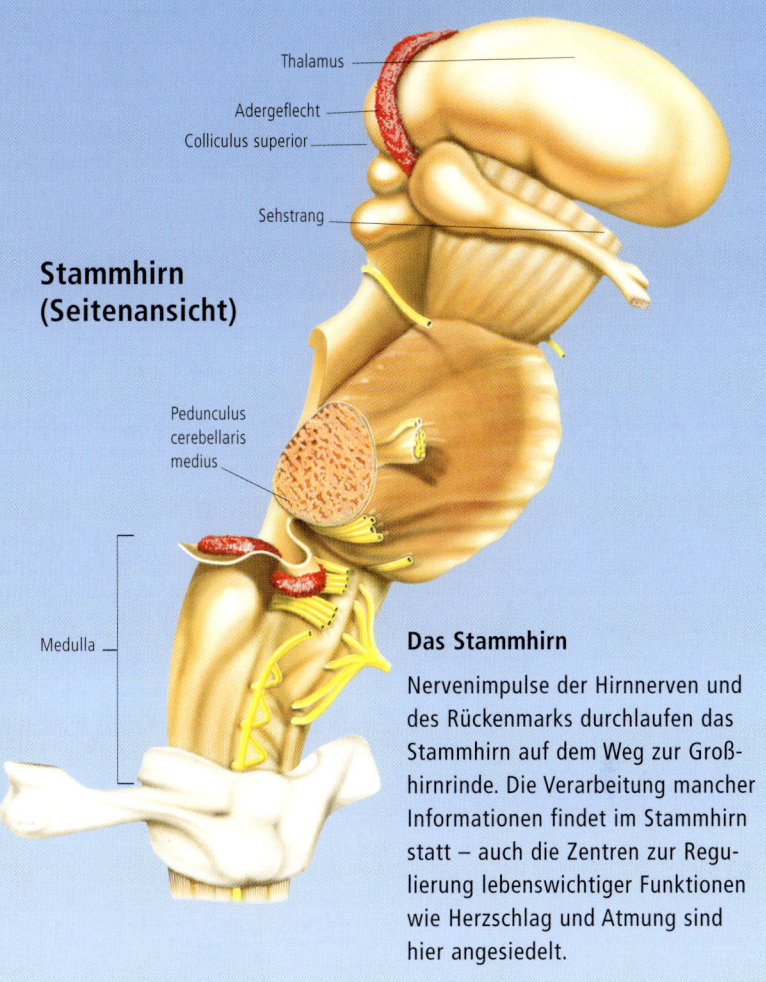

Stammhirn (Seitenansicht)

Thalamus
Adergeflecht
Colliculus superior
Sehstrang
Pedunculus cerebellaris medius
Medulla

Die Gehirnlappen

Das Gehirn ist der wichtigste Bestandteil des zentralen Nervensystems. Die vier Lappen des Gehirns verfügen jeweils über Areale, um spezifische Informationen zu verarbeiten. Die Bereiche des Stirnlappens sind verantwortlich für die Verarbeitung von Gedanken, Problemlösung, Argumentation und Emotion; der Schläfenlappen ist das Zentrum für das auditive Verständnis und das Gedächtnis; die Bereiche des Hinterhauptlappens sind verantwortlich für das visuelle Verständnis; der Scheitellappen ist zuständig für das Schmerz-, Berührungs- und Temperaturempfinden.

Das Stammhirn

Nervenimpulse der Hirnnerven und des Rückenmarks durchlaufen das Stammhirn auf dem Weg zur Großhirnrinde. Die Verarbeitung mancher Informationen findet im Stammhirn statt – auch die Zentren zur Regulierung lebenswichtiger Funktionen wie Herzschlag und Atmung sind hier angesiedelt.

Hirnnerven

Die Hirnnerven entspringen hauptsächlich im Stammhirn. Diese zwölf Nervenpaare versorgen verschiedene Bereiche von Kopf und Hals, die Brustorgane und den oberen Bereich des Magen-Darm-Trakts. Sie steuern die Bewegungen von Gesicht, Zunge, Augen und Rachen (einschließlich Haut, Muskeln und Membranen) und empfangen die Wahrnehmungen der Sinnesorgane. Die Hirnnerven übertragen Informationen zu visuellen und auditiven Wahrnehmungen, Geruch, Tastempfinden und Geschmack zur Verarbeitung an das Gehirn.

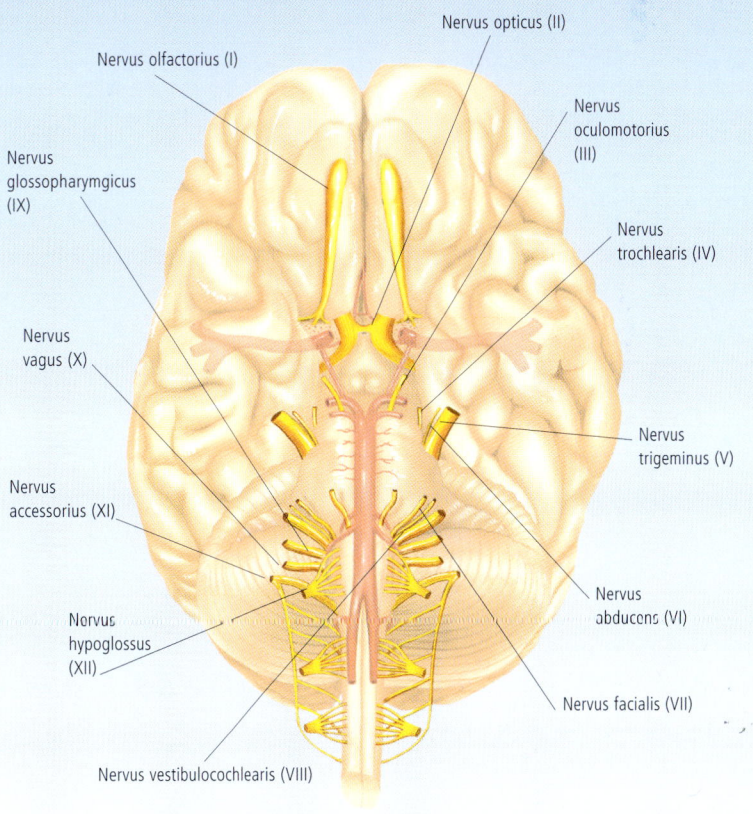

Nervus olfactorius (I)
Nervus opticus (II)
Nervus glossopharymgicus (IX)
Nervus oculomotorius (III)
Nervus vagus (X)
Nervus trochlearis (IV)
Nervus accessorius (XI)
Nervus trigeminus (V)
Norvus hypoglossus (XII)
Nervus abducens (VI)
Nervus facialis (VII)
Nervus vestibulocochlearis (VIII)

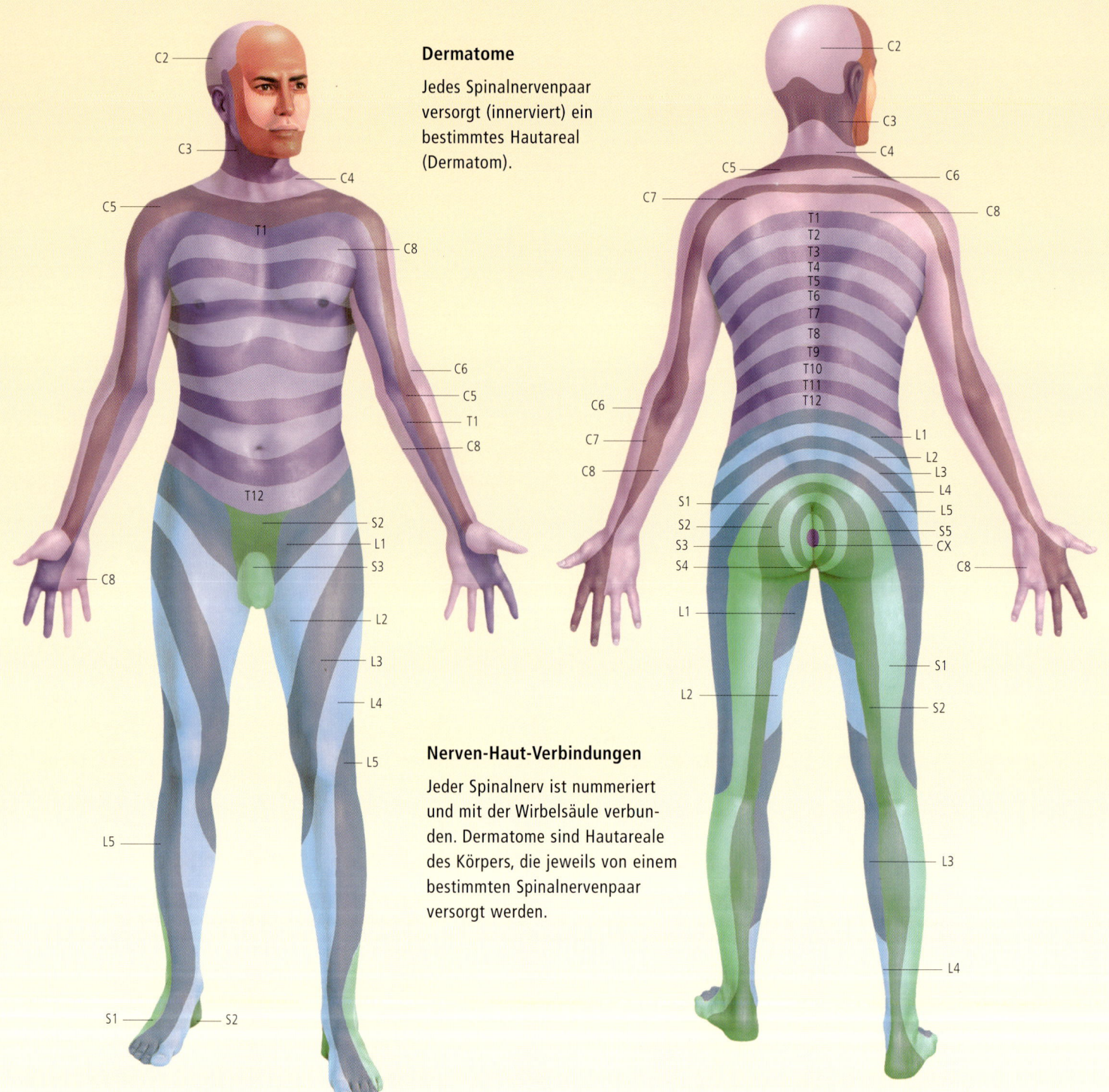

Dermatome

Jedes Spinalnervenpaar versorgt (innerviert) ein bestimmtes Hautareal (Dermatom).

Nerven-Haut-Verbindungen

Jeder Spinalnerv ist nummeriert und mit der Wirbelsäule verbunden. Dermatome sind Hautareale des Körpers, die jeweils von einem bestimmten Spinalnervenpaar versorgt werden.

Das Rückenmark

Das Rückenmark als Vermittler zwischen dem peripheren Nervensystem und dem Gehirn ist ein wesentliches Element des Nervensystems. Es hat einen Zentralbereich aus grauer Substanz, die sich in Hinterhorn (dorsal) und Vorderhorn (ventral) sowie einen Mittelbereich unterteilt. Diese Substanz empfängt und verarbeitet sensorische Informationen und sendet Signale an die Muskeln. Sie wird von einer weißen Substanz umgeben, deren Nervenfasern (Axone) für den Informationsfluss zwischen Gehirn und Rückenmark sorgen.

Es gibt 31 Spinalnervenpaare, die über Berührung, Schmerz, Temperatur, Muskelspannung und Gelenkpositi-on Impulse übertragen und für bestimmte Körperbereiche zuständig sind. Jedes der Spinalnervenpaare endet in einer anderen Hautregion (sog. Dermatom).

Reflexe

Reflexe sind unwillkürliche Reaktionen auf verschiedene Reize. Berühren wir eine heiße Oberfläche, wird unsere Hand automatisch durch einen Reflex weggezogen. Dabei erhält das Nervenzentrum im Rückenmark Impulse von den Nerven und ordnet eine entsprechende Gegenreaktion an.

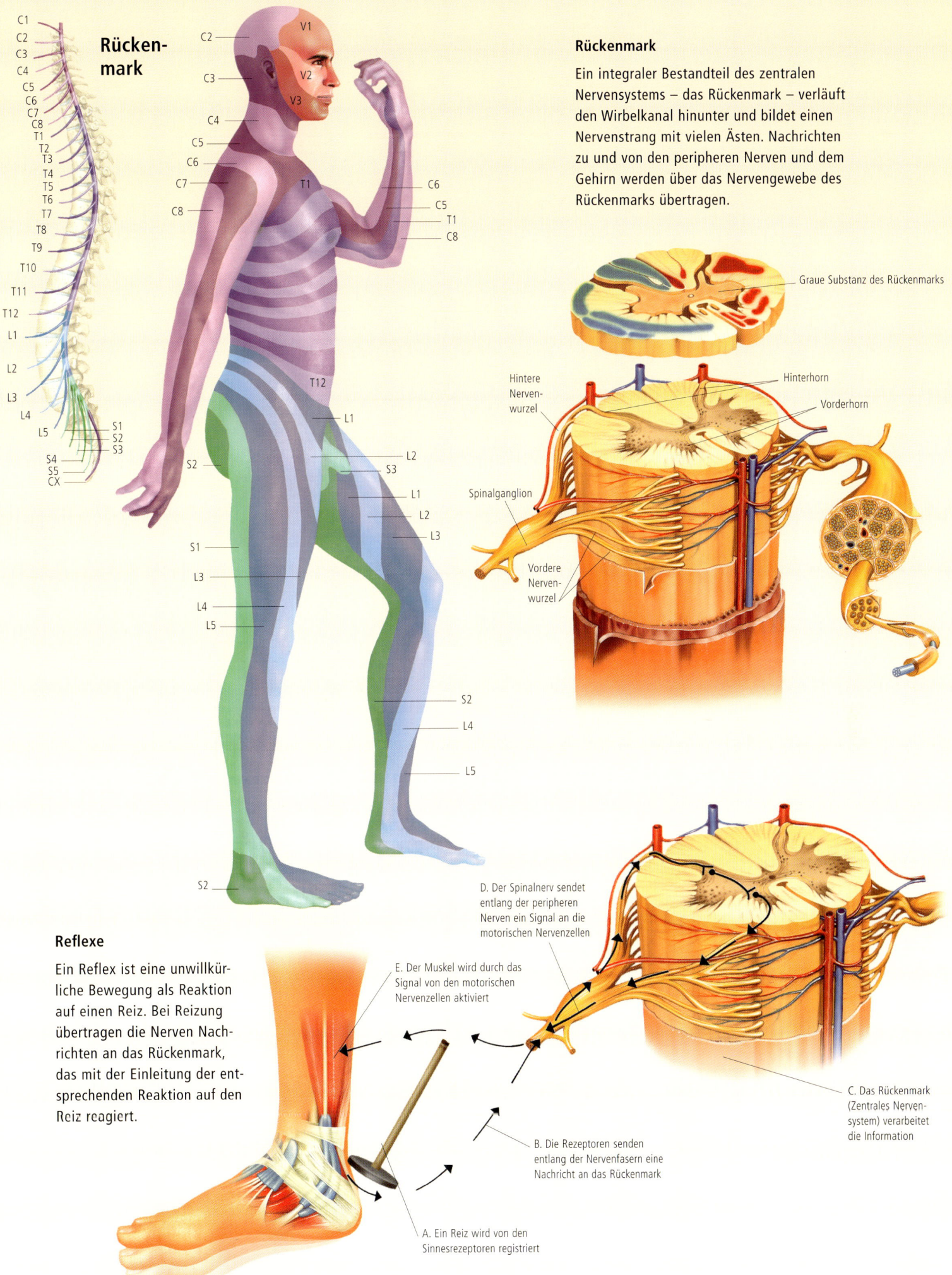

Rücken-mark

C1
C2
C3
C4
C5
C6
C7
C8
T1
T2
T3
T4
T5
T6
T7
T8
T9
T10
T11
T12
L1
L2
L3
L4
L5
S1
S2
S3
S4
S5
CX

V1
C2
C3
V2
V3
C4
C5
C6
C7
T1
C8

C6
C5
T1
C8

T12

L1
L2
S3

L1
L2
L3

S2

S1
L3
L4
L5

S2
L4

L5

S2

Rückenmark

Ein integraler Bestandteil des zentralen Nervensystems – das Rückenmark – verläuft den Wirbelkanal hinunter und bildet einen Nervenstrang mit vielen Ästen. Nachrichten zu und von den peripheren Nerven und dem Gehirn werden über das Nervengewebe des Rückenmarks übertragen.

Graue Substanz des Rückenmarks

Hintere Nerven-wurzel

Hinterhorn

Vorderhorn

Spinalganglion

Vordere Nerven-wurzel

Reflexe

Ein Reflex ist eine unwillkür-liche Bewegung als Reaktion auf einen Reiz. Bei Reizung übertragen die Nerven Nach-richten an das Rückenmark, das mit der Einleitung der ent-sprechenden Reaktion auf den Reiz reagiert.

E. Der Muskel wird durch das Signal von den motorischen Nervenzellen aktiviert

D. Der Spinalnerv sendet entlang der peripheren Nerven ein Signal an die motorischen Nervenzellen

B. Die Rezeptoren senden entlang der Nervenfasern eine Nachricht an das Rückenmark

C. Das Rückenmark (Zentrales Nerven-system) verarbeitet die Information

A. Ein Reiz wird von den Sinnesrezeptoren registriert

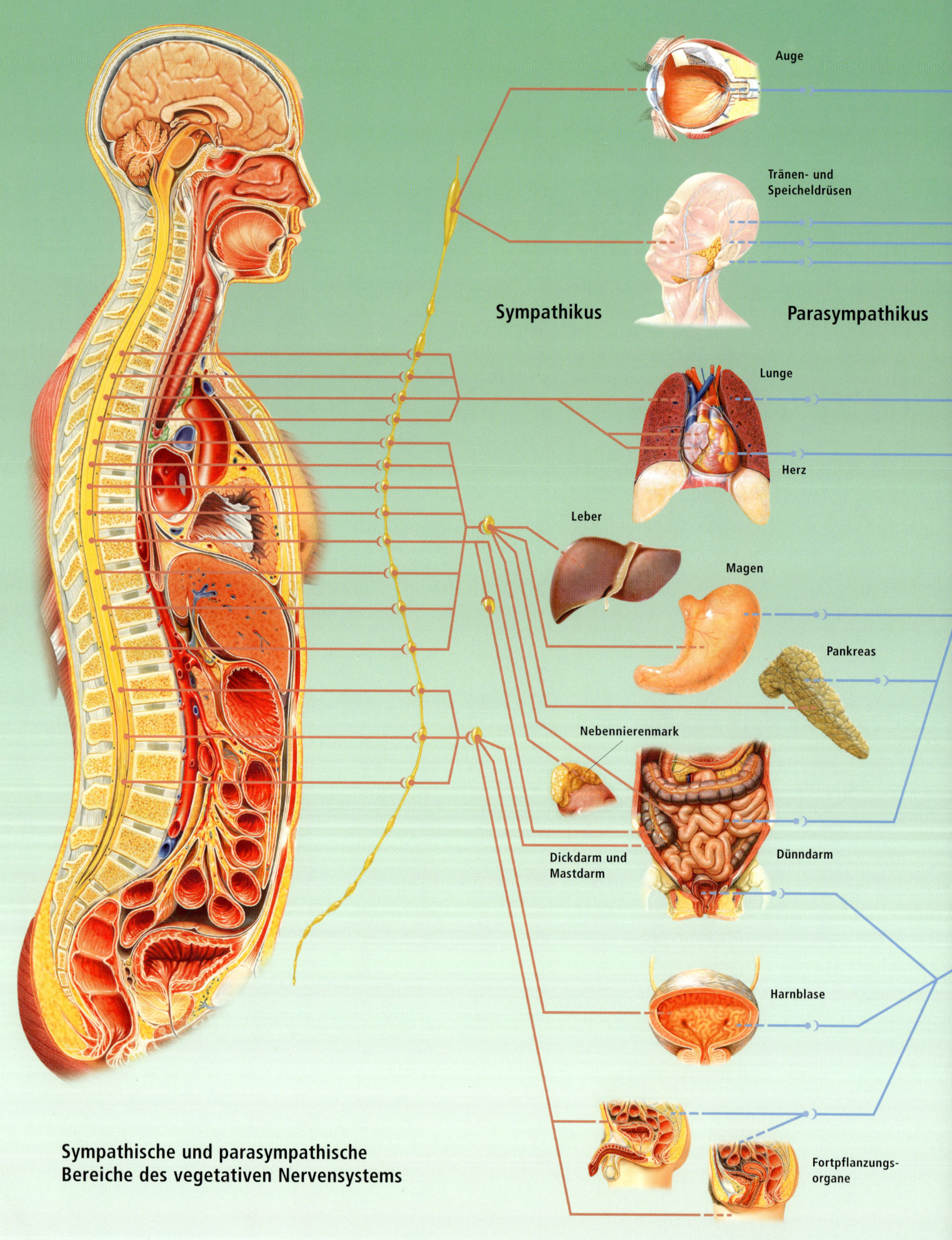

Auge

Tränen- und
Speicheldrüsen

Sympathikus

Parasympathikus

Lunge

Herz

Leber

Magen

Pankreas

Nebennierenmark

Dickdarm und
Mastdarm

Dünndarm

Harnblase

Fortpflanzungs-
organe

Sympathische und parasympathische
Bereiche des vegetativen Nervensystems

Das vegetative Nervensystem

Das vegetative Nervensystem ist an der Steuerung relativ automatischer Körperfunktionen beteiligt. Es überwacht deren Zustand und hält Gehirn und Rückenmark über Veränderungen im Körper auf dem Laufenden. Die meisten Aktionen des vegetativen Nervensystems, wie Regelung und Steuerung der inneren Organe und Abläufe, geschehen, ohne dass es uns bewusst wird. Man unterscheidet Sympathikus und Parasympathikus; beide werden weitgehend separat betrachtet und erfüllen unterschiedliche Funktionen, auch wenn es in einigen Körperteilen zu Überschneidungen beider Systeme kommt.

Der Sympathikus besteht aus Nervenzellen auf der Brust- und Lendenebene des Rückenmarks und einer langen Kette von Nervenzellen, dem sog. Grenzstrang, der entlang der Wirbelsäule verläuft. Das sympathische Nervensystem wird oft als unser „Kampf-oder-Flucht"-System angesehen und tritt in Notsituationen in Aktion. In solchen Momenten kann das vegetative Nervensystem beschleunigten Herzschlag, erhöhte Atemfrequenz oder erweiterte Pupillen auslösen. Zusätzlich kann es Veränderungen wie einen erhöhten Blutdruck, Mundtrockenheit, erhöhte Blutzuckerwerte, eine Erweiterung der kleinen Bronchialwege sowie einen erhöhten Blutfluss zu den Muskeln bewirken. All diese Maßnahmen stärken unsere Fähigkeit, Notsituationen zu bewältigen. Der Sympathikus ist auch für die Regulierung der Körpertemperatur zuständig.

Hauptfunktion des Parasympathikus ist es, den Körper in den Ruhezustand zu versetzen. Ihm geht es darum, Energie zu sparen und den Normalzustand des Körpers wiederherzustellen; so reguliert er die Verdauung und steuert die Ausscheidungen.

Das vegetative Nervensystem

Die Brust-, Bauch- und Beckenorgane sowie deren Gewebe stehen unter dem zweifachen Einfluss des vegetativen Nervensystems, nämlich sowohl des Sympathikus als auch des Parasympathikus; beide Systeme arbeiten zusammen, um einen relativ konstanten Zustand der Aktivität zu gewährleisten. Auch die vegetative Innervierung der Augenmuskeln, Speichel- und Schweißdrüsen sowie der Hautmuskulatur wird vom vegetativen Nervensystem geregelt.

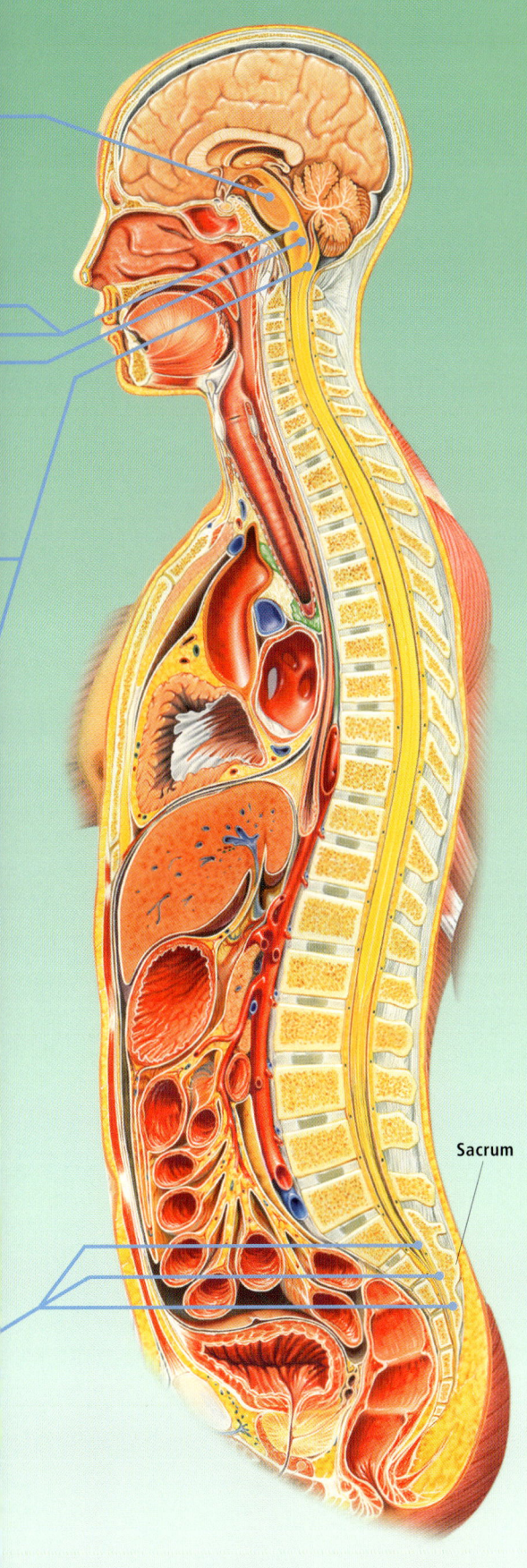

Sacrum

Das Herz-Kreislauf-System

Blutgefäße und Herz bilden das Herz-Kreislauf-System, dass Blut durch den kompletten Kreislauf befördert und die Organe und Gewebe des Körpers mit Sauerstoff versorgt. Das Herz pumpt über Arterien und Kapillare sauerstoff- und nährstoffreiches Blut in die lebenswichtigen inneren Organe und Gewebe. Nach dem Gasaustausch mit dem umliegenden Gewebe fließt das nun sauerstoffarme und kohlendioxidhaltige Blut durch die Venen zurück zum Herzen. Dies wird als großer Blutkreislauf (Körperkreislauf), einer von zwei getrennten Kreisläufen, bezeichnet. Der andere, der sog. Lungenkreislauf, überträgt das zum Herzen zurückfließende Blut entlang dem Lungenstamm und den Arterien zur Lunge, um für Sauerstoffnachschub zu sorgen und das Kohlendioxid zu beseitigen. Das so aufbereitete Blut gelangt dann über das Herz zurück in den großen Blutkreislauf, um den Körper erneut zu versorgen.

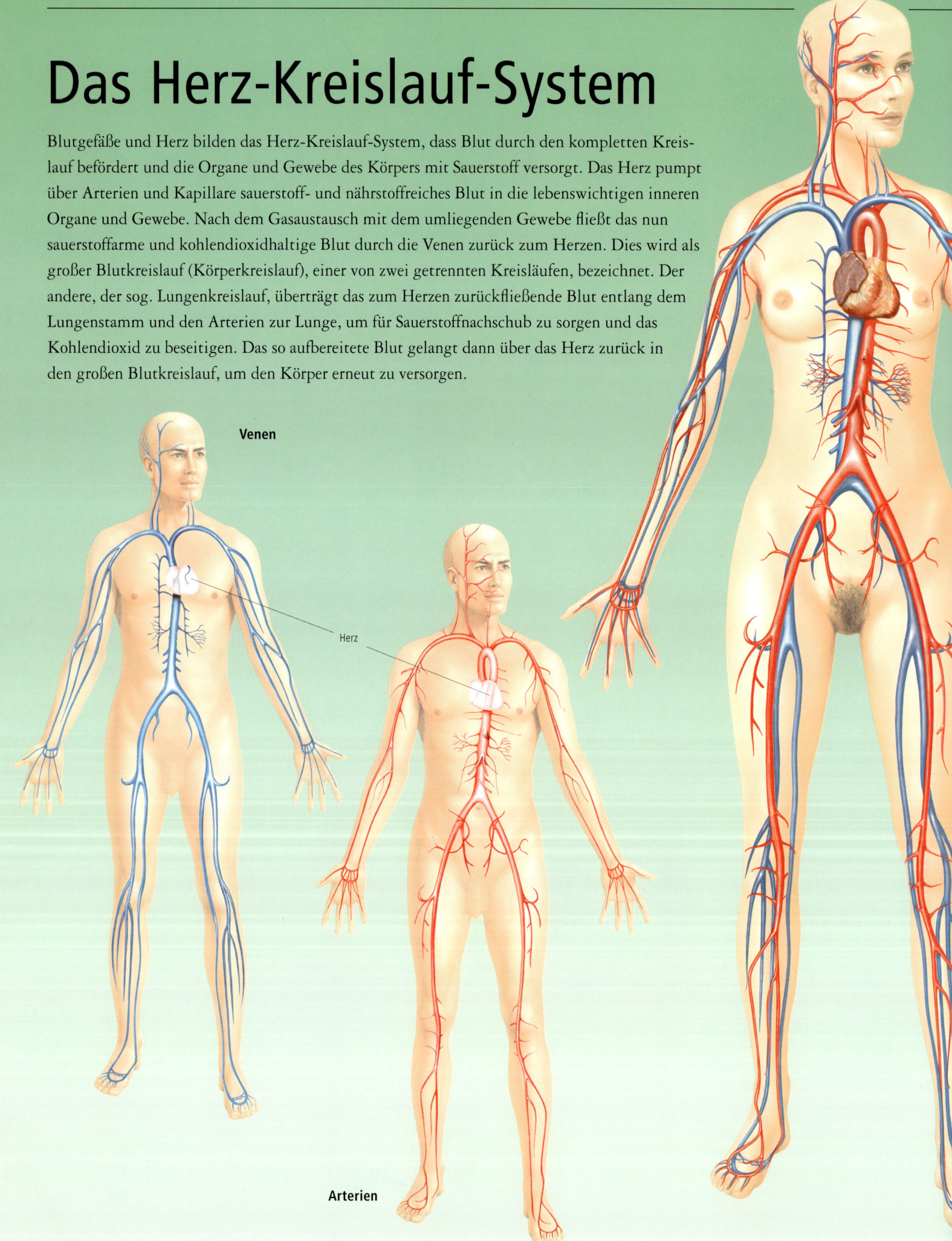

Venen

Herz

Arterien

Das Herz

Das Herz ist eine faustgroße Muskelpumpe, die die Blutversorgung des Körpers gewährleistet; die Herzkammern sind dabei von entscheidender Bedeutung. Blut aus der linken Herzkammer versorgt den Körper über den großen Blutkreislauf mit Sauerstoff und Nährstoffen. Sobald das Blut den Körper durchlaufen hat, sammelt es sich in der rechten Herzkammer und wird über den Lungenkreislauf erneut mit Sauerstoff angereichert.

Der Blutfluss wird durch die Herzklappen gesteuert. Mitral- und Trikuspidalklappe (Atrioventrikularklappen) arbeiten präzise synchronisiert mit Aorten- und Pulmonalklappe (Semilunarklappen) zusammen und steuern so den Blutfluss; verschließen sie eine Kammer, so dichten sie diese perfekt ab, sodass es nicht zum Rückfluss des Blutes kommen kann. Wenn sich die Herzkammern zusammenziehen (Ventrikelsystole), öffnen sich Aorten- und Pulmonalklappe, sodass Blut in den Lungen- und Körperkreislauf gepumpt werden kann, während Mitral- und Trikuspidalklappe geschlossen bleiben. Erweitern sich die Herzkammern (Ventrikeldiastole), schließen sich Aorten- und Pulmonalklappe, und durch die geöffneten Trikuspidal- und Mitralklappen gelangt Blut aus den Vorhöfen in die Herzkammern.

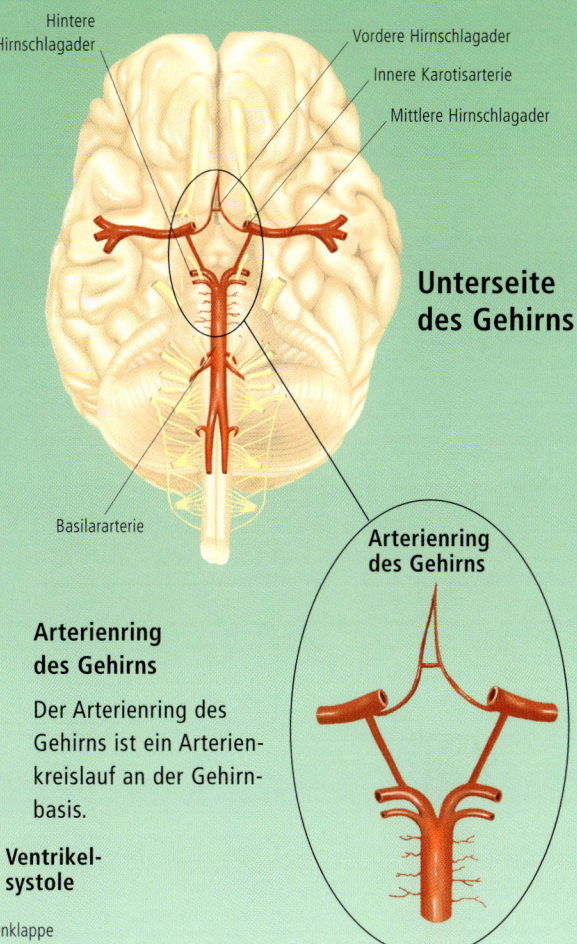

Unterseite des Gehirns

Hintere Hirnschlagader
Vordere Hirnschlagader
Innere Karotisarterie
Mittlere Hirnschlagader
Basilararterie

Arterienring des Gehirns

Der Arterienring des Gehirns ist ein Arterienkreislauf an der Gehirnbasis.

Arterienring des Gehirns

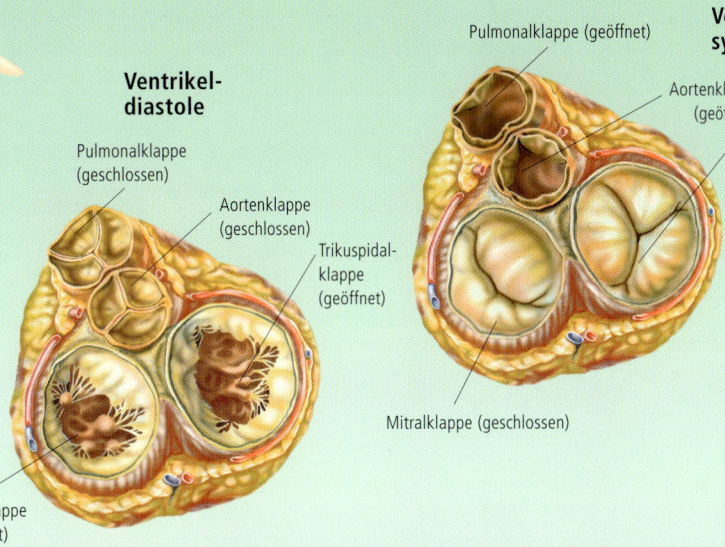

Ventrikeldiastole

Pulmonalklappe (geschlossen)
Aortenklappe (geschlossen)
Trikuspidalklappe (geöffnet)
Mitralklappe (geöffnet)

Ventrikelsystole

Pulmonalklappe (geöffnet)
Aortenklappe (geöffnet)
Trikuspidalklappe (geschlossen)
Mitralklappe (geschlossen)

Herzklappen

Die koordinierten Bewegungen der Herzklappen gewährleisten den ständigen Blutfluss in den Körper. Mitral- und Trikuspidalklappe öffnen sich, um Blut aus dem Vorhof in die Herzkammer gelangen zu lassen, während Aorten- und Pulmonalklappe geschlossen bleiben. Wenn Trikuspidal- und Mitralklappe schließen, öffnen sich Aorten- und Pulmonalklappe, um Blut aus den Herzkammern in den Körper- und Lungenkreislauf gelangen zu lassen.

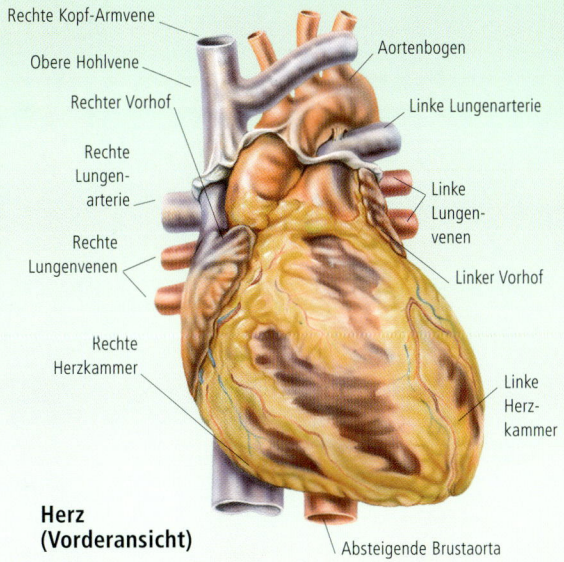

Rechte Kopf-Armvene
Obere Hohlvene
Rechter Vorhof
Rechte Lungenarterie
Rechte Lungenvenen
Rechte Herzkammer
Aortenbogen
Linke Lungenarterie
Linke Lungenvenen
Linker Vorhof
Linke Herzkammer
Absteigende Brustaorta

Herz (Vorderansicht)

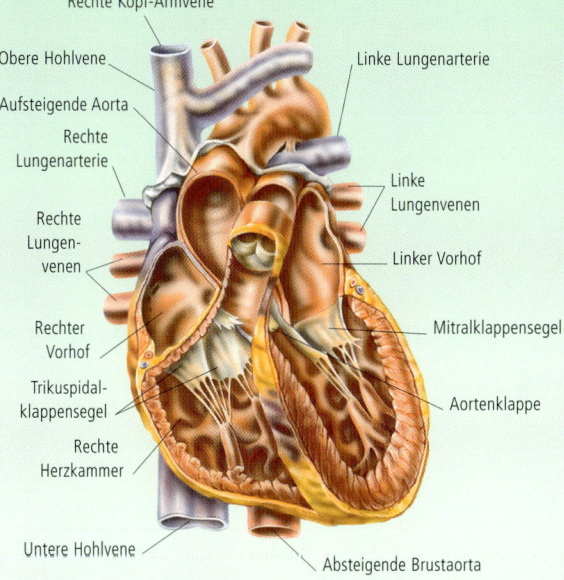

Herz (Vorderansicht, Querschnitt)

Rechte Kopf-Armvene
Obere Hohlvene
Aufsteigende Aorta
Rechte Lungenarterie
Rechte Lungenvenen
Rechter Vorhof
Trikuspidalklappensegel
Rechte Herzkammer
Untere Hohlvene
Linke Lungenarterie
Linke Lungenvenen
Linker Vorhof
Mitralklappensegel
Aortenklappe
Absteigende Brustaorta

Herz

Das Herz besitzt vier Kammern: den linken und rechten Vorhof und den linken und rechten Ventrikel (Herzkammern). Es pumpt Blut aus dem linken und rechten Ventrikel und sammelt zurückgeführtes Blut im linken und rechten Vorhof.

Blut

Blut ist eine Lösung aus roten und weißen Blutkörperchen, Blutplättchen, Proteinen und Chemikalien in einer Flüssigkeit, die Plasma genannt wird. Plasma macht in der Regel die eine Hälfte, die roten und weißen Blutkörperchen die andere Hälfte des Blutvolumens aus. Das Blut transportiert Sauerstoff und wichtige Nährstoffe aus den Lungen und dem Verdauungstrakt in andere Bereiche des Körpers und entsorgt wertlose Stoffe über Organe wie Nieren und Lungen.

Im Knochenmark produziert, versorgen die roten Blutkörperchen (Erythrozyten) das Gewebe mit Sauerstoff und tauschen diesen gegen Kohlendioxid aus, das dann von ihnen zu den Lungen transportiert und ausgeatmet wird. Die weißen Blutkörperchen (Leukozyten) spielen eine Rolle für das Immunsystem: Einige produzieren Antikörper gegen Infektionen, andere beseitigen Bakterien und körperfremde Eindringlinge. Blutplättchen schließlich sind Fragmente großer Zellen (Megakaryozyten) und an der Blutgerinnung beteiligt.

Blutgefäße

Unser Blut zirkuliert in einem Netz von Blutgefäßen. Das Blut wird vom Herzen zur Aorta, einer großen elastischen Arterie, gepumpt und versorgt weitere Arterien, die sich in winzige Kapillare verzweigen. Ihnen ist es zu verdanken, dass Sauerstoff und Nährstoffe in den Zellen gegen Kohlendioxid ausgetauscht werden können. Danach wird das Blut in Venen zunehmender Größe zum Herzen zurückgeführt.

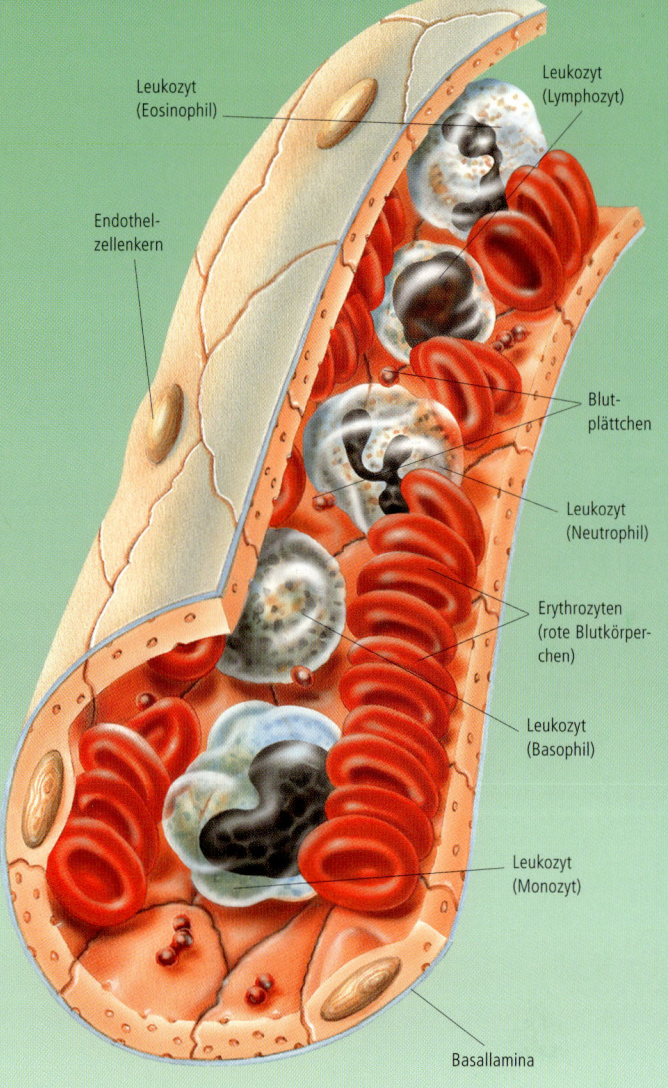

Leukozyt (Eosinophil)

Leukozyt (Lymphozyt)

Endothelzellenkern

Blutplättchen

Leukozyt (Neutrophil)

Erythrozyten (rote Blutkörperchen)

Leukozyt (Basophil)

Leukozyt (Monozyt)

Basallamina

Weiße Blutkörperchen

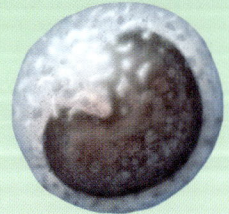

Monozyt

Nachdem sie sich 1–2 Tage im Blutkreislauf befunden haben, werden Monozyten zu Makrophagen.

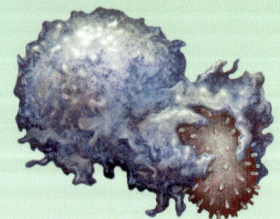

Makrophage

Makrophagen verschlingen fremde Organismen und Ablagerungen, um Infektionen zu bekämpfen.

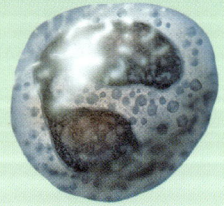

Eosinophil

Von Eosinophilen freigesetzte Enzyme lösen allergische Reaktionen aus und töten diverse Parasiten ab.

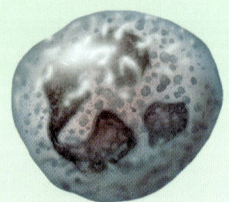

Neutrophil

Neutrophile verschlingen und zerstören Mikroorganismen und verteidigen den Körper gegen bakterielle Eindringlinge.

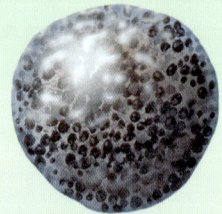

Basophil

Die von den Basophilen freigesetzten Substanzen erhöhen die Reaktion des Körpers auf eindringende Allergene.

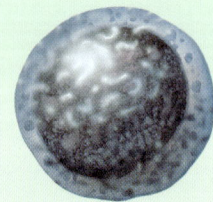

Lymphozyt

Es gibt drei Typen von Lymphozyten: Natürliche Killerzellen und T-Zellen greifen fremde Eindringlinge direkt an, B-Zellen produzieren Antikörper.

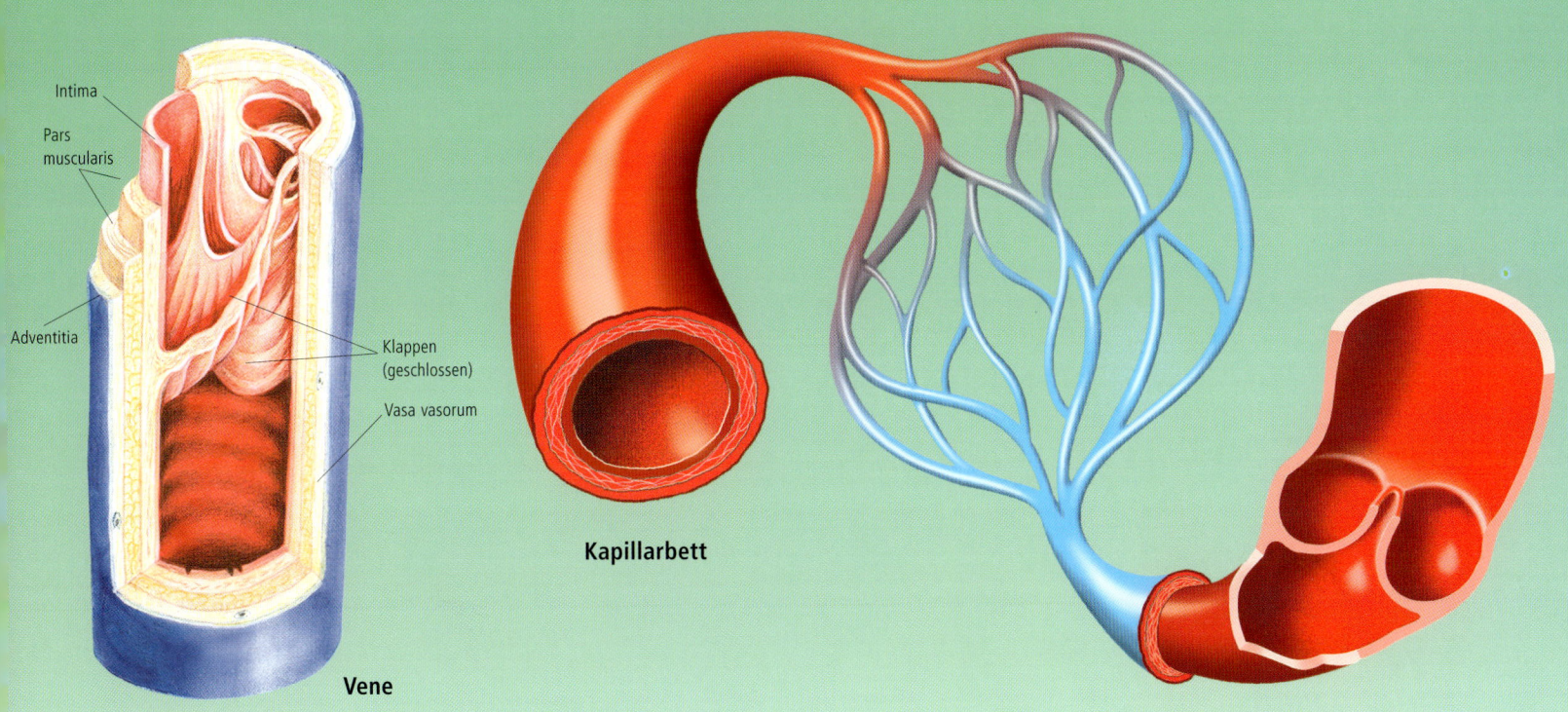

Intima

Pars muscularis

Adventitia

Klappen (geschlossen)

Vasa vasorum

Vene

Kapillarbett

Blutgefäße

Der Körper wird von verschiedenen Arten von Blutgefäßen versorgt. Arterien sind dickwandig und flexibel, während die Venen dünnwandig sind; einige enthalten Ventile, um den Rückfluss von Blut zu vermeiden. Die Arterien und Venen verzweigen sich wiederholt, bis sie dünnwandige Kapillare bilden, über die Sauerstoff und Nährstoffe von den Zellen gegen Kohlendioxid ausgetauscht werden.

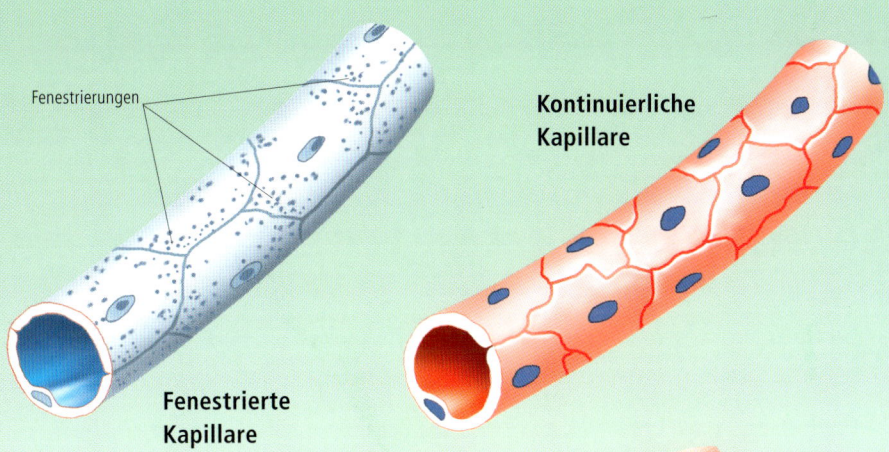

Fenestrierungen

Kontinuierliche Kapillare

Fenestrierte Kapillare

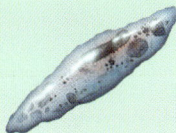

Blutplättchen

Die winzigen Blutplättchen aktivieren das Gerinnungssystem, um Blutungen zu stoppen.

Produktion roter Blutkörperchen

Rote Blutkörperchen werden im Knochenmark gebildet. Die Produktionsrate ist extrem hoch, was angesichts der Anzahl der roten Blutkörperchen im Körper notwendig ist. Alternde rote Blutkörperchen werden von der Milz aus dem System herausgefiltert; die Milz lagert auch rote Blutkörperchen ein, um sie bei Bedarf freizusetzen.

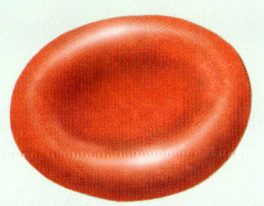

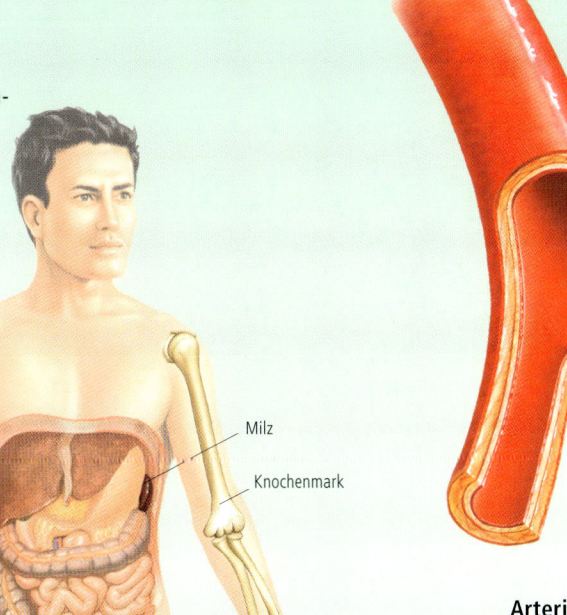

Milz

Knochenmark

Arterie

Rote Blutkörperchen

Aufgrund ihrer Form können die roten Blutkörperchen durch kleine Kapillaren manövrieren und sich sammeln, um den Blutfluss zu erleichtern.

Das Lymph- und Immunsystem

Das Lymphsystem ist ein Netz von Gefäßen, Knoten und Organen, das im Körper zwei Aufgaben hat.

Erstens führt es die interstitielle Gewebeflüssigkeit in das Herz-Kreislauf-System zurück. Diese Flüssigkeit reinigt die Blutgefäße. In einem ständigen Recycling-Prozess wird sie dann, zusammen mit Gewebe und Zellrückständen, in die Lymphgefäße aufgenommen, gefiltert und in die Blutgefäße zurückgegeben. Die Flüssigkeit der Lymphgefäße wird Lymphe genannt und enthält Proteinmoleküle, Salze, Glukose, Harnstoff und weiße Blutkörperchen.

Zweitens bekämpft das Lymphsystem Krankheiten. Es beherbergt spezialisierte weiße Blutzellen (Lymphozyten), die auf unterschiedliche Weise Fremdkörper oder Eindringlinge wie Bakterien und Viren sowie Zellfehlbildungen (Krebs) beseitigen.

Lymphgefäße

Das Lymphsystem ist ein Einbahnsystem. Beginnend an den blind endenden Kapillaren, nehmen die Gefäße an Größe zu und durchlaufen eine Verdichtung von Lymphgewebe oder Lymphknoten, bis sie schließlich in den großen Lymphsträngen zusammenlaufen, die ihrerseits die Lymphflüssigkeit in den rechten Lymphgang und den Brustgang ableiten, von wo aus der Weg weiter in das Herz-Kreislauf-System geht.

Die Lymphgefäße enthalten Klappen, um den Rückfluss der Lymphe zu verhindern. Sie verfügen über kein eigenes Pumpsystem; die Lymphe wird nur durch Bewegungen der Skelettmuskulatur zum Herzen zurückgepumpt.

WUSSTEN SIE DAS?

Der durchschnittliche Erwachsene besteht aus rund 100 Billionen Zellen, von denen etwa eine Billion zum Immunsystem gehören.

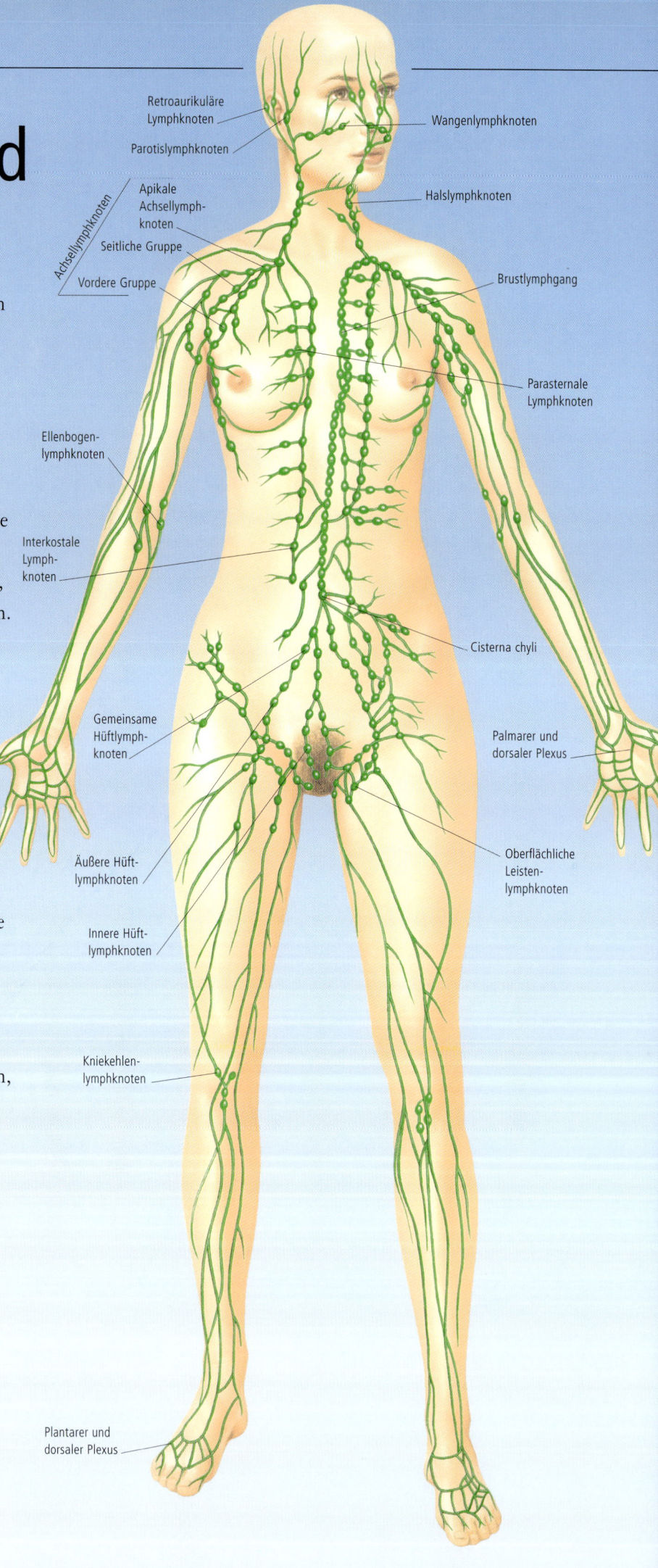

Retroaurikuläre Lymphknoten

Parotislymphknoten

Wangenlymphknoten

Halslymphknoten

Achsellymphknoten

Apikale Achsellymphknoten

Seitliche Gruppe

Vordere Gruppe

Brustlymphgang

Parasternale Lymphknoten

Ellenbogenlymphknoten

Interkostale Lymphknoten

Cisterna chyli

Gemeinsame Hüftlymphknoten

Palmarer und dorsaler Plexus

Oberflächliche Leistenlymphknoten

Äußere Hüftlymphknoten

Innere Hüftlymphknoten

Kniekehlenlymphknoten

Plantarer und dorsaler Plexus

Lymphknoten

Die Lymphgefäße durchlaufen Lymphknoten, die
Lymphozyten produzieren, wobei jeder Knoten mit zu-
und abführenden Lymphgefäßen verbunden ist. Jeder
Knoten besteht aus einer Masse lymphatischen Gewebes, das von einer fibrösen Kapsel umgeben ist. Lymphknoten sind in der Regel in Gruppen zusammengefasst:
Ansammlungen für Kopf und Gliedmaßen befinden
sich in Unterkiefer und Hals, der Achselhöhle und in
der Leistengegend; Lymphe aus den inneren Organen
von Brust und Bauch läuft in Lymphknotenketten entlang der großen Arterien und der Aorta ab. Die bei der
Absorption von Fetten wichtigen Chylusgefäße sind
Lymphgefäße in den Wänden des Verdauungssystems,
die große Moleküle, aber auch aus der Nahrung extra-
hierte Lipide (Darmlymphe) sammeln.

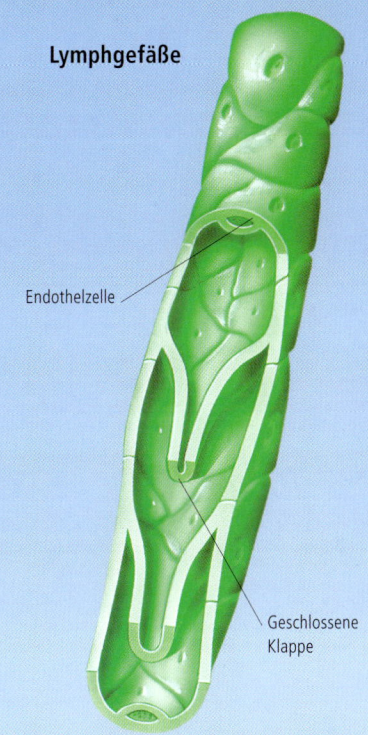

Lymphgefäße

Endothelzelle

Geschlossene
Klappe

Lymphzirkulation

Die Lymphgefäße enthalten
zahlreiche Klappen, die den
Rückfluss der Lymphe verhindern. Die Lymphe wird über
zwei große Lymphgefäße, die
in die großen Venen an der
Basis des Halses münden,
in die allgemeine Blutbahn
zurückgeführt.

Lymphknoten

Lymphknoten sind eine Masse
lymphatischen Gewebes, umschlossen von einer faserigen
Kapsel. Jeder Lymphknoten ist
mit einem eingehenden (zu-
führenden) und ausgehenden
(abführenden) Lymphgefäß
verbunden.

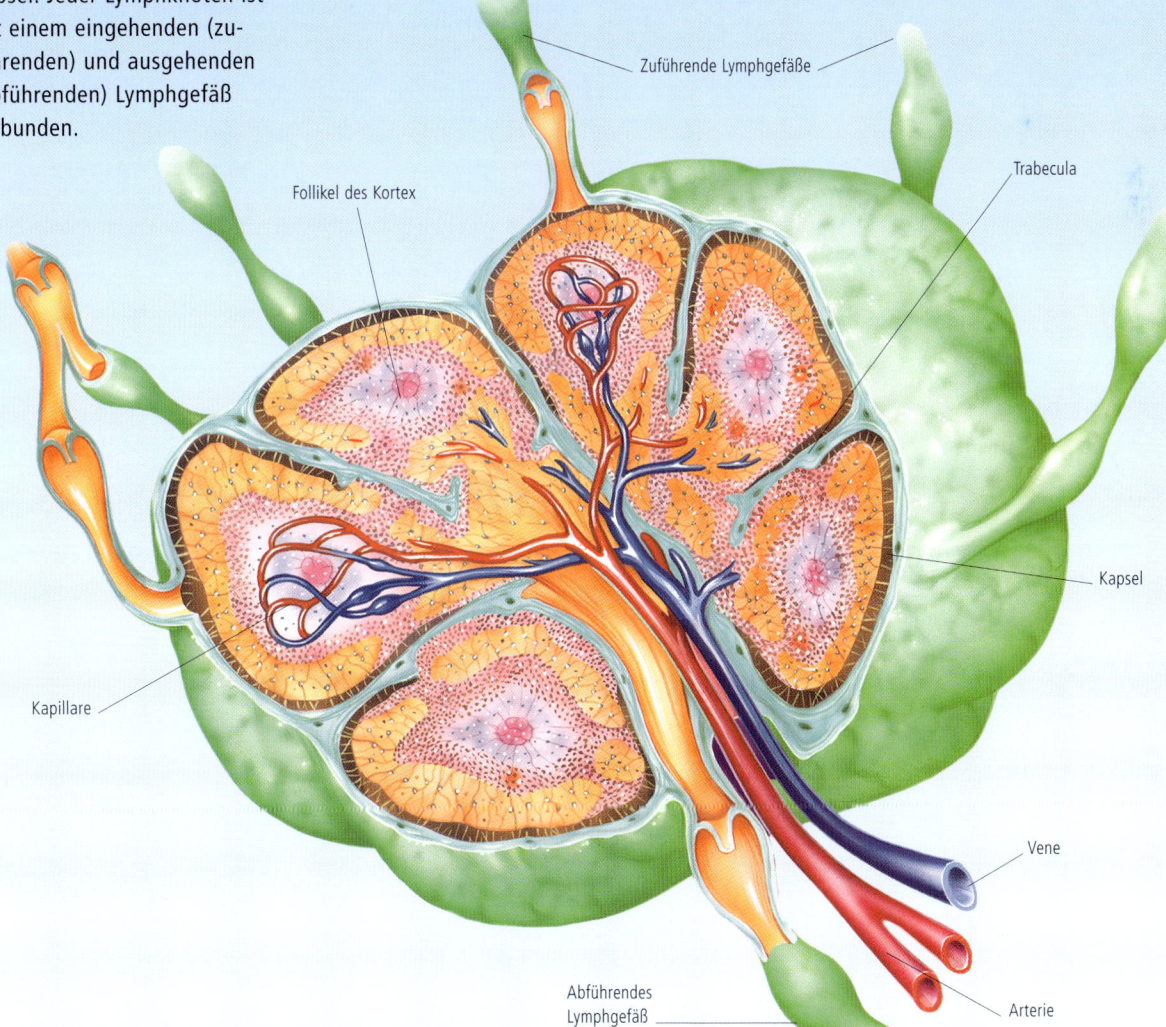

Zuführende Lymphgefäße

Trabecula

Follikel des Kortex

Kapsel

Kapillare

Vene

Arterie

Abführendes
Lymphgefäß

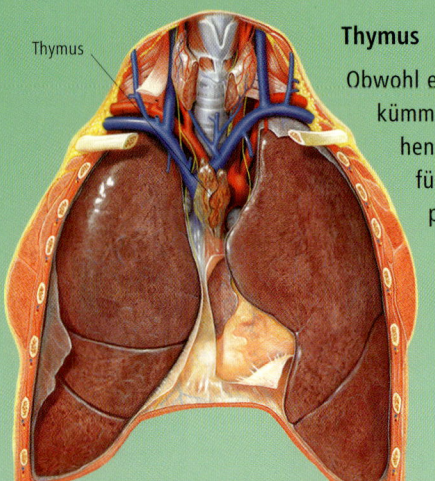

Thymus

Thymus

Obwohl er im Erwachsenenalter verkümmert, ist der Thymus in den frühen Lebensjahren verantwortlich
für die Produktion von T-Lymphozyten. T-Lymphozyten sind
an der Abwehr des Körpers
gegen Viren und Krebszellen
beteiligt. Auch wenn der
Thymus sich nach der Pubertät zurückbildet, vermehren
sich die T-Lymphozyten wei-
terhin, um eine angemessene
Versorgung sicherzustellen.

Milz

Die größte Konzentration lympha-
tischen Gewebes im Körper – die
Milz – fungiert als Filter, der
alternde Blutkörperchen aus dem
Kreislauf entfernt. Gleichzeitig
ist sie das zentrale Organ für die
Produktion und Einlagerung von
Lymphozyten.

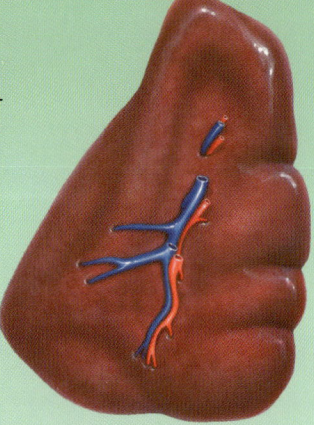

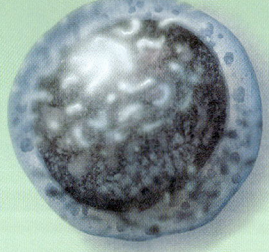

Lymphozyt

Es gibt drei Arten von Lymphozyten:
Natürliche Killerzellen und T-Zellen
greifen fremde Eindringlinge direkt
an, B-Zellen produzieren Antikörper.

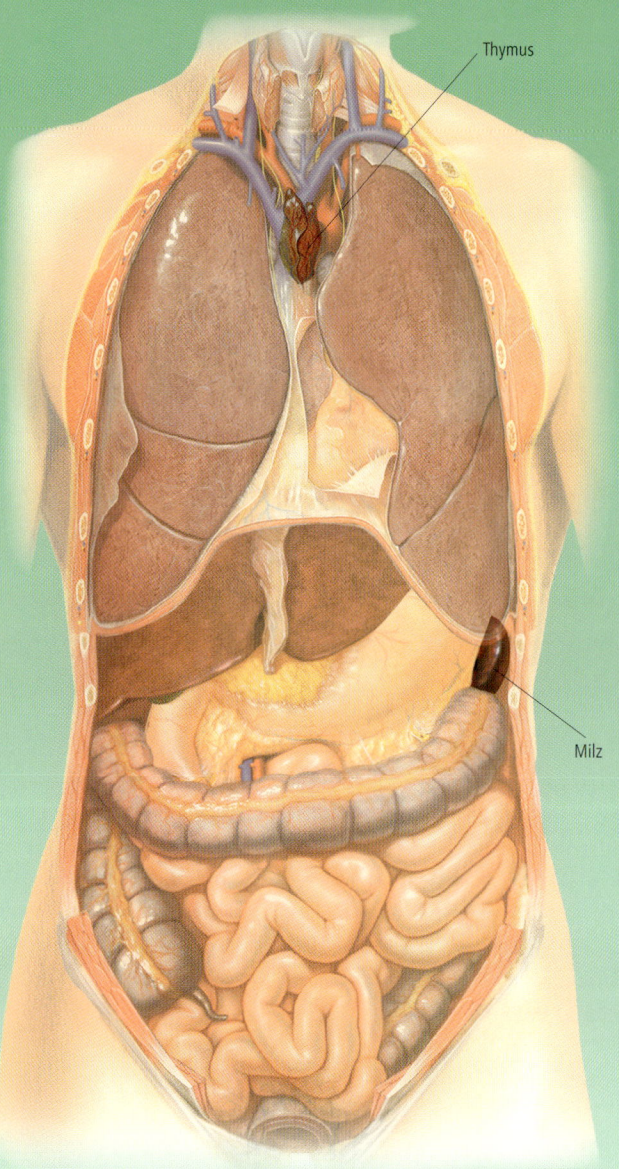

Thymus

Milz

Die Organe des Lymphsystems

Thymus, Milz und das Lymphgewebe in den Wänden der
Atmungs-, Urogenital- und Geschlechtsorgane sind die
wichtigsten Organe, die mit dem Lymphsystem in Verbindung stehen.

Die Lymphorgane

Zu den Lymphorganen zählen Thymus, Milz und mit den
Schleimhäuten verbundenes Lymphgewebe.

Der Thymus im oberen Teil der Brust – zwischen Herz
und Brustbein – ist das erste Lymphorgan, das sich im Embryo entwickelt. Es wächst weiter und erreicht in der Pubertät
ein Gewicht von 30–40 Gramm, danach verkümmert es
allmählich zu fetthaltigem Fasergewebe mit einem Gewicht
von nur noch ca. 14 Gramm. Der Thymus sondert Hormone
ab, die er zur Produktion reifer T-Lymphozyten verwendet. Bei der Immunreaktion erkennen diese spezialisierten
Lymphozyten Antigene von Fremdkörpern. Obwohl sich
der Thymus nach der Pubertät zurückbildet, vermehren sich
die T-Zellen weiter, um die kontinuierliche Versorgung des
Körpers über das ganze Leben hinweg sicherzustellen.

Auf der linken Seite des Bauchraums unter dem Zwerchfell gelegen, stellt die Milz die größte Konzentration lymphatischen Gewebes im Körper dar. Sie filtert das Blut durch
ein großflächiges Netzwerk von Kapillaren und Höhlen, die
sog. rote Pulpa. Die Konzentrationen von Lymphozyten, die
in der Milz produziert und eingelagert werden, nennt man
weiße Pulpa.

Das mit der Schleimhaut verbundene Lymphgewebe
befindet sich in den Wänden der Atemwege, des Urogenital-
und des Verdauungstrakts. Diese Gewebe enthalten B- und
T-Lymphozyten, die in den Körperhöhlungen eine Verteidi-
gungslinie gegen Eindringlinge von außen bilden.

Lymphozyten

Lymphozyten sind für das Immunsystem des Körpers entscheidend. Es existieren drei Haupttypen von Lymphozyten: B-Lymphozyten, T-Lymphozyten und natürliche Killerzellen (NK-Zellen). B-Lymphozyten werden im Knochenmark gebildet, während T-Lymphozyten im Thymus entstehen. Lymphozyten reagieren entweder auf spezifische Antigene, wobei die Produktion von Antikörpern angeregt wird, oder absorbieren eindringende fremde Zellen.

Humorale Immunreaktion

B-Lymphozyten produzieren Antikörper zur Identifizierung und Beseitigung eindringender Antigene (transportiert von Bakterien oder Viren). Sie werden von den zirkulierenden T-Lymphozyten und Makrophagen unterstützt.
(a) Viruspartikel dringen durch Zellen an der Oberfläche in das Gewebe ein und vermehren sich.
(b) Viruspartikel werden von Makrophagen absorbiert.
(c) Die Makrophagen übergeben Antigene an die zirkulierenden T-Lymphozyten. Diese rekrutieren weitere T- und B-Lymphozyten zur Verteidigung des Körpers.
(d) B-Lymphozyten teilen sich in Plasma-B-Zellen auf, die speziell auf das eindringende Virus abgestimmte Antikörper produzieren, und in Gedächtnis-B-Zellen.
(e) Die zirkulierenden Antikörper heften sich an die Viruspartikel.
(f) Makrophagen erkennen und absorbieren das Virus, wodurch der Körper vor der Infektion bewahrt wird.

Allergische Reaktion

Eine allergische Reaktion ist eine Reaktion auf fremde Reizstoffe (sog. Allergene).
(a) Allergene gelangen in den Körper und regen die Plasma-B-Zellen zur Produktion von Antikörpern an.
(b) Die Antikörper heften sich an die Mastzellen, die in den Körpergeweben zirkulieren.
(c) Gelangen weitere dieser Allergene in den Körper, werden sie von den Antikörpern auf den Mastzellen erfasst.
(d) Die Mastzellen antworten durch die Freisetzung von Histamin, was die Reizsymptome der Allergie hervorruft.

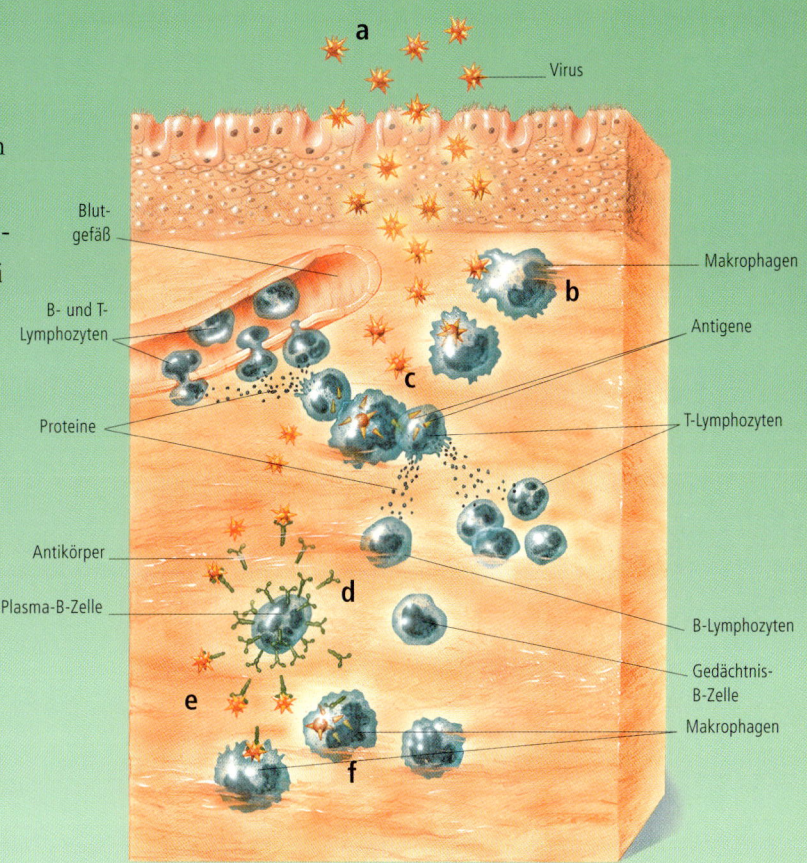

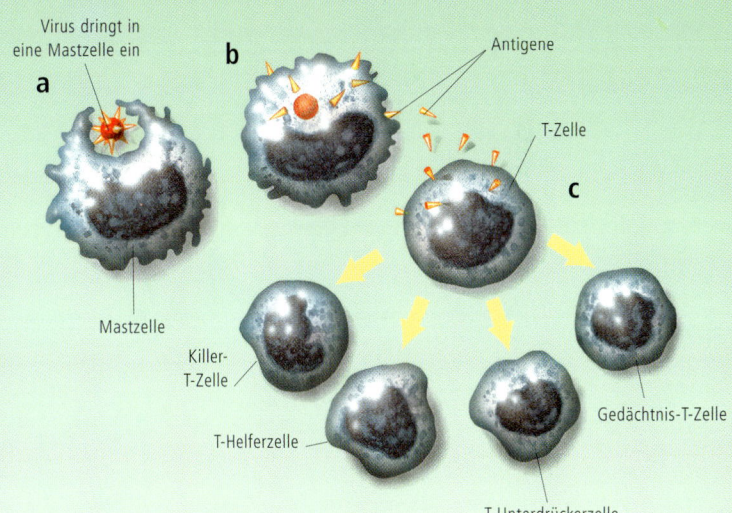

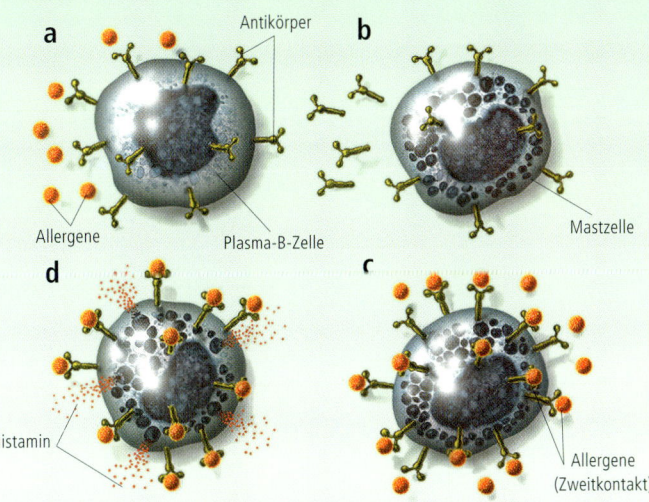

Zellvermittelte Immunreaktion

T-Lymphozyten sind für die verzögerte Wirkung der zellvermittelten Antwort verantwortlich.
(a) Zirkulierende Mastzellen nehmen ein eindringendes Virus auf.
(b) Mastzellen verarbeiten das Virus und geben Antigene an die T-Zellen.
(c) Die T-Zellen produzieren Klone, die alle eine besondere Rolle bei der Immunreaktion spielen: Gedächtnis-T-Zellen merken sich das eindringende Antigen für zukünftige Angriffe, T-Helferzellen rekrutieren B- und T-Zellen am Ort des Antigenangriffs, T-Unterdrückerzellen hemmen die Wirkung von B- und T-Zellen, und Killer-T-Zellen heften sich an die eindringenden Antigene und zerstören sie.

Die Verdauung

Das Verdauungssystem entzieht der Nahrung Nährstoffe, die es zur Absorption im Körper in kleine Moleküle aufspaltet. Alle Nährstoffe – Proteine, Fette, Kohlenhydrate, Vitamine und Mineralien, die für die Erhaltung der lebenswichtigen Körperfunktionen von Bedeutung sind – werden über den Magen-Darm-Trakt in den Körper aufgenommen, wo die Nahrung schrittweise abgebaut wird.

Der Verdauungstrakt

Die Mundmuskulatur mischt die Nahrung, während die Zähne sie kauen und zerkleinern. Dabei wird sie von Speichel durchtränkt, um das Kauen und Schlucken zu erleichtern. Diese Nahrungsmasse, der sog. Bolus, wird dabei zur Rückseite des Mundes geschoben, von wo sie durch Muskelbewegung in die Speiseröhre gelangt. Die glatte Muskulatur der Speiseröhre nutzt wellenartige Bewegungen, um die Nahrung in den Magen zu schieben.

Im Magen wird die Nahrung durch Muskelkontraktionen mit Magensäften aus Salzsäure und Pepsin zu einem Brei (Chymus) vermischt. Die Öffnung zum ersten Abschnitt des Dünndarms – zum Zwölffingerdarm (Duodenum) – wird durch den Pförtner, ein dickes Bündel von Ringmuskelfasern, gesteuert. Er übergibt den Chymus nach und nach an den Zwölffingerdarm, der mit der Absorption der Nährstoffe beginnt. Dazu werden Gallenflüssigkeit aus der Leber und Enzyme aus der Bauchspeicheldrüse zugeführt. Die Wand des Zwölffingerdarms und des sich daran anschließenden Leerdarms (Jejunum), in denen ein Großteil des Nährstoffentzugs erfolgt, ist stark gefaltet; jede Falte ist ihrerseits von unzähligen kleinen Erhebungen (sog. Zotten) übersät, sodass sich die zur Nährstoffabsorption verfügbare Oberfläche erheblich vergrößert. Die kleinen Nährstoffmoleküle dringen in die Kapillaren der Blutgefäße, während größere Moleküle von den Lymphbahnen (Chylusgefäßen) aufgenommen werden.

Der letzte Abschnitt des Dünndarms – der Hüftdarm (Ileum) – absorbiert Vitamin B_{12} und ist verantwortlich für die Rückführung der Gallensäuren zur Leber.

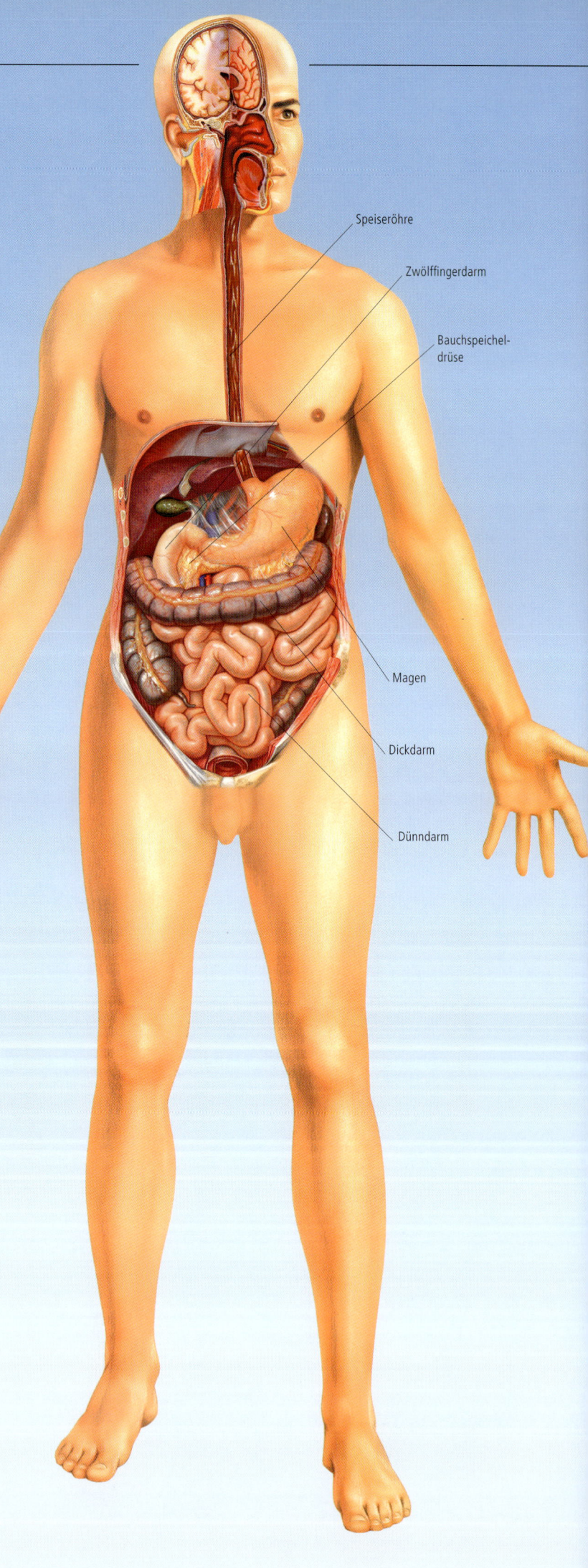

Speiseröhre

Zwölffingerdarm

Bauchspeicheldrüse

Magen

Dickdarm

Dünndarm

Peristaltik

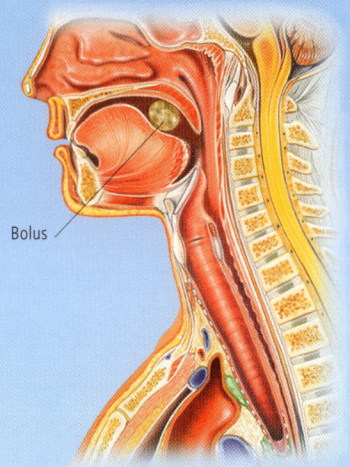 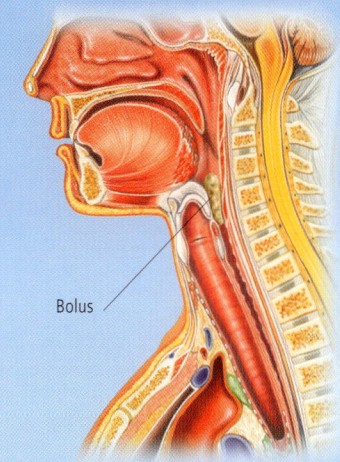 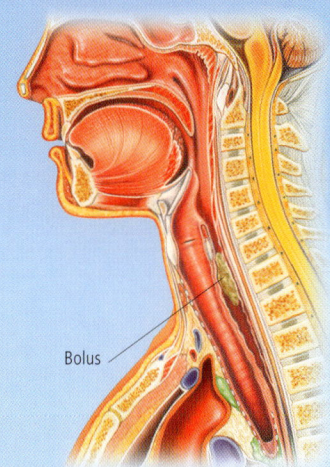

Das Schlucken unterliegt der willkürlichen Kontrolle; beginnt der Schluckvorgang, drückt die Zunge den Nahrungsklumpen (sog. Bolus) in den Rachen. Die koordinierte willkürliche Bewegung der Rachenmuskeln befördert die Nahrung in die obere Speiseröhre. Einmal in der Speiseröhre, wird der Bolus durch eine peristaltische Welle in den Magen befördert.

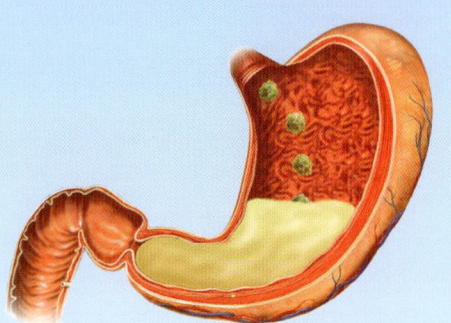 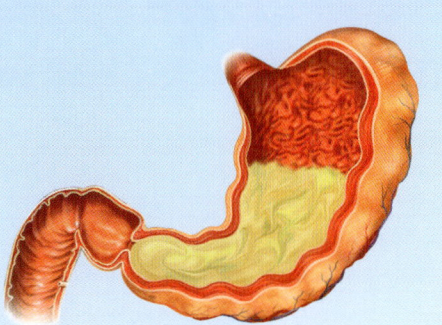 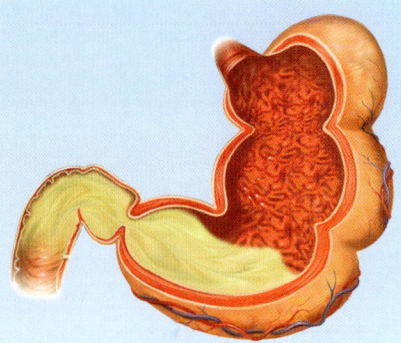

Der Magen vermischt die Nahrung, versetzt sie mit Magensäften, um einen halbflüssigen Speisebrei (sog. Chymus) zu erzeugen. Der Chymus wird in regelmäßigen Abständen über den Magenpförtner in den Zwölffingerdarm (Duodenum) geleitet.

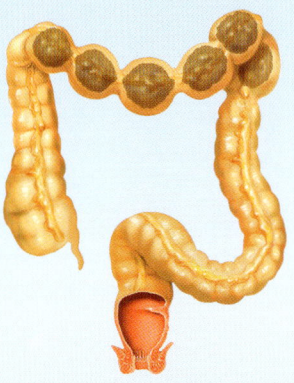 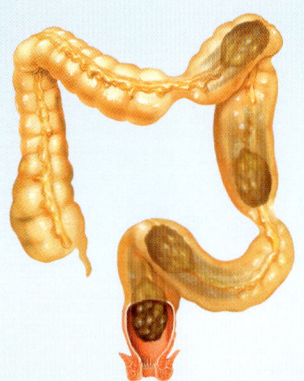 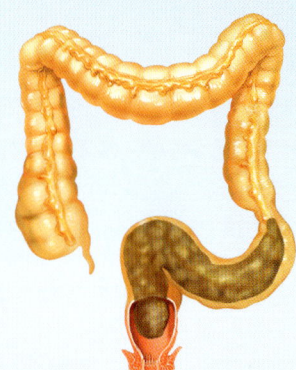

Die Nährstoffe werden vom Dünndarm absorbiert. Im Dickdarm werden Wasser und Gallensalze absorbiert, bevor peristaltische Kontraktionen die Abfallmasse zum Rektum drücken, wo sie regelmäßig ausgestoßen wird.

Der Hüftdarm (Ileum) ist am Ileozäkalübergang mit dem Dickdarm verbunden, der aus Zäkum, Kolon und Rektum besteht. Durch ihn wandern die Reste der verdauten Nahrung, wobei Wasser und Gallensalze entzogen werden, bis nur noch Kot übrig bleibt. Der

Kot gelangt über das Rektum in den Anus, wo er regelmäßig ausgeschieden wird.

Der Verdauungsprozess wird weitgehend vom vegetativen Nervensystem gesteuert, das dabei Muskeln, Organe, Enzym- und Hormonhaushalt koordiniert.

Die Verdauungsorgane

DIE SPEISERÖHRE

Die glatte Oberfläche des Muskelschlauchs der
Speiseröhre transportiert die Nahrung in wellenartigen Kontraktionen vom Rachen zum Magen,
den sie durch eine Öffnung im Zwerchfell erreicht;
an ihrem unteren Schließmuskel übergibt sie die
Nahrung an den Magen.

DER MAGEN

Der Magen hat viele Muskelschichten, die gemeinsam die von der Speiseröhre erhaltene Nahrung zu einem halbflüssigen Speisebrei (Chymus)
vermischen. Schleimhaut und Submukosa, die die
Magenwand von innen bedecken, sondern dabei
Magensäfte ab, die die Verdauung unterstützen.
Während seinen äußeren, glatten Muskelschichten
nur leichte Bewegungen möglich sind, vermischen
die inneren durch Kontraktionen den Mageninhalt
und befördern ihn so zum Dünndarm.

DIE LEBER

Die Leber produziert Gallenflüssigkeit, die beim
Abbau der angedauten Nahrung hilft. Sie wird in
der Gallenblase eingelagert und konzentriert und
schließlich in den Zwölffingerdarm abgegeben.

DIE BAUCHSPEICHELDRÜSE

Pankreasenzyme sind für einen Großteil der Ver-
dauungsprozesse im Zwölffingerdarm verantwortlich. Gemeinsam mit der Gallenflüssigkeit
gelangen sie über dieselbe Öffnung, die sog. Zwölf-
fingerdarm-Ampulle, in den Zwölffingerdarm.

DIE DÄRME

Der Dünndarm besteht aus Zwölffingerdarm
(Duodenum), Jejunum und Hüftdarm (Ileum).
Der Dickdarm besteht aus Zäkum, Kolon, Rektum und Anus. Die Extraktion der Nährstoffe
geschieht größtenteils im Dünndarm, während
im Dickdarm Wasser und Gallensalze entzogen
werden. Der verbleibende Kot wird über das
Rektum zur regelmäßigen Ausscheidung an den
Anus weitergeleitet.

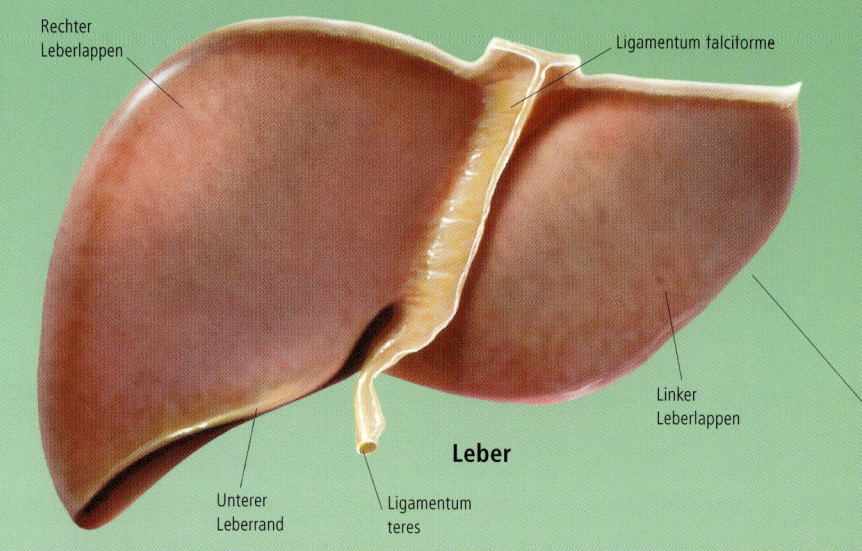

Rechter Leberlappen

Ligamentum falciforme

Linker Leberlappen

Unterer Leberrand

Ligamentum teres

Leber

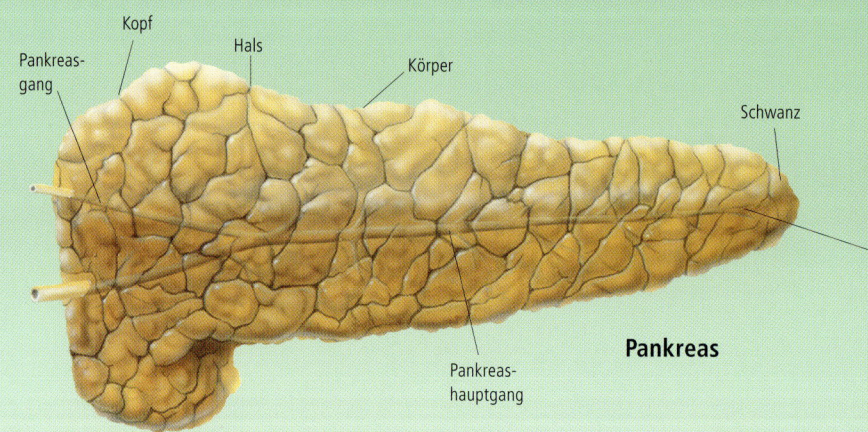

Kopf

Hals

Körper

Pankreasgang

Schwanz

Pankreashauptgang

Pankreas

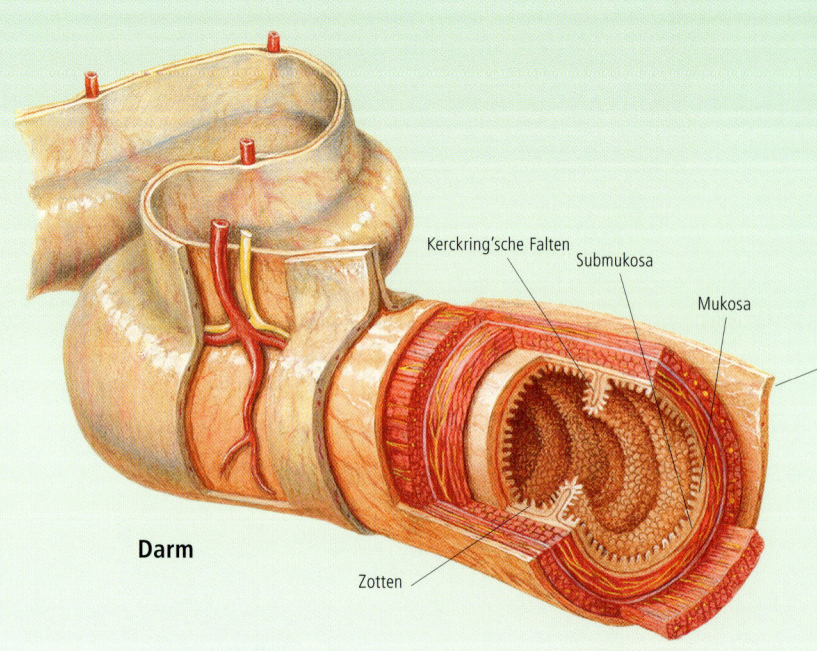

Kerckring'sche Falten

Submukosa

Mukosa

Darm

Zotten

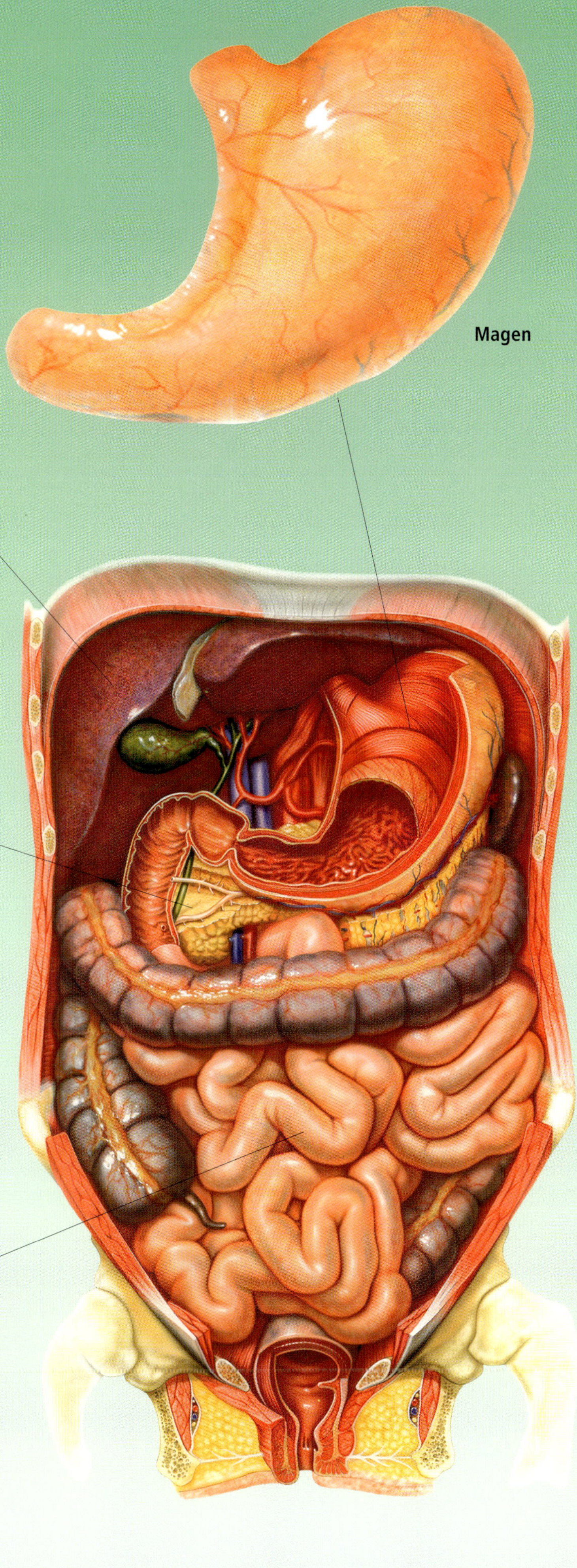

Speiseröhre

Ein Teil des Verdauungssystems – die Speiseröhre – ist ein Muskelschlauch, der Nahrung
vom Rachen in den Magen transportiert. Ihre
Muskulatur arbeitet unwillkürlich und wird
vom vegetativen Nervensystem kontrolliert.

Magen

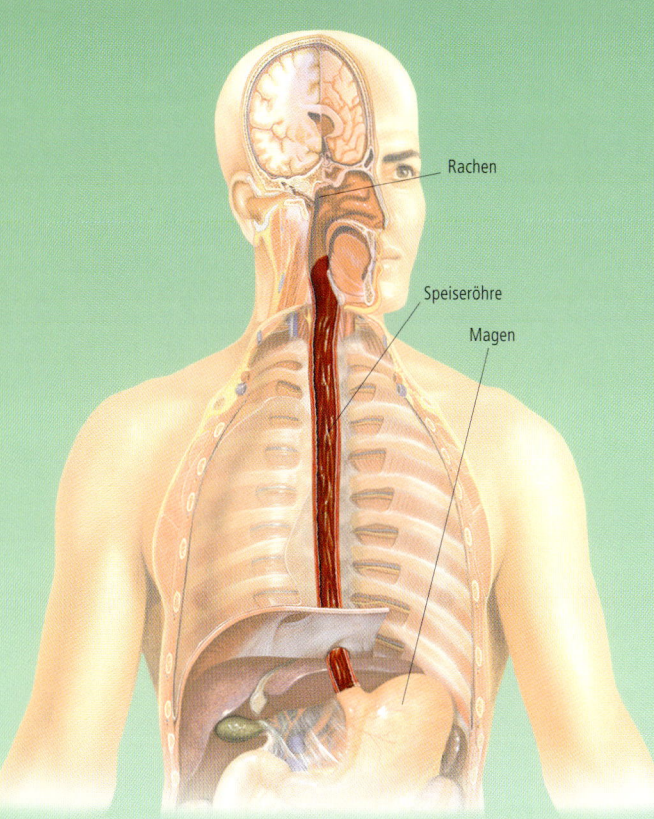

Rachen

Speiseröhre

Magen

WUSSTEN SIE DAS?

Der Magen produziert
eine dicke Schleimschicht,
um sich vor den eigenen
säurehaltigen Säften zu
schützen. Die oxyntischen
oder Parietalzellen der Magenwand produzieren Salz-
säure, die stark genug ist,
um einen Nagel aufzulösen.

Verdauungsorgane

Die Verdauungsorgane bestehen aus dem Ver-
dauungstrakt (einem Muskelschlauch, der sich
vom Mund bis zum Anus erstreckt) und den sog.
Akzessorischen Organen (einschließlich Leber,
Gallenblase und Bauchspeicheldrüse).
Anmerkung: In dieser Abbildung wurde die
Leber angehoben, um die Gallenblase zu zeigen.

Die Atmung

Unser Körper benötigt Sauerstoff, um Zellen aufbauen und regenerieren zu können. Dazu benötigt er Sauerstoff und produziert als Abfallprodukt Kohlendioxid. Die eingeatmete Luft gelangt in die Lunge, wo der Sauerstoff gegen Kohlendioxid ausgetauscht wird, das seinerseits wieder ausgeatmet wird. Um diesen Vorgang bewältigen zu können, erfordert das Atmungssystem das koordinierte Zusammenspiel von Nase, Rachen, Kehlkopf, Luftröhre und Bronchien in Verbindung mit den Interkostalmuskeln und dem Zwerchfell.

Der obere Bereich des Atemtraktes besteht aus Nase, Nasenhöhle und Rachen. Um sicherzustellen, dass keine Partikel in die Luftwege gelangen, sind die Nasenlöcher im Inneren mit Häaren ausgekleidet, die eingeatmete Teilchen erfassen.

Der Rachen ist ein gemeinsamer Durchgang des Atmungs- und des Verdauungssystems. Beim Schlucken von Nahrung, dichtet der Kehldeckel (Epiglottis) den Kehlkopf ab, damit nichts davon in die Atemwege gelangt.

Wie wir atmen

Beim Einatmen durchquert die Luft Nase, Rachen, Kehlkopf, Luftröhre und Bronchien. Dabei bewegen sich die Rippen in ihren Wirbelgelenken, das Brustbein hebt sich und das Zwerchfell senkt sich. Diese Muskelbewegungen vergrößern das Volumen der Brusthöhle, was eine Abnahme des inneren (intrathorakalen) Drucks auf einen Wert unter dem Atmosphärendruck zur Folge hat.

In der Lunge unterteilen sich die Bronchien in immer kleinere Bronchiolen, die in Lungenbläschen (sog. Alveolen) münden. Die Wände der Alveolen sind von kleinen Blutgefäßen umschlossen, über die der Sauerstoff der Luft an das Blut übergeben wird; zugleich wird das im Blut angesammelte Kohlendioxid über die Alveolen zum Ausatmen befördert.

Ausatmen ist ein passiver Prozess: Rippen, Lunge und Zwerchfell kehren in ihre ursprüngliche Position zurück, wodurch die Luft aus dem Brustkorb herausgedrückt wird.

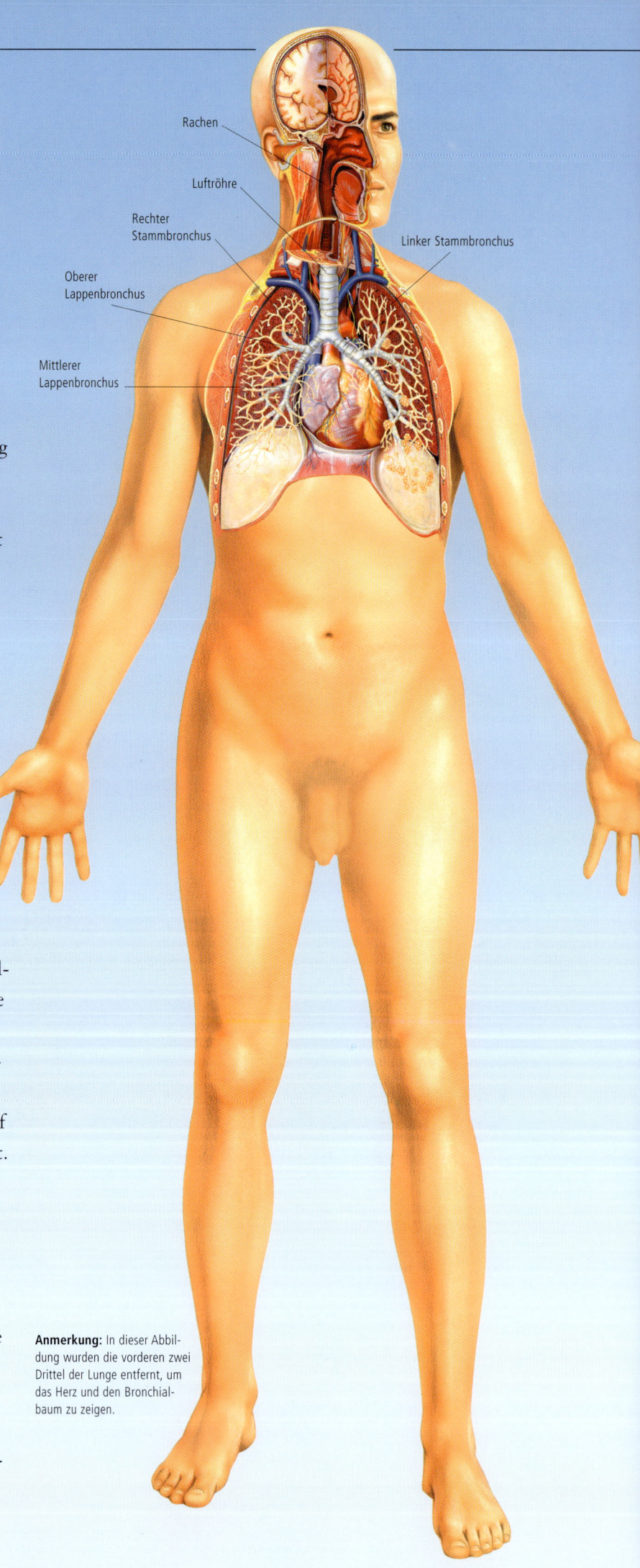

Rachen

Luftröhre

Rechter Stammbronchus

Oberer Lappenbronchus

Linker Stammbronchus

Mittlerer Lappenbronchus

Anmerkung: In dieser Abbildung wurden die vorderen zwei Drittel der Lunge entfernt, um das Herz und den Bronchialbaum zu zeigen.

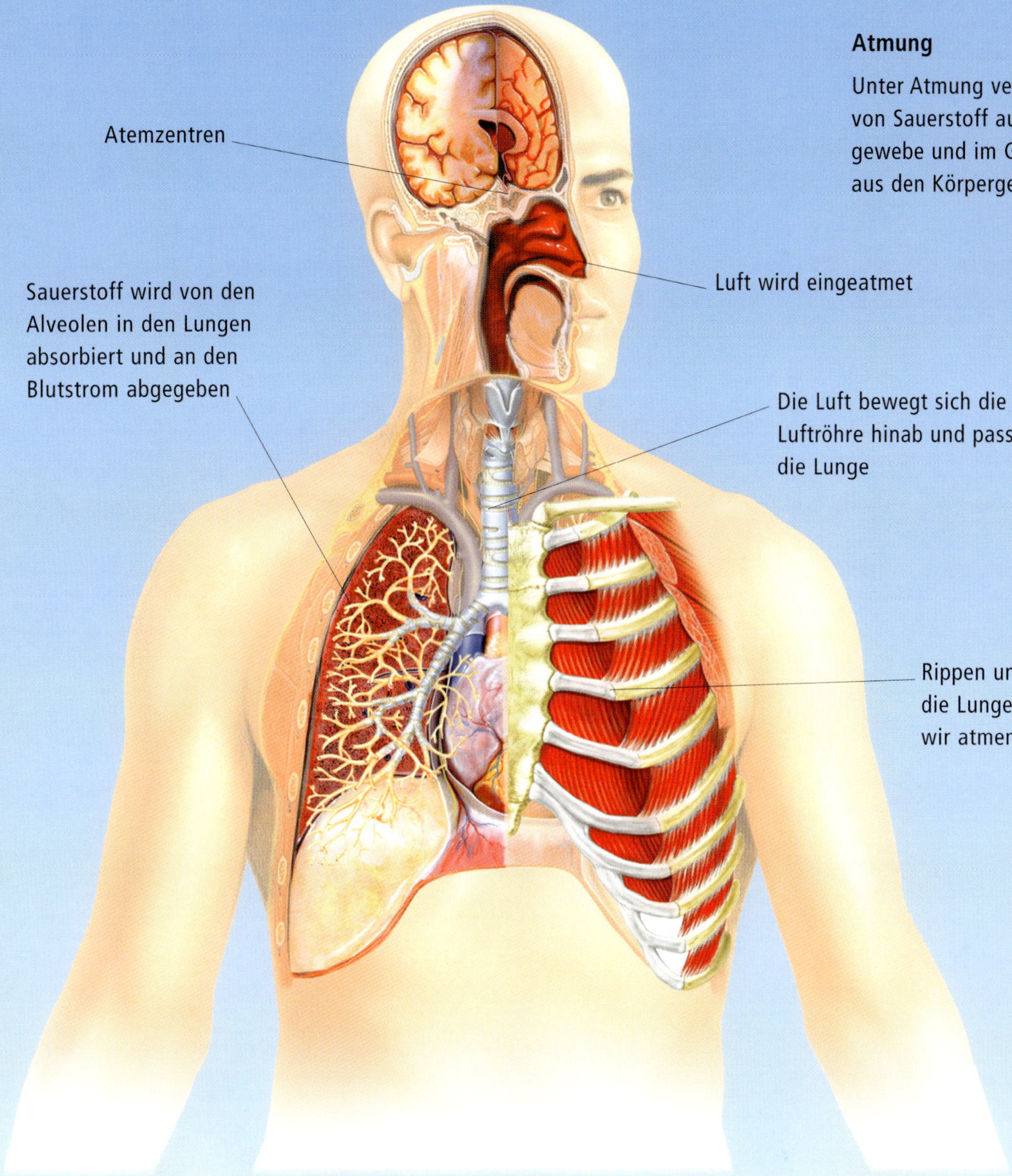

Atemzentren

Atmung

Unter Atmung versteht man die Übertragung von Sauerstoff aus der Lunge an die Körpergewebe und im Gegenzug von Kohlendioxid aus den Körpergeweben zur Lunge.

Luft wird eingeatmet

Sauerstoff wird von den Alveolen in den Lungen absorbiert und an den Blutstrom abgegeben

Die Luft bewegt sich die Luftröhre hinab und passiert die Lunge

Rippen und Muskeln bewegen die Lunge mechanisch, wenn wir atmen

WUSSTEN SIE DAS?

Die Lungen enthalten rund 300 Millionen Lungenbläschen (Alveolen). Sie bilden eine riesige Oberfläche – schätzungsweise 93 Quadratmeter, auf denen das Blut Kohlendioxid gegen eine frische Ladung Sauerstoff austauscht.

Interkostalmuskeln

Die drei Schichten der Interkostalmuskeln (Zwischenrippenmuskeln) ziehen sich zusammen, um das Brustbein zu heben und den Brustkorb beim Einatmen zu erweitern. Beim passiven Prozess des Ausatmens kehren die Rippen wieder in ihre normale Position zurück.

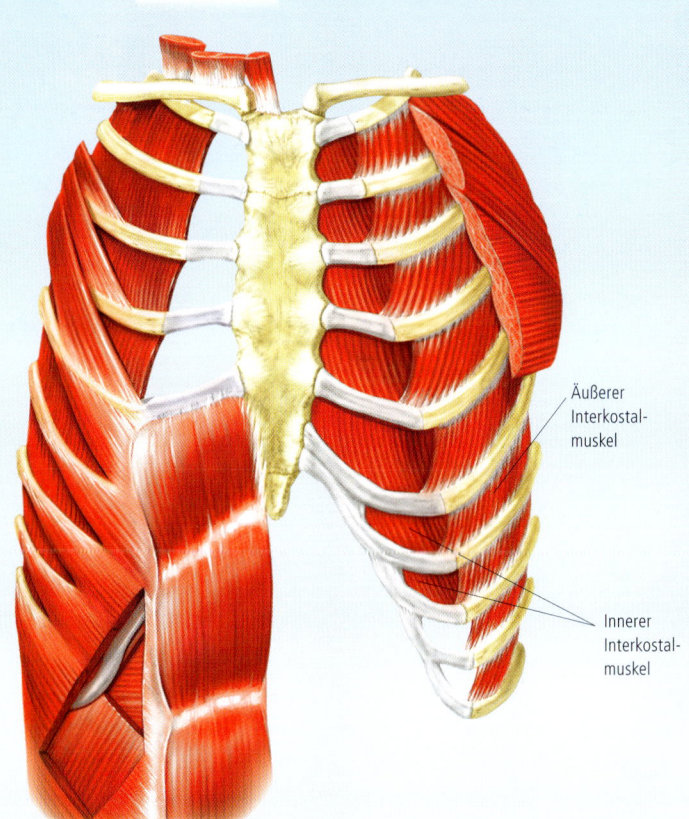

Äußerer Interkostalmuskel

Innerer Interkostalmuskel

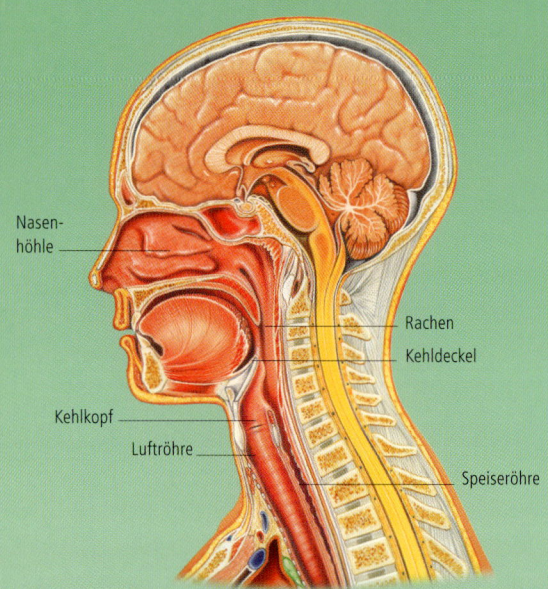

Alveolen

Die Lungen enthalten über 300 Millionen winzige Luftbläschen (Alveolen), die eine riesige Oberfläche für den Gasaustausch zur Verfügung stellen.

Nasen-
höhle

Rachen

Kehldeckel

Kehlkopf

Luftröhre

Speiseröhre

Oberer Bereich des Atemtrakts

Der obere Bereich des Atemtrakts umfasst Nase, Nasenhöhle, Rachen und Kehlkopf. Der Kehlkopf führt zur Luftröhre.

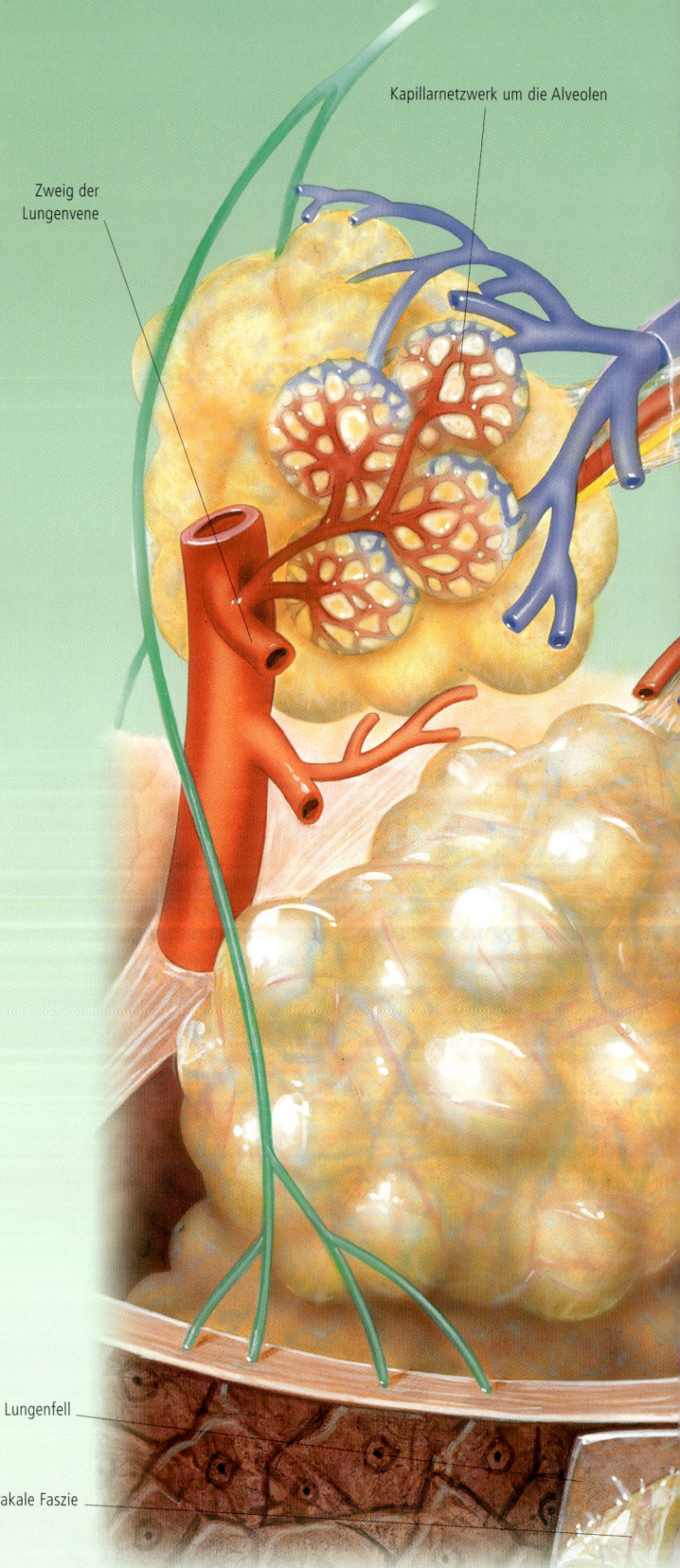

Kapillarnetzwerk um die Alveolen

Zweig der
Lungenvene

Lungenfell

Endothorakale Faszie

Luftröhre, Bronchien und Lungen

Die Luftröhre (Trachea) ist eine 9–12 Zentimeter lange Röhre aus C-förmigen Knorpeln, die durch Fasergewebe verbunden sind. Der Luftröhrenmuskel auf ihrer Rückseite fungiert als Bindeglied zwischen den beiden Knorpelenden, um eine vollständige Röhre zu bilden. Die Trachea verzweigt sich in zwei Hauptbronchien – den linken und den rechten Bronchus –, die zur linken und rechten Lunge führen.

Die Lungen besitzen Lappen: Die linke hat einen Ober- und einen Unterlappen, die rechte einen Ober-, Mittel- und Unterlappen. Die Bronchien führen in die Lunge und teilen sich in die Lappenbronchien, verzweigen sich zu immer kleineren Bronchiolen und enden in den Luftbläschen (Alveolen). Die dünnwandigen, um die Bronchiolen herum angeordneten Alveolen sind durch sog. interalveoläre Septen voneinander getrennt. Dieses Netz von Bronchien und Bronchiolen wird auch Bronchialbaum genannt.

Der Gasaustausch in der Lunge erfolgt, wenn Sauerstoff aus der eingeatmeten Luft und Kohlendioxid aus der Lungenarterie wechselseitig übergeben werden. Dabei passieren die Gase die Alveolarmembran – Sauerstoff gelangt über das Kapillarnetz der Alveolen ins Blut und Kohlendioxid in die Alveolen, sodass es ausgeatmet werden kann.

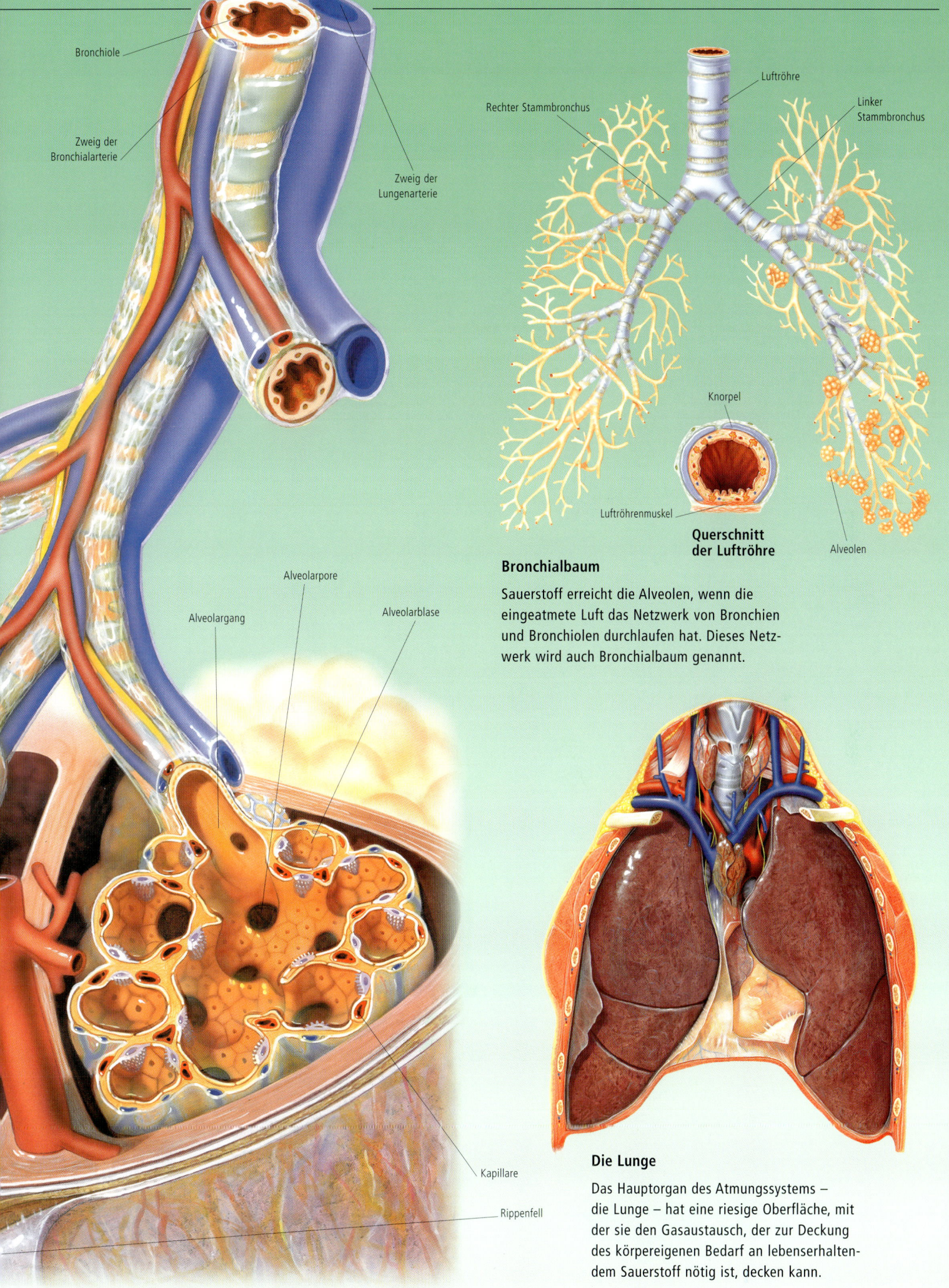

Bronchiole

Zweig der Bronchialarterie

Zweig der Lungenarterie

Rechter Stammbronchus

Luftröhre

Linker Stammbronchus

Knorpel

Luftröhrenmuskel

Querschnitt der Luftröhre

Alveolen

Bronchialbaum

Sauerstoff erreicht die Alveolen, wenn die eingeatmete Luft das Netzwerk von Bronchien und Bronchiolen durchlaufen hat. Dieses Netzwerk wird auch Bronchialbaum genannt.

Alveolarpore

Alveolargang

Alveolarblase

Kapillare

Rippenfell

Die Lunge

Das Hauptorgan des Atmungssystems – die Lunge – hat eine riesige Oberfläche, mit der sie den Gasaustausch, der zur Deckung des körpereigenen Bedarf an lebenserhaltendem Sauerstoff nötig ist, decken kann.

Das Harnsystem

Über das Harnsystem werden ein Gleichgewicht im Wasser-Elektrolyt-Haushalt des Blutes hergestellt und Abfallprodukte des Stoffwechsels ausgeschieden.

Die Nieren

Die Nieren befinden sich an der hinteren Bauchwand und liegen zu beiden Seiten der Wirbelsäule, wobei die rechte ein wenig tiefer liegt als die linke. Auf jeder Niere sitzt eine Nebenniere. Nieren verfügen über eine äußere Rinde und ein inneres Mark. Während sich in der Rinde die Filtereinheiten der Niere (Nephrone) befinden, verfügt das Nierenmark über etwas mehr als ein Dutzend Nierenpyramiden, in deren Sammelröhrchen sich der durch die Filtereinheiten in der Rinde produzierte Urin sammelt.

Aufgabe der Nieren ist es, die Abfallprodukte des Stoffwechsels wie Harnstoff und andere unerwünschte Substanzen zu entsorgen. Das Gleichgewicht zwischen den Elektrolyten im Blut und dem Wasser im Körper wird ebenfalls über die Nieren reguliert. Dazu bereiten die Nephrone zunächst ein Filtrat aus Blut auf, dem größere Moleküle wie rote und weiße Blutkörperchen sowie Proteine entzogen werden; anschließend werden aus diesem Filtrat Wasser, Glukose und Salze rückgeführt. Die verbleibenden Abfallprodukte werden im Urin abtransportiert, von dem ein Erwachsener durchschnittlich etwa 1–1,5 Liter ausscheidet. Zudem haben die Nieren eine endokrine Funktion, indem sie Hormone zur Blutbildung und zur Regulierung des Kalziumhaushalts produzieren.

Die beiden großen Nierenarterien, die sich zu vorderen und hinteren Arterien verzweigen, versorgen die großen Nieren, weitere Arterienäste die Nebennieren und Harnleiter mit Blut und Sauerstoff. Sie verzweigen sich immer weiter, bis zuletzt Kapillaren dem Nierengewebe Sauerstoff zuführen und an den Absorptionsprozessen der Nieren teilnehmen können.

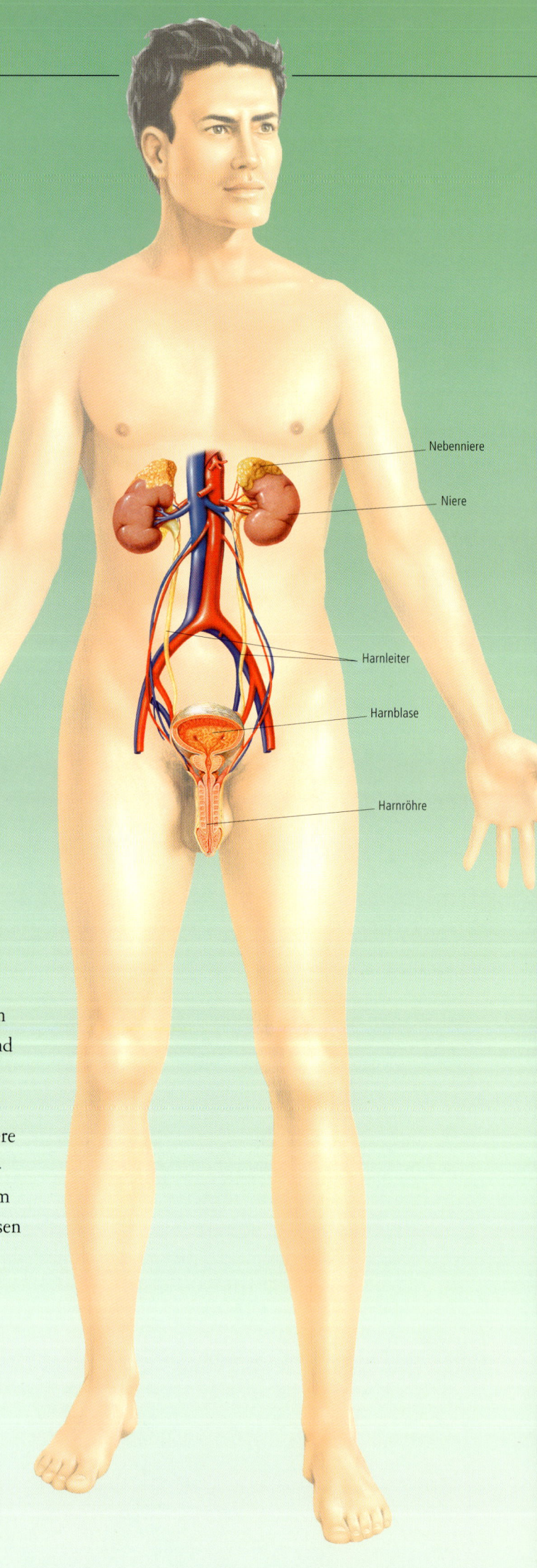

Nebenniere

Niere

Harnleiter

Harnblase

Harnröhre

Männliches Harnsystem

Das männliche Harnsystem besteht aus den Nieren, den Harnleitern, der Harnblase und der Harnröhre. Die Harnröhre ist der gemeinsame Durchgang sowohl für Sperma als auch für Urin.

Der Harnleiter

Der Harnleiter, der mit dem Nierenbecken der Niere verbunden ist, ist ein Muskelschlauch, durch den der Urin zur Harnblase gelangt. Die Harnleiter treffen etwa in der Körpermitte auf die Harnblase, führen etwa zwei Zentimeter an der Innenwand der Blase entlang und öffnen sich dann schlitzförmig. Um einen Rückfluss des Urins zu verhindern, drückt die volle Harnblase den inneren Teil der Harnleiter gegen die Blasenwand.

Die männliche Harnröhre

Die männliche Harnröhre, die sowohl für das Harn- als auch das Fortpflanzungssystem von Bedeutung ist, ist ein Muskelschlauch, durch den Urin und Sperma von der Blase bzw. von der Prostata zum Penis gelangen.

Nieren

Die Nieren filtern das Blut, absorbieren Wasser und Elektrolyte für die Rückführung in das Herz-Kreislauf-System und transportieren Abfallprodukte (Urin) über die Harnleiter zur Harnblase. Normalerweise liegt die rechte Niere etwas tiefer als die linke. An der Spitze jeder Niere sitzen die Nebennieren.

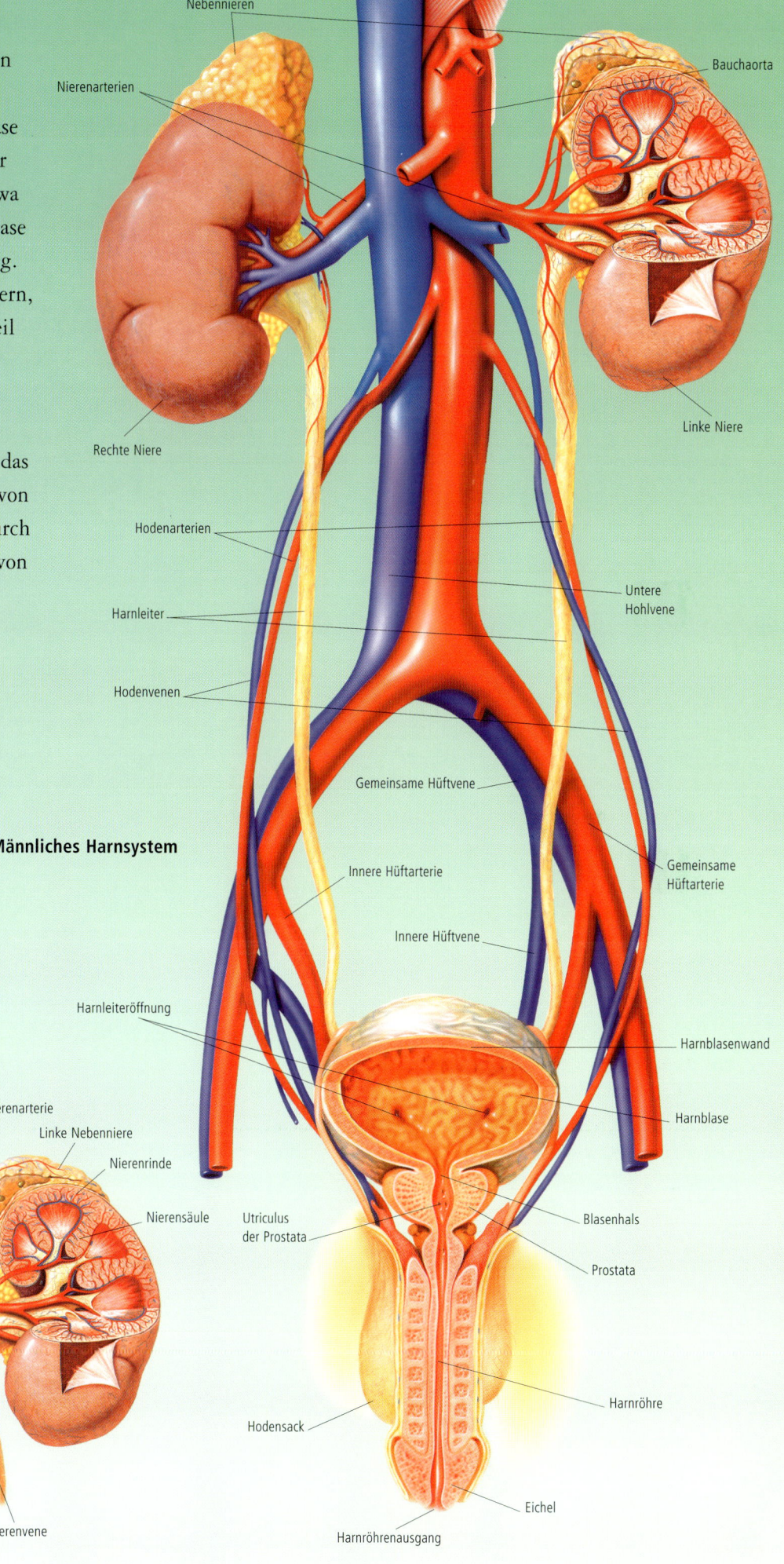

Nebennieren

Nierenarterien

Bauchaorta

Rechte Niere

Linke Niere

Hodenarterien

Untere Hohlvene

Harnleiter

Hodenvenen

Gemeinsame Hüftvene

Männliches Harnsystem

Innere Hüftarterie

Gemeinsame Hüftarterie

Innere Hüftvene

Harnleiteröffnung

Harnblasenwand

Harnblase

Utriculus der Prostata

Blasenhals

Prostata

Hodensack

Harnröhre

Harnröhrenausgang

Eichel

Rechte Nebenniere

Linke Nierenarterie

Nierenpyramide

Linke Nebenniere

Nieren-papille

Nierenrinde

Nierensäule

Nierenrinde

Großer Nieren-kelch

Kleiner Nierenkelch

Nierenbecken

Nierenvene

Die Harnblase

Der in den Nieren produzierte Urin wird über die Harnleiter zur Harnblase transportiert. Die Harnblase ist ein Muskelbeutel mit einem Fassungsvermögen von rund 475 Millilitern. Die männliche und die weibliche Harnblase haben eine ähnliche Struktur, aber die männliche Harnblase sitzt auf der Prostata.

Das weibliche Harnsystem

Obwohl das weibliche Harnsystem im Wesentlichen mit dem männlichen übereinstimmt, weist es einige Unterschiede auf. Die weibliche Harnblase liegt in der Beckenhöhle unter der Gebärmutter (Uterus). Eine relativ kurze Harnröhre führt von der Blase nach außen; ihre Öffnung liegt vor dem Eingang zur Vagina. Im Gegensatz zum männlichen System hat die weibliche Harnröhre für das weibliche Fortpflanzungssystem keine Bedeutung.

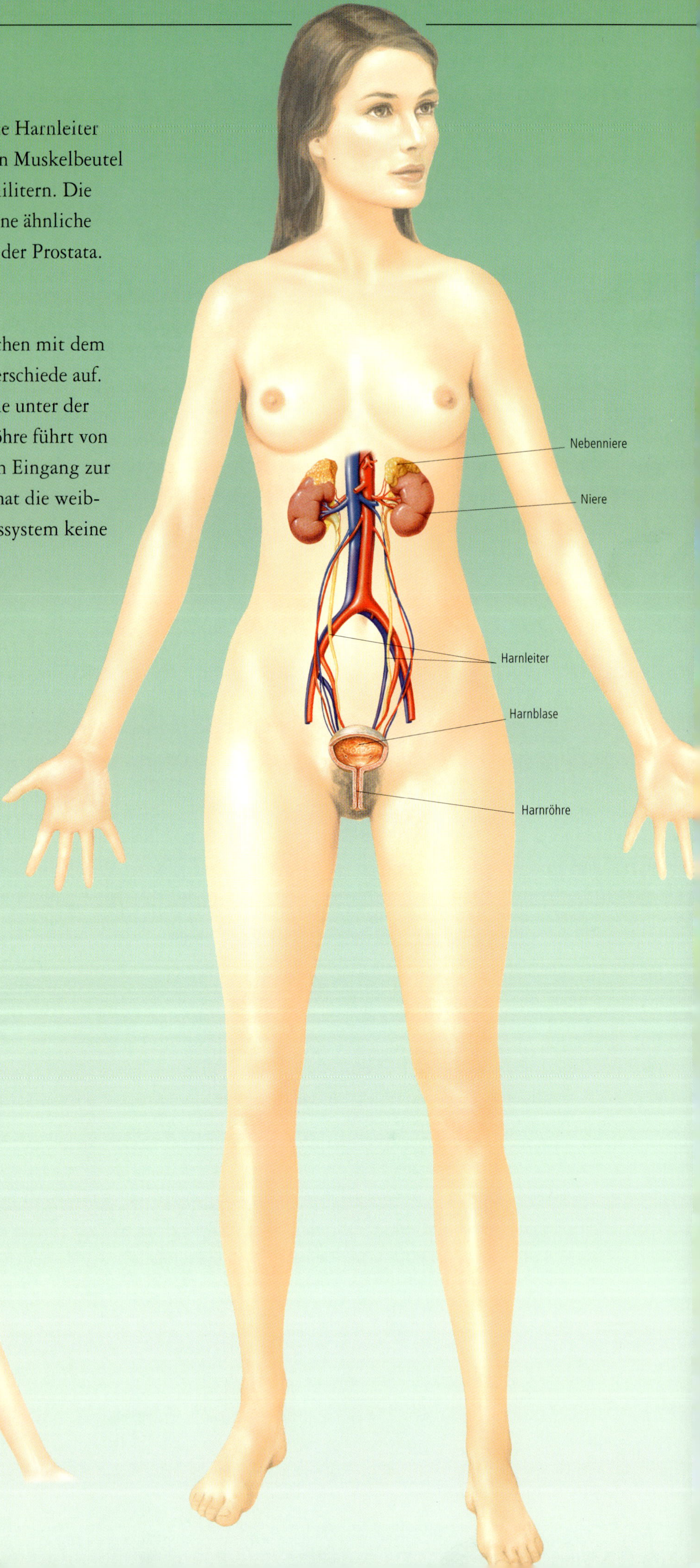

Nieren in situ

Die Nieren liegen auf der Rückseite der Bauchwand zu beiden Seiten der Wirbelsäule. Die rechte Niere befindet sich hinter dem Zwölffingerdarm (Duodenum) und liegt etwas tiefer als die linke, die sich hinter dem Pankreaskopf und dem Magen befindet. Vor den Nieren liegen die Enden des Querkolons am Übergang zum aufsteigenden und absteigenden Dickdarm.

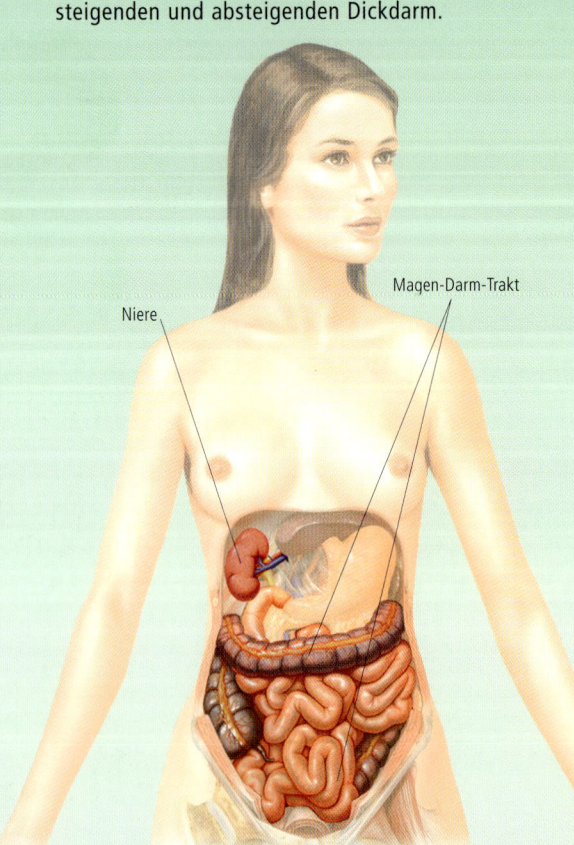

Niere

Magen-Darm-Trakt

Nebenniere

Niere

Harnleiter

Harnblase

Harnröhre

WUSSTEN SIE DAS?

Jeden Tag verarbeiten und filtern mehr als zwei Millionen Nephrone in den Nieren viele Liter Blut. Die Filterungsfähigkeit der Nephrone erlaubt die Wiederaufbereitung von 99 Prozent unseres Blutes.

Weibliches Harnsystem

Das Harnsystem der Frau ist in vieler Hinsicht dem des Mannes ähnlich. Die Harnröhre ist jedoch viel kürzer und führt direkt durch den Beckenboden über eine Öffnung vor der Vagina nach außen. Im Gegensatz zum Harnsystem des Mannes ist die Harnröhre bei der Frau kein Bestandteil des Fortpflanzungssystems.

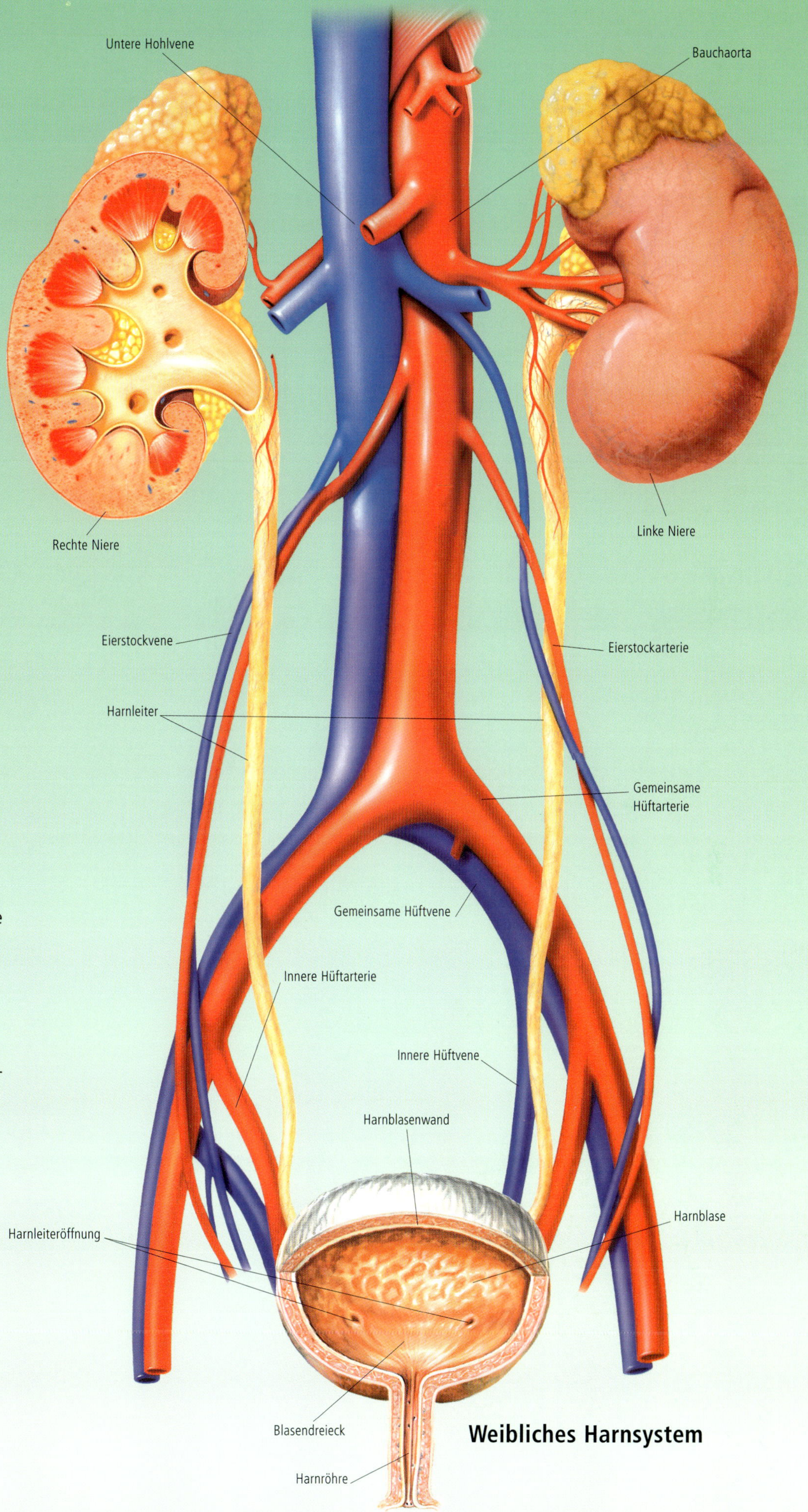
Untere Hohlvene
Bauchaorta
Rechte Niere
Linke Niere
Eierstockvene
Eierstockarterie
Harnleiter
Gemeinsame Hüftarterie
Gemeinsame Hüftvene
Innere Hüftarterie
Innere Hüftvene
Harnblasenwand
Harnleiteröffnung
Harnblase
Blasendreieck
Harnröhre

Weibliches Harnsystem

Das männliche Fortpflanzungs- system

Das männliche Fortpflanzungssystem umfasst Hoden, Samenleiter, Bläschendrüse, Prostata und Penis.

Im Hodensack (Skrotum) direkt hinter dem Penis gelegen, sind die Hoden die wichtigsten Fortpflanzungsorgane. Sie erzeugen die männlichen Sexualhormone – Testosteron und Androsteron – und produzieren Sperma. Bei der Entwicklung des Fötus (nach ca. 30 Wochen) bewegen sich die Hoden von ihrer ursprünglichen Position nahe den Nieren über den Leistenkanal in den Hodensack. Der Hodensack ist kühler als der Rest des Körpers: Spermien können sich bei normaler Körpertemperatur nicht richtig entwickeln. Die Nebenhoden sind eine längliche Struktur am oberen Teil jedes Hodens.

Der Samenleiter (Vas deferens) ist eine Röhre, die im lockeren Teil des Hodensacks über dem Hoden zu spüren ist.

Die Bläschendrüse hat die Form einer aufgerollten Röhre, die dem Samenleiter vorgelagert ist. Sie mündet mit dem Samenleiter in einen gemeinsamen Ausführungsgang. Die Bläschendrüse erzeugt mehr als die Hälfte des Spermas.

Die Prostata hat die Form einer umgekehrten Pyramide und ist etwa so groß wie eine Walnuss; sie umgibt den Blasenhals und die Harnröhre. Sie besteht aus Muskel- und Drüsengewebe. Sekrete der Bläschendrüse und der Prostata bilden die Samenflüssigkeit, die beim Orgasmus ausgestoßen wird. Die Samenflüssigkeit enthält Fruktose und Enzyme, die den Spermien die nötige Energie zur Verfügung stellt, um die Eizelle erreichen zu können.

Der Penis verfügt über zwei Schwellkörper aus schwammartigem Gefäßgewebe (Corpora cavernosa). Ein dritter Schwellkörper (Corpus spongiosum) umgibt die

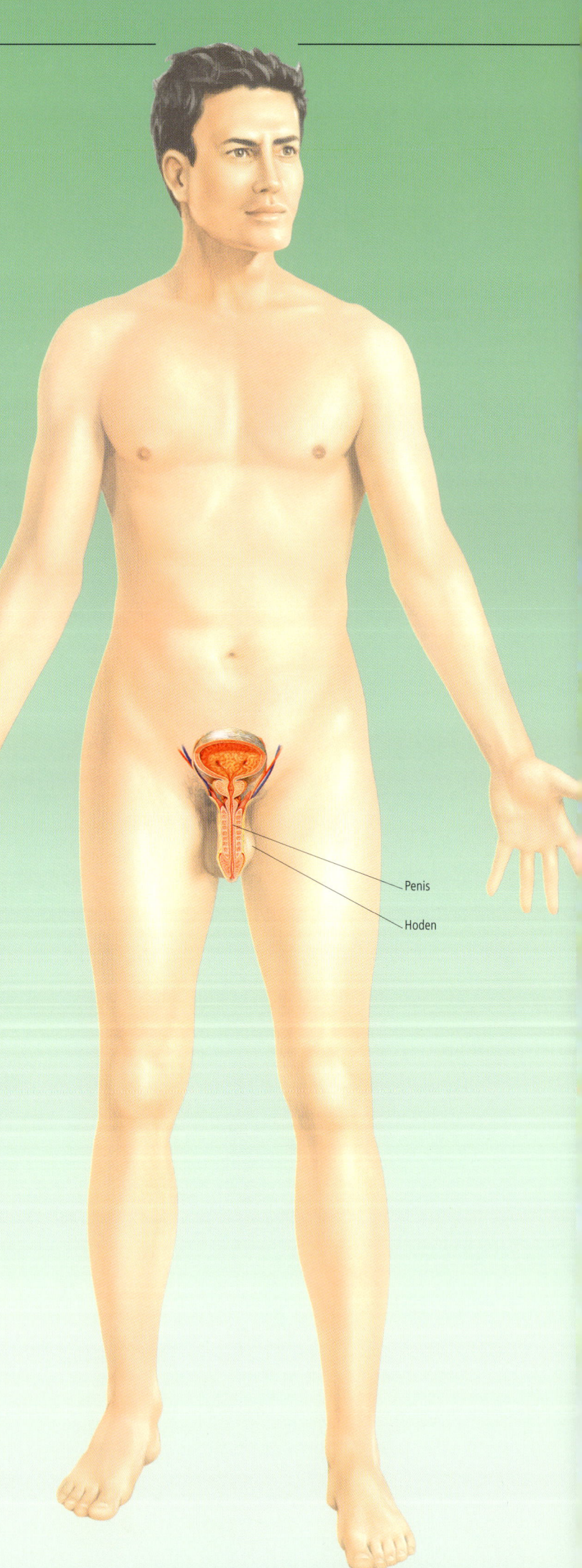

Penis

Hoden

Fortpflanzungssystem: männlich

Das männliche Fortpflanzungssystem besteht aus Hoden, Samenleiter, Bläschendrüse, Prostata und Penis.

Harnröhre, die in einen vierten Schwellkörper, die Eichel, eine wulstartige äußere Schwellung an der Spitze des Penis, mündet. Bei einem unbeschnittenen Penis ist die Eichel von der schützenden Vorhaut bedeckt. Die übrigen Schwellkörper sind von dickem Bindegewebe umschlossen und besitzen eine cavernale Struktur, deren Zwischenräume mit Blut gefüllt sind. Nach sexueller Stimulation werden die beiden Schwellkörper mit Blut gefüllt, und der Penis wird hart und steif. Dies ermöglicht dem Mann das Einführen seines Penis in die Vagina der Frau. Wenn die Erregung während des Geschlechtsverkehrs ihren Höhepunkt erreicht, löst das sympathische Nervensystem den Samenerguss (Ejakulation) aus, wobei mehrere Millionen Spermien freigesetzt werden. Zur Befruchtung muss eine ausreichende Zahl gesunder, aktiver Spermien in der Samenflüssigkeit enthalten sein.

Spermien sind mikroskopisch kleine Zellen, die das genetische Material des Mannes befördern, das sich nach der Befruchtung der Eizelle mit dem weiblichen vereint. Während der Ejakulation verbinden sich die Spermien mit den Sekreten von Prostata und Bläschendrüse zur Samenflüssigkeit. Der Kopf jedes einzelnen Spermiums hat einen Kern, der die Chromosomen enthält, und eine akrosomale Membran, die mit Enzymen für die Befruchtung ausgestattet ist.

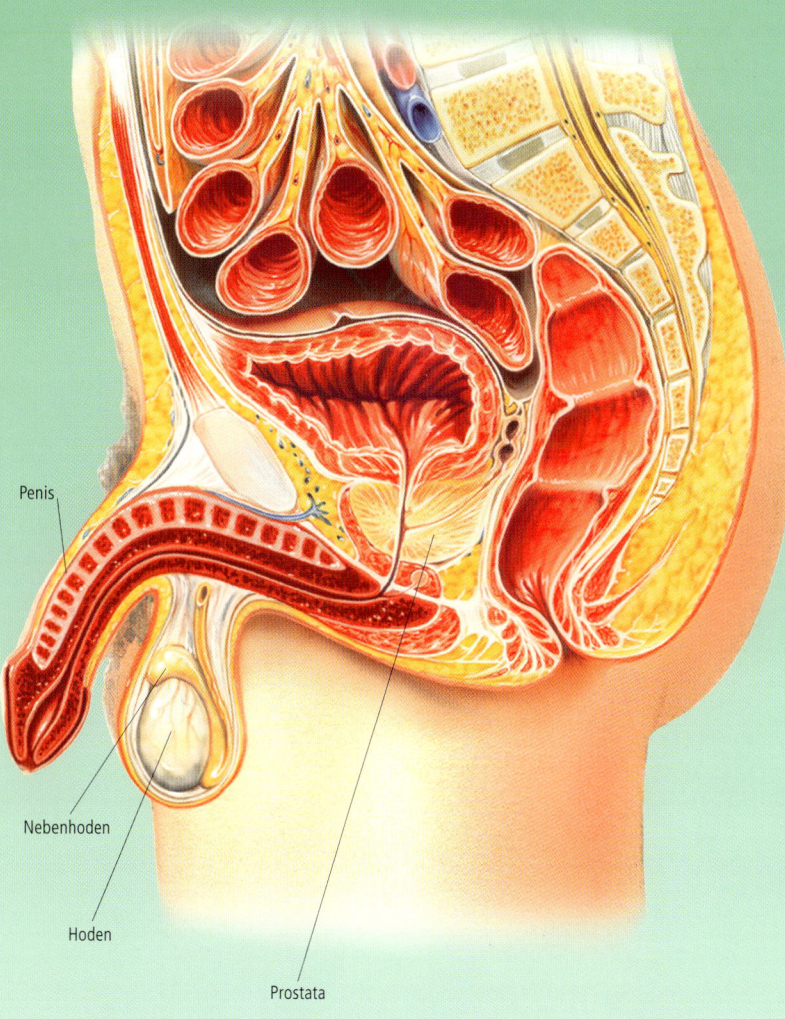

Penis

Nebenhoden

Hoden

Prostata

Hoden

Die Hoden liegen direkt hinter dem Penis im Hodensack (Skrotum). Sie sind männliche Keimdrüsen und produzieren männliche Sexualhormone und Spermien. Die Spermien werden in den Röhren der Hoden erzeugt. Die Samenzellen teilen sich und produzieren Spermatiden, die zu Spermatozoen heranreifen. Die Spermien bewegen sich durch die Hoden in die Nebenhoden; dort verbleiben sie, bis sie herangereift und bereit sind für die Ejakulation.

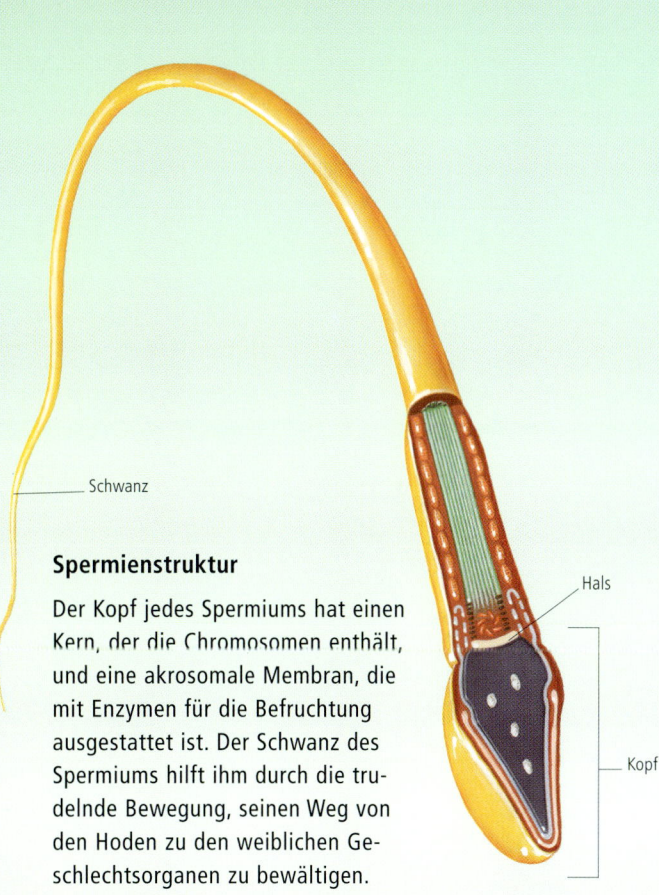

Schwanz

Spermienstruktur

Der Kopf jedes Spermiums hat einen Kern, der die Chromosomen enthält, und eine akrosomale Membran, die mit Enzymen für die Befruchtung ausgestattet ist. Der Schwanz des Spermiums hilft ihm durch die trudelnde Bewegung, seinen Weg von den Hoden zu den weiblichen Geschlechtsorganen zu bewältigen.

Hals

Kopf

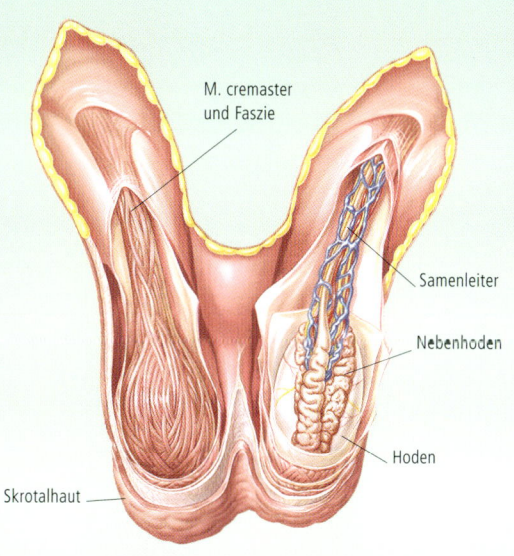

M. cremaster und Faszie

Samenleiter

Nebenhoden

Hoden

Skrotalhaut

Das weibliche Fortpflanzungs-system

Das weibliche Fortpflanzungssystem besteht aus Eierstöcken, Eileitern, Gebärmutter (Uterus) und Vagina.

Die Eierstöcke sind mandelförmige Organe mit einer Länge von etwa drei Zentimetern und einer Breite von einem Zentimeter. Sie befinden sich zu beiden Seiten der Gebärmutter und werden vom breiten Gebärmutterband gestützt. Jeder Eierstock enthält Tausende unentwickelter Follikel, von denen jeder eine Eizelle trägt. Der Eisprung geschieht in der Mitte des Menstruationszyklus: ein Graaf'scher Follikel platzt und setzt eine Eizelle frei, die in den Eileiter eintritt.

Jeder Eileiter führt vom Eierstock zur Gebärmutter. Das dünne Ende dieser trompetenförmigen Röhren sitzt an der Gebärmutter, das weite Ende am Eierstock. Die Eileiter transportieren die Eizelle zur Gebärmutter. Dringt ein Spermium in die Eizelle ein, kommt es im äußeren Drittel des Eileiters zur Befruchtung. Die befruchtete Eizelle nistet sich an der Gebärmutterwand ein und entwickelt sich zu einem Baby.

Die Gebärmutter (Uterus) liegt zwischen der Harnblase und dem Rektum. Bei einer nicht schwangeren Frau ist die Gebärmutter birnenförmig und von vorn nach hinten abgeflacht. Die oberen zwei Drittel sind der eigentliche Gebärmutterkörper; den Rest bildet der Gebärmutterhals (Zervix), ein Muskelschlauch, der sich zur Vagina weitet. Die Gebärmutterschleimhaut (Endometrium) ist die innere Auskleidung des Uterus und wird am Ende des Menstruationszyklus abgestoßen. Wird die Eizelle befruchtet, bereitet sich das Endometrium auf die Einnistung der befruchteten Eizelle vor. Ein Teil von ihr wird zur Plazenta, die das ungeborene Baby ernährt und schützt. Während der Schwangerschaft dehnt sich die Gebärmutter aus.

Die Scheide (Vagina) ist ein faseriger Muskelschlauch, der von der Gebärmutter aus dem Körper herausführt. Die Klitoris ist ein kleiner Schwellkörper, der sehr empfindlich auf sexuelle Stimulation reagiert; die Vorhaut der Klitoris ist eine Erweiterung der kleinen Schamlippen, die zu beiden Seiten der Vagina liegen.

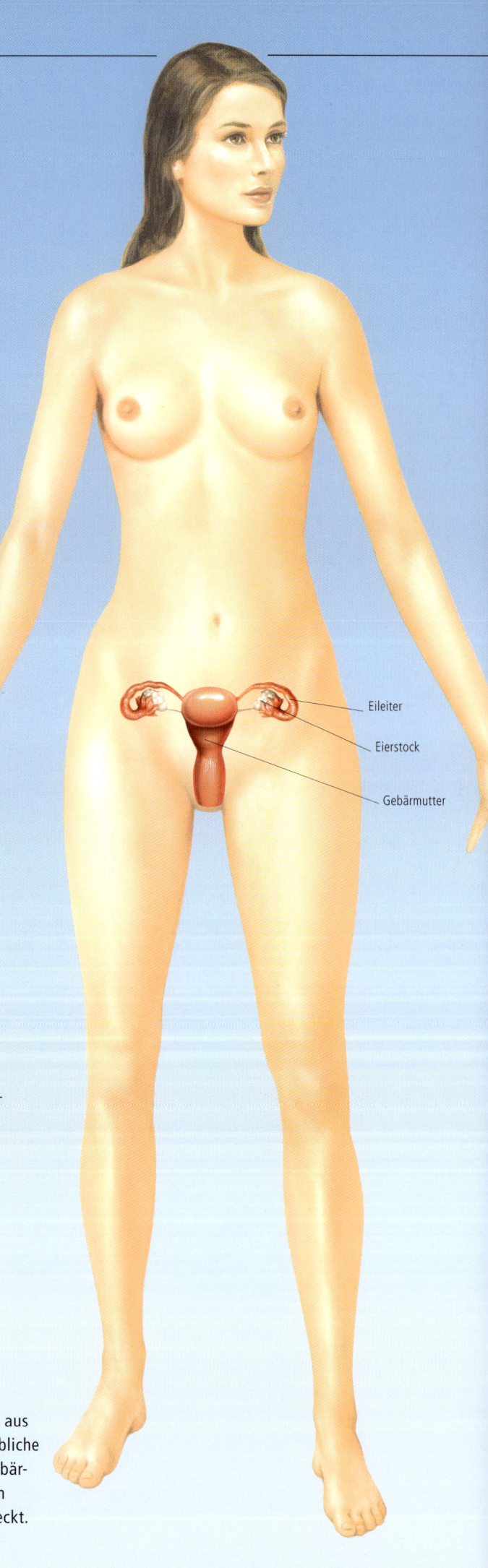

Eileiter

Eierstock

Gebärmutter

Fortpflanzungssystem: weiblich

Das weibliche Fortpflanzungssystem besteht aus zwei Eierstöcken, die Eier (Eizellen) und weibliche Hormone produzieren, zwei Eileitern, der Gebärmutter (Uterus) und der Vagina, die sich vom Gebärmutterhals (Zervix) bis zur Vulva erstreckt.

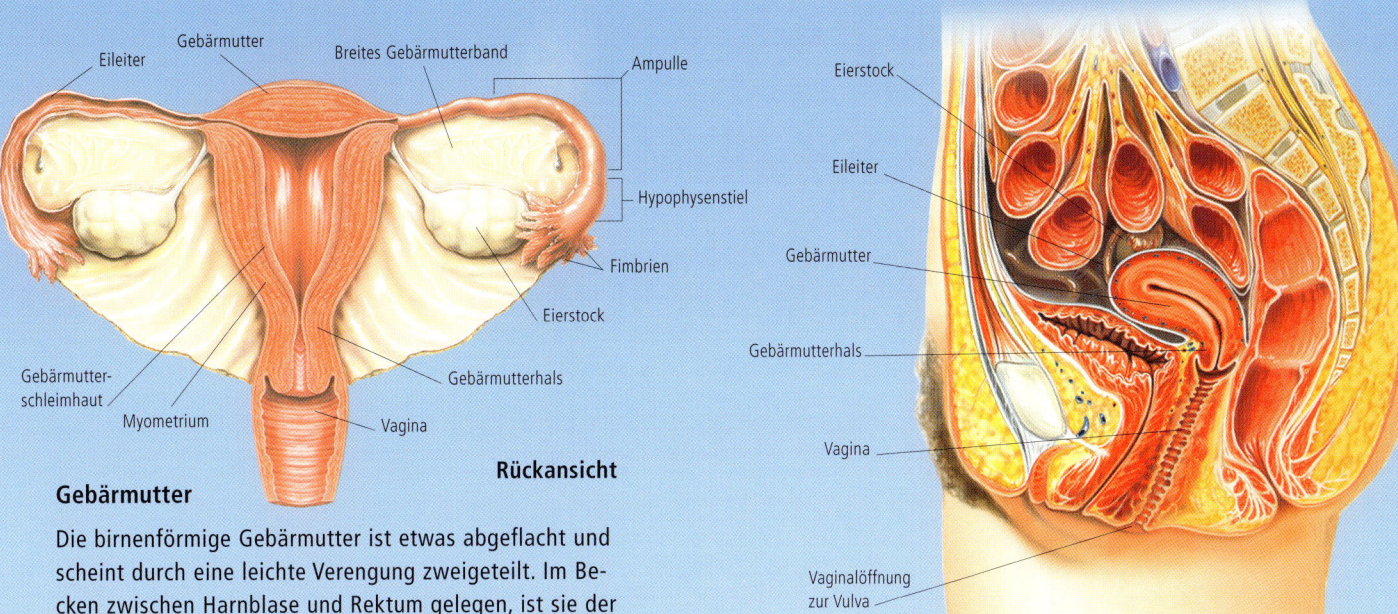

Eileiter

Gebärmutter

Breites Gebärmutterband

Ampulle

Hypophysenstiel

Fimbrien

Eierstock

Gebärmutterhals

Gebärmutter-schleimhaut

Myometrium

Vagina

Rückansicht

Eierstock

Eileiter

Gebärmutter

Gebärmutterhals

Vagina

Vaginalöffnung zur Vulva

Gebärmutter

Die birnenförmige Gebärmutter ist etwas abgeflacht und scheint durch eine leichte Verengung zweigeteilt. Im Becken zwischen Harnblase und Rektum gelegen, ist sie der Ort, wo sich die befruchtete Eizelle zu einem Embryo und später zu einem Fötus entwickelt. Die oberen zwei Drittel der Gebärmutter bezeichnet man als ihren „Körper", das untere Drittel nennt man „Gebärmutterhals" (Zervix).

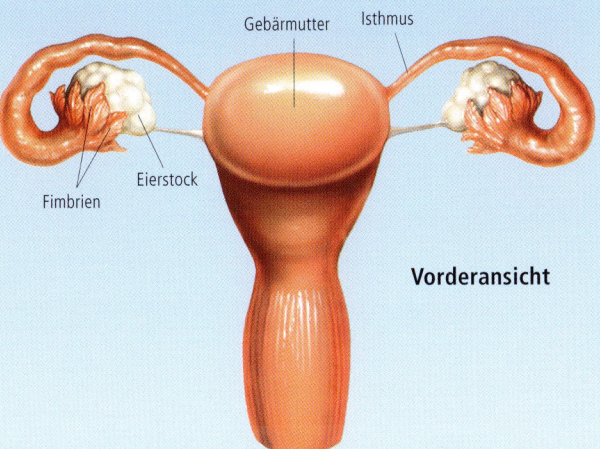

Gebärmutter

Isthmus

Eierstock

Fimbrien

Vorderansicht

Weibliche Geschlechtsorgane

Eierstöcke

Die Eierstöcke sind weibliche Geschlechtsorgane, in denen die Eier (Eizellen) herangebildet werden. Sie produzieren Östrogen und Progesteron. Die Eierstöcke haben jeweils etwa die Form und Größe einer Mandel und befinden sich zu beiden Seiten der Gebärmutter (Uterus). In der Mitte des Menstruationszyklus produziert der Eierstock eine Eizelle, die in den Eileiter eintritt und sich zum Uterus bewegt. Kommt es zur Befruchtung, geschieht dies im äußeren Drittel des Eileiters; die befruchtete Eizelle nistet sich dann in der Gebärmutterwand ein.

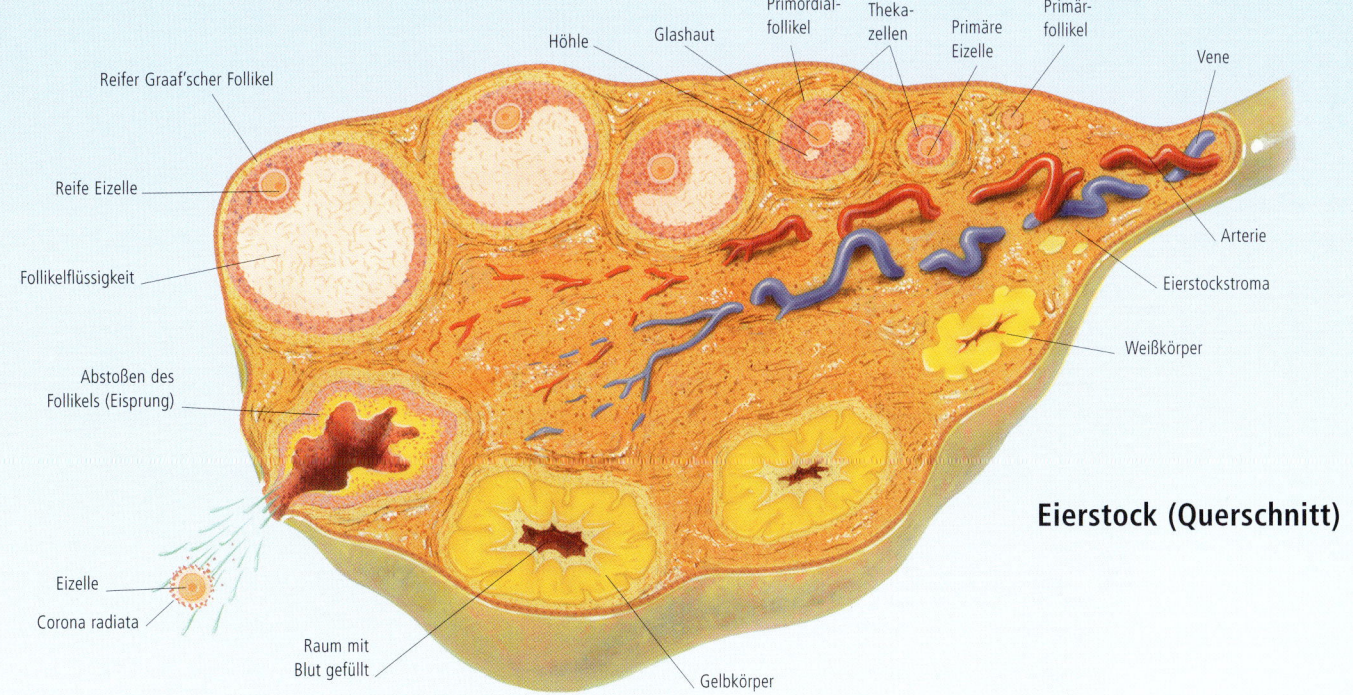

Primordial-follikel

Theka-zellen

Primäre Eizelle

Primär-follikel

Höhle

Glashaut

Vene

Reifer Graaf'scher Follikel

Reife Eizelle

Follikelflüssigkeit

Abstoßen des Follikels (Eisprung)

Arterie

Eierstockstroma

Weißkörper

Eizelle

Corona radiata

Raum mit Blut gefüllt

Gelbkörper

Eierstock (Querschnitt)

Das endokrine System

Das endokrine System besteht aus Zirbeldrüse, Thymus, Schilddrüse, Nebenschilddrüsen, Nebennieren, Bauchspeicheldrüse, Eierstöcken und Hoden – alle gesteuert von der Hypophyse. Das endokrine System setzt Hormone frei, die die Aktivitäten des Körpers steuern. Hormone aus Aminosäuren und Steroiden werden von endokrinen Zellen zu bestimmten Zeiten in geregelter Menge freigegeben, um Zielorgane zu beeinflussen; die Veränderungen, die durch die Freisetzung dieser Hormone bewirkt werden, sind oft langsam und langfristig. Die Freisetzung der Hormone erfolgt direkt in die Blutbahn oder in Körperhöhlen, und jedes Hormon hat spezifische Zielregionen, die oft in einiger Entfernung von der Quelle liegen.

Die Verbindung zwischen den Hauptorganen des endokrinen Systems – Hypophyse und Hypothalamus im Gehirn – zeigt, dass Nervensystem und endokrines System an der Steuerung der Körperfunktionen beteiligt sind. Endokrine Hormone beeinflussen das Nervensystem; endokrine Organe werden ihrerseits durch Nervenzellen gesteuert.

Die Hypophyse ist für die Koordinierung der Systemaktivitäten verantwortlich. Sie besteht aus einem Vorder- und einem Hinterlappen. Der Vorderlappen produziert die Wachstumshormone, Prolaktin, das follikelstimulierende Hormon (FSH), das Luteinisierungshormon, das schilddrüsenstimulierende Hormon (TSH), das adrenokotrophe Hormon und das melanozytenstimulierende Hormon. Besonders wichtig in der Kindheit und der frühen Jugend, stimulieren die Wachstumshormone die langen Knochen. Prolaktin stimuliert die Milchdrüsen der Brust. Das FSH regt die Produktion der Eizellen bei Frauen und der Spermien bei Männern an, während das Luteinisierungshormon bei Frauen die Abstoßung der Eizelle und die Produktion von Progesteron bzw. die Absonderung von Testosteron bei Männern stimuliert. Die Schilddrüse wird vom TSH in der Hypophyse zur Hormonproduktion angeregt, während die Nebenniere durch das adrenokortikotrophe Hormon aktiviert wird.

Der Hinterlappen der Hypophyse enthält Oxytocin und antidiuretische Hormone (ADH), die vom Hypothalamus produziert und über Nervenfasern zur Hypophyse transportiert werden. Oxytocin regt die Kontraktion glatter Muskelzellen in der Gebärmutter und um die Milchdrüsen in der Brust an. Das antidiuretische Hormon (Vasopressin) lenkt die Resorption von Wasser aus dem Urin in der Niere und kontrolliert somit den Salzgehalt im Blut.

Hypophyse

Neben-
schilddrüse

Schilddrüse

Thymus

Nebennieren

Bauch-
speicheldrüse

Hoden

Eierstöcke

Die endokrinen Drüsen

Die endokrinen Drüsen sondern Hormone in die Blutbahn und die Körperhöhlen ab, wobei sie einen konstanten Hormonspiegel beibehalten, der Wachstum, Stoffwechsel und andere wichtige Körperfunktionen reguliert.

Die Hormone der Schilddrüse bewirken einen Anstieg der Energieproduktion; sie haben auch Einfluss auf das sich entwickelnde Gehirn. Parafollikuläre Zellen oder C-Zellen der Schilddrüse produzieren Kalzitonin, das die Kalziumkonzentration im Blut regelt. Die Hormone der Nebenschilddrüse bewirken die Erhöhung der Kalziumkonzentration im Blut und eine Verringerung der Konzentration von Phosphat-Ionen.

Die Nebennieren bestehen aus zwei Schichten, der Rinde und dem Mark. Die im Mark produzierten Hormone werden als Reaktion auf bedrohliche oder intensive emotionale Situationen freigesetzt, wodurch es zum Anstieg des Blutzuckerspiegels, des Blutdrucks und des Herzschlags kommt. Die Nebennierenrinde produziert drei Hormontypen: Glukokortikoide zum Abbau von Proteinen und Freisetzen von Fett und Zucker in die Blutbahn, Mineralocorticoide, die die Absorption von Natrium in der Niere steuern, und Sexualhormone. Die Bereiche innerhalb der Bauchspeicheldrüse – auch bekannt als Pankreasinseln bzw. Langerhans-Inseln – produ-

zieren Hormone zur Steuerung des Blutzuckerspiegels; Insulin bewirkt die Senkung der Glukosekonzentration im Blut, während Glucagon deren Anstieg bewirkt.

Die winzige in der Schädelhöhle befindliche und vom Gehirn umgebene Zirbeldrüse produziert Melatonin. Dessen Konzentrationen schwanken in einem 24-Stunden-Zyklus (zirkadianer Rhythmus).

Östrogen und Progesteron schließlich werden in den Eierstöcken bereitgestellt; ihr Spiegel verändert sich in einem 28-Tage-Zyklus. Östrogen regt das Wachstum von Brust und Geschlechtsorganen an, während Progesteron die Gebärmutterwand für die Einnistung der befruchteten Eizelle vorbereitet. Östrogen und Progesteron werden durch das FSH und das Luteinisierungshormon gesteuert. Während der Schwangerschaft fungiert die Plazenta als endokrinisches Organ, das Hormone produziert, um die Schwangerschaft zu erhalten und das fötale Wachstum zu fördern.

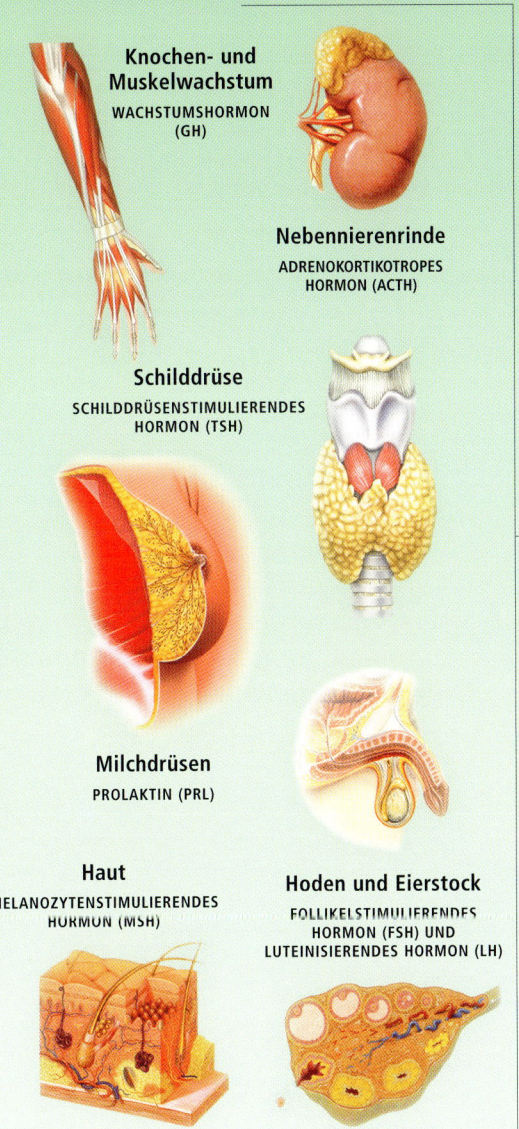

Knochen- und Muskelwachstum
WACHSTUMSHORMON (GH)

Nebennierenrinde
ADRENOKORTIKOTROPES HORMON (ACTH)

Schilddrüse
SCHILDDRÜSENSTIMULIERENDES HORMON (TSH)

Milchdrüsen
PROLAKTIN (PRL)

Haut
MELANOZYTENSTIMULIERENDES HORMON (MSH)

Hoden und Eierstock
FOLLIKELSTIMULIERENDES HORMON (FSH) UND LUTEINISIERENDES HORMON (LH)

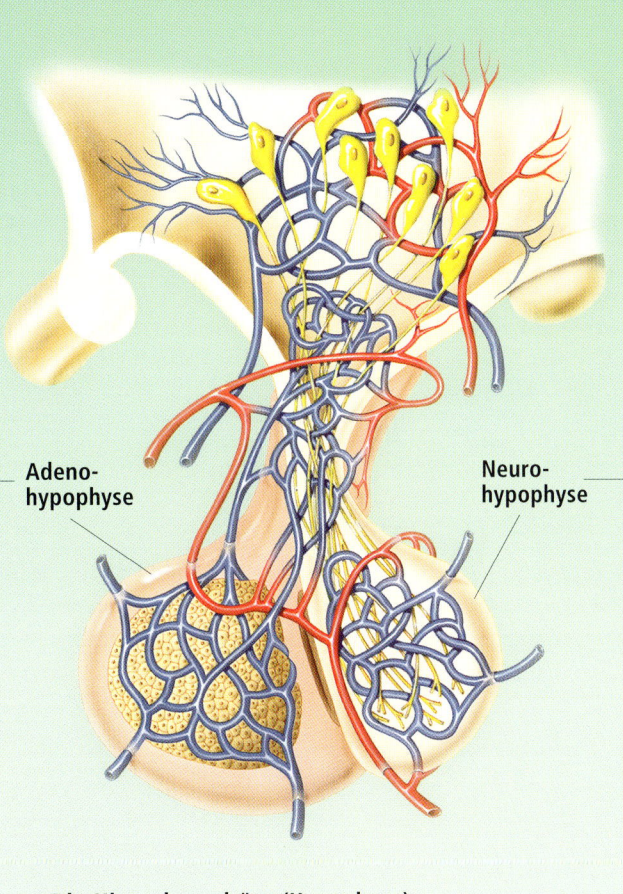

Adeno-
hypophyse

Neuro-
hypophyse

Die Hirnanhangdrüse (Hypophyse)

Die Hypophyse ist das Steuerungszentrum des endokrinen Systems. Es regelt die Funktion und den Betrieb der anderen endokrinen Organe. Die Abbildung zeigt die Organe und Gewebe, die von der Hypophyse gesteuert werden.

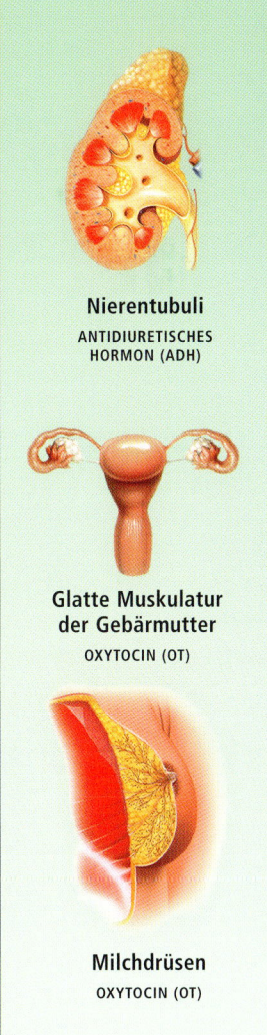

Nierentubuli
ANTIDIURETISCHES HORMON (ADH)

Glatte Muskulatur der Gebärmutter
OXYTOCIN (OT)

Milchdrüsen
OXYTOCIN (OT)

Die Haut

Die Haut ist das größte Organ des Körpers, den es schützend bedeckt. Sie dient als Schutz vor Verletzungen und Angriffen, extremen Temperaturen und eindringenden Organismen wie Viren und Bakterien. Sie unterstützt die Temperaturregulierung, die Produktion von Vitamin D und den UV-Schutz.

In ihren drei Schichten – der Oberhaut (Epidermis), Lederhaut (Dermis) und dem Unterhautgewebe – besitzt die Haut spezialisierte Strukturen mit Nervenrezeptoren, Haarfollikeln, Schweiß- und Talgdrüsen.

Die äußere Hautschicht – die Oberhaut (Epidermis) – ist in fünf Schichten unterteilt, von denen jede eine eigene

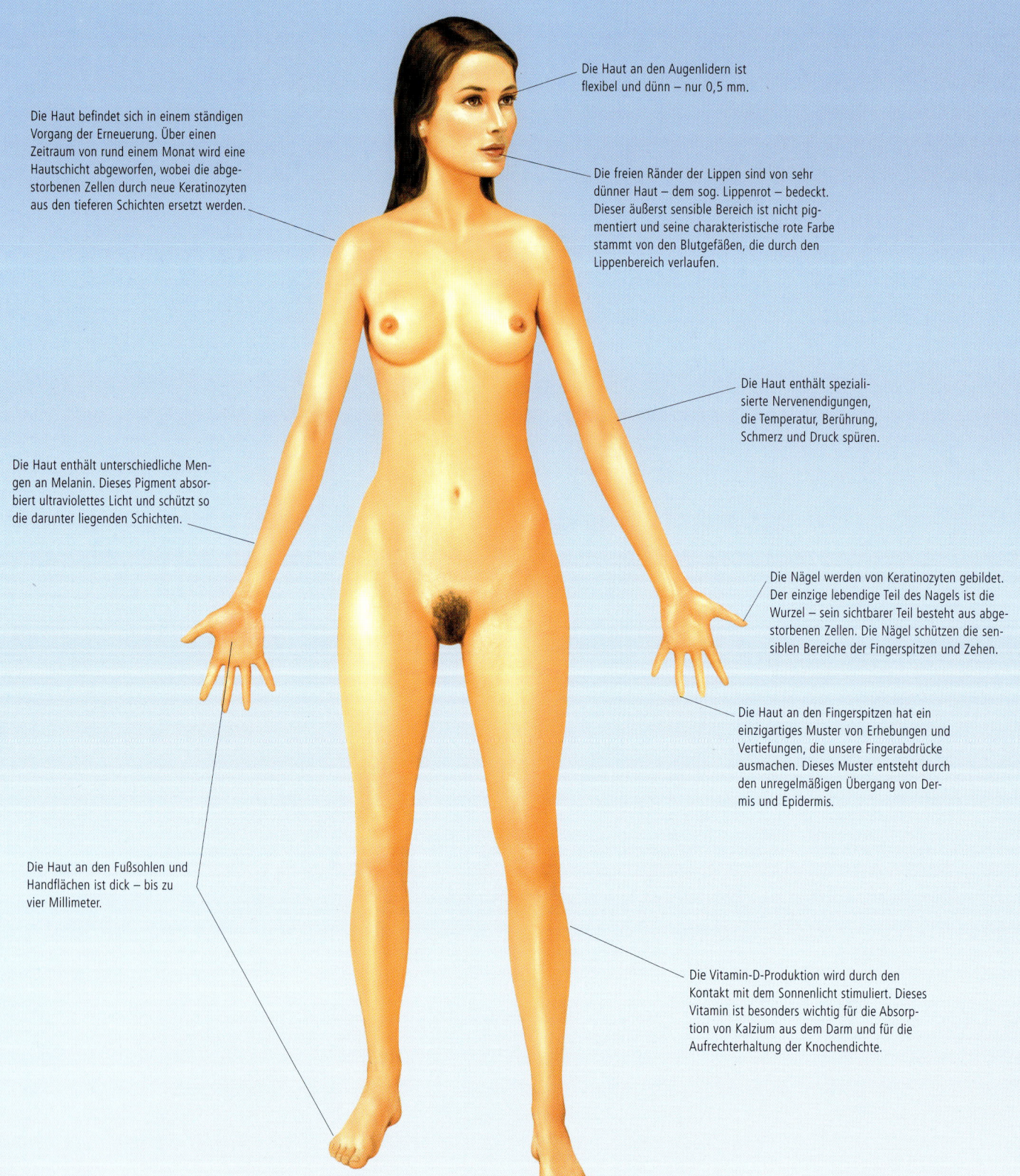

Die Haut an den Augenlidern ist flexibel und dünn – nur 0,5 mm.

Die Haut befindet sich in einem ständigen Vorgang der Erneuerung. Über einen Zeitraum von rund einem Monat wird eine Hautschicht abgeworfen, wobei die abgestorbenen Zellen durch neue Keratinozyten aus den tieferen Schichten ersetzt werden.

Die freien Ränder der Lippen sind von sehr dünner Haut – dem sog. Lippenrot – bedeckt. Dieser äußerst sensible Bereich ist nicht pigmentiert und seine charakteristische rote Farbe stammt von den Blutgefäßen, die durch den Lippenbereich verlaufen.

Die Haut enthält spezialisierte Nervenendigungen, die Temperatur, Berührung, Schmerz und Druck spüren.

Die Haut enthält unterschiedliche Mengen an Melanin. Dieses Pigment absorbiert ultraviolettes Licht und schützt so die darunter liegenden Schichten.

Die Nägel werden von Keratinozyten gebildet. Der einzige lebendige Teil des Nagels ist die Wurzel – sein sichtbarer Teil besteht aus abgestorbenen Zellen. Die Nägel schützen die sensiblen Bereiche der Fingerspitzen und Zehen.

Die Haut an den Fingerspitzen hat ein einzigartiges Muster von Erhebungen und Vertiefungen, die unsere Fingerabdrücke ausmachen. Dieses Muster entsteht durch den unregelmäßigen Übergang von Dermis und Epidermis.

Die Haut an den Fußsohlen und Handflächen ist dick – bis zu vier Millimeter.

Die Vitamin-D-Produktion wird durch den Kontakt mit dem Sonnenlicht stimuliert. Dieses Vitamin ist besonders wichtig für die Absorption von Kalzium aus dem Darm und für die Aufrechterhaltung der Knochendichte.

Funktion hat. Die untere Schicht (Stratum basale) ist verantwortlich für die Produktion von Melanin, das gefährliches ultraviolettes Licht absorbiert und ein Pigment erzeugt, das der Haut nach dem Aufenthalt im Sonnenlicht ihr gebräuntes Aussehen verleiht. Die äußerste Schicht (Stratum corneum) stellt die Hauptverteidigung gegen Hautinfektionen dar. Diese äußere Schicht besteht hauptsächlich aus abgestorbenen Zellen, die ständig durch Zellen aus der darunterliegenden Schicht ersetzt werden, sodass die Haut ständig erneuert wird.

Die Strukturen innerhalb der Hautschichten unterstützen die Haut in ihren jeweiligen Funktionen. Haarfollikel halten die Haare, die die Haut schützen und bei kalten Umweltbedingungen eine Isolierschicht auf der Haut bilden. Talgdrüsen stehen in der Regel mit den Haarfollikeln in Verbindung. Sie sondern Hauttalg ab – eine Flüssigkeit, welche die Haut fettet und geschmeidig hält. Schweißdrüsen sondern eine wässrige Flüssigkeit auf der Oberfläche der Haut ab. Sie sind fast überall im Körper vorhanden und öffnen sich an den Poren zur Hautoberfläche. Ist der Körper überhitzt, werden die Schweißdrüsen aktiviert, wodurch Schweiß zur Kühlung der Haut freigesetzt wird.

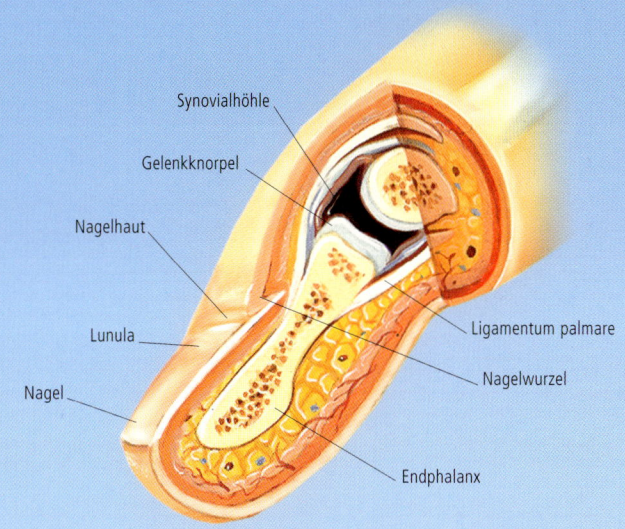

Synovialhöhle
Gelenkknorpel
Nagelhaut
Lunula
Nagel
Ligamentum palmare
Nagelwurzel
Endphalanx

Nagel

Die Funktion der Nägel ist es, die empfindlichen Spitzen unserer Finger und Zehen zu schützen. Sie bestehen zum Großteil aus abgestorbenen Zellen. Der einzige lebendige Teil ist die Wurzel, die sich unter einem Hautlappen (der sog. Nagelhaut) befindet. Das Nagelbett liegt unter dem Nagel, der sein charakteristisches rosafarbenes Erscheinungsbild durch die in der Fingerspitze verlaufenden Blutgefäße erhält.

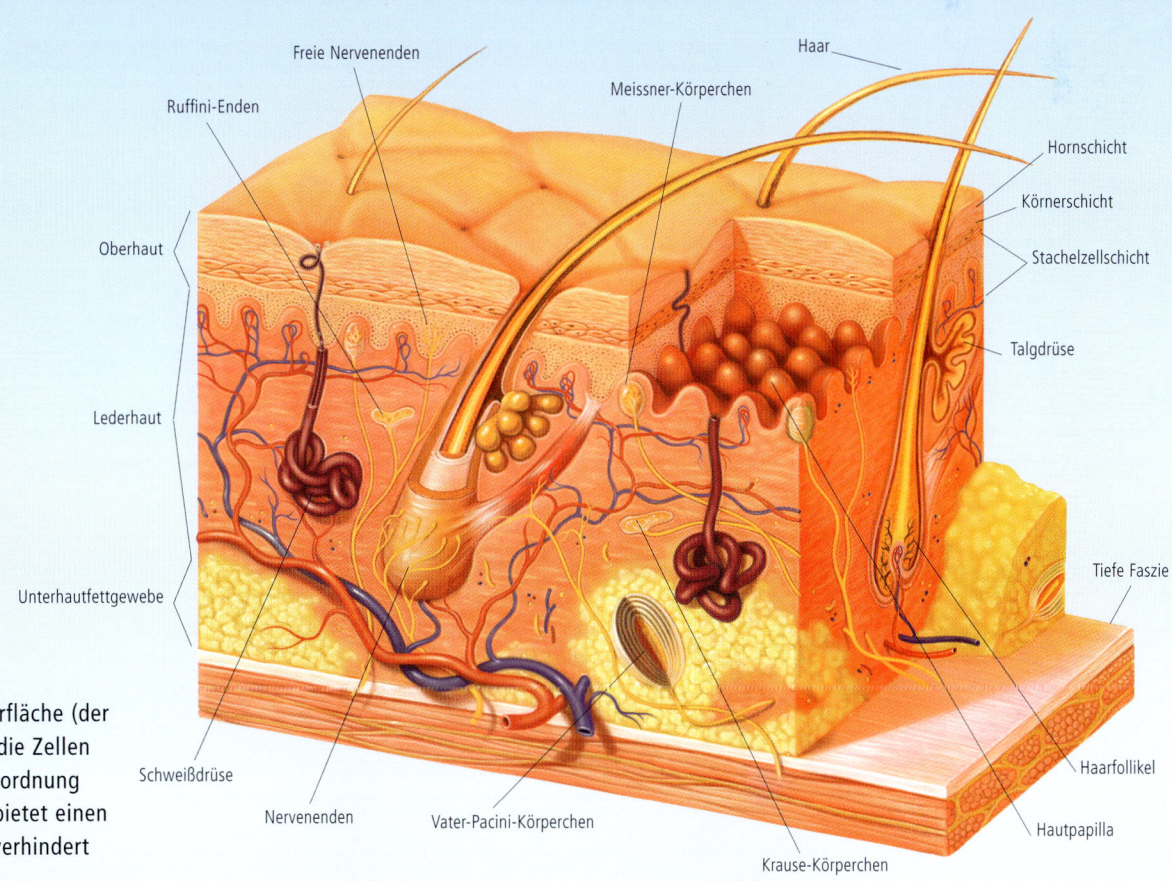

Freie Nervenenden
Ruffini-Enden
Meissner-Körperchen
Haar
Hornschicht
Körnerschicht
Oberhaut
Stachelzellschicht
Talgdrüse
Lederhaut
Unterhautfettgewebe
Tiefe Faszie
Schweißdrüse
Nervenenden
Vater-Pacini-Körperchen
Krause-Körperchen
Haarfollikel
Hautpapilla

Haut

Nahe der Hautoberfläche (der Hornschicht) sind die Zellen abgeflacht. Die Anordnung der Zellschichten bietet einen Schutzschild und verhindert das Austrocknen.

Die Körper-regionen

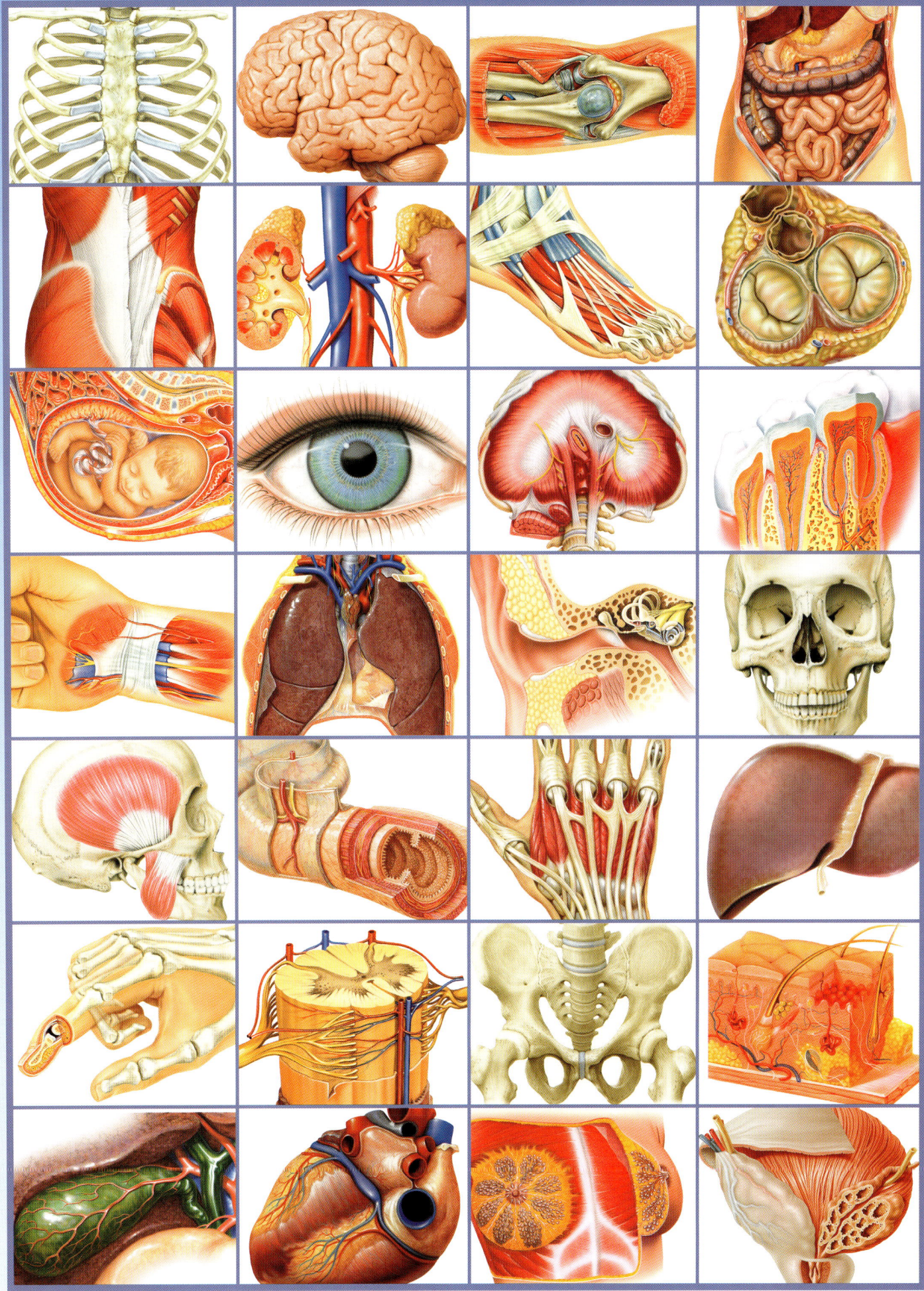

Der Kopf

Der Kopf enthält das Gehirn in der schützenden Hülle des Schädels. Streng genommen setzt sich der Schädel aus zwei Teilen zusammen – der Hirnschale (Cranium) und dem Gesicht, aber meist wird der Begriff Schädel benutzt, wenn vom Cranium die Rede ist, das das Gehirn bedeckt.

Gesteuert von den Hirnnerven (Kranialnerven), ermöglichen besondere Sinnesorgane – Nase, Augen, Mund und Ohren – die Wahrnehmung von Geruch, Sehvermögen, Geschmack, Hören und Gleichgewicht.

Der Mund ist sowohl Teil des Verdauungs- als auch des Atmungssystems; er ermöglicht die Aufnahme von Luft, fester Nahrung und Flüssigkeiten.

Die Halswirbel der Wirbelsäule stützen gemeinsam mit der Halsmuskulatur den Kopf und verleihen ihm eine große Bewegungsfreiheit.

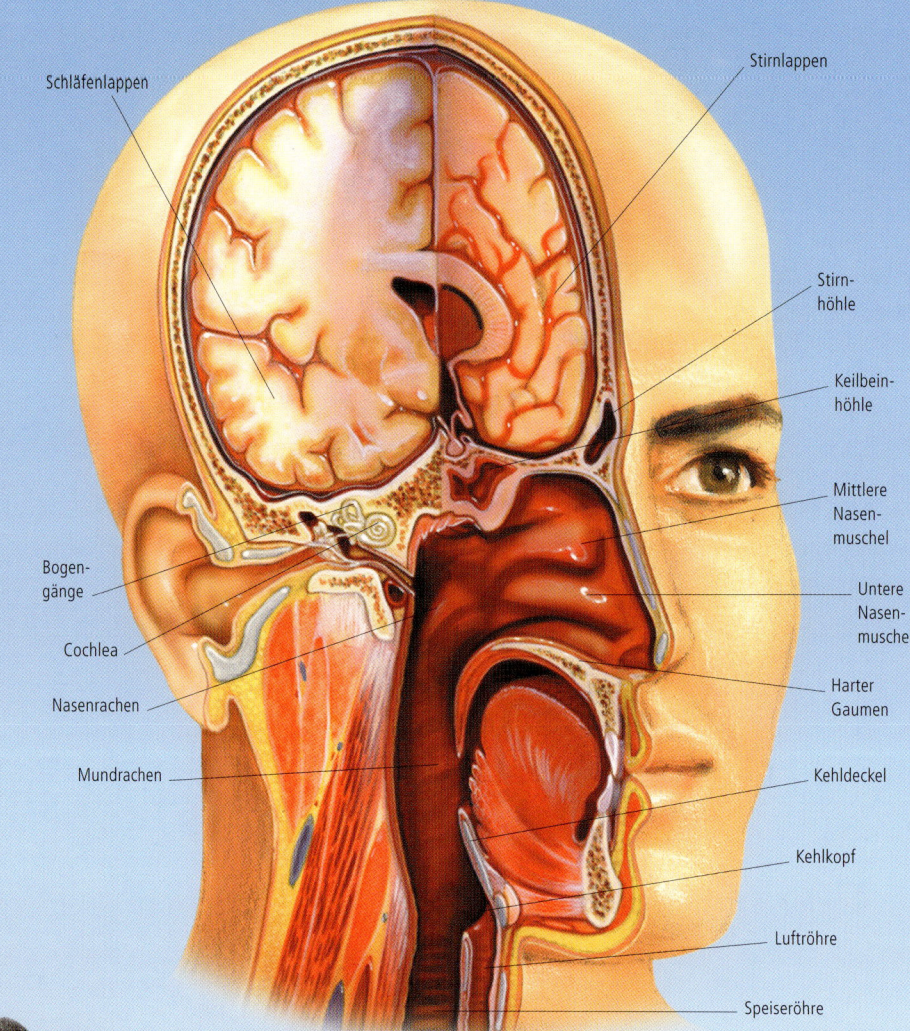

Schläfenlappen
Stirnlappen
Stirnhöhle
Keilbeinhöhle
Mittlere Nasenmuschel
Untere Nasenmuschel
Bogengänge
Cochlea
Nasenrachen
Mundrachen
Harter Gaumen
Kehldeckel
Kehlkopf
Luftröhre
Speiseröhre

Kopf

Der Kopf beherbergt das Gehirn und die besonderen Sinnesorgane für Sehvermögen, Geruch, Hören, Gleichgewicht und Geschmack. Die Halsmuskulatur ermöglicht dem Kopf Beugung, Streckung und teilweise Drehung.

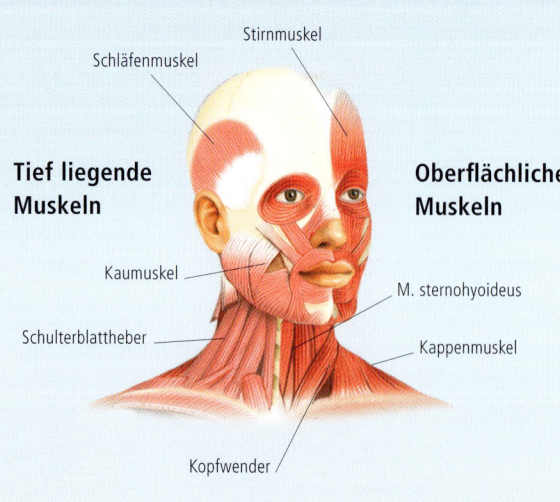

Stirnmuskel
Schläfenmuskel
Tief liegende Muskeln
Oberflächliche Muskeln
Kaumuskel
M. sternohyoideus
Schulterblattheber
Kappenmuskel
Kopfwender

Der Schädel

Der Schädel bildet das Kopfskelett und ist Teil des axialen Skeletts. Die komplexeste Knochenstruktur des Körpers – der Schädel – schützt Gehirn, Augen und Innenohr, er bildet Ober- und Unterkiefer und bietet den Muskeln von Gesicht, Augen, Zunge, Rachen und Hals Halt.

Mit Ausnahme des Unterkiefers sind die Knochen des Schädels untereinander durch Gelenke – Nähte oder Suturen – verbunden. Die Knochenränder sind miteinander verzahnt und werden durch faseriges Bindegewebe fest fixiert.

Die Knochen des Craniums, die das Gehirn umschließen, sind Stirnbein, die paarweisen Scheitel- und Schläfenbeine und das Hinterhauptbein, wobei das Keilbein ebenfalls Teil des Kranialgelenks ist. Diese Knochen (mit Ausnahme der Scheitelbeine) bilden den Boden des Craniums. Ein System von Räumen innerhalb des Schläfenlappens bildet den mittleren und inneren Teil des Ohrs. Zwischen Schädel und Gehirn verlaufen drei Membranschichten, die als Hirnhäute bezeichnet werden.

Die Knochen der Vorderseite des Schädels, die das Gesicht bilden, umfassen Stirnbein, Jochbein, Oberkiefer (Maxilla) und Unterkiefer (Mandibula).

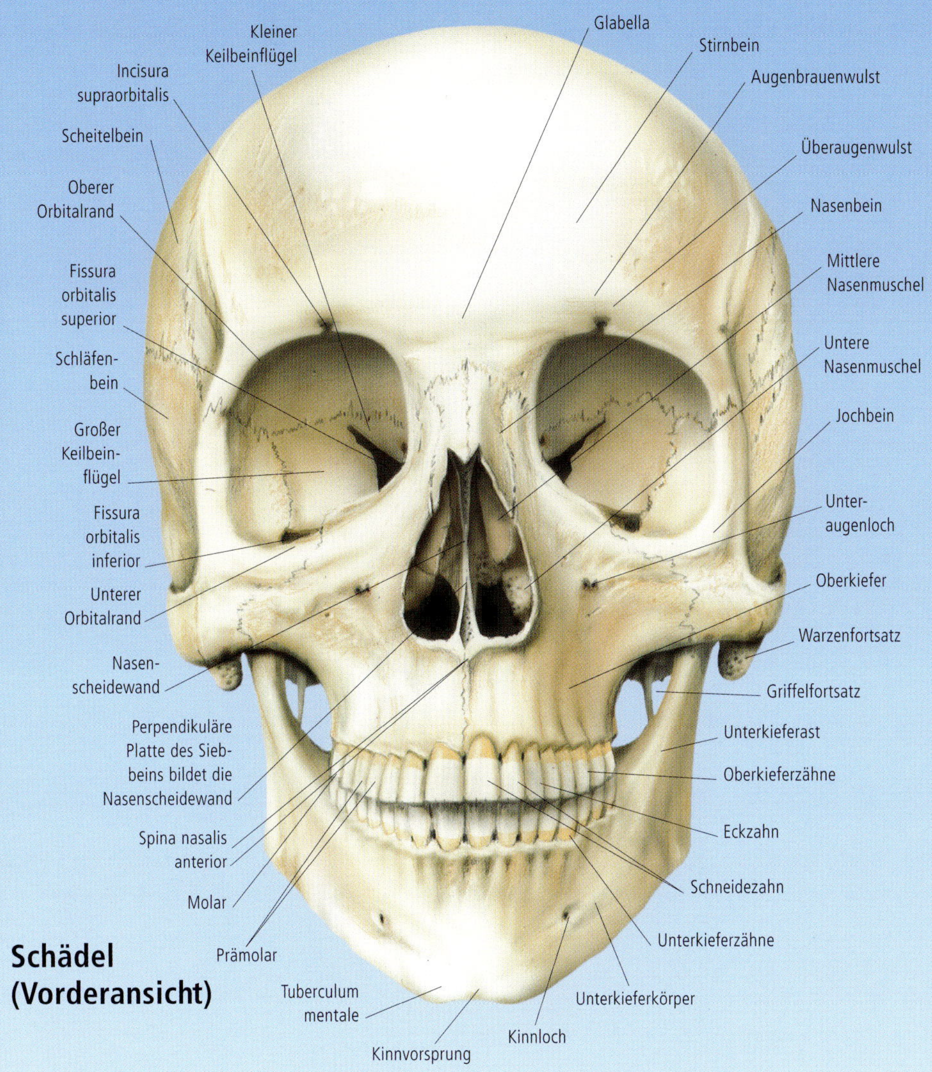

Kleiner Keilbeinflügel
Glabella
Stirnbein
Incisura supraorbitalis
Augenbrauenwulst
Scheitelbein
Überaugenwulst
Oberer Orbitalrand
Nasenbein
Fissura orbitalis superior
Mittlere Nasenmuschel
Schläfenbein
Untere Nasenmuschel
Großer Keilbeinflügel
Jochbein
Fissura orbitalis inferior
Unteraugenloch
Unterer Orbitalrand
Oberkiefer
Nasenscheidewand
Warzenfortsatz
Perpendikuläre Platte des Siebbeins bildet die Nasenscheidewand
Griffelfortsatz
Unterkieferast
Spina nasalis anterior
Oberkieferzähne
Molar
Eckzahn
Schneidezahn
Prämolar
Unterkieferzähne
Tuberculum mentale
Unterkieferkörper
Kinnvorsprung
Kinnloch

Schädel (Vorderansicht)

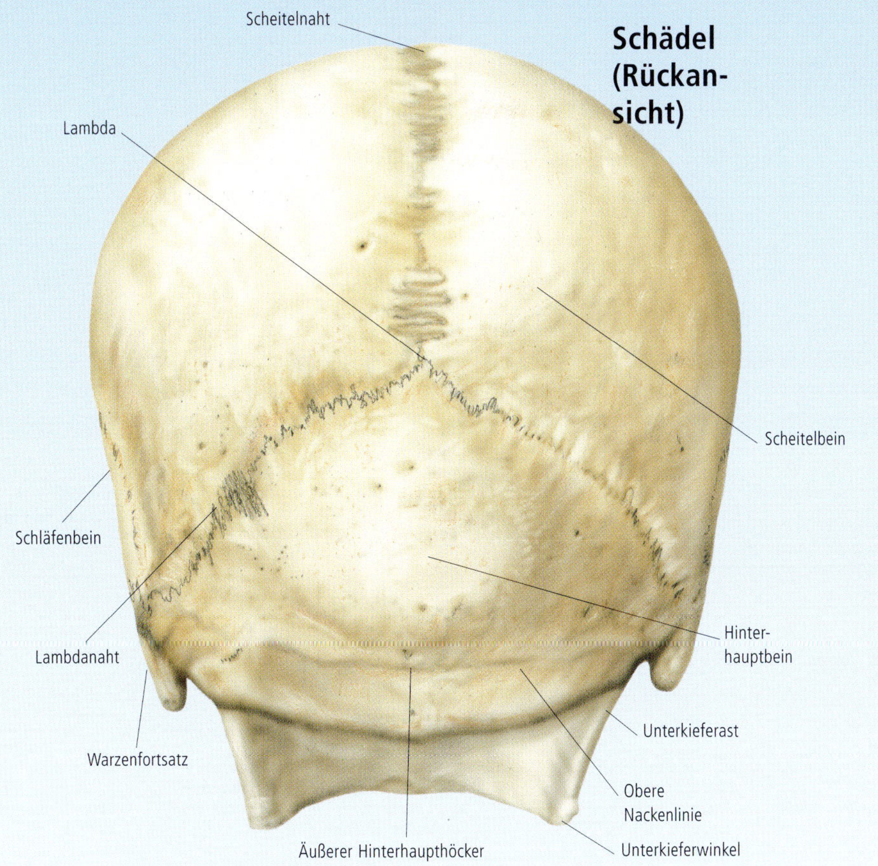

Schädel (Rückansicht)

Scheitelnaht
Lambda
Scheitelbein
Schläfenbein
Lambdanaht
Hinterhauptbein
Warzenfortsatz
Unterkieferast
Obere Nackenlinie
Äußerer Hinterhaupthöcker
Unterkieferwinkel

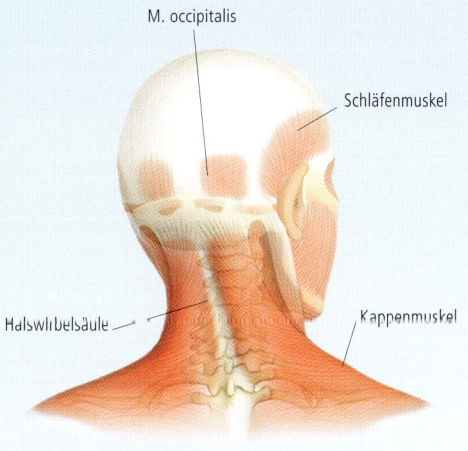

M. occipitalis
Schläfenmuskel
Halswirbelsäule
Kappenmuskel

Kopf- und Halsmuskulatur (Rückansicht)

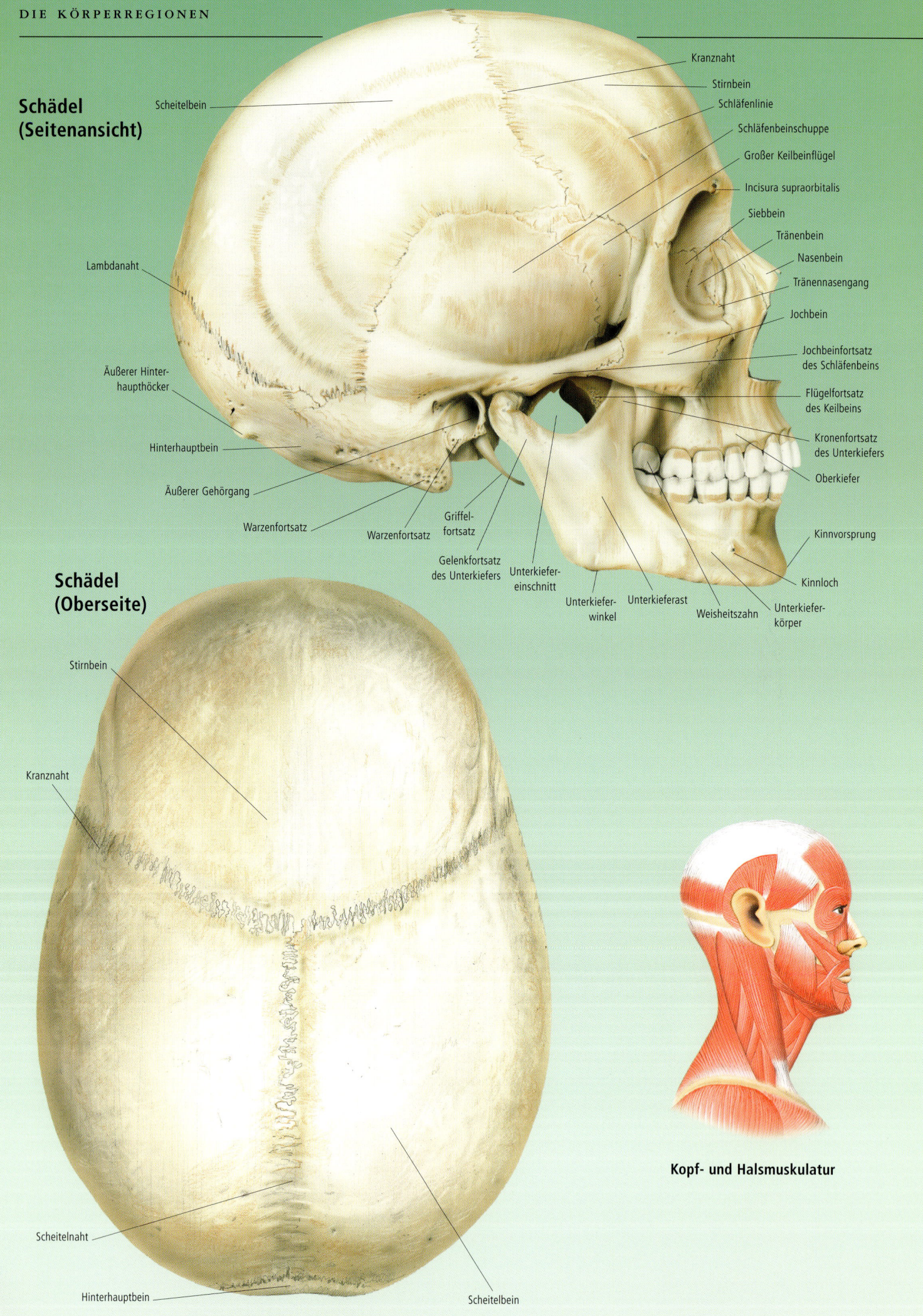

Schädel (Seitenansicht)

Kranznaht

Stirnbein

Schläfenlinie

Schläfenbeinschuppe

Großer Keilbeinflügel

Incisura supraorbitalis

Siebbein

Tränenbein

Nasenbein

Tränennasengang

Jochbein

Jochbeinfortsatz des Schläfenbeins

Flügelfortsatz des Keilbeins

Kronenfortsatz des Unterkiefers

Oberkiefer

Kinnvorsprung

Kinnloch

Unterkieferkörper

Unterkieferast

Weisheitszahn

Unterkieferwinkel

Unterkiefereinschnitt

Gelenkfortsatz des Unterkiefers

Griffelfortsatz

Warzenfortsatz

Warzenfortsatz

Äußerer Gehörgang

Hinterhauptbein

Äußerer Hinterhaupthöcker

Lambdanaht

Scheitelbein

Schädel (Oberseite)

Stirnbein

Kranznaht

Scheitelnaht

Hinterhauptbein

Scheitelbein

Kopf- und Halsmuskulatur

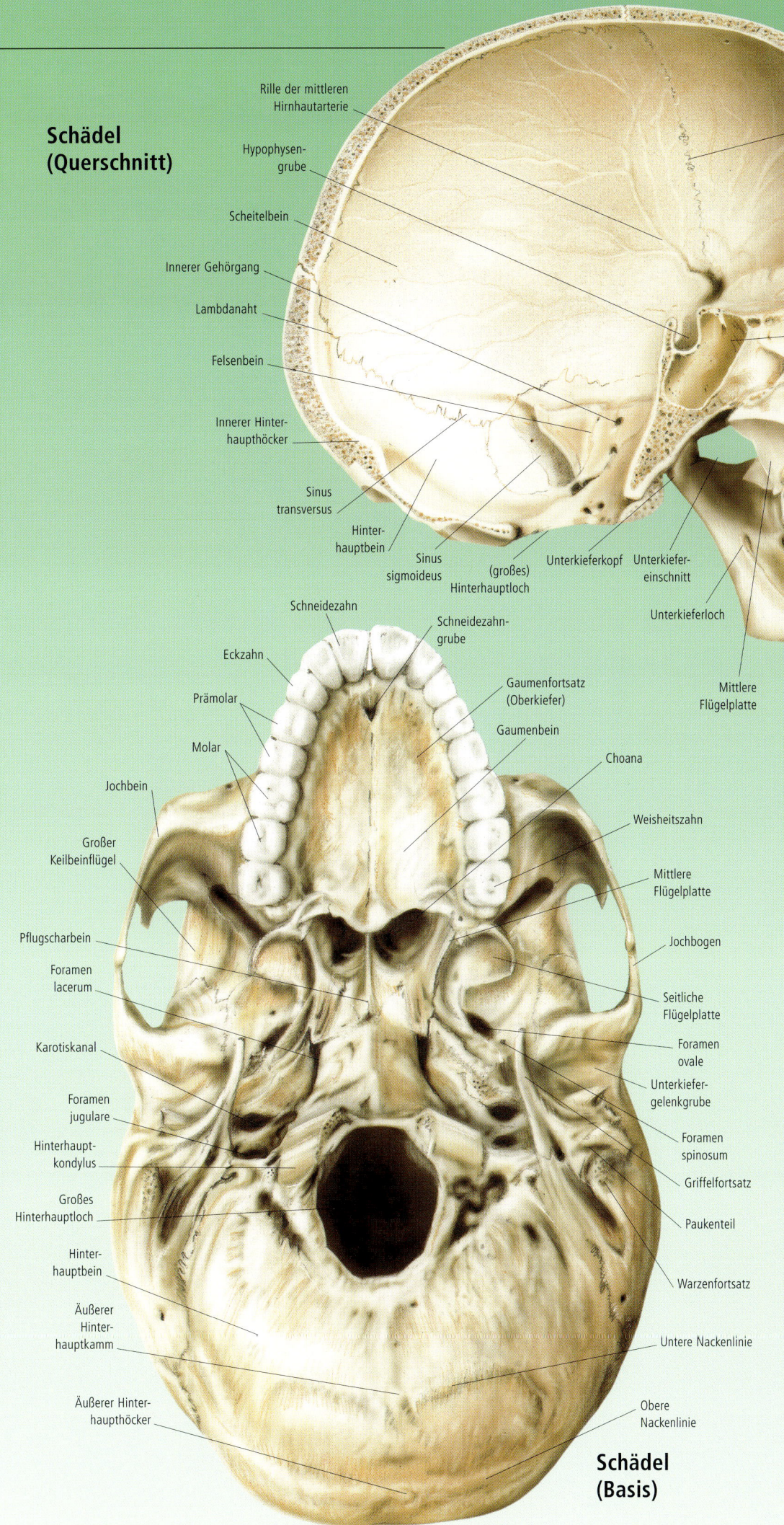

Schädel (Querschnitt)

Rille der mittleren Hirnhautarterie

Hypophysengrube

Scheitelbein

Innerer Gehörgang

Lambdanaht

Felsenbein

Innerer Hinterhaupthöcker

Sinus transversus

Hinterhauptbein

Sinus sigmoideus

(großes) Hinterhauptloch

Kranznaht

Stirnbein

Siebbeinkamm

Stirnhöhle

Nasenbein

Keilbeinhöhle

Perpendikuläre Platte des Siebbeins

Oberkiefer

Unterkieferkopf

Unterkiefereinschnitt

Unterkieferloch

Mittlere Flügelplatte

Unterkiefer

Harter Gaumen

Schneidezahn

Schneidezahngrube

Eckzahn

Prämolar

Molar

Jochbein

Großer Keilbeinflügel

Pflugscharbein

Foramen lacerum

Karotiskanal

Foramen jugulare

Hinterhauptkondylus

Großes Hinterhauptloch

Hinterhauptbein

Äußerer Hinterhauptkamm

Äußerer Hinterhaupthöcker

Gaumenfortsatz (Oberkiefer)

Gaumenbein

Choana

Weisheitszahn

Mittlere Flügelplatte

Jochbogen

Seitliche Flügelplatte

Foramen ovale

Unterkiefergelenkgrube

Foramen spinosum

Griffelfortsatz

Paukenteil

Warzenfortsatz

Untere Nackenlinie

Obere Nackenlinie

Schädel (Basis)

Das Gehirn

Das Gehirn liegt in der Schutzhülle des Schädels und besteht aus vier Hauptbereichen: Großhirn, Zwischenhirn, Stammhirn und Kleinhirn. Mit einem Gewicht von ca. 1,4 Kilogramm ist es das Nervenzentrum des Körpers und leistet die Steuerung und Kontrolle aller lebenswichtigen Körperfunktionen.

Das Gehirn besteht aus Milliarden von Nervenzellen (Neuronen) und Stützzellen (Gliazellen). Die Neuronen übermitteln untereinander Nachrichten über elektrische Impulse oder chemische Stoffe.

DAS GROSSHIRN

Die beiden Hälften des Gehirns, die durch das
Corpus callosum verbunden und von einer grauen
Rindensubstanz bedeckt sind, bilden das Großhirn. Erhebungen (sog. Gyri) und Vertiefungen
(sog. Sulci) auf der Rindenoberfläche sorgen für
das faltige Erscheinungsbild, das über deren
Ausmaße hinwegtäuscht; es macht 40 Prozent der Gehirnmasse aus und ist der Ort,
an dem neurale Verarbeitung auf höchstem
Niveau stattfindet. Fissuren und Sulci glie-
dern die Großhirnrinde in getrennte Funktionsbereiche, die Lappen genannt werden.
Die vier Lappen sind nach den Knochen
benannt, von denen sie geschützt werden:
Stirnlappen, Scheitellappen, Hinterhauptlappen und Schläfenlappen. Jeder Lappen
hat eine Vielzahl von Bereichen mit unterschiedlichen Funktionen.

   Unter der grauen Großhirnrinde befindet sich
eine dicke weiße Substanz, die für den Informations-
transfer zwischen der Hirnrinde und den anderen Bereichen
des Gehirns verantwortlich ist. Innerhalb dieser Substanz gibt
es isolierte Areale grauer Substanz – die sog. Basalganglien –,
die zur Steuerung von Bewegungen beitragen.

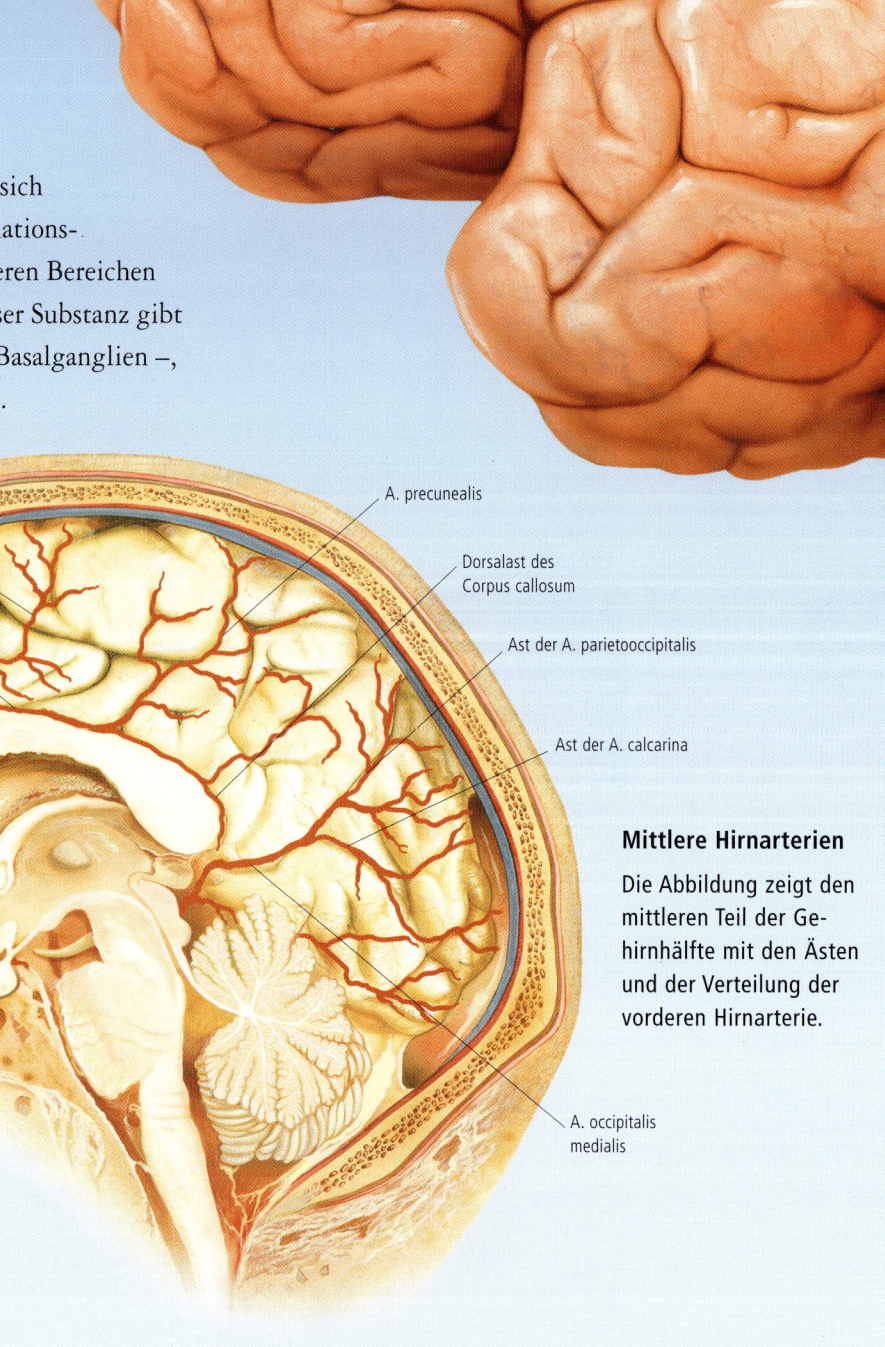

A. paracentralis

A. precunealis

A. pericallosa

Mittlerer
Stirnast

Hinterer

Intermediärer

Vorderer

Dorsalast des
Corpus callosum

Ast der A. parietooccipitalis

A. callosomarginalis

Ast der A. calcarina

A. frontopolaris

Rechte vordere
Hirnschlagader

A. frontobasalis
medialis

A. striata
medialis

A. occipitalis
medialis

Mittlere Hirnarterien

Die Abbildung zeigt den
mittleren Teil der Ge-
hirnhälfte mit den Ästen
und der Verteilung der
vorderen Hirnarterie.

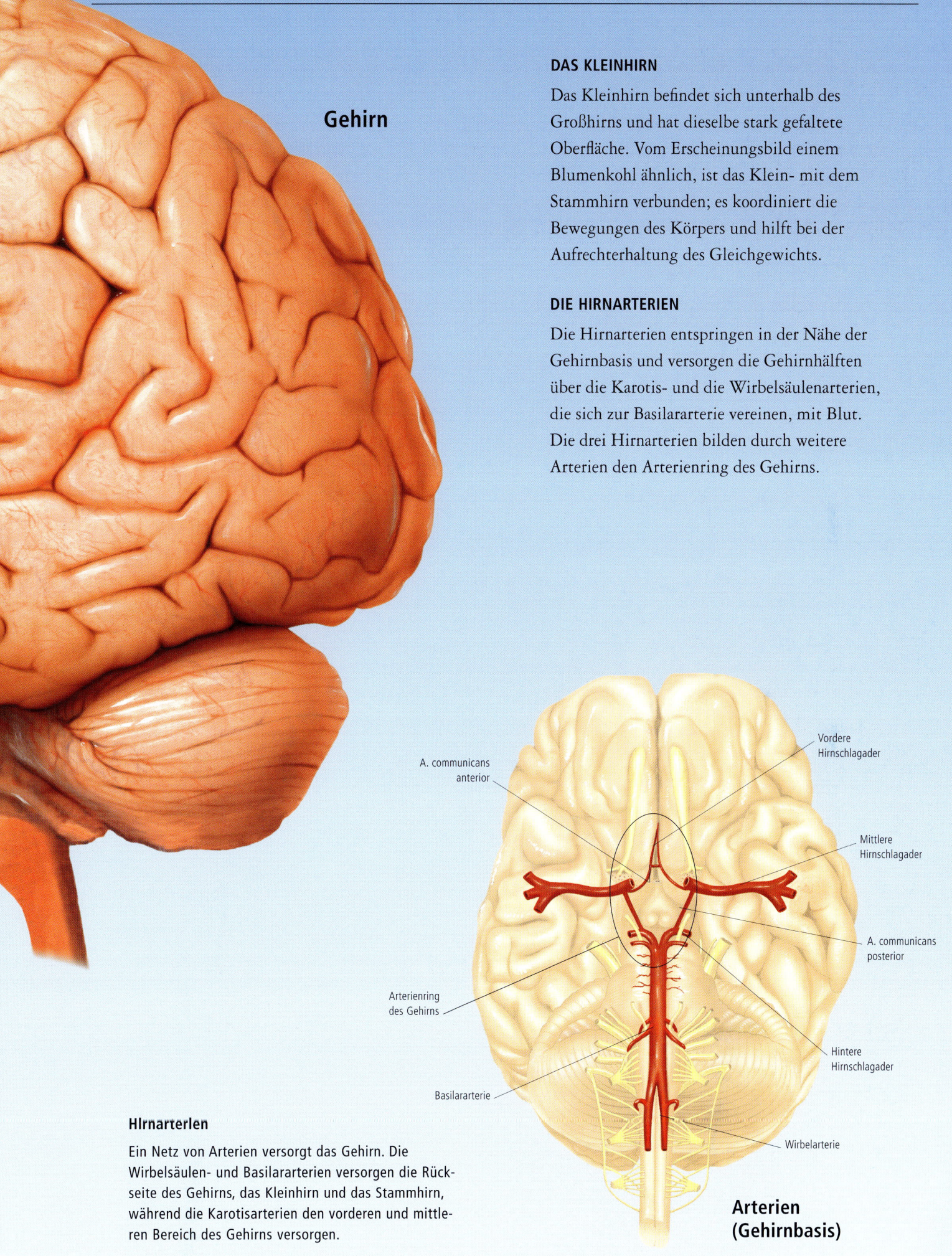

Gehirn

DAS KLEINHIRN

Das Kleinhirn befindet sich unterhalb des Großhirns und hat dieselbe stark gefaltete Oberfläche. Vom Erscheinungsbild einem Blumenkohl ähnlich, ist das Klein- mit dem Stammhirn verbunden; es koordiniert die Bewegungen des Körpers und hilft bei der Aufrechterhaltung des Gleichgewichts.

DIE HIRNARTERIEN

Die Hirnarterien entspringen in der Nähe der Gehirnbasis und versorgen die Gehirnhälften über die Karotis- und die Wirbelsäulenarterien, die sich zur Basilararterie vereinen, mit Blut. Die drei Hirnarterien bilden durch weitere Arterien den Arterienring des Gehirns.

A. communicans anterior

Vordere Hirnschlagader

Mittlere Hirnschlagader

A. communicans posterior

Arterienring des Gehirns

Hintere Hirnschlagader

Basilararterie

Wirbelarterie

HIrnarterlen

Ein Netz von Arterien versorgt das Gehirn. Die Wirbelsäulen- und Basilararterien versorgen die Rückseite des Gehirns, das Kleinhirn und das Stammhirn, während die Karotisarterien den vorderen und mittleren Bereich des Gehirns versorgen.

Arterien (Gehirnbasis)

Das Zwischenhirn

Das Zwischenhirn liegt unterhalb der Gehirnhälften und besitzt zwei Hauptstrukturen: den Thalamus und den Hypothalamus. Der Thalamus überträgt sensorische Informationen an die Großhirnrinde und steuert die motorische Aktivität, während der Hypothalamus als Schnittstelle zwischen dem Gehirn und dem vegetativen Nervensystem fungiert. Er steuert eine Vielzahl von Körperfunktionen wie Essen, Trinken, Sexualität und Körpertemperatur und hat auch für den emotionalen Ausdruck eine Bedeutung.

Das Stammhirn

Das Stammhirn besteht aus Mittelhirn (Mesencephalon), Pons (Brücke) und Medulla. Als Fortsetzung des Rückenmarks übermittelt es sensorische Informationen entlang aufsteigender Bahnen vom Rückenmark zum Gehirn und motorische Informationen über absteigende Bahnen von der Hirnrinde zum Rückenmark. Das Stammhirn enthält wichtige Reflexzentren, die Funktionen wie Herzschlag und Atmung steuern. Das Mittelhirn ist für die Kontrolle der Augen wichtig, während die Medulla an der Regulierung von Schlaf, Erregung und Schmerzwahrnehmung beteiligt ist.

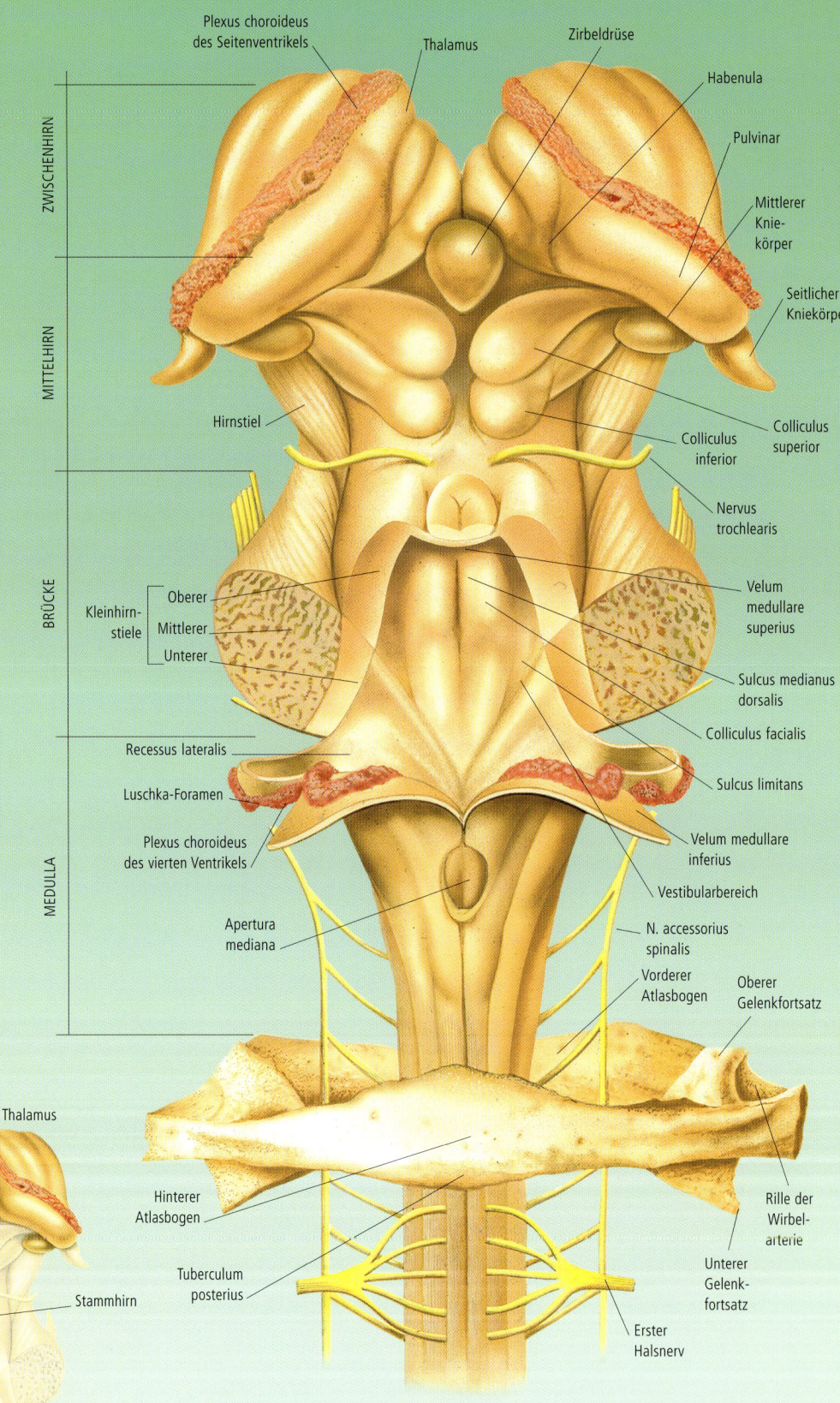

ZWISCHENHIRN

MITTELHIRN

BRÜCKE

MEDULLA

Plexus choroideus des Seitenventrikels
Thalamus
Zirbeldrüse
Habenula
Pulvinar
Mittlerer Kniekörper
Seitlicher Kniekörper
Hirnstiel
Colliculus inferior
Colliculus superior
Nervus trochlearis
Oberer
Mittlerer
Unterer
Kleinhirnstiele
Velum medullare superius
Sulcus medianus dorsalis
Colliculus facialis
Recessus lateralis
Luschka-Foramen
Sulcus limitans
Velum medullare inferius
Plexus choroideus des vierten Ventrikels
Vestibularbereich
Apertura mediana
N. accessorius spinalis
Vorderer Atlasbogen
Oberer Gelenkfortsatz
Thalamus
Hinterer Atlasbogen
Rille der Wirbelarterie
Stammhirn
Tuberculum posterius
Unterer Gelenkfortsatz
Erster Halsnerv
Rückenmark

Thalamus

Der Thalamus ist Teil des Zwischenhirns und ein Zentrum zur Übertragung motorischer und sensorischer Informationen. Nachrichten werden über den Thalamus vom Rückenmark an die Großhirnrinde und das Kleinhirn gesendet.

Stammhirn

Das Stammhirn ist die Verbindung zwischen Rückenmark und Großhirnrinde. In Fortsetzung mit dem darunterliegenden Rückenmark, besteht das Stammhirn aus drei Teilen: Mittelhirn, Brücke und Medulla. Das Stammhirn übermittelt Informationen zwischen Rückenmark und Gehirn; einzelne Zentren innerhalb des Stammhirns regulieren viele lebenswichtige Funktionen einschließlich Atmung, Herzschlag und Blutdruck.

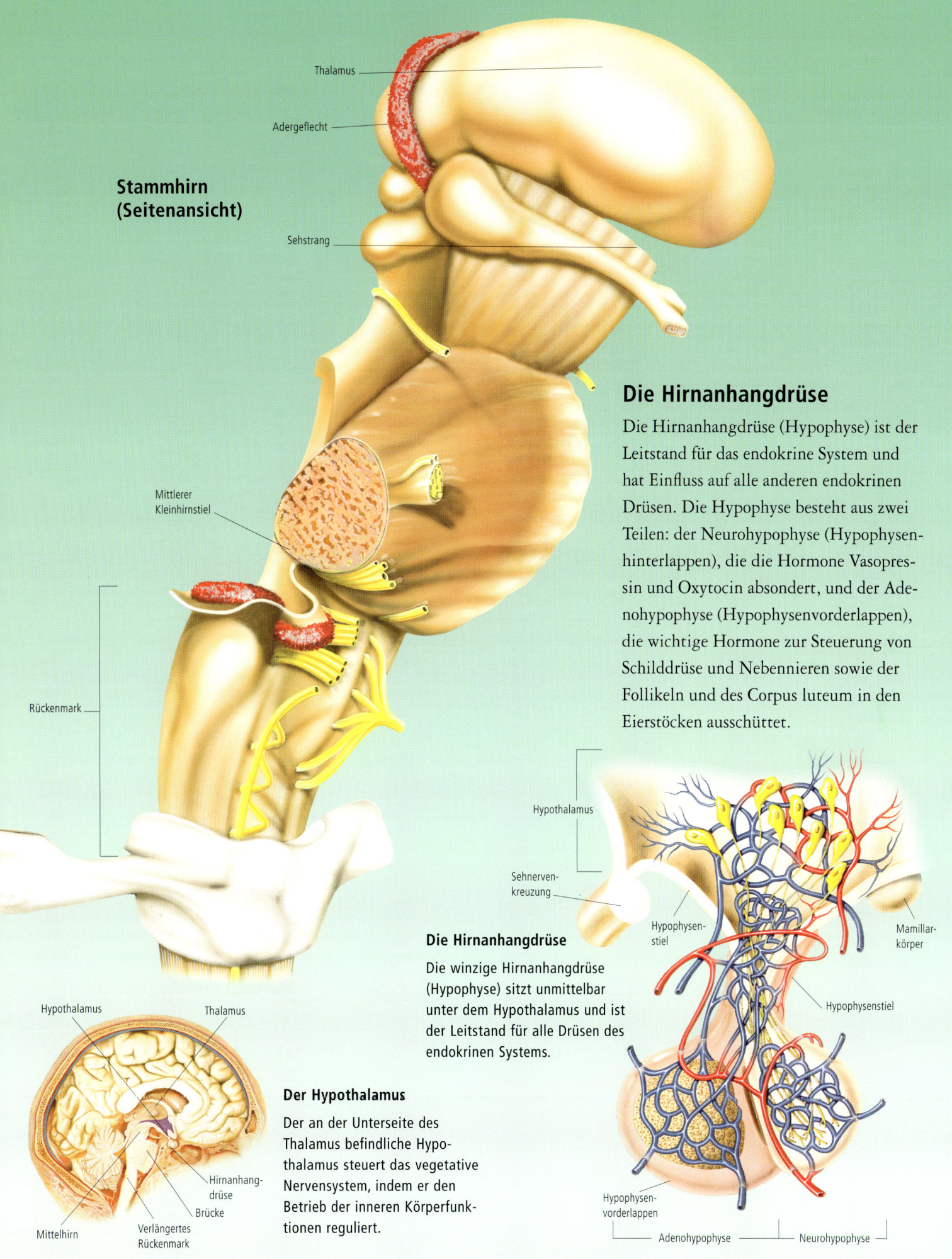

Stammhirn (Seitenansicht)

Thalamus

Adergeflecht

Sehstrang

Mittlerer Kleinhirnstiel

Rückenmark

Hypothalamus

Thalamus

Hirnanhang- drüse

Brücke

Mittelhirn

Verlängertes Rückenmark

Die Hirnanhangdrüse

Die Hirnanhangdrüse (Hypophyse) ist der Leitstand für das endokrine System und hat Einfluss auf alle anderen endokrinen Drüsen. Die Hypophyse besteht aus zwei Teilen: der Neurohypophyse (Hypophysen-hinterlappen), die die Hormone Vasopres-sin und Oxytocin absondert, und der Ade-nohypophyse (Hypophysenvorderlappen), die wichtige Hormone zur Steuerung von Schilddrüse und Nebennieren sowie der Follikeln und des Corpus luteum in den Eierstöcken ausschüttet.

Hypothalamus

Sehnerven-kreuzung

Hypophysen-stiel

Hypophysenstiel

Mamillar-körper

Die Hirnanhangdrüse

Die winzige Hirnanhangdrüse (Hypophyse) sitzt unmittelbar unter dem Hypothalamus und ist der Leitstand für alle Drüsen des endokrinen Systems.

Der Hypothalamus

Der an der Unterseite des Thalamus befindliche Hypo-thalamus steuert das vegetative Nervensystem, indem er den Betrieb der inneren Körperfunk-tionen reguliert.

Hypophysen-vorderlappen

Adenohypophyse

Neurohypophyse

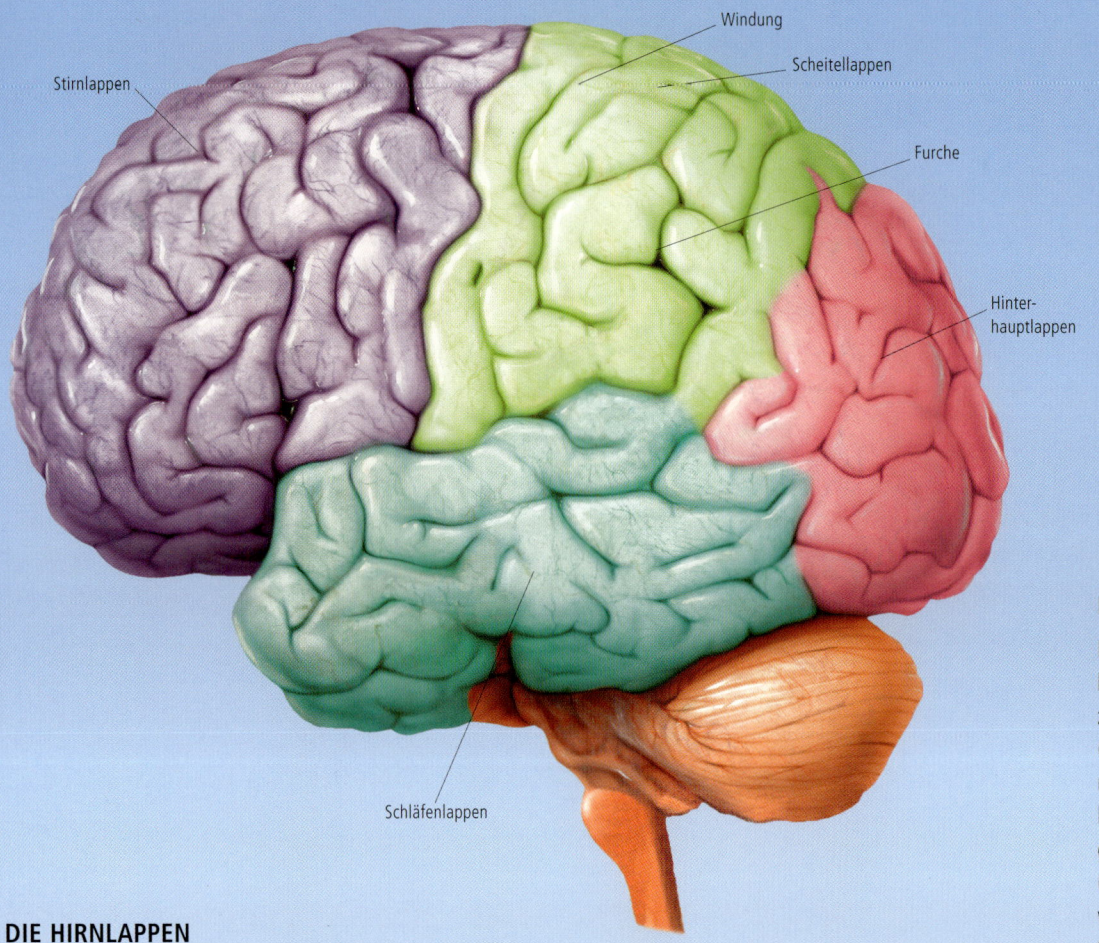

Windung

Stirnlappen

Scheitellappen

Furche

Hinter-
hauptlappen

Schläfenlappen

Hirnlappen

Die stark gefaltete Oberfläche der Großhirnrinde lässt Erhebungen und Vertiefungen entstehen. Erhebungen werden als Gyrus bezeichnet; zudem gibt es flache (Sulcus) und tiefe (Fissur) Vertiefungen. Die Rinde ist in separate Funktionsbereiche (Hirnlappen) aufgeteilt.

Funktionsbereiche

Bestimmten Bereichen der Großhirnrinde sind spezielle Funktionen zugeordnet. Der postzentrale Gyrus (sensorischer Kortex) wird z. B. mit Empfindungen von Haut, Muskeln und Gelenken in Verbindung gebracht. Der präzentrale Gyrus (motorischer Kortex) wird mit der willentlichen Kontrolle über die Skelettmuskulatur in Verbindung gebracht.

DIE HIRNLAPPEN

Die Großhirnrinde ist durch Fissuren und Sulci in vier Lappen eingeteilt. Diese vier Lappen heißen Stirn-, Scheitel-, Hinterhaupt- und Schläfenlappen. Innerhalb jedes Lappens liegen verschiedene Bereiche, die an der Verarbeitung motorischer und sensorischer Informationen beteiligt sind.

DIE FUNKTIONSBEREICHE DES GEHIRNS

Verschiedene Bereiche der Großhirnrinde sind verantwortlich für bestimmte Funktionen. Die Bereiche des Schläfenlappens haben für Gehör und Gedächtnis Bedeutung, während Bereiche des Hinterhauptlappens mit dem Sehvermögen zu tun haben.

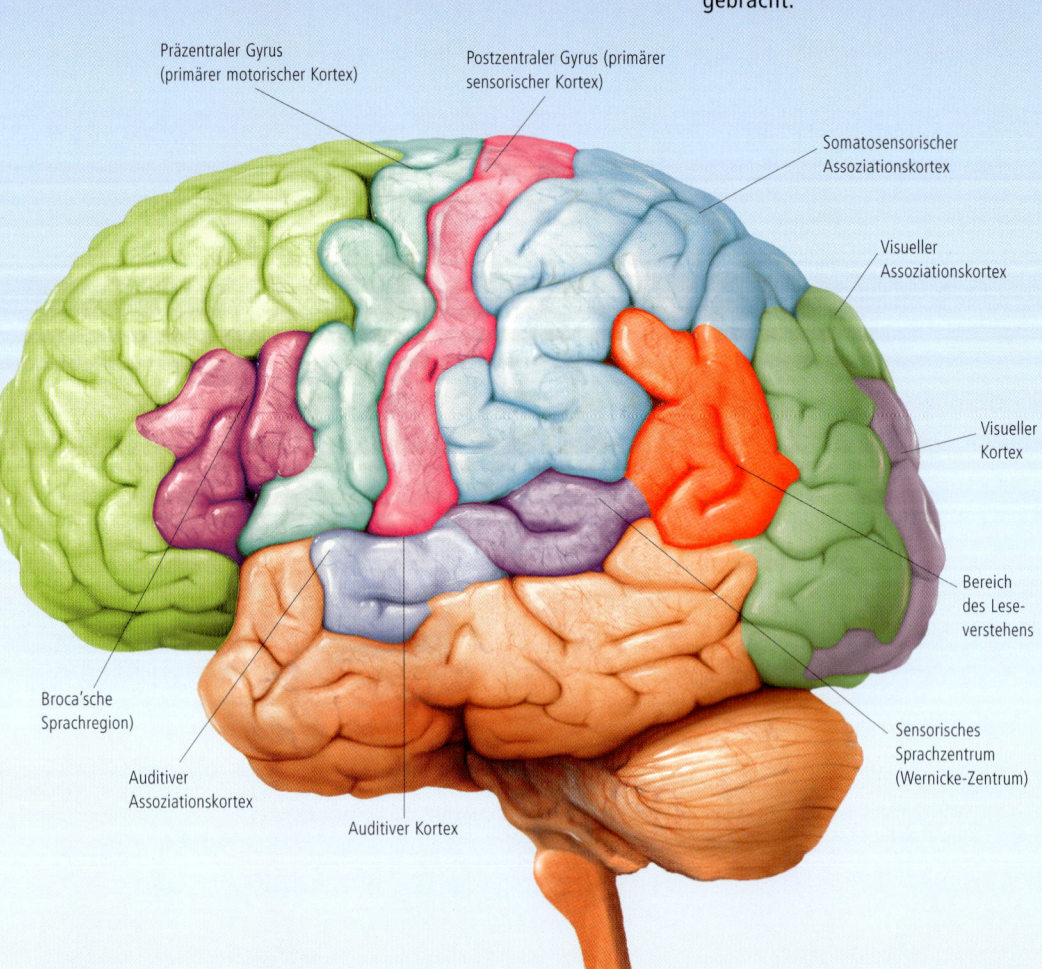

Präzentraler Gyrus
(primärer motorischer Kortex)

Postzentraler Gyrus (primärer sensorischer Kortex)

Somatosensorischer Assoziationskortex

Visueller Assoziationskortex

Visueller Kortex

Bereich des Leseverstehens

Sensorisches Sprachzentrum (Wernicke-Zentrum)

Broca'sche Sprachregion)

Auditiver Assoziationskortex

Auditiver Kortex

Motorische Aktivität

Sensorische Aktivität

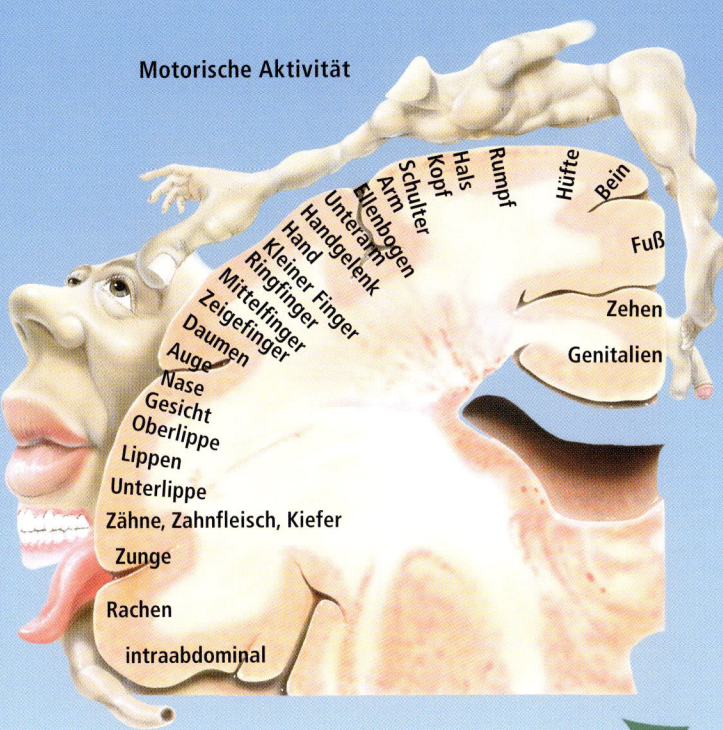

Rumpf
Hüfte
Bein
Hals
Kopf
Schulter
Arm
Ellenbogen
Unterarm
Handgelenk
Hand
Kleiner Finger
Ringfinger
Mittelfinger
Zeigefinger
Daumen
Auge
Nase
Gesicht
Oberlippe
Lippen
Unterlippe
Zähne, Zahnfleisch, Kiefer
Zunge
Rachen
intraabdominal
Fuß
Zehen
Genitalien

Schulter
Rumpf
Hüfte
Knie
Fußknöchel
Zehen
Ellenbogen
Handgelenk
Hand
Kleiner Finger
Ringfinger
Mittelfinger
Zeigefinger
Daumen
Hals
Braue
Augenlid und Augapfel
Gesicht
Lippen
Kiefer
Zunge
Schluckvorgang
Kauvorgang
Speichelbildung
Stimmgebung

DIE MOTORISCHEN UND SENSORISCHEN BEREICHE DER GROSSHIRNRINDE

Der präzentrale Gyrus (motorischer Kortex) hat mit der willkürlichen Kontrolle über die Skelettmuskulatur zu tun. Der postzentrale Gyrus (sensorischer Kortex) wird mit Empfindungen von Haut, Muskeln und Gelenken in Verbindung gebracht.

Organisation der motorischen und sensorischen Bereiche der Großhirnrinde

Der präzentrale Gyrus (oben links) ist an der motorischen Aktivität in bestimmten Bereichen des Körpers beteiligt, wobei die relative Größe der Körperteile den Grad der Beteiligung ausmacht. In ähnlicher Weise ist der postzentrale Gyrus (oben rechts) an der sensorischen Aktivität in bestimmten Bereichen des Körpers beteiligt, und ebenfalls abhängig vom Größenverhältnis.

Großhirnrinde

Die Großhirnrinde ist die stark gefaltete äußere Schicht des Gehirns; sie besteht aus Nervenzellen (Neuronen). Die meisten Nachrichten vom Gehirn haben ihren Ursprung in der Großhirnrinde, dort laufen auch die komplexeren Gehirnfunktionen abwie Denken, Entscheidungsfindung, Sprechen und Hören.

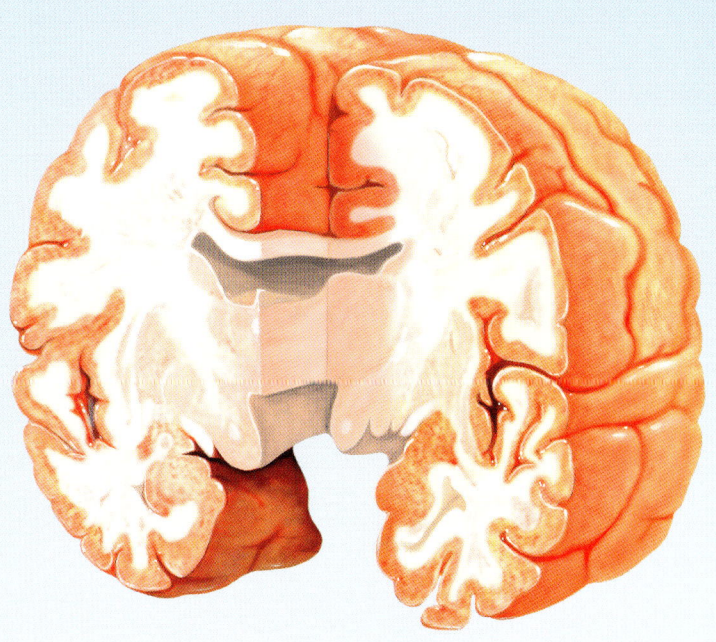

DIE HIRNVENTRIKEL

In den vier Ventrikeln bzw. Hohlräumen des Gehirns wird die Gehirn-Rückenmarks-Flüssigkeit (CSF), auch Liquor genannt, produziert. Da die Ventrikel mit dem Rückenmarks-kanal und dem Subarachnoidal-raum im Gehirn verbunden sind, füllt der Liquor diese Ventrikel und fließt so in das Venensystem ab. Liquor wird ständig produziert und mehrmals täglich vollständig ausgetauscht.

DAS LIMBISCHE SYSTEM

Die wichtigsten Elemente des limbischen Systems sind Hippocampus, Amygdala, Septum und Hypothalamus. Diese untereinander verbundenen Strukturen sind an unseren Überlebensstrategien, dem Ausdruck von Emotionen und der Gedächtnisbildung beteiligt. Jedes Element spielt eine Rolle im limbischen System. Der Hippocampus ist an der Bildung neuer Erinnerungen beteiligt, während die Amygdala für den Ausdruck von Emotionen zuständig ist; beide befinden sich im Schläfenlappen. Das Septum liegt an der inneren Oberfläche des Gehirns und ist vermutlich für Freude und Belohnung mitverantwortlich. Der Hypothalamus steuert die Hormonproduktion; er sorgt für emotional bedingte Körperreaktionen wie die Erhöhung von Blutdruck, Herzschlag und Atemfrequenz bei Angst.

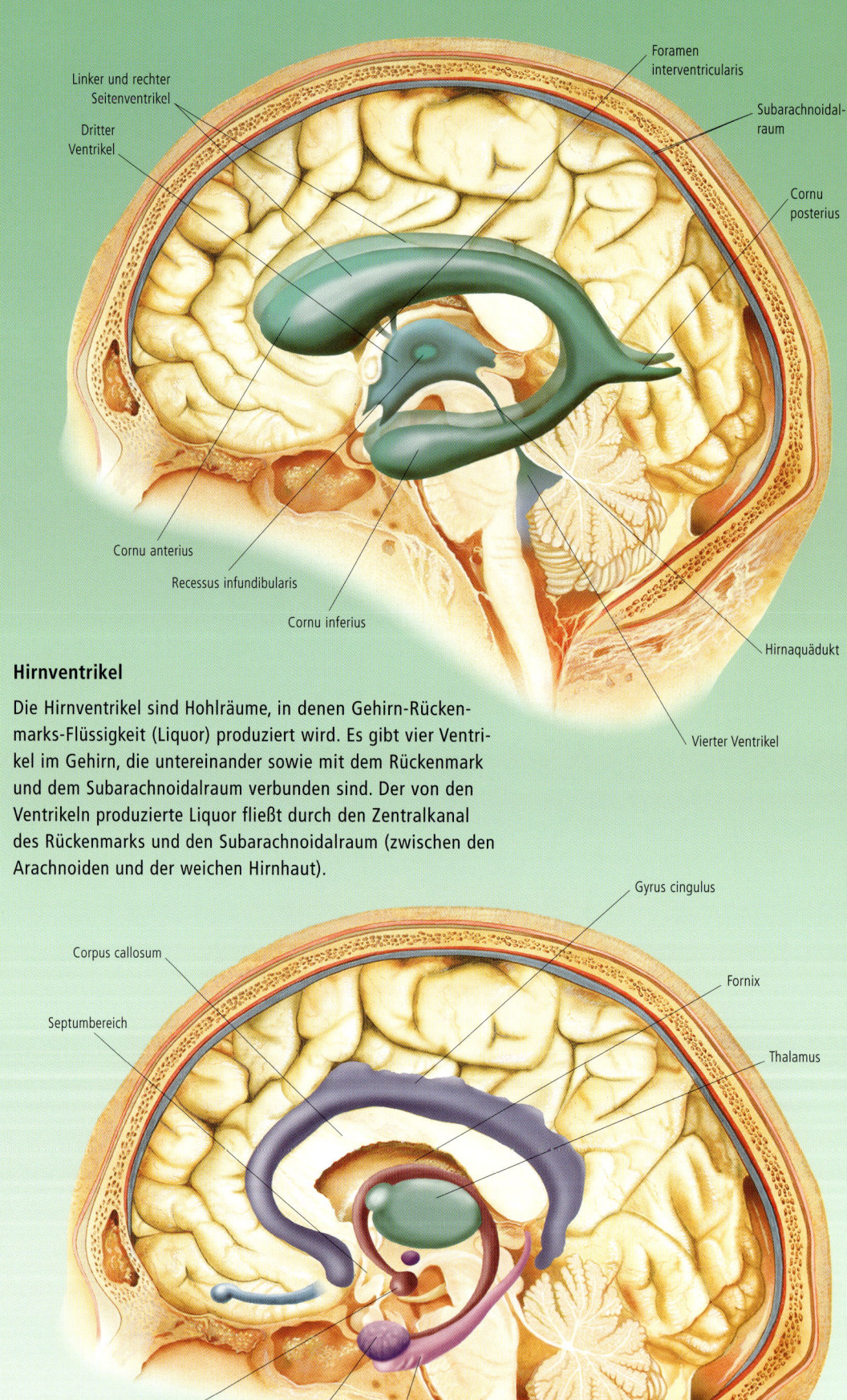

Foramen interventricularis
Linker und rechter Seitenventrikel
Subarachnoidal-raum
Dritter Ventrikel
Cornu posterius
Cornu anterius
Recessus infundibularis
Cornu inferius
Hirnaquädukt
Vierter Ventrikel

Hirnventrikel

Die Hirnventrikel sind Hohlräume, in denen Gehirn-Rückenmarks-Flüssigkeit (Liquor) produziert wird. Es gibt vier Ventrikel im Gehirn, die untereinander sowie mit dem Rückenmark und dem Subarachnoidalraum verbunden sind. Der von den Ventrikeln produzierte Liquor fließt durch den Zentralkanal des Rückenmarks und den Subarachnoidalraum (zwischen den Arachnoiden und der weichen Hirnhaut).

Gyrus cingulus
Corpus callosum
Fornix
Septumbereich
Thalamus
Mamillarkörper
Amygdala
Hippocampus

Limbisches System

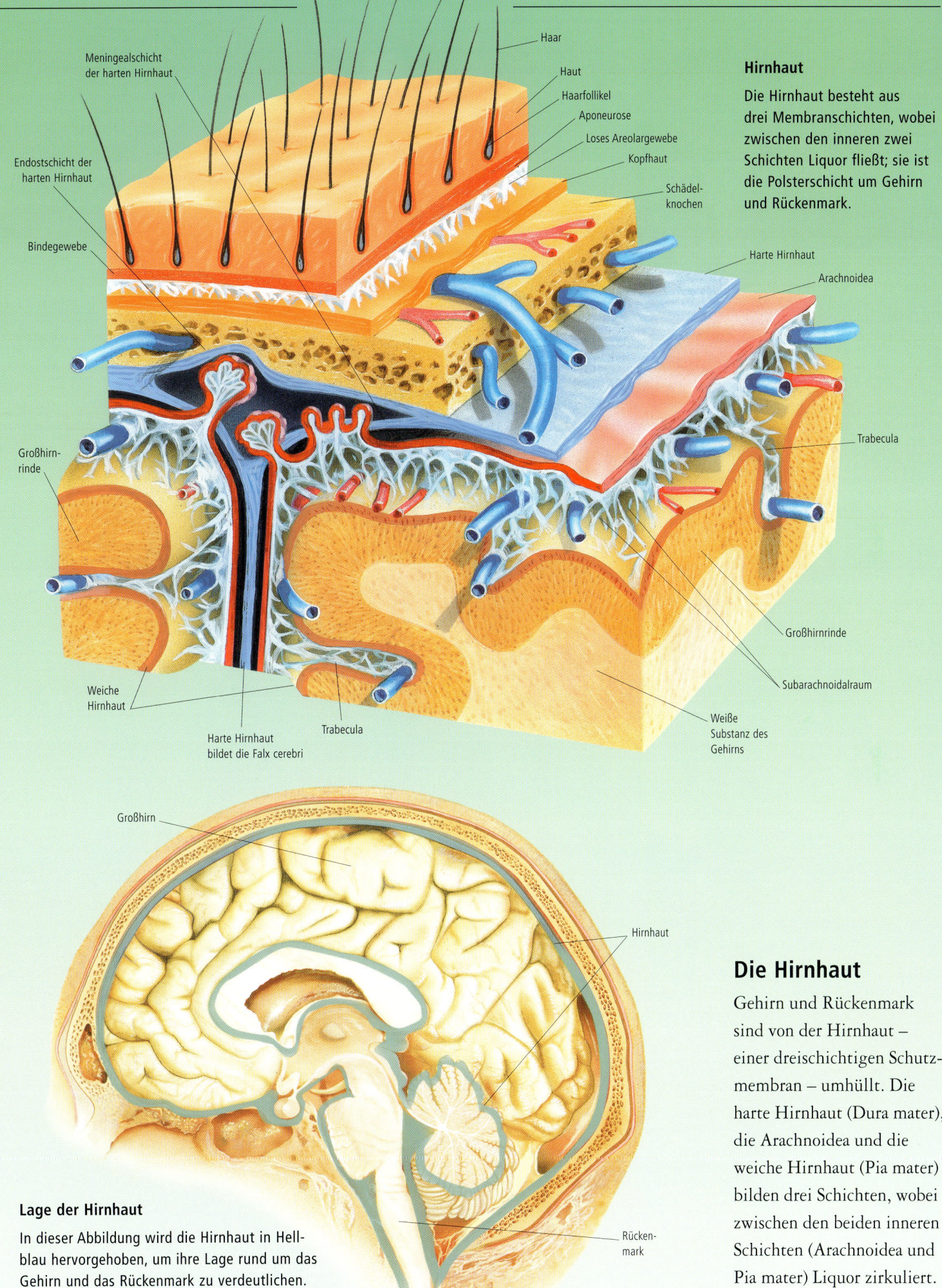

Meningealschicht
der harten Hirnhaut

Endostschicht der
harten Hirnhaut

Bindegewebe

Großhirn-
rinde

Weiche
Hirnhaut

Harte Hirnhaut
bildet die Falx cerebri

Trabecula

Haar

Haut

Haarfollikel

Aponeurose

Loses Areolargewebe

Kopfhaut

Schädel-
knochen

Harte Hirnhaut

Arachnoidea

Trabecula

Großhirnrinde

Subarachnoidalraum

Weiße
Substanz des
Gehirns

Hirnhaut

Die Hirnhaut besteht aus
drei Membranschichten, wobei
zwischen den inneren zwei
Schichten Liquor fließt; sie ist
die Polsterschicht um Gehirn
und Rückenmark.

Großhirn

Hirnhaut

Rücken-
mark

Lage der Hirnhaut

In dieser Abbildung wird die Hirnhaut in Hell-
blau hervorgehoben, um ihre Lage rund um das
Gehirn und das Rückenmark zu verdeutlichen.

Die Hirnhaut

Gehirn und Rückenmark
sind von der Hirnhaut –
einer dreischichtigen Schutzmembran – umhüllt. Die
harte Hirnhaut (Dura mater),
die Arachnoidea und die
weiche Hirnhaut (Pia mater)
bilden drei Schichten, wobei
zwischen den beiden inneren
Schichten (Arachnoidea und
Pia mater) Liquor zirkuliert.

Wahrnehmungen

Unsere Körper erleben verschiedene Empfindungen wie Berührung, Schmerz, Vibration, Temperatur und Druck. Nervenenden (Rezeptoren) senden Impulse entlang der Sinnesnerven an das Rückenmark. Diese Impulse werden auf speziellen Bahnen das Rückenmark hinauf durch den Thalamus an die Großhirnrinde geleitet.

Viele derartige Rezeptoren befinden sich in der Haut; Mechanorezeptoren finden sich in bestimmten Bereichen wie Fingerspitzen, Lippen, Handflächen, Zehen, Brustwarzen, der Eichel und der Klitoris.

Thermorezeptoren erfassen die Temperatur mit separaten Rezeptoren für Wärme und Kälte. Sie sind im gesamten Körper verteilt, finden sich aber gehäuft in Bereichen wie Lippen, Mund und Anus.

Propriorezeptoren übermitteln Informationen über den Zustand von Gelenken, Sehnen und Muskeln; so können Muskelbewegungen koordiniert werden.

Schmerzrezeptoren, auch Nozizeptoren genannt, sind weit über die Körpergewebe verteilt, und finden sich häufig in Haut und Gelenken. Sie sind in der Lage, Schmerzen in den inneren Organen des Körpers zu erkennen.

Sinnesorgane

Unsere besonderen Sinne sind für Sehen, Riechen, Schmecken, Hören und das Gleichgewicht zuständig. Die Organe für diese besonderen Sinne sind Augen, Nase, Mund und Ohren; sie besitzen jeweils Nervenenden (Rezeptoren), die ihrer spezifischen Funktion angepasst sind. Das Sehen wird durch Photorezeptoren ermöglicht; Berührung, Geräusche und Gleichgewicht werden durch Mechanorezeptoren ermittelt; die Wahrnehmung von Geruch und Geschmack erfolgt über Chemorezeptoren. Diese Rezeptoren übermitteln ihre Informationen über Hirnnerven zur Interpretation an das Gehirn.

Sensorischer Kortex

Postzentraler Gyrus

Verarbeitungszentren

Rückenmark

Haut – Nerven

Sinnesbahnen

Die Signale der Sinnesrezeptoren geben dem Gehirn Informationen über die Bedingungen innerhalb und außerhalb des Körpers. Sie werden von den peripheren Nerven zum zentralen Nervensystem übermittelt.

Sehvermögen

Die lichtempfindlichen Photorezeptoren der Augen – sog. Stäbchen und Zapfen – übermitteln Informationen über den Sehnerv (Nervus opticus). Diese werden an den visuellen Kortex im Hinterhauptlappen des Gehirns zur Interpretation weitergeleitet.

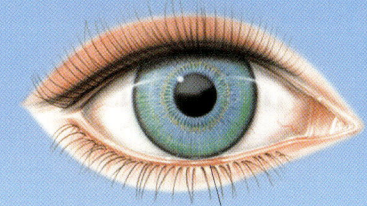

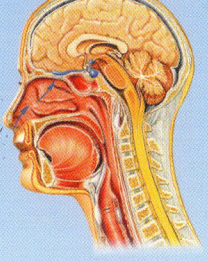

Geruchssinn

Die Nasenhöhle enthält Chemorezeptoren zum Aufspüren von Tausenden von Gerüchen. Die Chemorezeptoren übermitteln Signale über den Geruchsnerv (Nervus olfactorius) an die olfaktorischen Bereiche des Gehirns, wo sie als Geruch interpretiert werden.

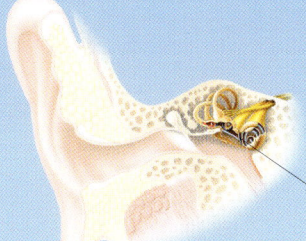

Gleichgewicht

Informationen zum Gleichgewicht werden durch den Hör-Gleichgewichtsnerv (Nervus vestibulocochlearis) vom Gleichgewichtsorgan (Bogengänge, Utriculus und Sacculus) im Ohr übertragen.

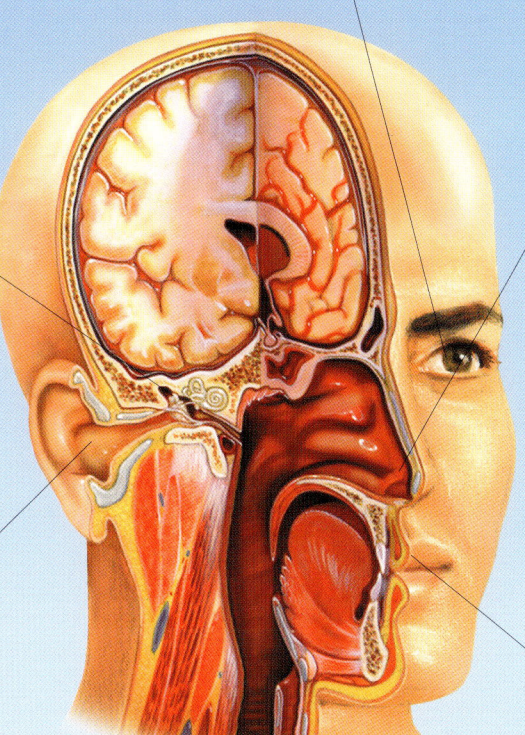

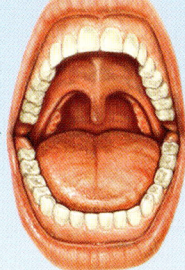

Geschmack

Die Geschmacksknospen (Chemorezeptoren) befinden sich auf Zunge, Gaumen und im Rachen. Die Information über den salzigen, süßen, sauren und bitteren Geschmack wird über die Hirnnerven an das Gehirn weitergeleitet, wo der Geschmack erkannt wird. Der Geschmackssinn wird durch den Geruchssinn verbessert.

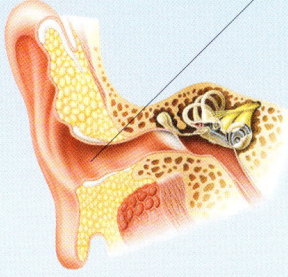

Gehör

Die Mechanorezeptoren in der Hörschnecke (Cochlea) im Ohr wandeln Schallwellen in Impulse um. Diese Impulse werden über den Hör-Gleichgewichtsnerv (Nervus vestibulocochlearis) an das Gehirn gesendet, das diese Informationen über das Geräusch umwandelt.

Besondere Sinne

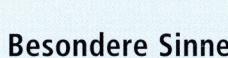

Die besonderen Sinne sind für Sehen, Riechen, Schmecken, Hören und das Gleichgewicht zuständig. Die von den besonderen Sinnesorganen gesendeten Nervenimpulse gelangen über die Hirnnerven ins Gehirn.

Das Gesicht

Die Gesichtsknochen sind das für unser Aussehen maßgebliche Gerüst; Haut und Muskeln geben ihm den letzten Schliff und ermöglichen, dass wir einander erkennen. Unser Gesicht, in dem sich ausdrückt, was wir denken und fühlen, wird von den Muskeln und Nerven des Gesichts bestimmt. Die speziellen Sinnesorgane (Augen, Ohren, Nase und Zunge) sind allesamt Teil der Gesichtsstruktur.

Das Gesicht besteht aus 14 Gesichtsknochen, Muskeln, Haut, Augen, Nase, Kiefer, Wangen und Kinn, wie auch aus Nervenbahnen und Blutgefäßen, die diese Strukturen versorgen. Die Gesichtsmuskeln umfassen Ringmuskeln um beide Augen und den Mund. Mund- und Wangenmuskeln sind wichtig beim Sprechen; die Kiefermuskeln bewegen den Unterkiefer beim Essen und Sprechen.

Die Hirnnerven (Kranialnerven)

Die vorwiegend im Stammhirn entspringenden zwölf Hirnnervenpaare innervieren Muskeln und Sinnesstrukturen von Kopf und Hals (einschließlich Haut, Membranen, Augen und Ohren). Sie verzweigen sich auch zu den Organen der Brust (Luftröhre, Bronchien, Lunge und Herz).

Hirnnerven

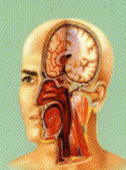

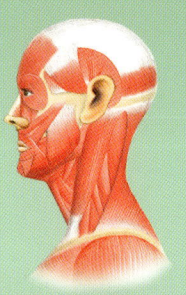

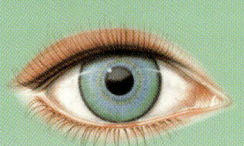

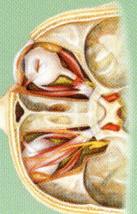

Nervus olfactorius (I)

Der erste Hirnnerv befasst sich mit dem Geruchssinn. Die Nervenfasern beginnen in den Schleimhäuten der Nase und leiten Nachrichten an das Großhirn.

Nervus opticus (II)

Visuelle Impulse von der Netzhaut werden über den Sehnerv (den zweiten Hirnnerv) an das Gehirn gesendet.

Nervi oculomotorius (III), trochlearis (IV) und abducens (VI)

Diese Hirnnerven steuern die Bewegung der Muskeln, die Augäpfel und Augenlider bewegen und das Fokussieren ermöglichen.

Nervus accessorius (XI)

Der elfte Hirnnerv ist in erster Linie verantwortlich für Muskelbewegungen der oberen Schulter sowie von Kopf, Hals, Kehlkopf und Rachen.

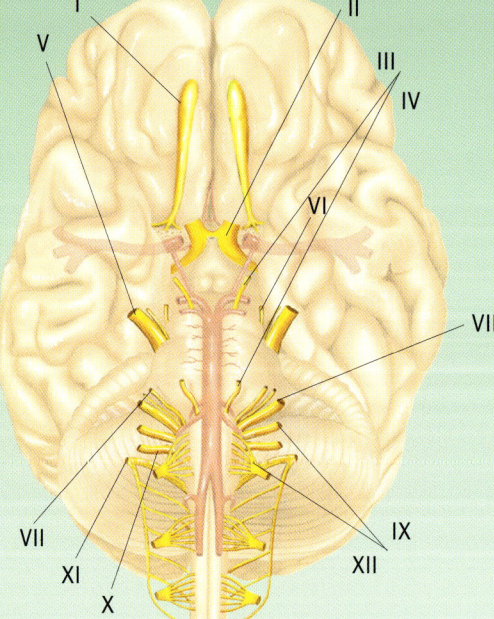

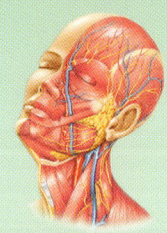

Nervus trigeminus (V)

Der sog. Drillingsnerv (fünfter Hirnnerv) hat drei Abschnitte: den Augen-, Oberkiefer- und Unterkieferbereich. Sie versorgen Stirn und Wangenhaut mit sensorischen Fasern und verbinden sich mit den motorischen Fasern zur Kaumuskulatur.

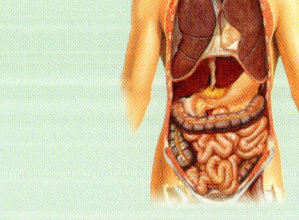

Nervus vagus (X)

Der zehnte Hirnnerv ist an folgenden Funktionen beteiligt: Husten, Niesen, Schlucken, Sprechen, Sekretion aus Magendrüsen sowie Hungergefühl.

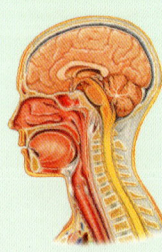

Nervi glossopharyngicus (IX) und hypoglossus (XII)

Der neunte Hirnnerv, der den Karotissinus versorgt, ist für die Reflexsteuerung des Herzens verantwortlich. Er ist auch mit dem hinteren Teil der Zunge und dem weichen Gaumen verbunden. Der zwölfte Hirnnerv steuert die Bewegung der Zunge.

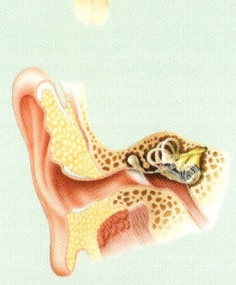

Nervus vestibulocochlearis (VIII)

Er liegt hinter dem Gesichtsnerv und ist der achte Hirnnerv, der Impulse für den Gleichgewichtssinn befördert.

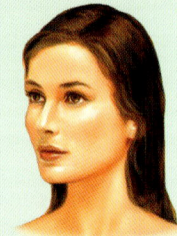

Nervus facialis (VII)

Der Gesichtsnerv ist der siebte Hirnnerv. Er stellt die motorischen Fasern für den Gesichtsausdruck zur Verfügung. Er ist auch verantwortlich für den Geschmackssinn im vorderen Teil der Zunge.

Gesicht

Gedanken und Emotionen zeigen sich im Gesichtsausdruck, was ein ausgefeiltes System von Muskeln und Nerven erfordert. Die besonderen Sinnesorgane (Augen, Nase, Ohren und Zunge) sind allesamt Teil der Gesichtsstruktur.

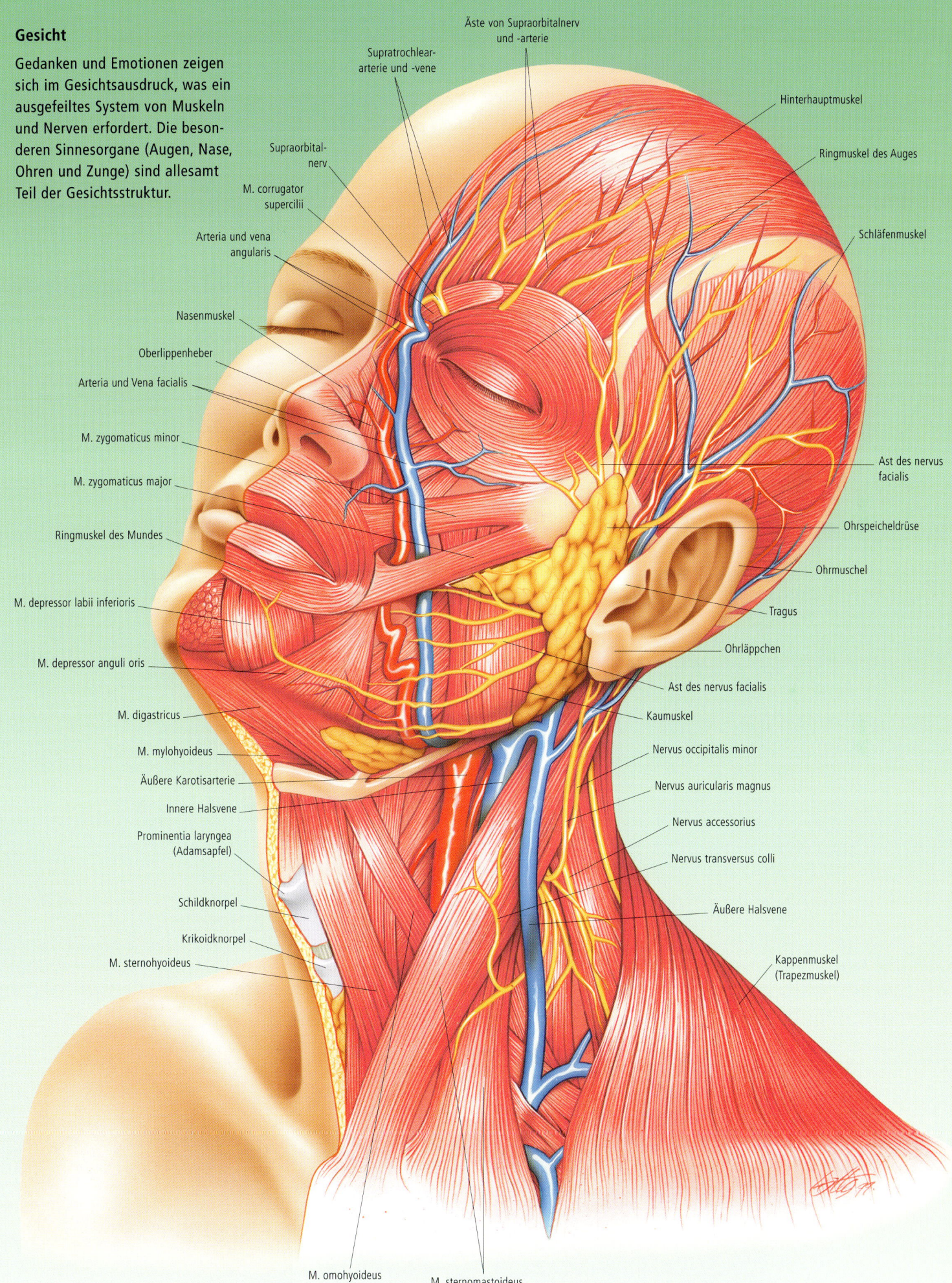

Supratrochlear-arterie und -vene

Äste von Supraorbitalnerv und -arterie

Hinterhauptmuskel

Ringmuskel des Auges

Supraorbital-nerv

Schläfenmuskel

M. corrugator supercilii

Arteria und vena angularis

Nasenmuskel

Oberlippenheber

Arteria und Vena facialis

M. zygomaticus minor

M. zygomaticus major

Ast des nervus facialis

Ohrspeicheldrüse

Ringmuskel des Mundes

Ohrmuschel

M. depressor labii inferioris

Tragus

M. depressor anguli oris

Ohrläppchen

Ast des nervus facialis

M. digastricus

Kaumuskel

M. mylohyoideus

Nervus occipitalis minor

Äußere Karotisarterie

Nervus auricularis magnus

Innere Halsvene

Nervus accessorius

Prominentia laryngea (Adamsapfel)

Nervus transversus colli

Schildknorpel

Äußere Halsvene

Krikoidknorpel

M. sternohyoideus

Kappenmuskel (Trapezmuskel)

M. omohyoideus

M. sternomastoideus

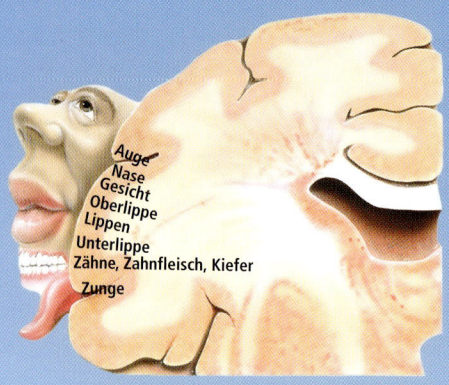
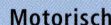

Motorisch

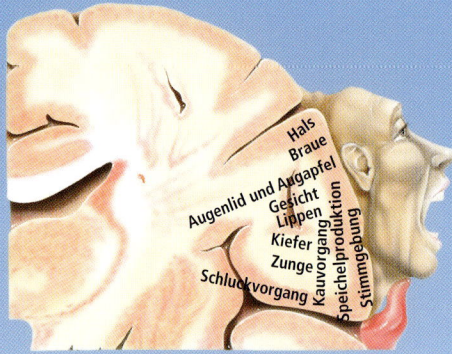

Sensorisch

Die Gesichtsnerven

Nerven auf beiden Seiten des Gesichts steuern die Gesichtsmuskeln, versorgen die Speicheldrüsen der Mundhöhle, die Tränendrüsen des Auges und übertragen Geschmackseindrücke von den vorderen zwei Dritteln der Zunge. Die Gesichtsnerven entspringen im Stammhirn und liegen vor beiden Ohren, wobei sie sich über beide Gesichtshälften verzweigen.

Sensomotorische Bereiche des Kortex

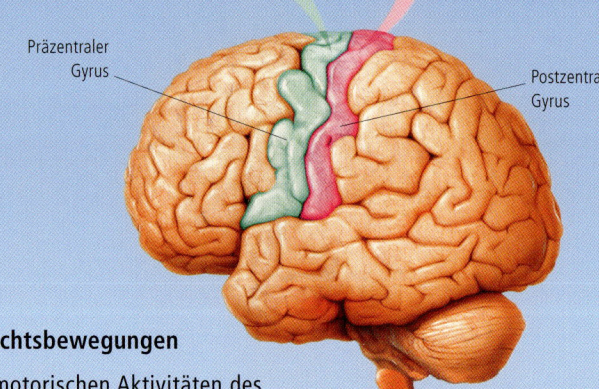

Präzentraler Gyrus

Postzentraler Gyrus

Gesichtsbewegungen

Die motorischen Aktivitäten des Gesichts, wie das Lächeln, werden vom präzentralen Gyrus gesteuert, während die Verarbeitung der sensorischen Aktivitäten im Zusammenhang mit der Gesichtshaut im postzentralen Gyrus erfolgt. In der Abbildung deutet die Größe der verschiedenen Gesichtsbereiche auf das Verhältnis an Einfluss auf jeden Bereich durch die Gyri hin.

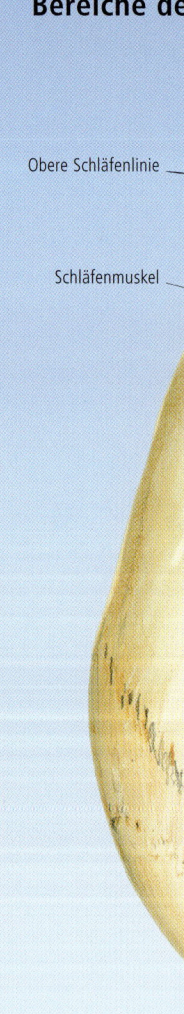

Obere Schläfenlinie

Schläfenmuskel

Gesichtsnerven

Die Gesichtsnerven verzweigen sich vor dem Ohr fächerartig über das Gesicht. Sie steuern die Gesichtsmuskeln, versorgen die Speicheldrüsen und übermitteln Geschmackseindrücke vom vorderen Teil der Zunge.

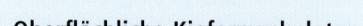

Oberflächliche Kiefermuskulatur

Der Kaumuskel wird zum Beißen und Kauen verwendet.

Der Kiefer

Das Kiefergelenk (auch Temporomandibulargelenk) verbindet Unter- und Oberkiefer zu einem gemeinsamen Kiefer, wobei der Unterkiefer (Mandibula) beweglich und der Oberkiefer (Maxilla) fixiert ist. Der Oberkiefer besitzt einen alveolären Teil mit Fassungen für die Oberkieferzähne, einen palatinen Teil (harter Gaumen) und einen Hohlkörper. Der Unterkiefer hat einen verdickten Körper, einen alveolären Teil (mit Fassungen für die Unterkieferzähne) und einen Ast. An der Spitze des Astes befindet sich ein kleiner abgerundeter Kopf, der in eine Gelenkpfanne an der Schädelbasis passt. Hier liegt das Kiefergelenk, das Unter- und Oberkiefer ver-

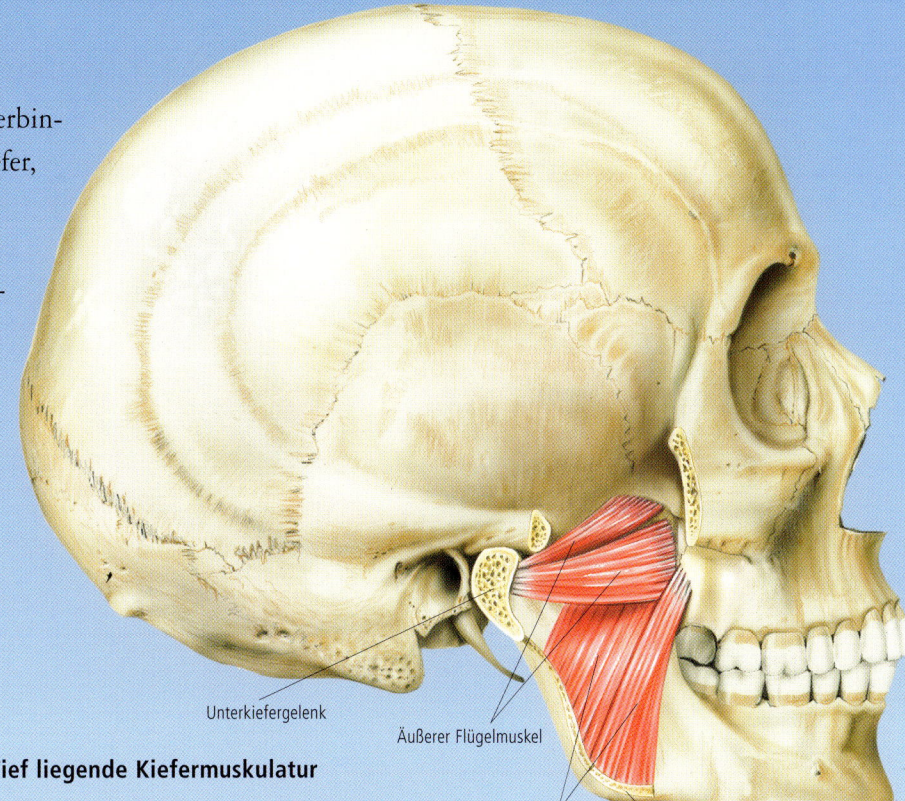

Unterkiefergelenk

Äußerer Flügelmuskel

Innerer Flügelmuskel

Schnittkante des Unterkiefers

Tief liegende Kiefermuskulatur

Diese wichtige Muskelgruppe bewegt beim Beißen und Kauen den Unterkiefer sowohl auf-, ab- und seitwärts als auch vor und zurück.

bindet. Das Gelenk ist mit einer verstärkenden Kapsel ausgestattet und wird durch starke Bänder unterstützt, die sowohl Gleit- als auch Scharnierbewegungen ermöglichen.

Die am Kauvorgang beteiligten Muskeln – M. pterygoideus medialis und lateralis, Kaumuskel und Schläfenmuskel – bewegen das Gelenk und schließen den Kiefer, wobei der Unterkiefer aufwärts bewegt wird. Sowohl Unter- als auch Oberkiefer besitzen Fassungen für die Zähne. Bei einem Erwachsenen verfügen beide Kiefer über Fassungen für je 16 Zähne.

Jochbogen

Unterkiefergelenk (Temporomandibulargelenk)

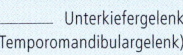

Kaumuskel

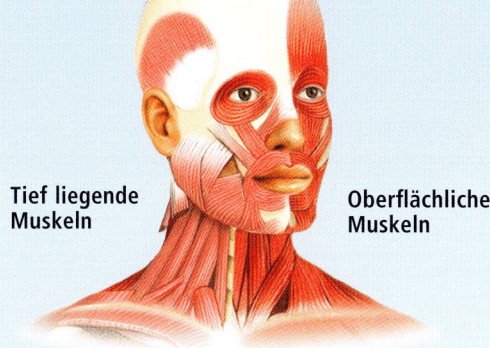

Tief liegende Muskeln

Oberflächliche Muskeln

Gesichtsmuskeln

Muskulatur und Nerven erzeugen Gesichtsausdrücke, in denen sich unsere Gedanken und Gefühle ausdrücken. Die Muskeln von Mund und Wangen spielen beim Sprechen und beim Essen eine wichtige Rolle; die Muskeln rund um das Auge öffnen und schließen es und ermöglichen das Blinzeln.

Das Auge

Unser „Fenster zur Welt" ist ein bemerkenswertes Organ. Es sendet in seiner komplexen Struktur Bilder zur Auswertung an das Gehirn. Das Auge besteht aus drei Schichten: der äußeren Schicht (Sklera und Hornhaut), der Mittelschicht (Uvea und Linse) und der inneren Schicht (Netzhaut).

Die Sklera oder das „Augenweiß", das dem Auge seine sphärische Form verleiht, besteht aus hartem faserigem Gewebe. Sie bildet die äußere Schicht, die den Muskeln, die das Auge bewegen, einen Anknüpfungspunkt bietet. Im vorderen Bereich dieser äußeren Schicht liegt die transparente Hornhaut (Kornea), im hinteren der Ausgang für den Sehnerv. Die Hornhaut bricht das Licht, das von einem erblickten Objekt reflektiert wird, und in Verbindung mit der Linse wird das Bild auf die Netzhaut projiziert.

Die Mittelschicht (die Uvea) setzt sich aus drei Komponenten zusammen: der Aderhaut, dem Ziliarkörper und der Iris. An der Rückseite der Uvea befindet sich die Aderhaut, durchzogen von Blutgefäßen und Nerven zur Versorgung von Hornhaut, Ziliarkörper und Iris. An ihrer Vorderseite wird die Aderhaut zum Ziliarkörper, der sich mit der Iris verbindet. Die Ziliarmuskeln halten die Linse des Auges in einem stützenden Netz aus winzigen, fadenförmigen Fasern, den Zonulafasern. Im Zentrum der Iris steht die Pupille, wobei die Muskeln um die Iris die Pupillengröße einstellen – sie wird je nach Lichtverhältnis erweitert oder verringert. Gemeinsam mit

> **WUSSTEN SIE DAS?**
> Die Haut der Augenlider ist weich und flexibel, sodass sie beim Blinzeln das Auge befeuchten kann. Im Durchschnitt dauert ein Blinzeln ca. 50–100 Millisekunden.

Auge

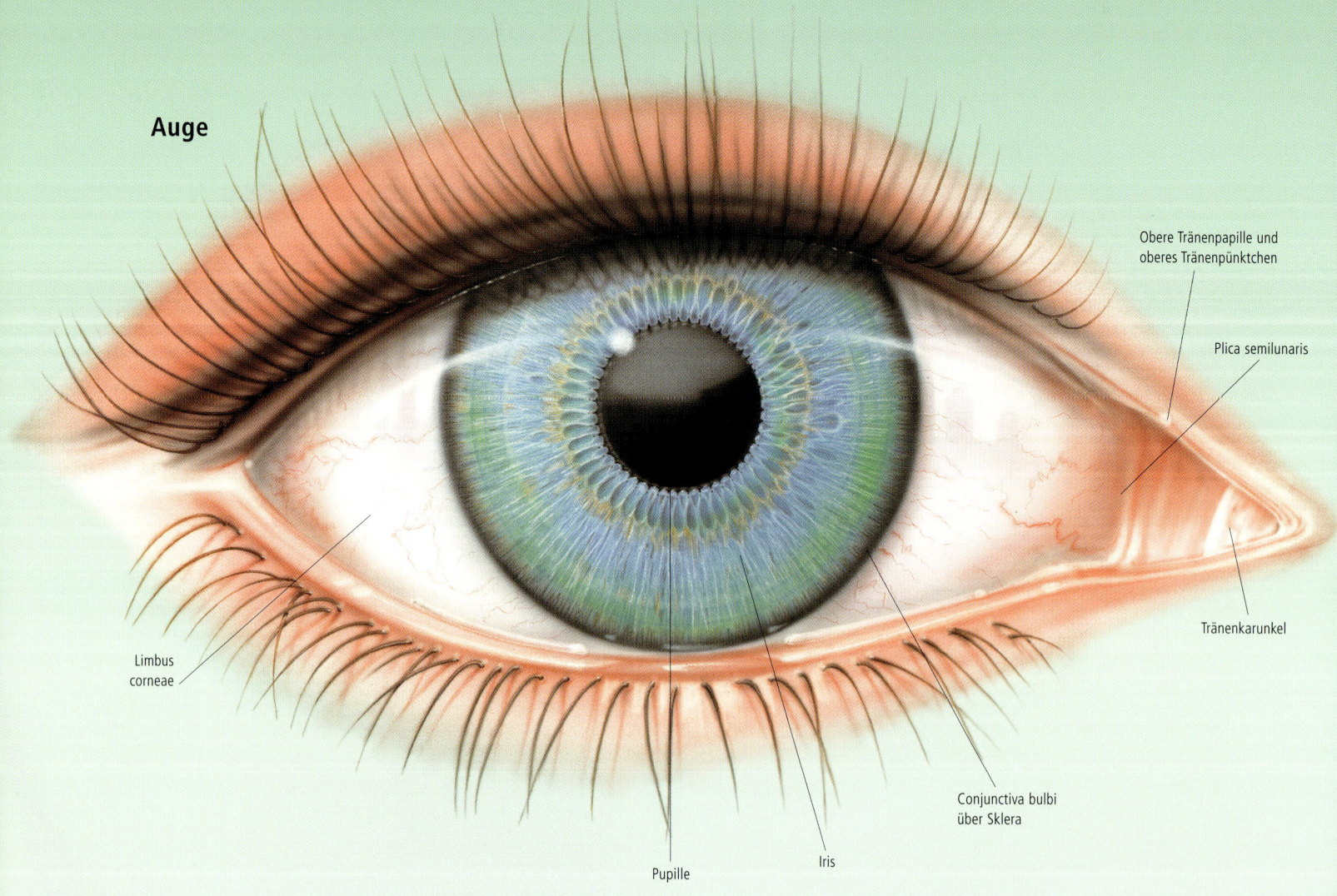

Obere Tränenpapille und oberes Tränenpünktchen

Plica semilunaris

Tränenkarunkel

Limbus corneae

Conjunctiva bulbi über Sklera

Pupille

Iris

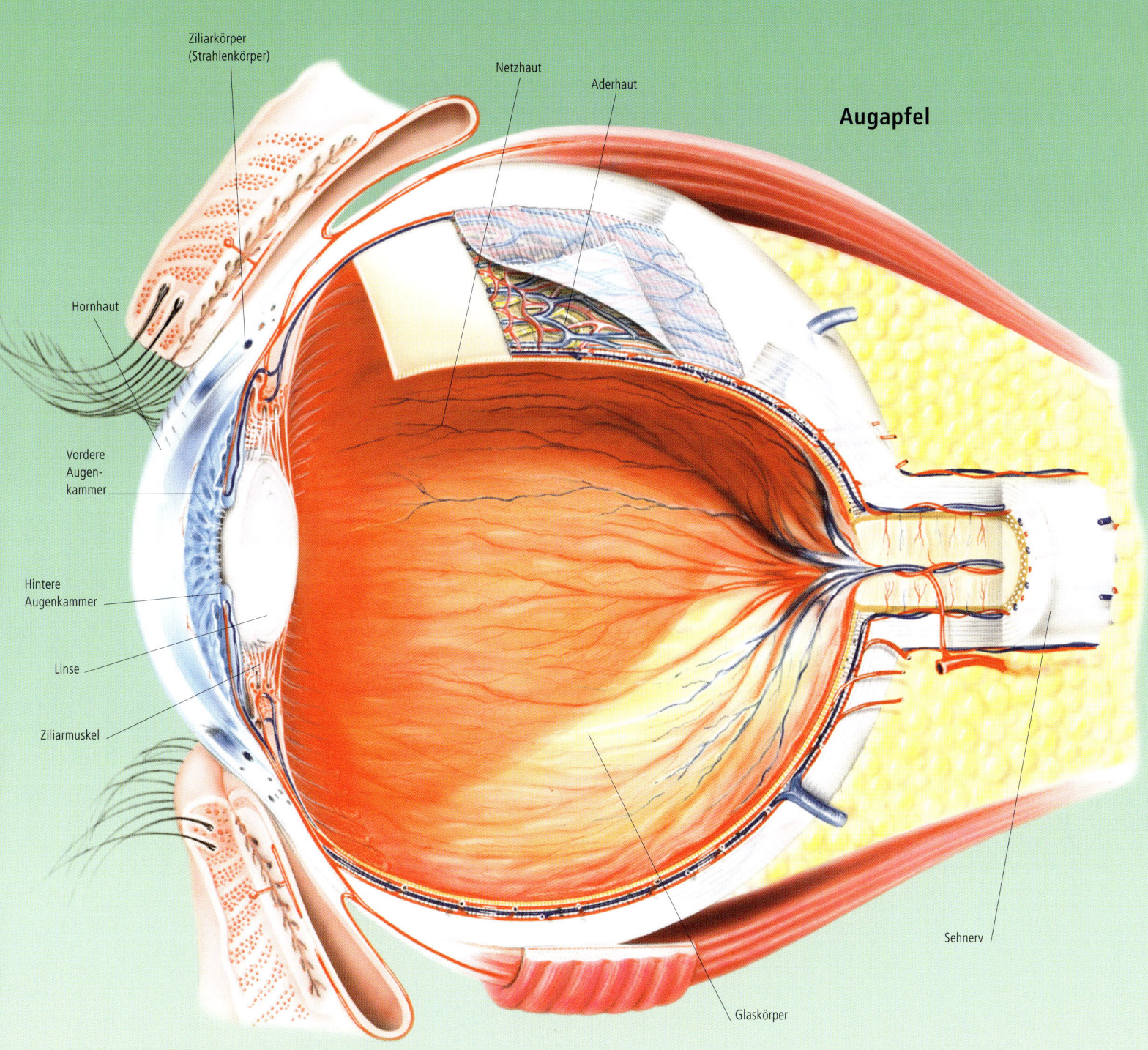

Ziliarkörper
(Strahlenkörper)

Netzhaut

Aderhaut

Augapfel

Hornhaut

Vordere
Augen-
kammer

Hintere
Augenkammer

Linse

Ziliarmuskel

Sehnerv

Glaskörper

den Bewegungen des Ziliarmuskels wird dies vom vegetativen Nervensystem gesteuert.

Der Raum vor Linse und Zonula ist in eine Vorder- und eine Hinterkammer aufgeteilt. Zur Versorgung von Linse und Hornhaut sondert der Ziliarkörper eine Flüssigkeit (Kammerwasser) in die Hinterkammer ab; durch die Pupille gelangt es in die Vorderkammer. Der Hohlraum hinter der Linse ist mit einem Gel (Glaskörper) gefüllt, das die Form des Augapfels gewährleistet.

Die Netzhaut ist die innere Schicht des Auges, die aus lichtempfindlichen Zellen (Photorezeptoren) besteht – aus mehr als 100 Millionen Stäbchen und über fünf Millionen Zapfen. Auf dem Weg zur Netzhaut durchdringt das Licht Hornhaut, Pupille, Linse und Glaskörper. Die auf die Netzhaut übertragenen Bilder werden über den Sehnerv transportiert, wobei die Nerven jedes Auges an der Sehnervenkreuzung zusammenlaufen und sich mit dem Gehirn verbinden.

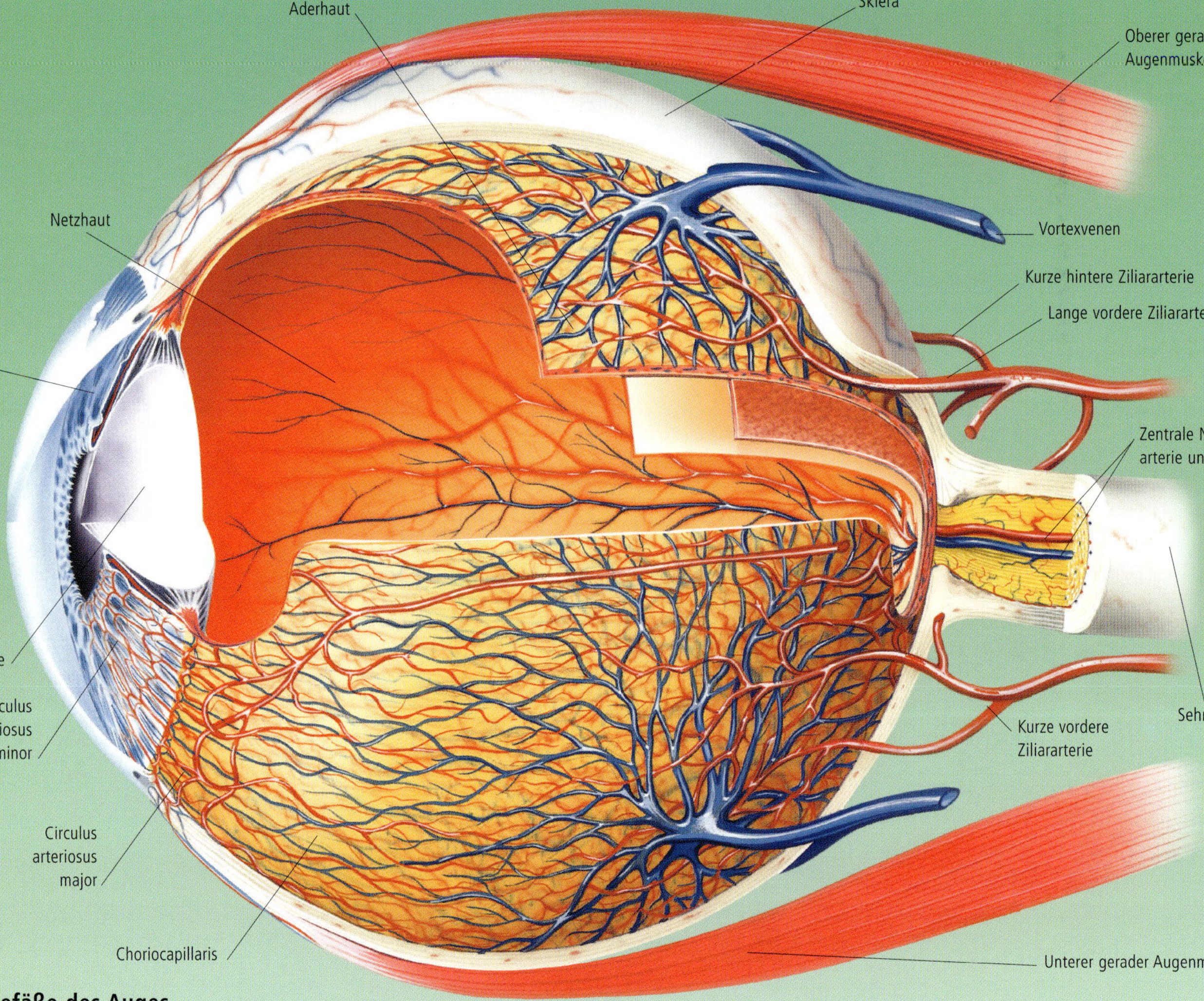

Aderhaut

Sklera

Oberer gerader
Augenmuskel

Netzhaut

Vortexvenen

Kurze hintere Ziliararterie

Lange vordere Ziliararterie

Iris

Zentrale Netzhaut-
arterie und -vene

Linse

Circulus
arteriosus
minor

Sehnerv

Kurze vordere
Ziliararterie

Circulus
arteriosus
major

Choriocapillaris

Unterer gerader Augenmuskel

Blutgefäße des Auges

Ein komplexes System von Arterien, Venen und
Kapillaren versorgt das Auge. Die zentrale Arterie
und Vene des Auges verlaufen durch den Sehnerv,
wobei sich ihre Äste auf der Oberfläche der Netzhaut verzweigen. Die Ziliararterien versorgen das
Auge ebenfalls.

DIE BLUTGEFÄSSE DES AUGES

Die zentrale Arterie und Vene der Netzhaut verlaufen durch
den Sehnerv und teilen sich in vier Hauptäste auf, die sich weiter
verzweigen und in einem Netzwerk von Kapillaren ausufern.

DIE WIMPERN UND AUGENLIDER

Wimpern und Augenlider schützen das Auge vor Blendung und
Staub. Die Augenlider sind Hautfalten, die sich schließen, um
die Oberfläche des Auges zu bedecken. Ihre Innenseite ist mit
einem Bindehautfortsatz versehen, der die Oberfläche des Augapfels bedeckt; die Ränder der Augenlider enthalten ölabsondernde
Drüsen (Meibom-Drüsen), die die Lider befeuchten. Die Wimpern, die an den Augenlidern sitzen, bieten dem empfindlichen
Sehorgan weiteren Schutz.

BEWEGUNGEN DES AUGAPFELS

Die Bewegung des Augapfels wird von drei Muskelpaaren ausge-
führt. Fein abgestimmte Bewegungen lassen das Auge nach oben,
unten, links und rechts schauen und bieten so ein weites Sichtfeld.

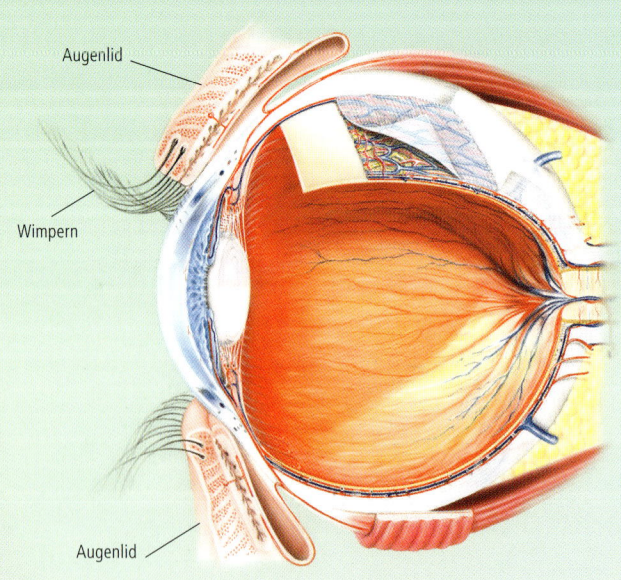

Augenlid

Wimpern

Augenlid

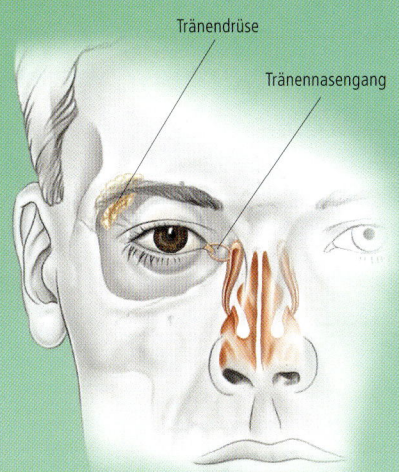

Tränendrüse

Tränennasengang

DER TRÄNENAPPARAT

Die Tränendrüsen liegen in der äußeren oberen Ecke der Augenhöhle, einer Vertiefung im vorderen Teil des Schädels, die den Augapfel beherbergt. Sie sondern die Tränenflüssigkeit ab, die einen Schutzfilm bildet und das Auge befeuchtet. Das Blinzeln des Augenlids wischt die Flüssigkeit zur Austrittsstelle, dem Tränennasengang, der sich zur Nase hin öffnet.

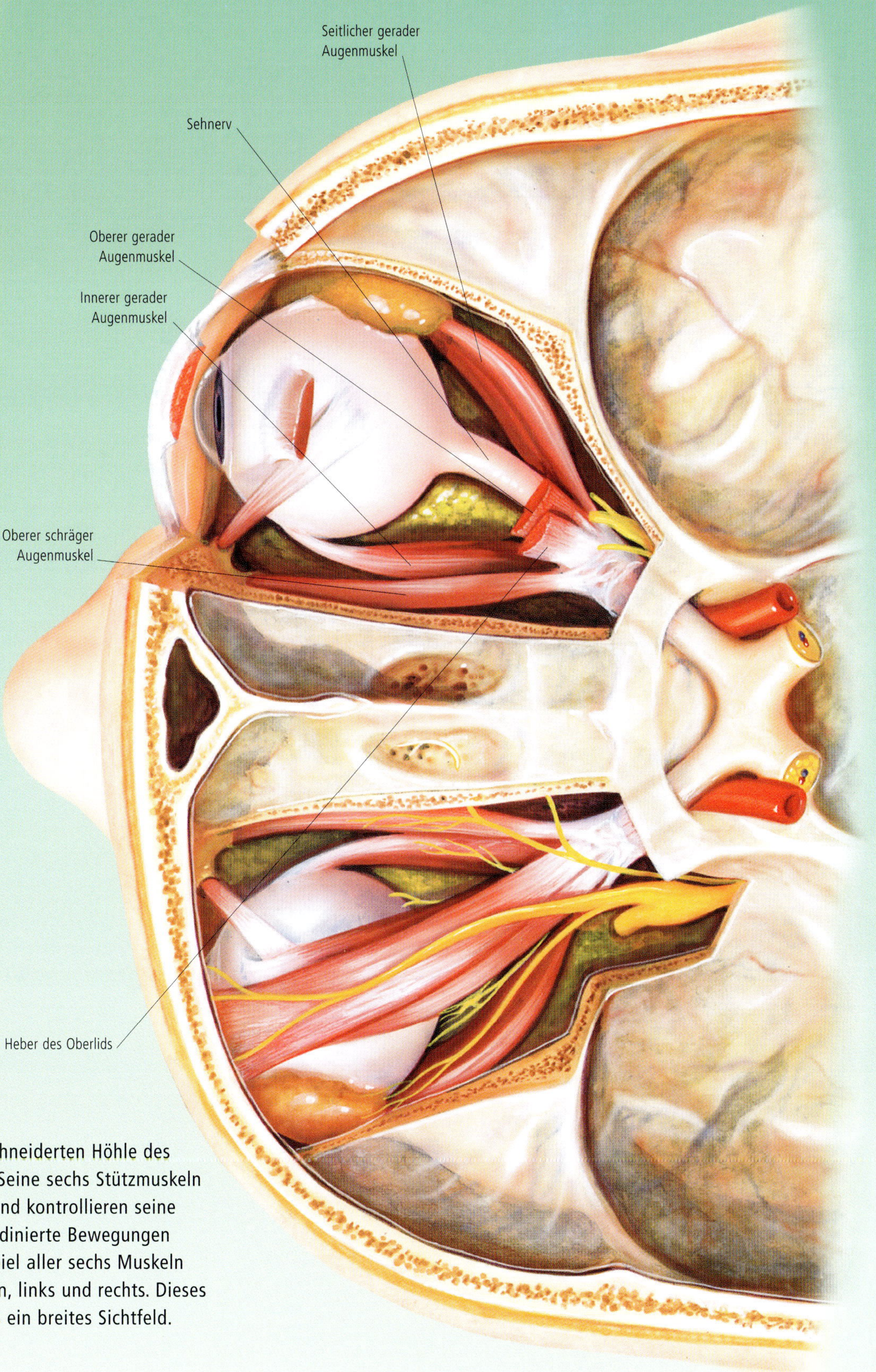

Tränendrüsen

Die Tränendrüse produziert Tränen, um das Auge feucht zu halten und es vor Infektionen zu schützen. Beim Blinzeln des Augenlids bewegen sich die Tränen über die Augenoberfläche und werden zu ihrer Austrittsstelle am unteren inneren Augenwinkel – dem sog. Tränennasengang – geschoben.

Seitlicher gerader Augenmuskel

Sehnerv

Oberer gerader Augenmuskel

Innerer gerader Augenmuskel

Oberer schräger Augenmuskel

WUSSTEN SIE DAS?

Wenn wir weinen, ist die Menge der Tränenflüssigkeit für den Tränennasengang zu groß; also laufen die Tränen über den Augenrand.

Heber des Oberlids

Bewegungen des Augapfels

Der Augapfel liegt in einer maßgeschneiderten Höhle des Schädels – der Augenhöhle (Orbit). Seine sechs Stützmuskeln arbeiten in drei Paaren zusammen und kontrollieren seine Richtungsbewegungen. Präzise koordinierte Bewegungen und Abstimmungen im Zusammenspiel aller sechs Muskeln bewegen das Auge nach oben, unten, links und rechts. Dieses Bewegungsspektrum ermöglicht uns ein breites Sichtfeld.

Wie wir sehen

Die Struktur des Auges ist speziell auf die Brechung und Bünde-
lung des Lichts ausgelegt, wobei ein winziges Bild des erblickten Objekts auf den hinteren Bereich des Auges projiziert
und dann in Form von Nervenimpulsen an das Gehirn
übermittelt wird. Dabei treffen einfallende Lichtstrahlen auf die Hornhaut, werden gebrochen und
gebündelt. Dann durchqueren sie die Linse, die
die Strahlen im hinteren Bereich der Netzhaut
fokussiert. Die Netzhaut wiederum besteht
aus einer Schicht lichtempfindlicher Zellen,
die Stäbchen und Zapfen genannt werden.
Werden sie durch Licht stimuliert, senden
sie elektrische Impulse ent-
lang des Sehnervs an
das Gehirn.

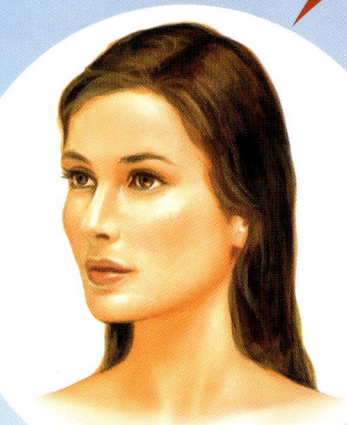

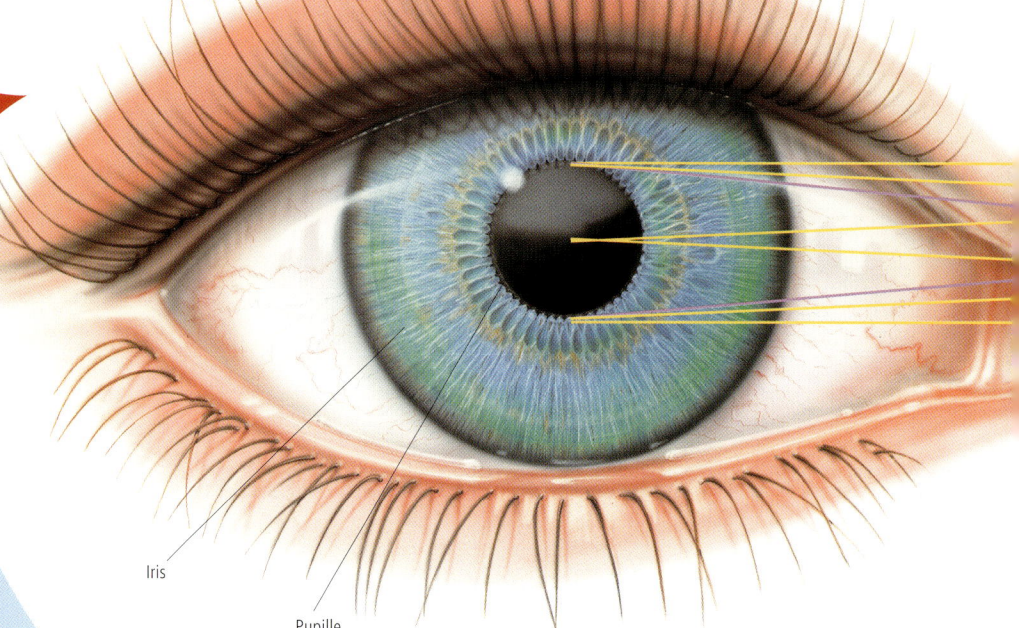

Iris

Pupille

Das Sehvermögen

Linkes und rechtes Auge haben leicht unterschiedliche
Sichtfelder, die sich überlappen und verschmelzen, um ein
erblicktes Objekt zu erfassen; so können wir Entfernung
und räumliche Struktur (3D) wahrnehmen. Dies wird als
binokulares Sehen bezeichnet.

Wenn wir ein Objekt ansehen, gelangen die von ihm
reflektierten Lichtstrahlen ins Auge. Dabei durchdringen sie
die Hornhaut, werden gebrochen und gebündelt und passieren auf ihrem Weg zur Linse die Pupille, deren Größe von
der Iris reguliert wird, die unseren Augen ihre charakteristische
Farbe verleiht; die Iris steuert also die Menge des einfallen-
den Lichts. Muskeln können die Form der Linse verändern,
um das Fokussieren entfernter und naheliegender Objekte
möglich zu machen. Die Lichtstrahlen gelangen dann durch
den Glaskörper zur Netzhaut. Dabei werden die Strahlen,
aus denen das wahrgenommene Bild besteht, horizontal und

vertikal gespiegelt. Die Photorezeptoren der Netzhaut – die
Stäbchen und Zapfen – werden von den Lichtstrahlen aktiviert
und beginnen, Impulse auszusenden.

Der Sehnerv (Hirnnerv II) überträgt die visuellen Impulse
an den Thalamus, dessen seitlicher Kniehöcker (Corpus geni-
culaticum laterale) einen Teil dieser Informationen verarbeitet.
Sie werden dann zur Interpretation an den visuellen Kortex (die
Sehrinde) in den Hinterhauptlappen des Gehirns übermittelt.

Der visuelle Kortex interpretiert die Nervenimpulse von
Augen und Thalamus und verleiht ihnen ihren Sinn. Dabei
werden die Informationen beider Augen zu einem Bild verschmolzen. Der visuelle Assoziationskortex verarbeitet dabei
komplexere Eigenschaften des visuellen Stimulus, etwa Farbe
und Bewegung. Die von der Netzhaut empfangenen Bilder
werden vom Gehirn horizontal und vertikal korrigiert.

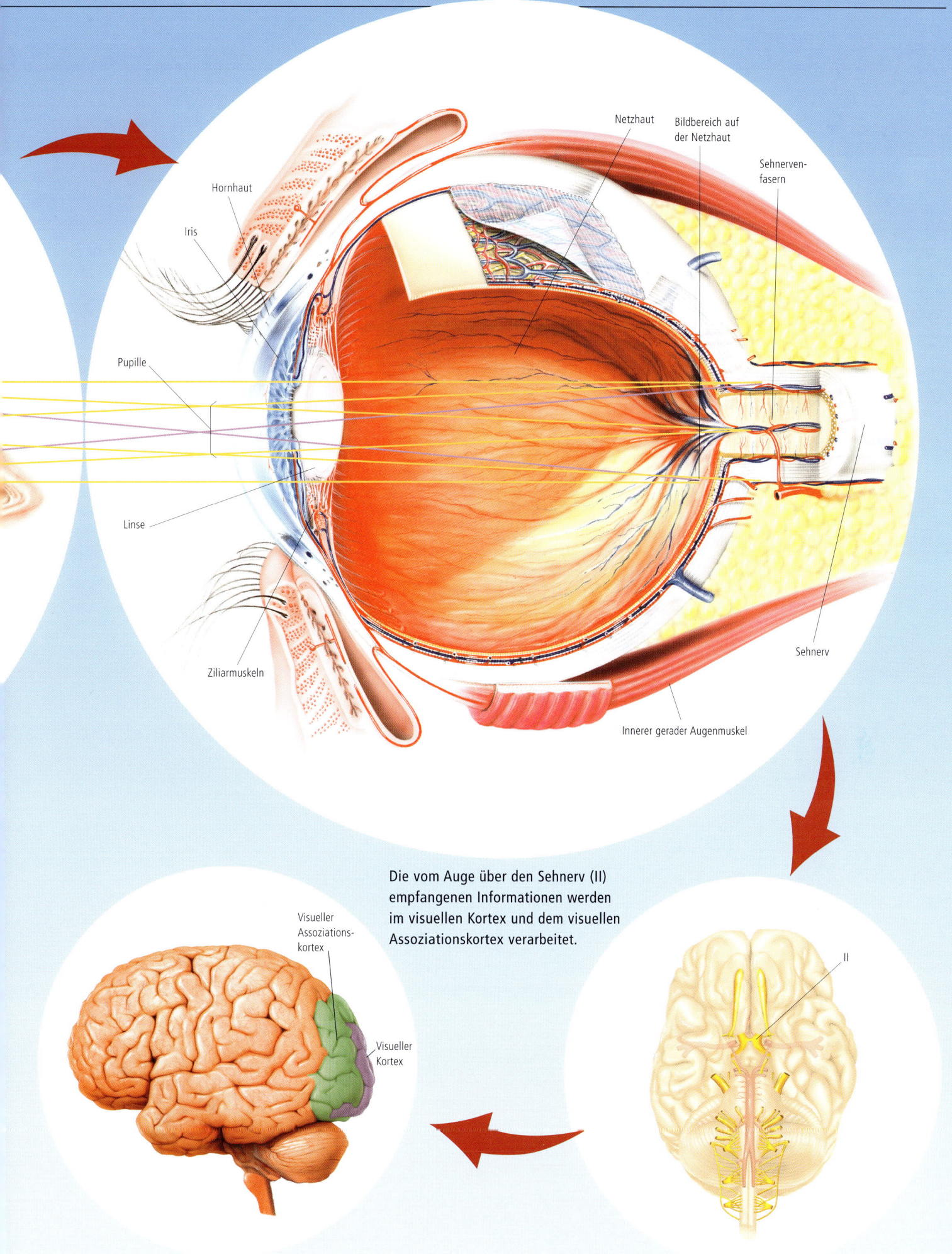

Hornhaut

Iris

Pupille

Linse

Ziliarmuskeln

Netzhaut

Bildbereich auf der Netzhaut

Sehnervenfasern

Sehnerv

Innerer gerader Augenmuskel

Die vom Auge über den Sehnerv (II) empfangenen Informationen werden im visuellen Kortex und dem visuellen Assoziationskortex verarbeitet.

Visueller Assoziationskortex

Visueller Kortex

II

Das Ohr

Das Ohr als besonderes Sinnesorgan ist verantwortlich für Gehör und Gleichgewicht. In einem Hohlraum im Schläfenbein des Schädels gelegen, setzt sich das Ohr aus einem Außen-, Mittel- und Innenohr zusammen.

Die in das Ohr eindringenden Schallwellen werden zunächst in mechanische Schwingungen und dann in Nervenimpulse umgewandelt. Diese werden zur Verarbeitung an das Gehirn übermittelt. Das Ohr ist auch für die Wahrnehmung von Körperposition und Schwerkraft verantwortlich, indem es an das Gehirn Informationen sendet, die es uns ermöglichen, das Gleichgewicht zu halten.

AUFBAU UND FUNKTION DES OHRES

Das Ohr liegt in einer Höhle des Schläfenbeins. Das Außenohr besteht aus Ohrmuschel und Gehörgang. Der Gehörgang ist mit Drüsen ausgekleidet, die Wachs (Zerumen) absondern; dieses Wachs, das wir als Ohrenschmalz kennen, fängt Staub- und Schmutzpartikel auf. Der Gehörgang verbindet das Außenohr mit dem Trommelfell.

Das Mittelohr besteht aus den Gehörknöchelchen, drei kleinen Knochen, die als Hammer, Amboss und Steigbügel bezeichnet werden. Die Gehörknöchelchen sind über die Paukenhöhle mit dem runden Fenster (Vorhoffenster) in der Hörschnecke (Cochlea) verbunden.

Das Innenohr enthält die Cochlea, die wesentlichen Hörorgane, die Bogengänge und das Gleichgewichtsorgan. Die Schwingungen der Gehörknöchelchen treffen auf die Cochlea und verursachen in der Cochleaflüssigkeit Vibrationen. Sie reizen die Rezeptoren im Corti-Organ, die über den Hör-Gleichgewichtsnerv (Nervus vestibulocochlearis) Nervenimpulse an den auditiven Kortex im Schläfenlappen des Gehirns senden.

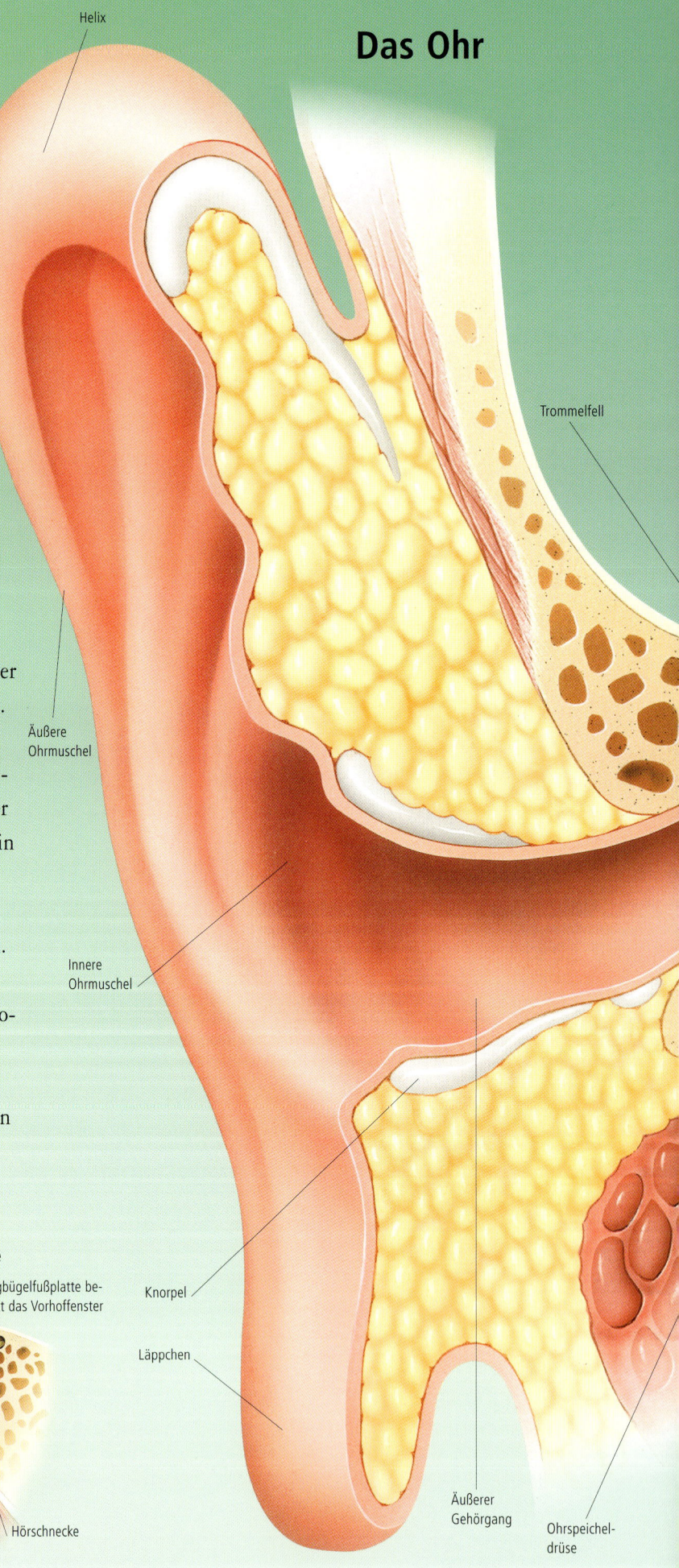

Das Ohr

Helix

Trommelfell

Äußere Ohrmuschel

Innere Ohrmuschel

Knorpel

Läppchen

Äußerer Gehörgang

Ohrspeicheldrüse

Gehörknöchelchen und Bogengänge

Gehörknöchelchen

Amboss   Steigbügel

Hammer

Bogengänge

Steigbügelfußplatte bedeckt das Vorhoffenster

Trommelfell

Hörschnecke

Das Trommelfell

Das Trommelfell ist eine dünne Membran zwischen dem Außen- und dem Mittelohr, die beide Bereiche voneinander trennt. Die Schallwellen werden vom Trommelfell reflektiert und bringen es zum Schwingen; diese Vibrationen werden in das Mittelohr übertragen.

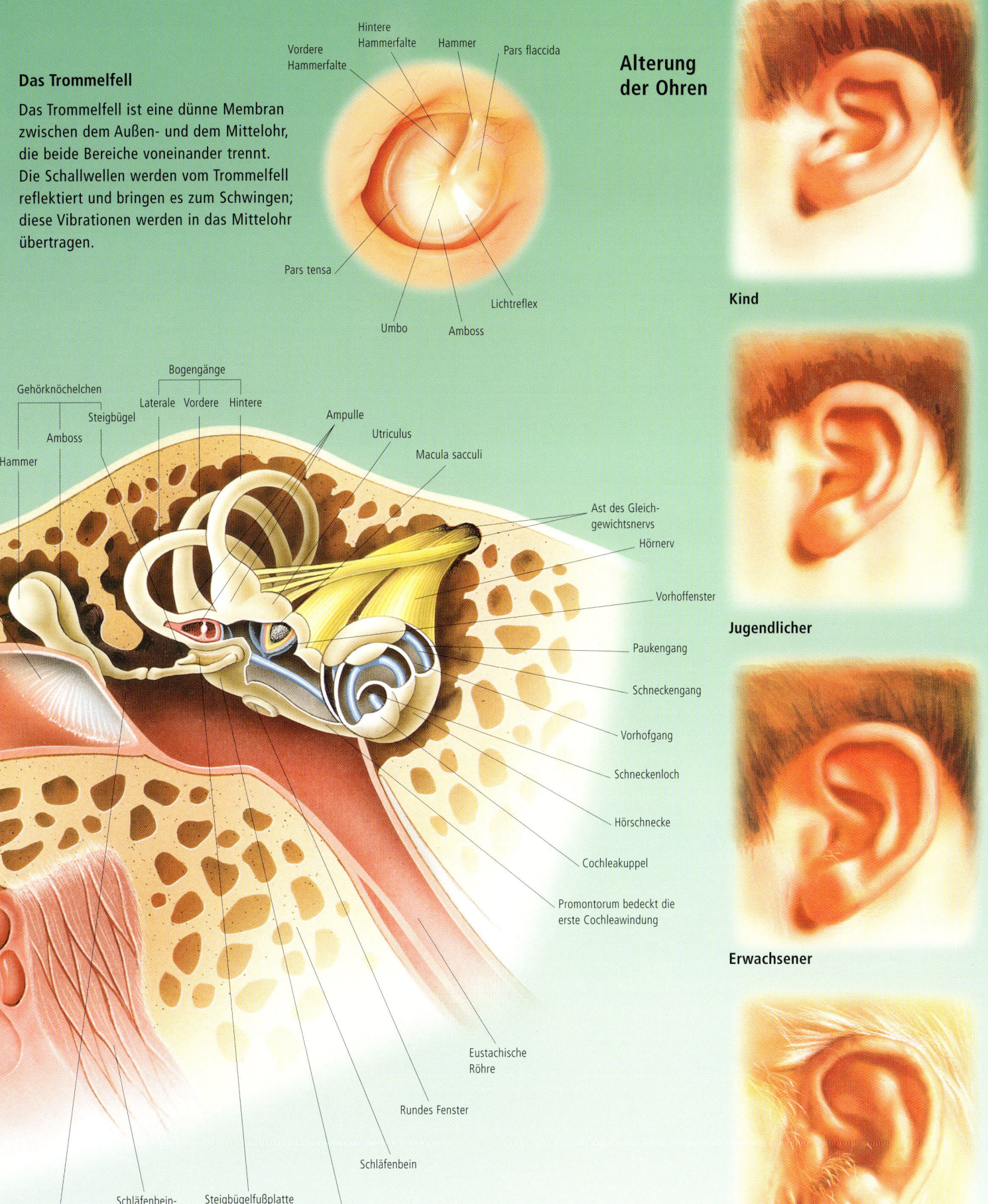

Hintere Hammerfalte

Vordere Hammerfalte

Hammer

Pars flaccida

Pars tensa

Lichtreflex

Umbo

Amboss

Alterung der Ohren

Kind

Jugendlicher

Erwachsener

Senior

Bogengänge

Gehörknöchelchen

Laterale Vordere Hintere

Steigbügel

Amboss

Hammer

Ampulle

Utriculus

Macula sacculi

Ast des Gleich-gewichtsnervs

Hörnerv

Vorhoffenster

Paukengang

Schneckengang

Vorhofgang

Schneckenloch

Hörschnecke

Cochleakuppel

Promontorum bedeckt die erste Cochleawindung

Eustachische Röhre

Rundes Fenster

Schläfenbein

Schläfenbein-membran

Steigbügelfußplatte bedeckt das Vorhoffenster

Vorhof

Mittelohr (Paukenhöhle)

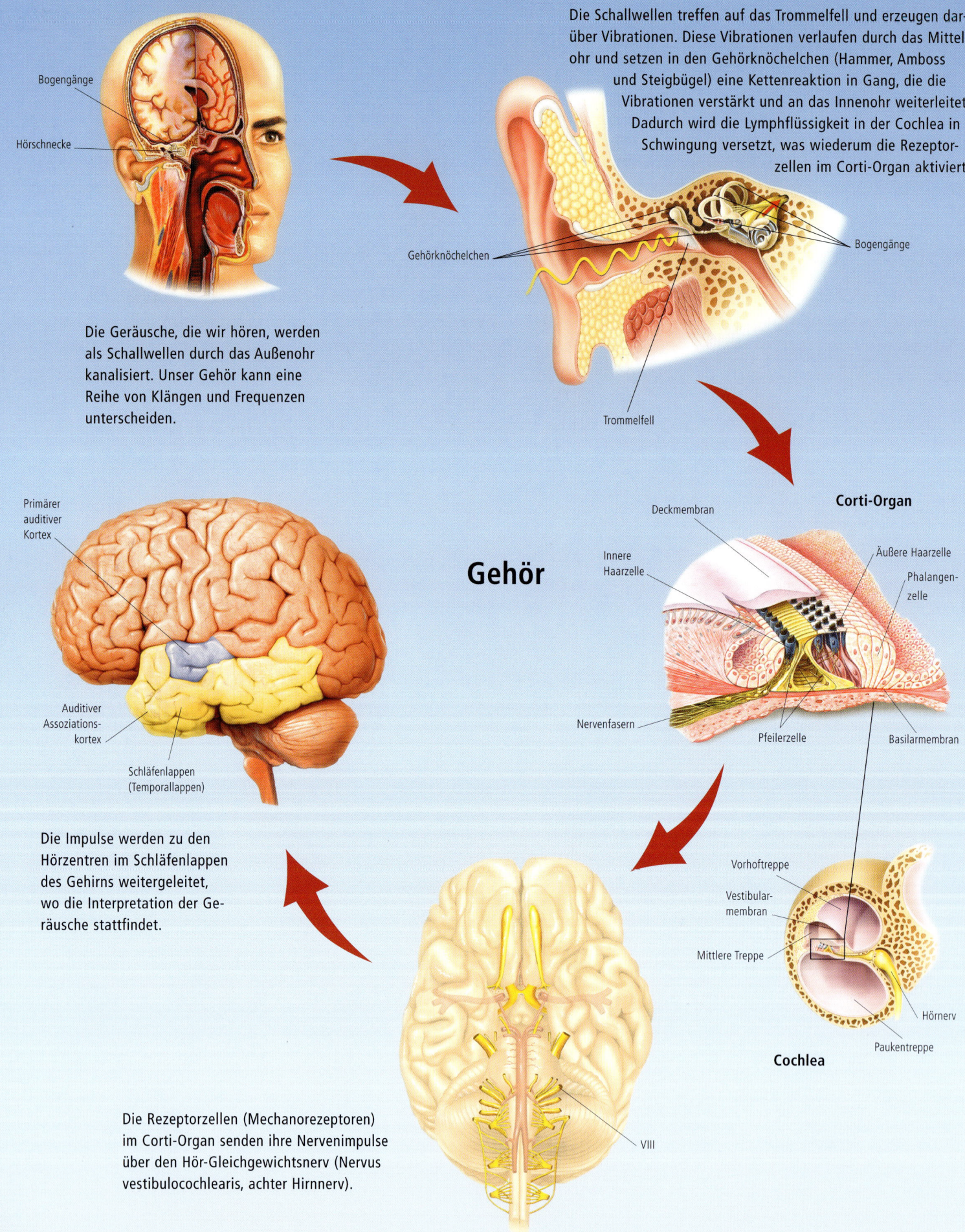

Bogengänge

Hörschnecke

Die Schallwellen treffen auf das Trommelfell und erzeugen darüber Vibrationen. Diese Vibrationen verlaufen durch das Mittelohr und setzen in den Gehörknöchelchen (Hammer, Amboss und Steigbügel) eine Kettenreaktion in Gang, die die Vibrationen verstärkt und an das Innenohr weiterleitet. Dadurch wird die Lymphflüssigkeit in der Cochlea in Schwingung versetzt, was wiederum die Rezeptorzellen im Corti-Organ aktiviert.

Gehörknöchelchen

Bogengänge

Die Geräusche, die wir hören, werden als Schallwellen durch das Außenohr kanalisiert. Unser Gehör kann eine Reihe von Klängen und Frequenzen unterscheiden.

Trommelfell

Corti-Organ

Deckmembran

Innere Haarzelle

Äußere Haarzelle

Phalangenzelle

Gehör

Primärer auditiver Kortex

Auditiver Assoziationskortex

Schläfenlappen (Temporallappen)

Nervenfasern

Pfeilerzelle

Basilarmembran

Die Impulse werden zu den Hörzentren im Schläfenlappen des Gehirns weitergeleitet, wo die Interpretation der Geräusche stattfindet.

Vorhoftreppe

Vestibularmembran

Mittlere Treppe

Hörnerv

Paukentreppe

Cochlea

VIII

Die Rezeptorzellen (Mechanorezeptoren) im Corti-Organ senden ihre Nervenimpulse über den Hör-Gleichgewichtsnerv (Nervus vestibulocochlearis, achter Hirnnerv).

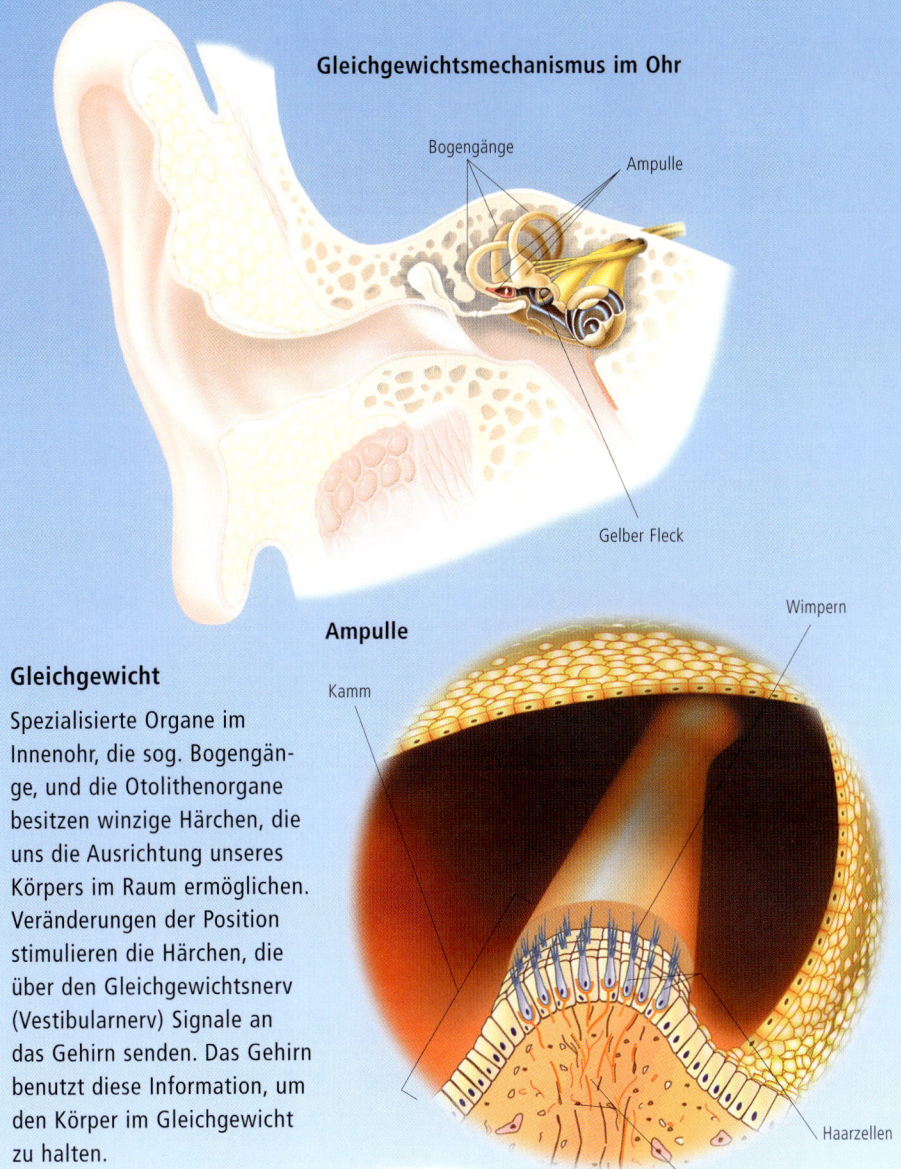

Gleichgewichtsmechanismus im Ohr

Bogengänge

Ampulle

Gelber Fleck

Ampulle

Wimpern

Kamm

Haarzellen

Nervenfasern

Gleichgewicht

Spezialisierte Organe im Innenohr, die sog. Bogengänge, und die Otolithenorgane besitzen winzige Härchen, die uns die Ausrichtung unseres Körpers im Raum ermöglichen. Veränderungen der Position stimulieren die Härchen, die über den Gleichgewichtsnerv (Vestibularnerv) Signale an das Gehirn senden. Das Gehirn benutzt diese Information, um den Körper im Gleichgewicht zu halten.

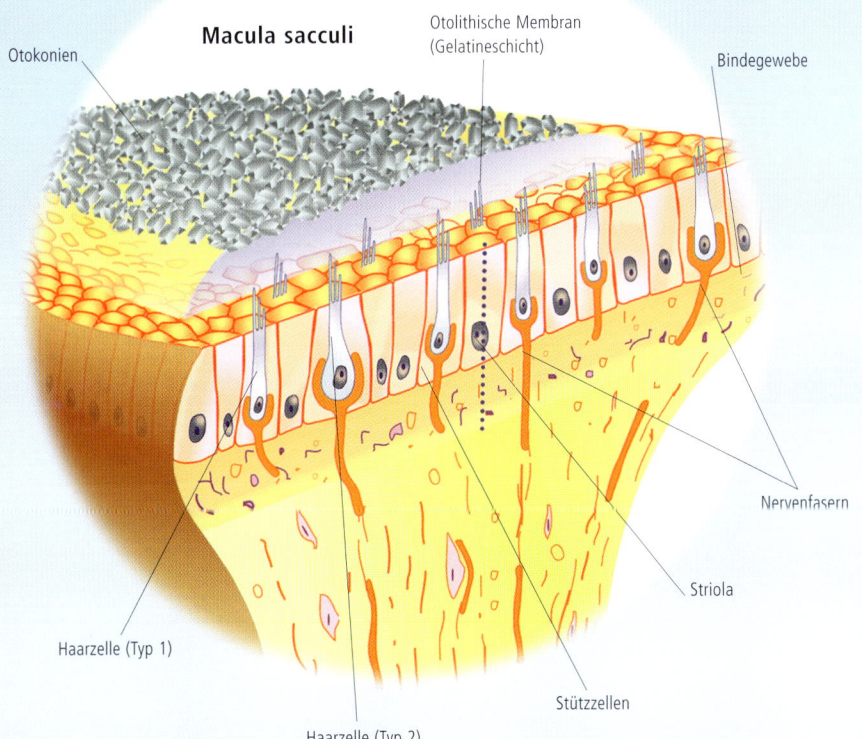

Macula sacculi

Otokonien

Otolithische Membran (Gelatineschicht)

Bindegewebe

Nervenfasern

Striola

Haarzelle (Typ 1)

Stützzellen

Haarzelle (Typ 2)

Gehör

WIE WIR HÖREN

Schallwellen gelangen in den Gehörgang und treffen auf das Trommelfell. Das Trommelfell gerät in Schwingung und überträgt diese Vibrationen an die Gehörknöchelchen. Diese übermitteln sie an das Vorhoffenster, eine Membran, die den Zugang zur Cochlea abdeckt.

Die Vibrationen gelangen in die Cochlea, wo die Cochlea-Lymphe winzige haarähnliche Rezeptorzellen (Mechanorezeptoren) im Corti-Organ aktiviert. Diese senden über den Hör-Gleichgewichtsnerv Impulse an das Hörzentrum im Schläfenlappen, wo die Geräusche interpretiert werden.

Gleichgewicht

Innerhalb des Ohres wird Bewegung von den Bogengängen und den Otolithenorganen registriert. Die Otolithenorgane sind mit gelatineartiger Flüssigkeit gefüllte Ausstülpungen, die im Inneren mit winzigen Haarzellen behaftet sind; darüber liegen Kristalle aus Kalziumkarbonat – die Otolithen. Wenn sich unser Kopf bewegt, verändern die Otolithen ihre Position und aktivieren die Haarzellen, die Impulse an das Gehirn senden, wo entsprechende Reflexmechanismen ausgelöst werden, um die Körperposition zu korrigieren.

Die haarähnlichen Nervenzellen in den Bogengängen werden durch Verlagerung der Lymphflüssigkeit angeregt, sodass sie, gemeinsam mit den Otolithenorganen, Impulse an das Gehirn senden. Während die Augen visuelle Informationen über die Körperposition übermitteln, halten die Bogengänge und Otolithenorgane den Körper im Gleichgewicht; unterstützt werden sie dabei von Nerven und Muskeln, die die motorische Koordination steuern.

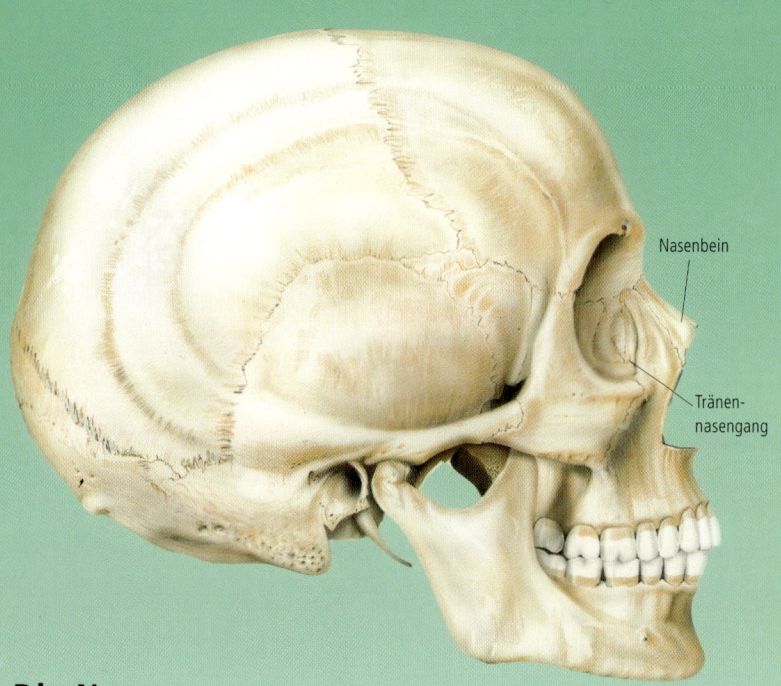

Nasenbein

Tränen-
nasengang

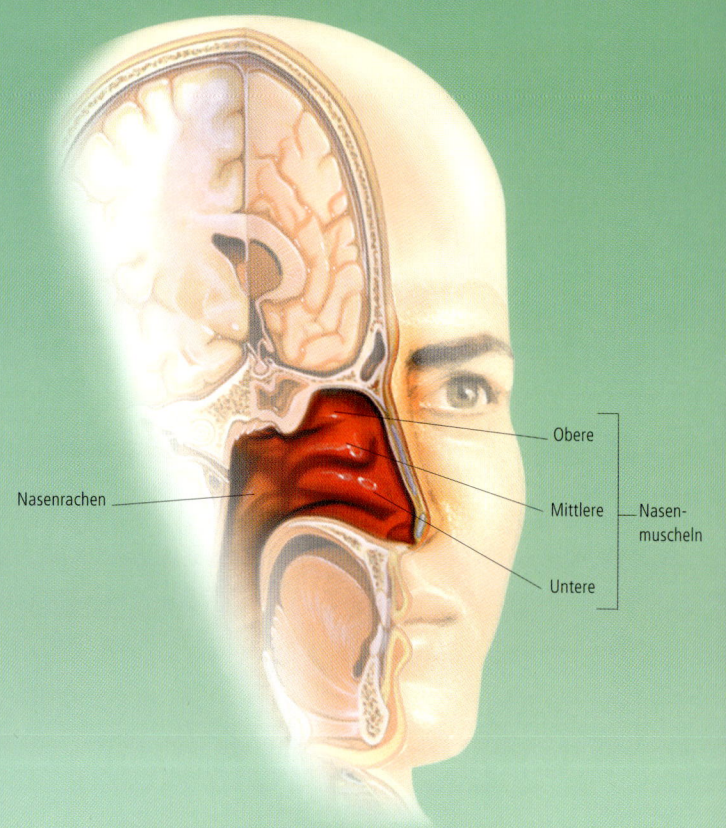

Obere

Mittlere   Nasen-
muscheln

Nasenrachen

Untere

Die Nase

Die Nase besteht aus Knochen und Knorpel. Nasenbein und Ober-
kiefer bilden als Knochen die äußere Struktur, während die Nasen-
löcher aus Knorpeln geformt sind. Die Nasenscheidewand, die beide
Nasenlöcher voneinander trennt, ist eine Kombination aus Knochen
und Knorpel. Die Knochen rund um die Nasenhöhlen sind das
Pflugscharbein und Teile des Stirn-, Sieb- und Keilbeins sowie des
Oberkiefers. Den Boden der Nasenhöhle bildet das Gaumendach.
Die Nasenhöhlen führen über den Rachen zur Luftröhre.

Eingeatmete Luft wird in der Nase erwärmt und angefeuchtet;
Fremdkörper verfangen sich in den Härchen, die an den Innen-
wänden der Nasenlöcher liegen. In den Nasenhöhlen gibt es drei
gewölbte Knochenplatten, die Nasenmuscheln genannt werden; sie
vergrößern die Oberfläche zum Erwärmen und Befeuchten der eingeatmeten Luft. Die Nasenhöhle ist (wie alle Atemwege) mit einer
Schleimhaut ausgekleidet, die im oberen Bereich zur Riechschleimhaut wird. Sie ist von feinen Haaren überzogen, die Fremdkörper
einfangen und an den Nasenrachen übergeben. Das Besondere der
Riechschleimhaut sind spezielle Nervenzellen (sog. Chemorezeptoren), die zum Bestimmen des Geruchs dienen.

Die Tränendrüsen sondern Tränen ab, die das Auge feucht halten
und reinigen: Sie fließen in die Nasenhöhle ab und werden ver-
schluckt oder ausgestoßen.

DIE NASENNEBENHÖHLEN

Die Nasennebenhöhlen sind vier paarige Hohlräume, die Verbindung
zur Nase haben. Durchgänge verbinden Nase und Nebenhöhlen im
Stirn-, Sieb-, Keilbein und Oberkiefer. Sie wirken für diese Knochen
wie Stoßdämpfer und bilden einen Resonanzraum für die Stimme.

Nase

Ein Teil des Atmungssystems – die Nase –
ist der Hauptdurchgang, auf dem Luft in den
Körper gelangt. Wenn die Luft durch die Nase
und die Nasenhöhlen strömt, wird sie gefiltert,
angewärmt und befeuchtet, bevor sie in die
Lungen aufgenommen wird.

Nasennebenhöhlen

Die Hohlräume in den Knochen rund um die Nase
sind luftgefüllt und haben Verbindung zur Nasenhöhle. Die vier paarigen Nasennebenhöhlen sind
mit Schleimhaut ausgekleidet.

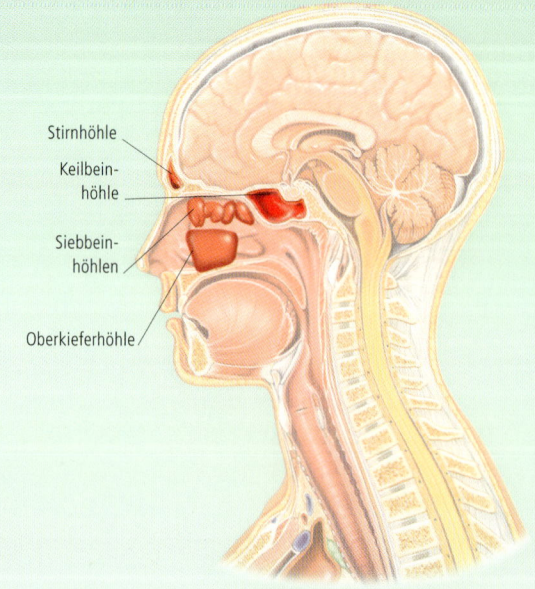

Stirnhöhle

Keilbein-
höhle

Siebbein-
höhlen

Oberkieferhöhle

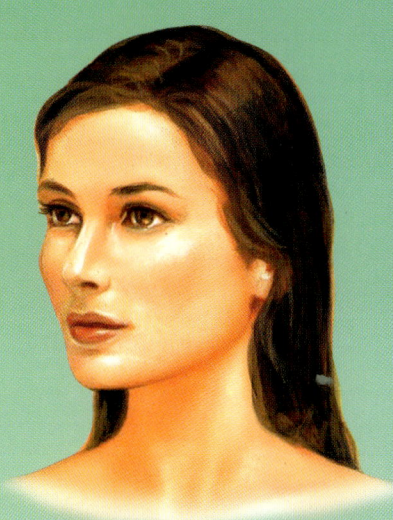

Unsere Nase ist Teil des Atmungssystems und zudem unser besonderes Riechorgan.

Geruchsmoleküle dringen in die Nasenlöcher und gelangen in die Nasenhöhle. Die Nasenhöhle ist mit Riechschleimhaut ausgekleidet, die Millionen von Nervenzellen (Chemorezeptoren) besitzt. Die Gerüche werden von Nervenzellen aufgenommen, was Nervenimpulse auslöst, die an den Riechkolben unter dem Stirnlappen des Gehirns übertragen werden.

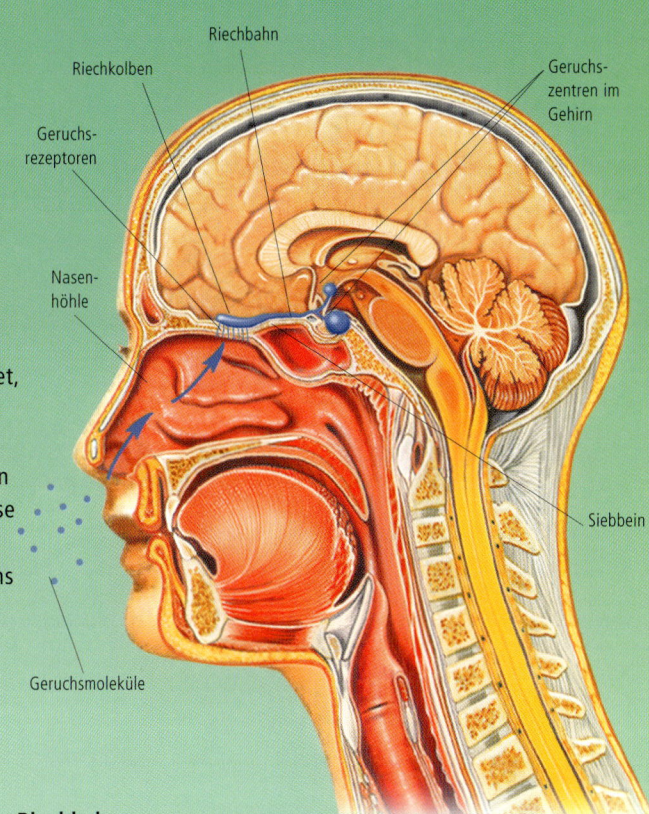

Riechbahn

Geruchssinn

Der Geruchssinn ist eng verbunden mit dem Geschmackssinn und gehört zu den Sinnesorganen unseres Körpers; er kann ein breites Geruchsspektrum erkennen. Da einige der durch den Riechnerv übermittelten Informationen in Teilen des limbischen Systems im Gehirn (Areal für Gedächtnis und Emotion) gespeichert werden, kann Geruch Gedanken an Orte und Gefühle aus der Vergangenheit hervorrufen.

Nervenimpulse aus dem Riechkolben verlaufen entlang des Geruchsnervs (erster Hirnnerv). Die Impulse werden dann auf den olfaktorischen Kortex (Riechrinde), das limbische System und den Hypothalamus zur Identifikation im Gehirn übertragen.

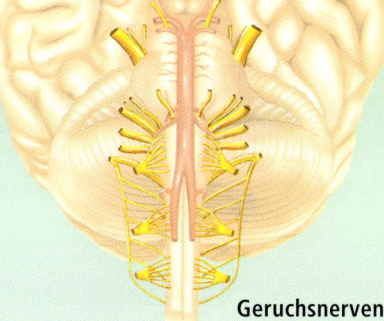

Geruchsnerven

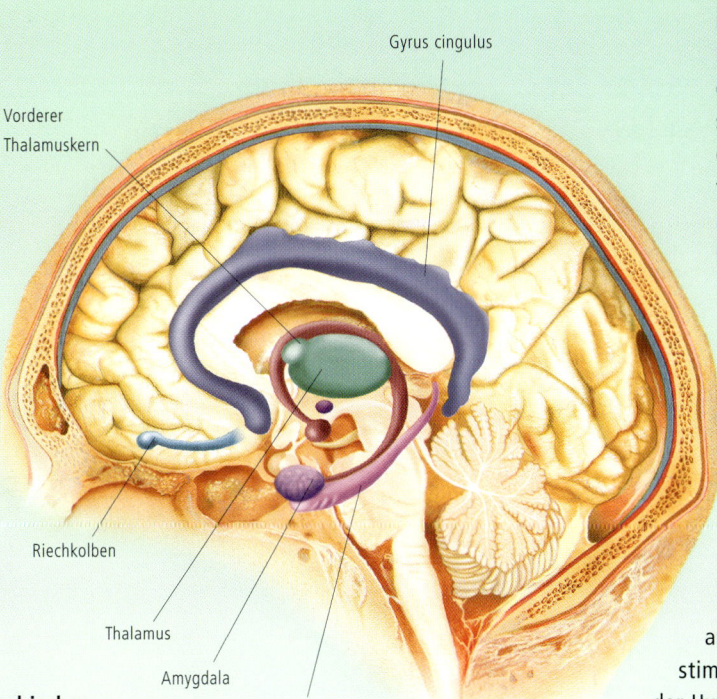

Limbisches System

Das limbische System spielt eine wichtige Rolle bei Erinnerung und Emotion. Der Riechkolben ist eng mit ihm verbunden, insbesondere mit dem Hippocampus und der Amygdala, sodass uns Gerüche oft an Plätze und Gefühle aus der Vergangenheit erinnern. Einige Gerüche stimulieren das limbische System zur Aktivierung des Hypothalamus und der Hypophyse, sodass im Zusammenhang mit Appetit und emotionalen Reaktionen Hormone ausgeschüttet werden.

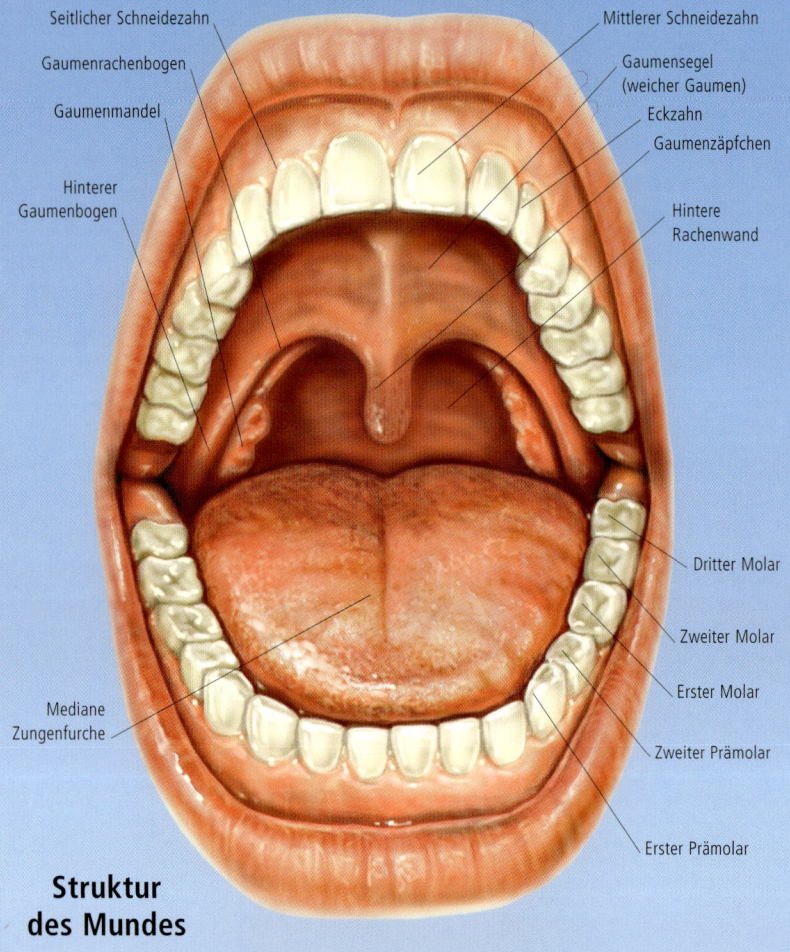

Seitlicher Schneidezahn

Gaumenrachenbogen

Gaumenmandel

Hinterer
Gaumenbogen

Mittlerer Schneidezahn

Gaumensegel
(weicher Gaumen)

Eckzahn

Gaumenzäpfchen

Hintere
Rachenwand

Dritter Molar

Zweiter Molar

Erster Molar

Mediane
Zungenfurche

Zweiter Prämolar

Erster Prämolar

**Struktur
des Mundes**

Der Mund

Der Mund ist die Öffnung zwischen Ober- und Unterkiefer und der Zugang zum Verdauungstrakt. Er ist mit dem Atemtrakt verbunden und für die Erzeugung von Geräuschen, besonders für Sprache, verantwortlich. Er besteht aus einem äußeren Vorraum und einer inneren echten Mundhöhle. Sie führt zum Mundrachen (Oropharynx), der seinerseits Teil des Rachens ist.

Die Lippen bilden die muskulöse Mundöffnung und sind am Sprechakt beteiligt; außerdem helfen sie, die Nahrung im Mund zu behalten. Für Gesichtsausdrücke wie Lächeln sind die Lippen ebenfalls verantwortlich. Das daran anschließende Gewebe besteht aus Muskeln und bildet die Wangen; es ist von außen mit Haut und auf der Innenseite des Mundes mit Schleimhaut bedeckt. Die Wangen spielen auch eine entscheidende Rolle beim Sprechen und helfen, die Nahrung beim Kauen und Schlucken im Mund zu halten.

Der Gaumen besteht aus einem harten Teil an der Vorder- und einem weichen Teil an der Rückseite. An der hinteren Seite des weichen Gaumens hängt das tröpfchenförmige Gaumenzäpfchen (Uvula).

Den Boden der Mundhöhle bilden die Zunge und das Gewebe zwischen Zunge und Zähnen.

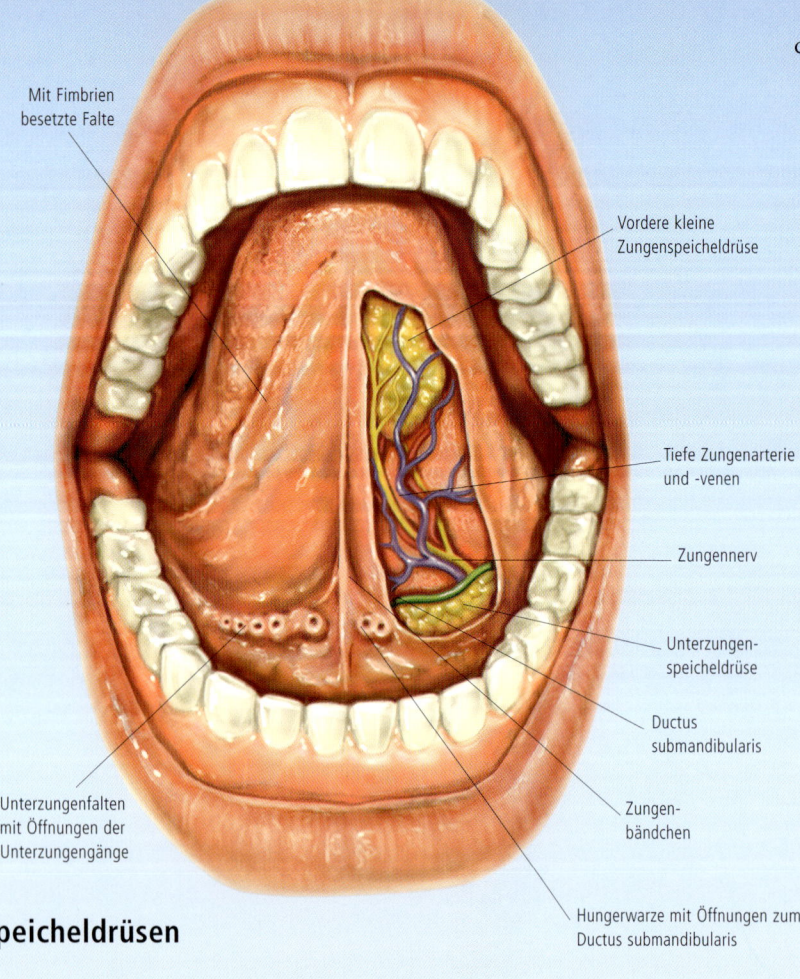

Mit Fimbrien
besetzte Falte

Vordere kleine
Zungenspeicheldrüse

Tiefe Zungenarterie
und -venen

Zungennerv

Unterzungen-
speicheldrüse

Ductus
submandibularis

Zungen-
bändchen

Unterzungenfalten
mit Öffnungen der
Unterzungengänge

Hungerwarze mit Öffnungen zum
Ductus submandibularis

Speicheldrüsen

Der Mund – Zugang zum Körper

Der an einer Vielzahl von Funktionen beteiligte Mund ist der Zugang zum Verdauungssystem und spielt eine Rolle beim Atmen, Essen und Sprechen.

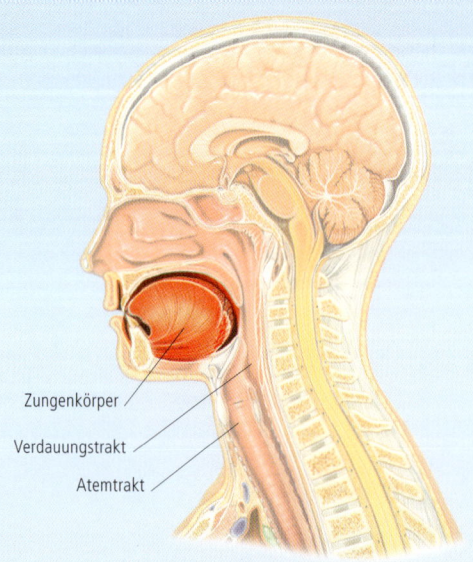

Zungenkörper

Verdauungtrakt

Atemtrakt

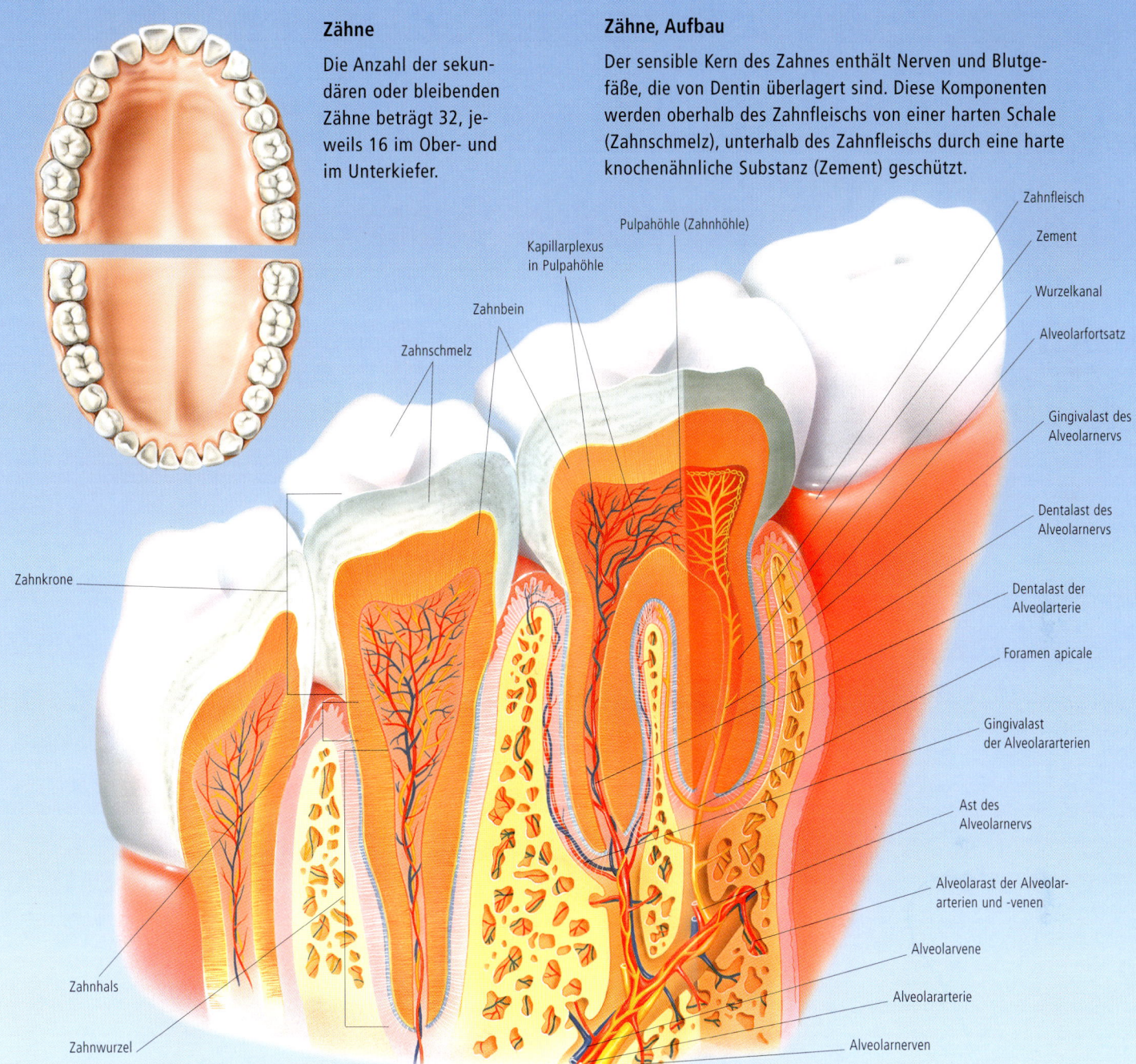

Zähne

Die Anzahl der sekundären oder bleibenden Zähne beträgt 32, jeweils 16 im Ober- und im Unterkiefer.

Zähne, Aufbau

Der sensible Kern des Zahnes enthält Nerven und Blutgefäße, die von Dentin überlagert sind. Diese Komponenten werden oberhalb des Zahnfleischs von einer harten Schale (Zahnschmelz), unterhalb des Zahnfleischs durch eine harte knochenähnliche Substanz (Zement) geschützt.

Pulpahöhle (Zahnhöhle)

Kapillarplexus in Pulpahöhle

Zahnbein

Zahnschmelz

Zahnkrone

Zahnhals

Zahnwurzel

Zahnfleisch

Zement

Wurzelkanal

Alveolarfortsatz

Gingivalast des Alveolarnervs

Dentalast des Alveolarnervs

Dentalast der Alveolarterie

Foramen apicale

Gingivalast der Alveolararterien

Ast des Alveolarnervs

Alveolarast der Alveolararterien und -venen

Alveolarvene

Alveolararterie

Alveolarnerven

Die Zähne

Obwohl es sich bei Zähnen um eine knöcherne Struktur zu handeln scheint, bestehen sie tatsächlich aus mehreren Schichten. Die äußerste sichtbare Schicht bildet der Zahnschmelz (die Krone des Zahnes), die härteste Substanz im Körper. Darunter liegt das Dentin mit einer weicheren Zusammensetzung, der Hauptbestandteil der Zähne. Dentin und zentrales Zahnmark (Pulpa) enthalten Nerven und Blutgefäße. Unter der Zahnfleischlinie ist das Dentin von einer Schicht harten Zements ummantelt, die vom Parodontalligament umgeben ist – eine Wurzelhaut, die den Zahn hält.

Im Laufe unseres Lebens verfügen wir über zwei Gebisse. Das erste besteht aus 20 Milchzähnen. Diese ersten Zähne

werden ab dem 7. Lebensjahr durch die bleibenden Zähne ersetzt.

Unterschiedliche Typen von Zähnen bilden das erwachsene Gebiss mit 32 bleibenden Zähnen; dazu gehören Schneide- und Eckzähne, Molaren und Prämolaren. Zähne beißen, reißen, mahlen und kauen Nahrung, damit sie in einer geeigneten Form an den Verdauungstrakt übergeben werden kann.

Das Zahnfleisch (Gingiva) umschließt die Zähne am Zahnhals. Es erstreckt sich von der Innenseite der Lippen bis zum Boden der Mundhöhle und zum Gaumen. Das weiche Gewebe des Zahnfleischs wird von den Speicheldrüsen feucht gehalten.

Valleculae   Kehldeckel

Struktur der Mundhöhle

Der Mund besitzt eine komplexe Struktur. Abgesehen von den Zähnen enthält er die Zunge, die Speicheldrüsen, die Mandeln und den Gaumen, die alle beim Sprechen und Atmen eine besondere Rolle spielen.

DER GAUMEN

Der Gaumen (das Dach der Mundhöhle), der Nasen- und Mundhöhle voneinander trennt, wird in zwei Bereiche unterteilt. Der harte Gaumen wird von einem Teil des Oberkieferknochens und von den L-förmigen Gaumenbeinen gebildet. Der weiche Gaumen liegt hinter dem harten Gaumen und besteht aus Muskelgewebe, das bis in die Tiefe des Mundes reicht. Die auffälligste Besonderheit des Gaumens sitzt buchstäblich an seinem hinteren Ende: ein tröpfchenförmiger Fortsatz, der Gaumenzäpfchen (Uvula) genannt wird. Immer wenn wir schlucken oder lutschen, bewegen sich Gaumen und Uvula nach oben, um das Eindringen von Nahrung in die Nasenhöhle zu verhindern. Sowohl der weiche als auch der harte Gaumen sind mit Schleimhaut bedeckt.

DIE ZUNGE

Die Zunge ist ein Muskel- und Sinnesorgan, das am Mundboden verwachsen ist. Sie hat eine Oberseite – den Zungenrücken –, eine Basis mit Verbindung zum Mundboden, eine weiche Unterseite und eine Spitze.

Da sie für eine Reihe verschiedener Funktionen (Kauen, Schlucken und Sprechen) nötig ist, verfügt die Zunge über ein äußerst großes Bewegungsspektrum. Ihre intrinsischen Muskeln verlaufen in drei Richtungen und erlauben es ihr, sich zu verkürzen, zusammenzuziehen und zu strecken. Ihre extrinsischen Muskeln finden an Kiefer, Schädel, Gaumen und Zungenbein Halt. Diese Muskeln erlauben es der Zunge, sich nach vorne, rückwärts, nach oben und nach unten zu bewegen. Der Zungenrücken ist mit drei Arten von Papillen (kleinen Vorsprüngen) bedeckt: fadenförmige, pilzförmige und Papilla vallata. Geschmacksknospen sitzen sowohl in den pilzförmigen Papillen als auch in den Papillae vallatae; man findet sie auch an Gaumen, Kehldeckel (Epiglottis) und im Rachen (Pharynx). Die weiche Unterseite der Zunge wird durch die Speicheldrüsen feucht gehalten.

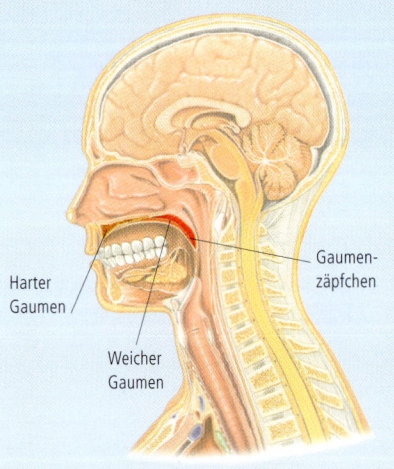

Harter Gaumen

Weicher Gaumen

Gaumenzäpfchen

Harter Gaumen

Der harte Gaumen liegt hinter den oberen Zähnen und trennt Mund- und Nasenhöhle voneinander.

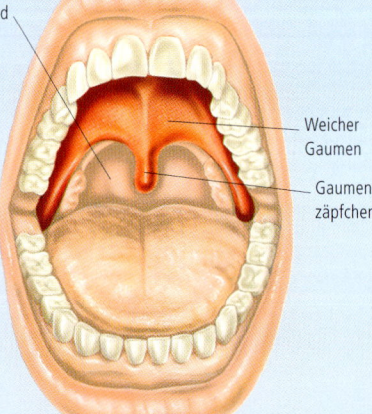

Hintere Rachenwand

Weicher Gaumen

Gaumenzäpfchen

Weicher Gaumen

Der weiche Gaumen besteht hauptsächlich aus Muskelfasern und Schleimhaut. Das Gaumenzäpfchen (Uvula) ist das auffälligste Merkmal.

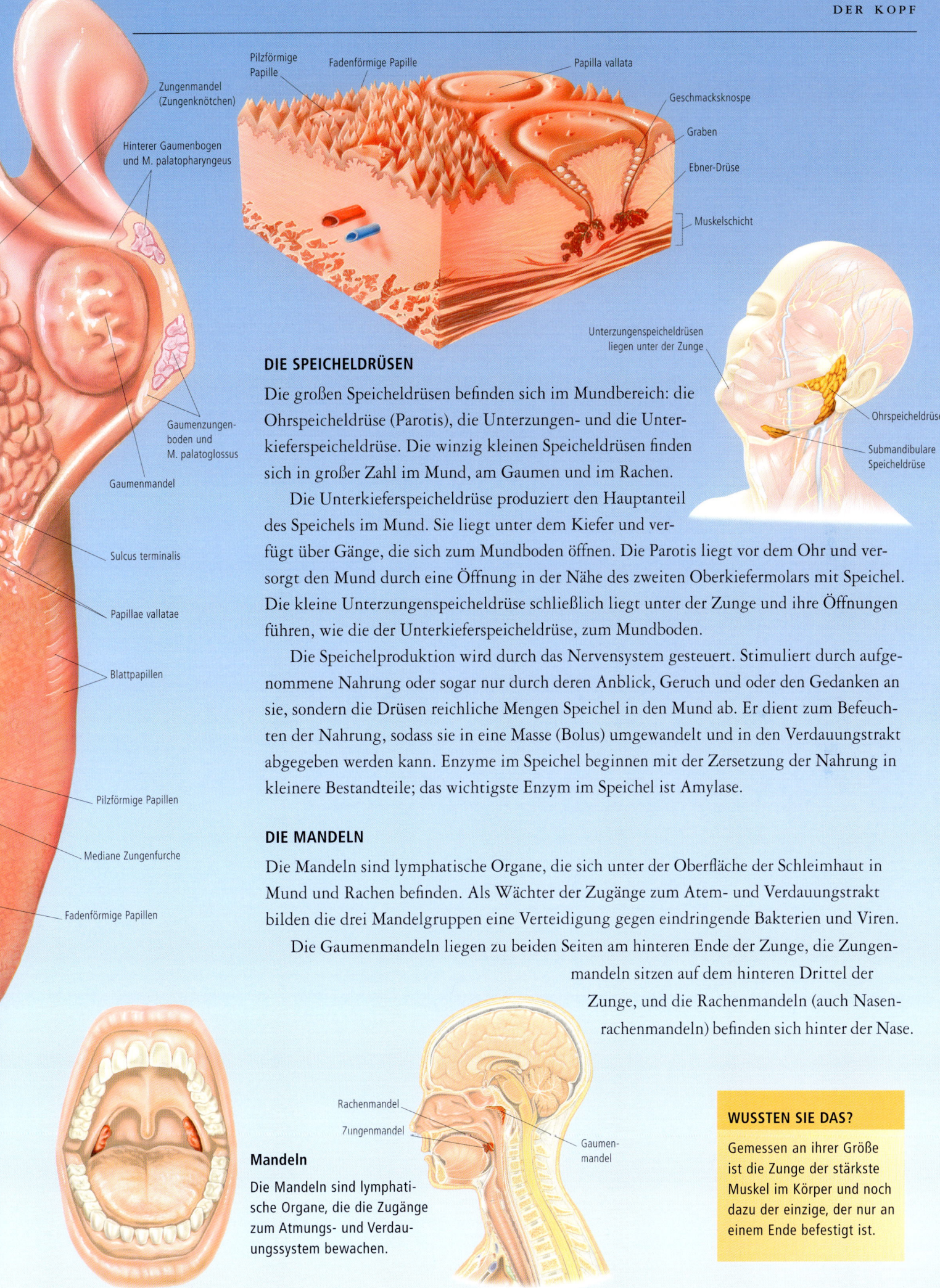

Zungenmandel
(Zungenknötchen)

Hinterer Gaumenbogen
und M. palatopharyngeus

Gaumenzungen-
boden und
M. palatoglossus

Gaumenmandel

Sulcus terminalis

Papillae vallatae

Blattpapillen

Pilzförmige Papillen

Mediane Zungenfurche

Fadenförmige Papillen

Pilzförmige
Papille

Fadenförmige Papille

Papilla vallata

Geschmacksknospe

Graben

Ebner-Drüse

Muskelschicht

Unterzungenspeicheldrüsen
liegen unter der Zunge

Ohrspeicheldrüse

Submandibulare
Speicheldrüse

DIE SPEICHELDRÜSEN

Die großen Speicheldrüsen befinden sich im Mundbereich: die Ohrspeicheldrüse (Parotis), die Unterzungen- und die Unterkieferspeicheldrüse. Die winzig kleinen Speicheldrüsen finden sich in großer Zahl im Mund, am Gaumen und im Rachen.

Die Unterkieferspeicheldrüse produziert den Hauptanteil des Speichels im Mund. Sie liegt unter dem Kiefer und verfügt über Gänge, die sich zum Mundboden öffnen. Die Parotis liegt vor dem Ohr und versorgt den Mund durch eine Öffnung in der Nähe des zweiten Oberkiefermolars mit Speichel. Die kleine Unterzungenspeicheldrüse schließlich liegt unter der Zunge und ihre Öffnungen führen, wie die der Unterkieferspeicheldrüse, zum Mundboden.

Die Speichelproduktion wird durch das Nervensystem gesteuert. Stimuliert durch aufgenommene Nahrung oder sogar nur durch deren Anblick, Geruch und oder den Gedanken an sie, sondern die Drüsen reichliche Mengen Speichel in den Mund ab. Er dient zum Befeuchten der Nahrung, sodass sie in eine Masse (Bolus) umgewandelt und in den Verdauungstrakt abgegeben werden kann. Enzyme im Speichel beginnen mit der Zersetzung der Nahrung in kleinere Bestandteile; das wichtigste Enzym im Speichel ist Amylase.

DIE MANDELN

Die Mandeln sind lymphatische Organe, die sich unter der Oberfläche der Schleimhaut in Mund und Rachen befinden. Als Wächter der Zugänge zum Atem- und Verdauungstrakt bilden die drei Mandelgruppen eine Verteidigung gegen eindringende Bakterien und Viren.

Die Gaumenmandeln liegen zu beiden Seiten am hinteren Ende der Zunge, die Zungenmandeln sitzen auf dem hinteren Drittel der Zunge, und die Rachenmandeln (auch Nasenrachenmandeln) befinden sich hinter der Nase.

Rachenmandel

Zungenmandel

Gaumen-
mandel

Mandeln

Die Mandeln sind lymphatische Organe, die die Zugänge zum Atmungs- und Verdauungssystem bewachen.

WUSSTEN SIE DAS?

Gemessen an ihrer Größe ist die Zunge der stärkste Muskel im Körper und noch dazu der einzige, der nur an einem Ende befestigt ist.

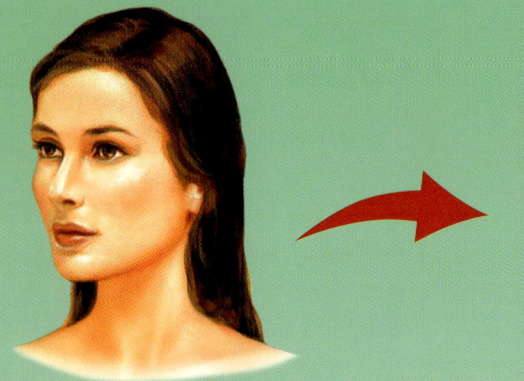

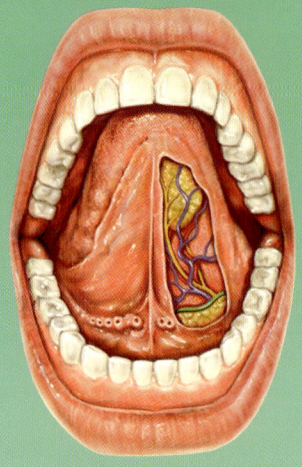

Der abgesonderte Speichel vermischt sich mit der Nahrung. Kommt dieser Speisebrei mit den Geschmacksrezeptoren in Kontakt, aktiviert dies die Geschmacksknospen, die ihrerseits Nervenimpulse an das Gehirn senden.

Unser Geschmack (gustatorische Wahrnehmung) wird von unserem Geruchssinn unterstützt. 80 Prozent des Geschmackseindrucks hängen vom Geruch ab.

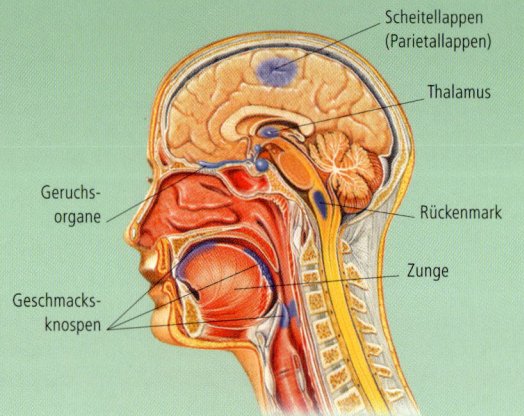

Scheitellappen (Parietallappen)

Thalamus

Geruchs-organe

Rückenmark

Zunge

Geschmacks-knospen

Geschmacksknospe

Geschmack

Einer der fünf Sinnesorgane – unser Geschmackssinn – ist eng verbunden mit unserem Geruchssinn, der dessen Wahrnehmungen verstärkt. Die Geschmacksknospen werden aktiviert, wenn sich Nahrung mit Speichel vermischt. Die Geschmacksknospen können nen vier grundlegende Geschmacksrichtungen erkennen: süß, sauer, salzig und bitter.

Die Nervenimpulse werden über die Hirnnerven an den für die Identifizierung des Geschmacks verantwortlichen Bereich im Scheitellappen des Gehirns gesendet.

Die meisten Geschmacksknospen finden sich in den pilzförmigen Papillen und den Papillae vallatae auf der Zunge; ein kleiner Teil ist im hinteren Bereich von Mund und Rachen angeordnet.

Drei Hirnnerven sind an unserem Geschmackssinn beteiligt: der Gesichtsnerv (Siebter Hirnnerv), der Zungenschlundnerv (Neunter Hirnnerv) und der Vagusnerv (Zehnter Hirnnerv). Geschmacksknospen im vorderen Bereich der Zunge aktivieren den Gesichtsnerv, die Geschmacksknospen im hinteren Bereich den Zungenschlundnerv, und der Vagusnerv wird von den Geschmacksknospen im Rachen angeregt. Die Nervenimpulse der aktivierten Geschmacksknospen werden über diese drei Nerven an das Gehirn übermittelt.

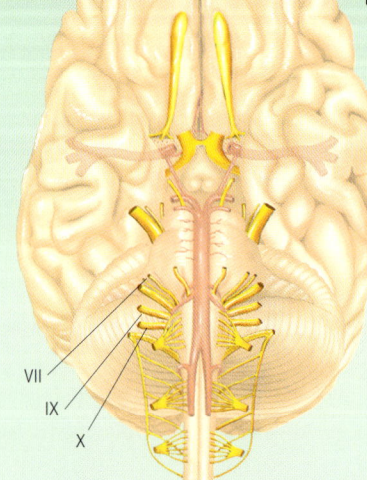

VII

IX

X

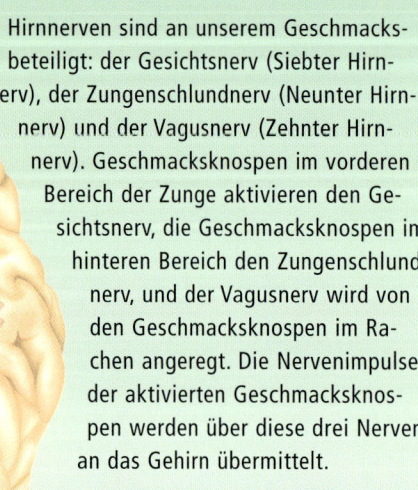
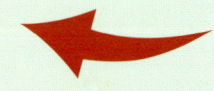

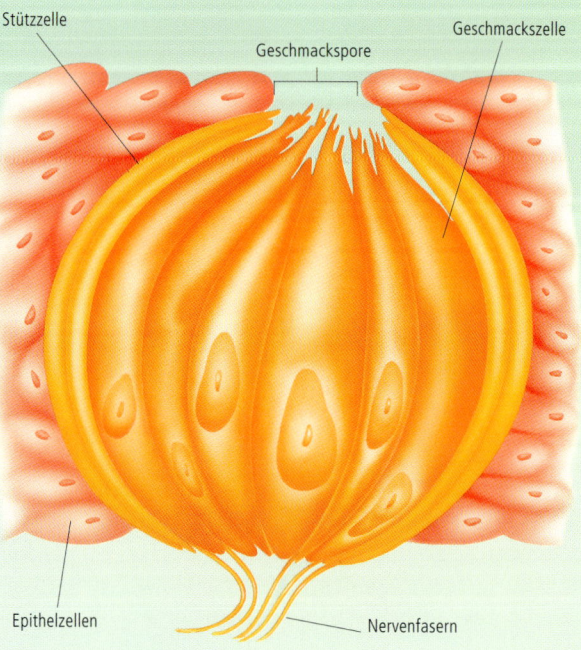

Stützzelle

Geschmackspore

Geschmackszelle

Epithelzellen

Nervenfasern

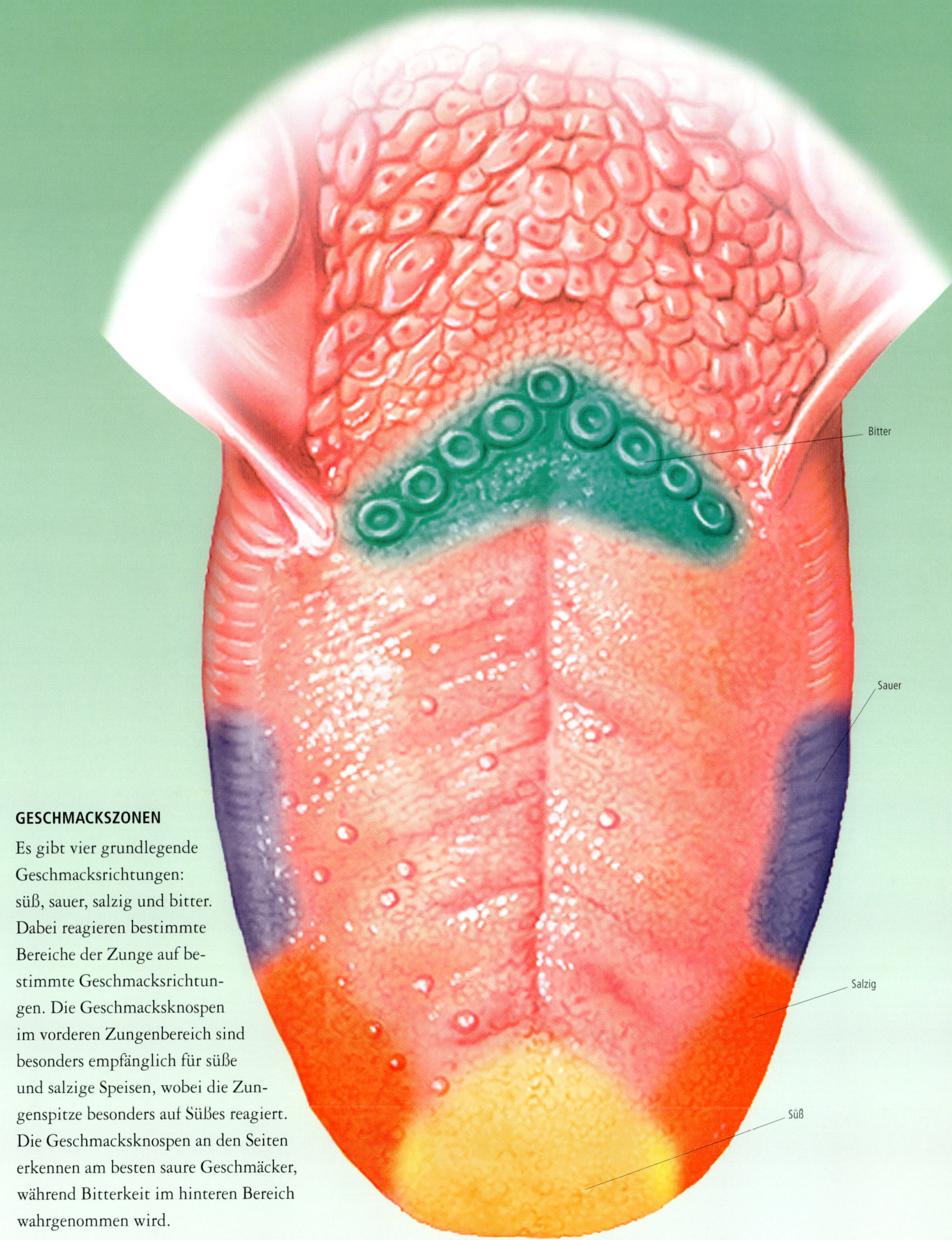

Bitter

Sauer

GESCHMACKSZONEN

Es gibt vier grundlegende
Geschmacksrichtungen:
süß, sauer, salzig und bitter.
Dabei reagieren bestimmte
Bereiche der Zunge auf bestimmte Geschmacksrichtungen. Die Geschmacksknospen
im vorderen Zungenbereich sind
besonders empfänglich für süße
und salzige Speisen, wobei die Zun-
genspitze besonders auf Süßes reagiert.
Die Geschmacksknospen an den Seiten
erkennen am besten saure Geschmäcker,
während Bitterkeit im hinteren Bereich
wahrgenommen wird.

Salzig

Süß

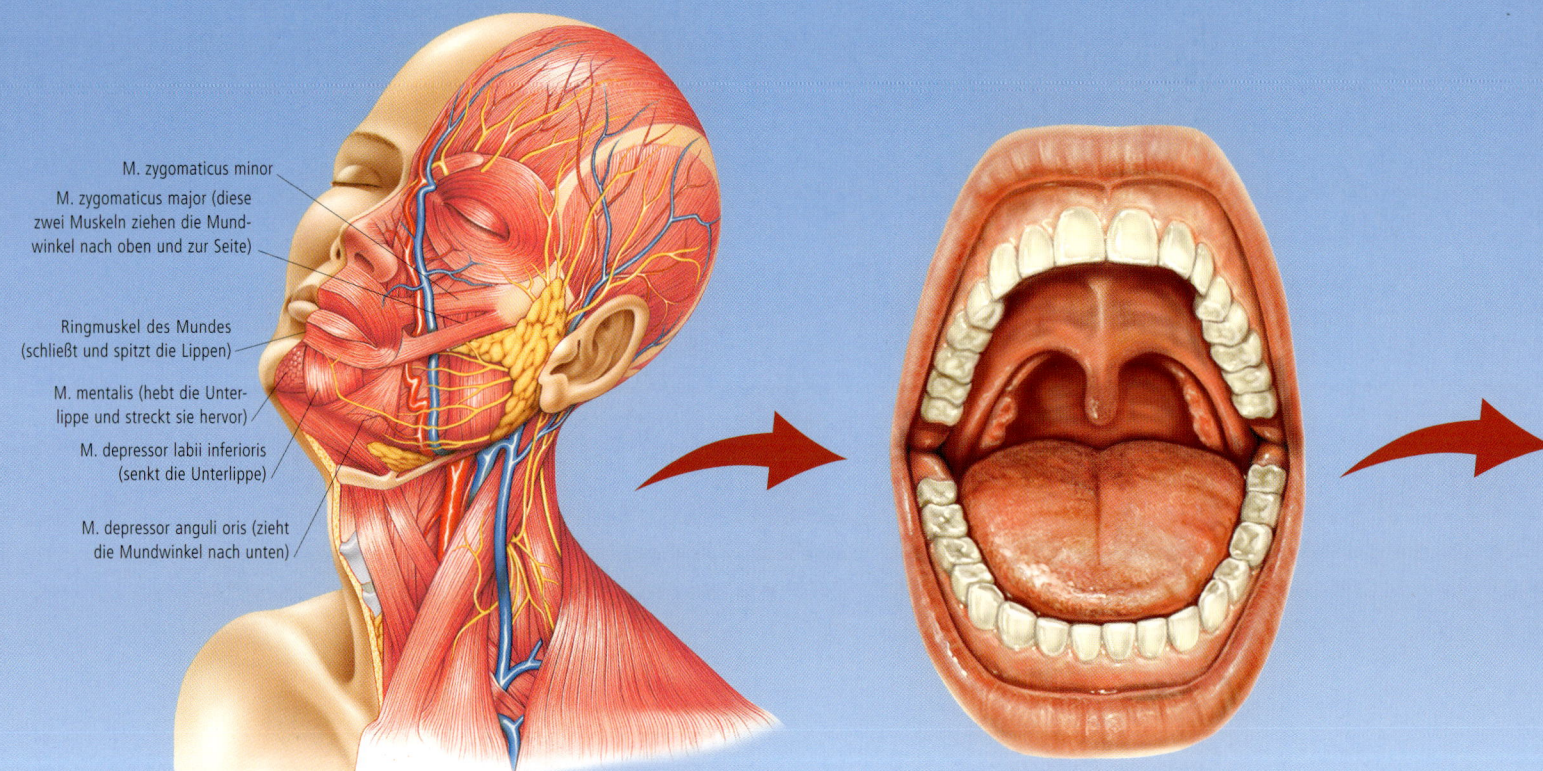

M. zygomaticus minor

M. zygomaticus major (diese
zwei Muskeln ziehen die Mundwinkel nach oben und zur Seite)

Ringmuskel des Mundes
(schließt und spitzt die Lippen)

M. mentalis (hebt die Unterlippe und streckt sie hervor)

M. depressor labii inferioris
(senkt die Unterlippe)

M. depressor anguli oris (zieht
die Mundwinkel nach unten)

Einige Laute erfordern den Kontakt
der Zunge mit anderen Bereichen des
Mundes, um Sprache zu artikulieren.
Die Zunge stößt an die Zähne, um ein
weiches „t" zu erzeugen, berührt den
weichen Gaumen, um ein weiches
„g" hervorzubringen, und um ein „n"
zu erzeugen, muss sie an den harten
Gaumen angelegt werden.

Sprache

Sprache erfordert die koordinierte Beteiligung verschiedener Organe
und Strukturen des Körpers. Zunächst wird die Luft aus den Lungen
ausgestoßen. Sie strömt durch die in Stellung gebrachten Stimmbänder,
die den Luftstrom verändern und Schwingungen hervorbringen, sodass
Laute entstehen. Synchronisierte Bewegungen von Mundmuskulatur und
Zunge sowie die Lautformung durch den weichen Gaumen, die Zunge
und die Lippen verändern die Laute, die von den Stimmbändern ausge-
hen, und erzeugen so Sprache.

Broca'sche
Sprachregion
(motorisches
Sprachzentrum)

Wernicke-Zentrum
(Interpretationsareal)

WUSSTEN SIE DAS?

An der Erzeugung von
Sprache ist die koordinierte
Bewegung von 72 Muskeln
beteiligt.

Sprache und das Verstehen von Sprache betrifft zwei
Bereiche des Gehirns. Das Wernicke-Areal ist am Verste-
hen und der Interpretation von Sprache beteiligt. Das Broca-
Areal nimmt an expressiven Aspekten der Sprache teil. Die
Anweisungen an die Atemmuskulatur, die Muskeln des Kehl-
kopfes, Rachens, Zunge und Lippen erfolgen vom Broca-Areal.

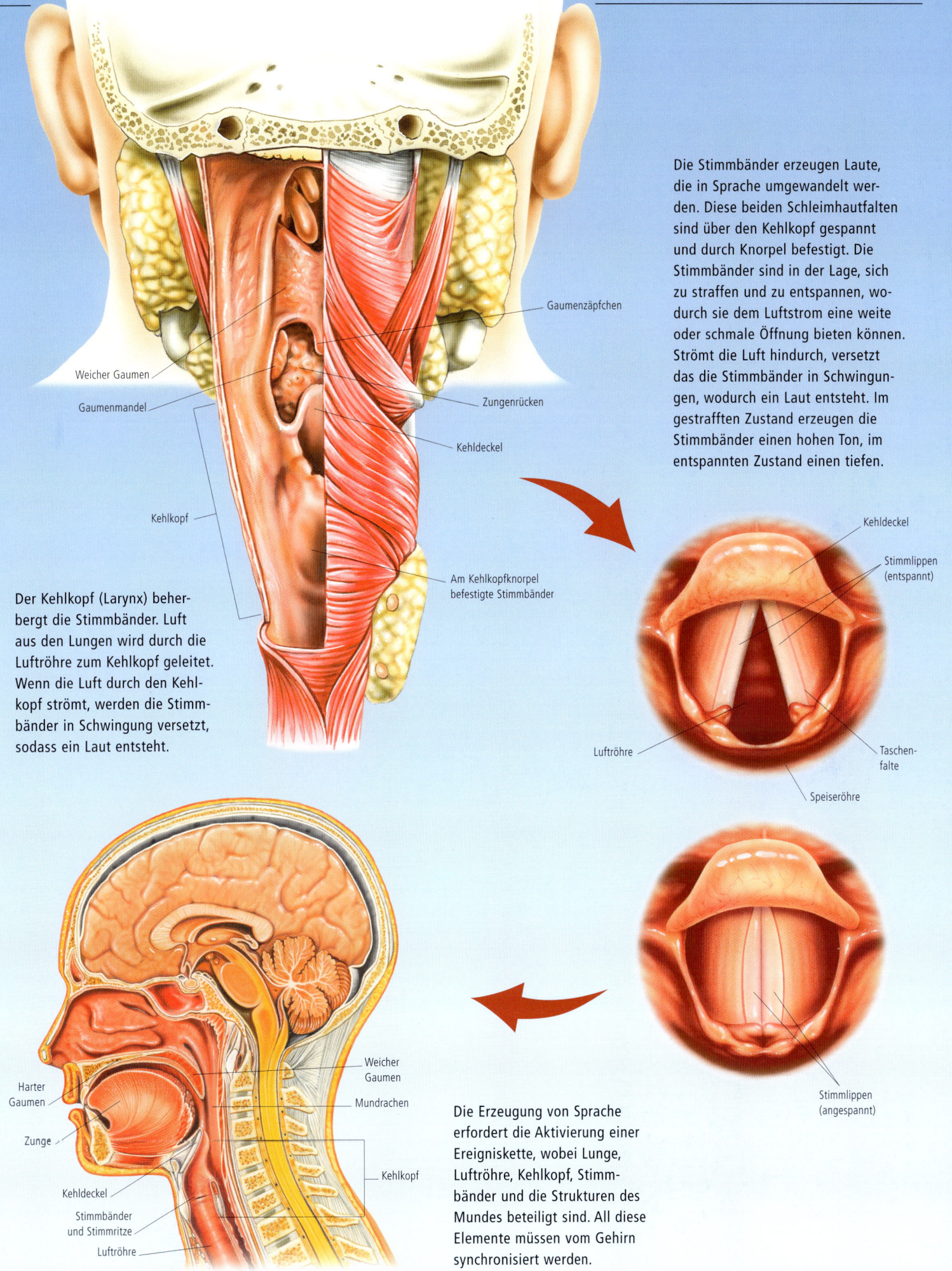

Gaumenzäpfchen

Weicher Gaumen

Gaumenmandel

Zungenrücken

Kehldeckel

Kehlkopf

Die Stimmbänder erzeugen Laute, die in Sprache umgewandelt werden. Diese beiden Schleimhautfalten sind über den Kehlkopf gespannt und durch Knorpel befestigt. Die Stimmbänder sind in der Lage, sich zu straffen und zu entspannen, wodurch sie dem Luftstrom eine weite oder schmale Öffnung bieten können. Strömt die Luft hindurch, versetzt das die Stimmbänder in Schwingungen, wodurch ein Laut entsteht. Im gestrafften Zustand erzeugen die Stimmbänder einen hohen Ton, im entspannten Zustand einen tiefen.

Am Kehlkopfknorpel befestigte Stimmbänder

Der Kehlkopf (Larynx) beherbergt die Stimmbänder. Luft aus den Lungen wird durch die Luftröhre zum Kehlkopf geleitet. Wenn die Luft durch den Kehlkopf strömt, werden die Stimmbänder in Schwingung versetzt, sodass ein Laut entsteht.

Kehldeckel

Stimmlippen (entspannt)

Luftröhre

Taschenfalte

Speiseröhre

Harter Gaumen

Zunge

Kehldeckel

Stimmbänder und Stimmritze

Luftröhre

Weicher Gaumen

Mundrachen

Kehlkopf

Stimmlippen (angespannt)

Die Erzeugung von Sprache erfordert die Aktivierung einer Ereigniskette, wobei Lunge, Luftröhre, Kehlkopf, Stimmbänder und die Strukturen des Mundes beteiligt sind. All diese Elemente müssen vom Gehirn synchronisiert werden.

Der Hals

Die Struktur und Funktion des Halses

Der Hals stützt den Kopf und ermöglicht dessen Beweglichkeit. Das durch die Wirbel geschützte Rückenmark, große Blutgefäße, Nerven von Gehirn und Gesicht sowie Röhren für Nahrung und Luft verlaufen durch den Hals.

Der Hals kann in zwei große Bereiche gegliedert werden. Der hintere Bereich besteht aus den sieben Halswirbeln und ihrer Stützmuskulatur. Der vordere Bereich enthält Rachen, Kehlkopf, Luftröhre (Trachea) und Speiseröhre – die Durchgänge zu Lunge und Magen.

Die Schilddrüse wird vorn und seitlich mit dünnen riemenförmigen Muskeln und Haut von Luftröhre und Kehlkopf eingefasst. Auf ihrer Rückseite, manchmal auch von ihr umschlossen, liegen die winzigen Nebenschilddrüsen.

Hals

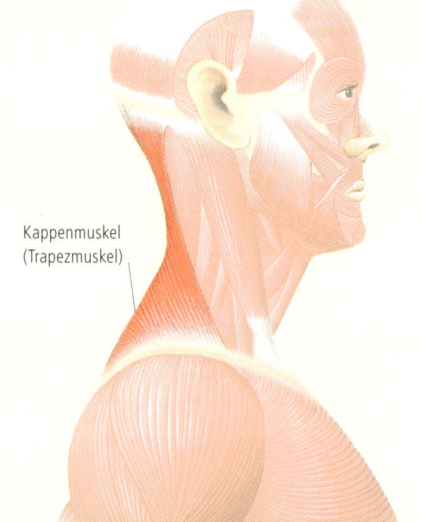

Kappenmuskel (Trapezmuskel)

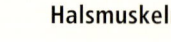

Kopfwender

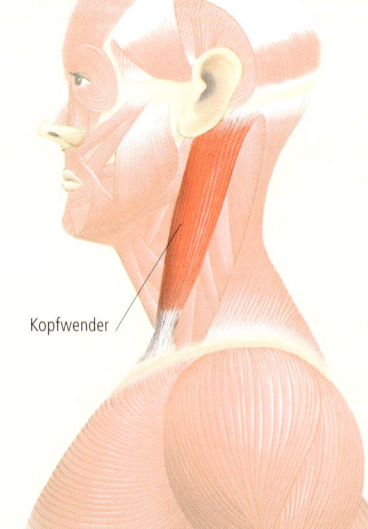

Halsmuskeln

Der Kappenmuskel und der Kopfwender sind zwei der größten Muskeln im Hals.

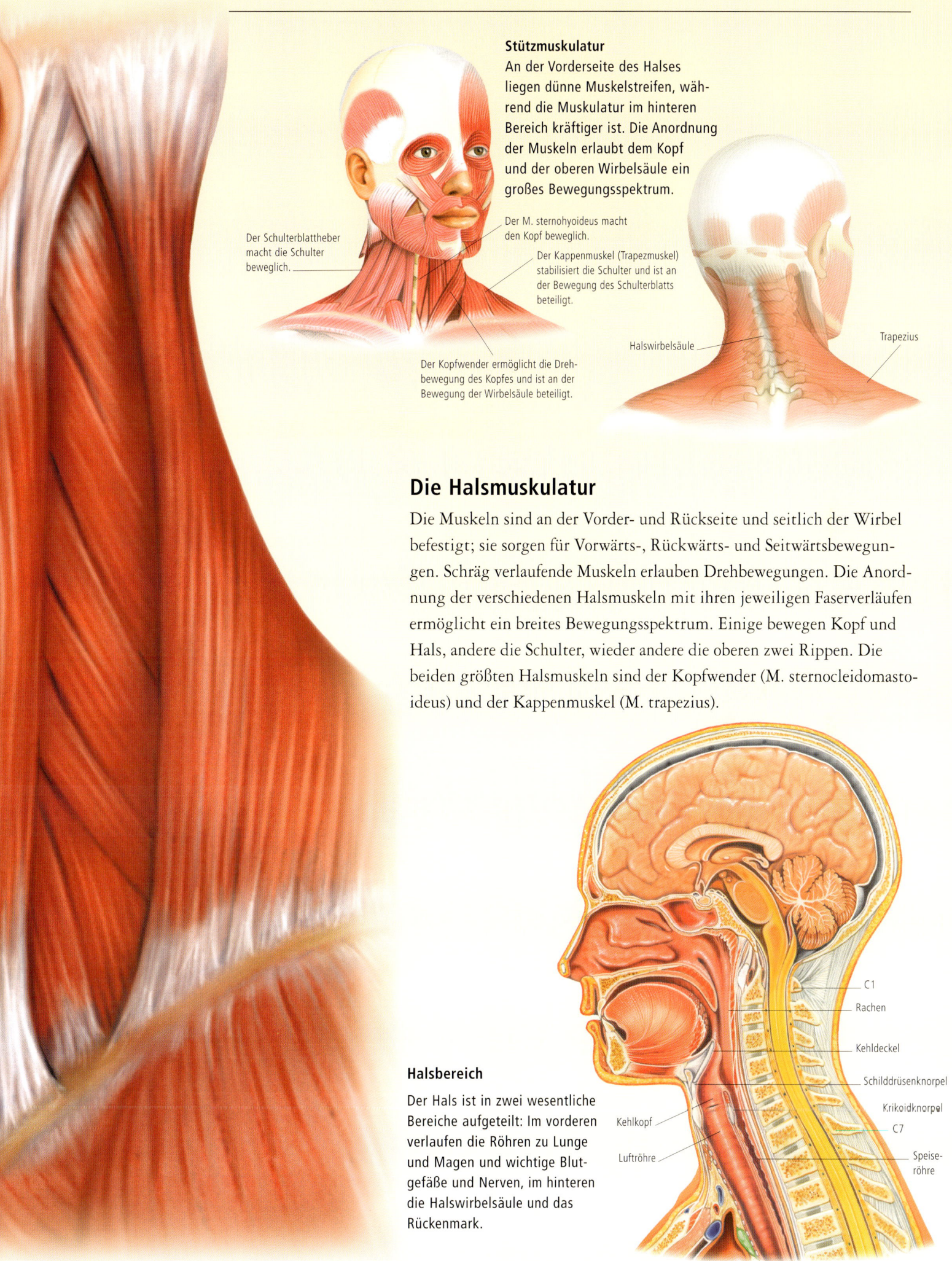

Stützmuskulatur

An der Vorderseite des Halses liegen dünne Muskelstreifen, während die Muskulatur im hinteren Bereich kräftiger ist. Die Anordnung der Muskeln erlaubt dem Kopf und der oberen Wirbelsäule ein großes Bewegungsspektrum.

Der M. sternohyoideus macht den Kopf beweglich.

Der Schulterblattheber macht die Schulter beweglich.

Der Kappenmuskel (Trapezmuskel) stabilisiert die Schulter und ist an der Bewegung des Schulterblatts beteiligt.

Der Kopfwender ermöglicht die Drehbewegung des Kopfes und ist an der Bewegung der Wirbelsäule beteiligt.

Halswirbelsäule

Trapezius

Die Halsmuskulatur

Die Muskeln sind an der Vorder- und Rückseite und seitlich der Wirbel befestigt; sie sorgen für Vorwärts-, Rückwärts- und Seitwärtsbewegungen. Schräg verlaufende Muskeln erlauben Drehbewegungen. Die Anordnung der verschiedenen Halsmuskeln mit ihren jeweiligen Faserverläufen ermöglicht ein breites Bewegungsspektrum. Einige bewegen Kopf und Hals, andere die Schulter, wieder andere die oberen zwei Rippen. Die beiden größten Halsmuskeln sind der Kopfwender (M. sternocleidomastoideus) und der Kappenmuskel (M. trapezius).

Halsbereich

Der Hals ist in zwei wesentliche Bereiche aufgeteilt: Im vorderen verlaufen die Röhren zu Lunge und Magen und wichtige Blutgefäße und Nerven, im hinteren die Halswirbelsäule und das Rückenmark.

C1

Rachen

Kehldeckel

Schilddrüsenknorpel

Krikoidknorpel

C7

Kehlkopf

Speiseröhre

Luftröhre

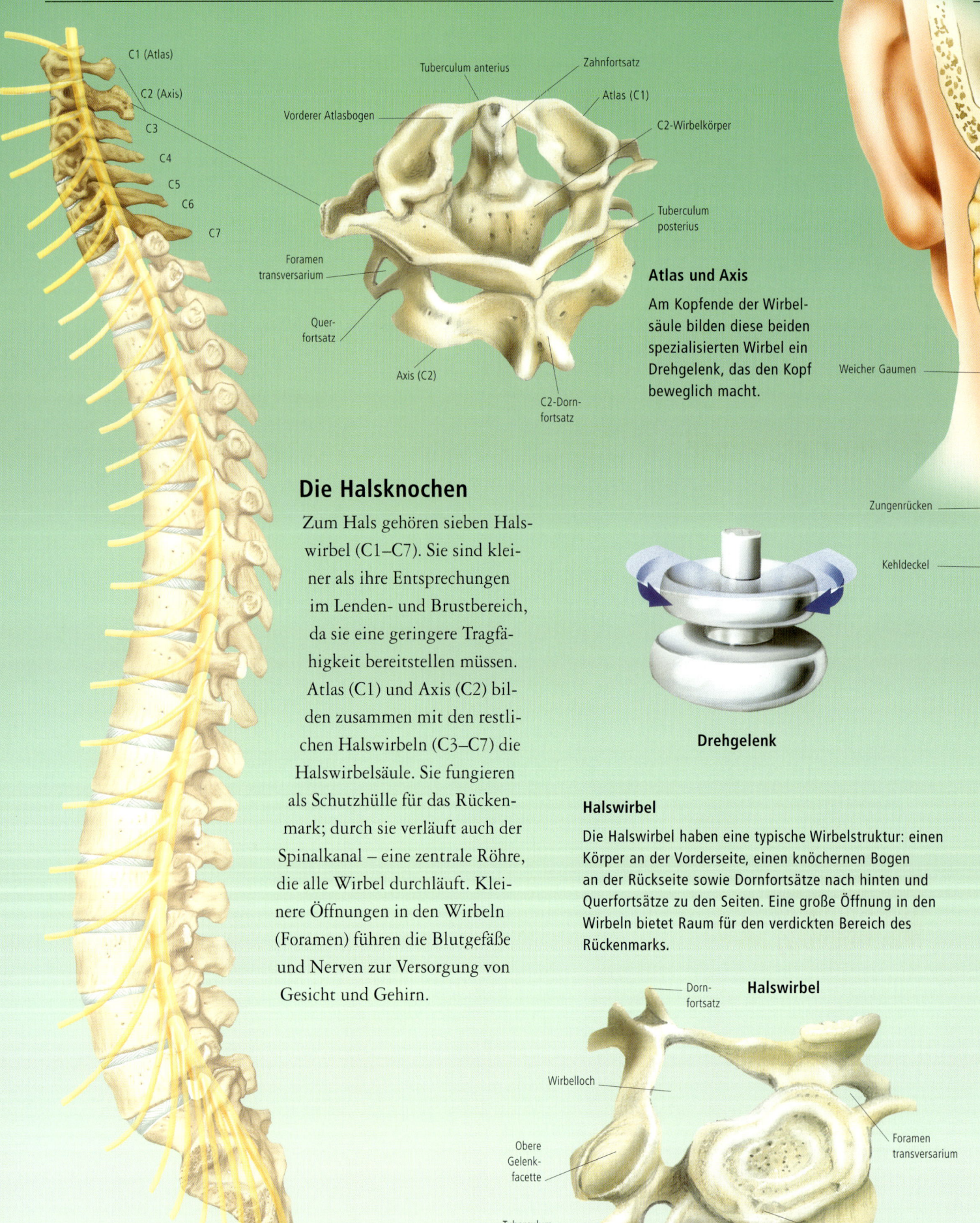

C1 (Atlas)
C2 (Axis)
C3
C4
C5
C6
C7

Tuberculum anterius
Zahnfortsatz
Vorderer Atlasbogen
Atlas (C1)
C2-Wirbelkörper
Tuberculum posterius
Foramen transversarium
Querfortsatz
Axis (C2)
C2-Dornfortsatz

Weicher Gaumen

Atlas und Axis

Am Kopfende der Wirbelsäule bilden diese beiden spezialisierten Wirbel ein Drehgelenk, das den Kopf beweglich macht.

Zungenrücken

Kehldeckel

Die Halsknochen

Zum Hals gehören sieben Halswirbel (C1–C7). Sie sind kleiner als ihre Entsprechungen im Lenden- und Brustbereich, da sie eine geringere Tragfähigkeit bereitstellen müssen. Atlas (C1) und Axis (C2) bilden zusammen mit den restlichen Halswirbeln (C3–C7) die Halswirbelsäule. Sie fungieren als Schutzhülle für das Rückenmark; durch sie verläuft auch der Spinalkanal – eine zentrale Röhre, die alle Wirbel durchläuft. Kleinere Öffnungen in den Wirbeln (Foramen) führen die Blutgefäße und Nerven zur Versorgung von Gesicht und Gehirn.

Drehgelenk

Halswirbel

Die Halswirbel haben eine typische Wirbelstruktur: einen Körper an der Vorderseite, einen knöchernen Bogen an der Rückseite sowie Dornfortsätze nach hinten und Querfortsätze zu den Seiten. Eine große Öffnung in den Wirbeln bietet Raum für den verdickten Bereich des Rückenmarks.

Dornfortsatz
Halswirbel
Wirbelloch
Obere Gelenkfacette
Foramen transversarium
Tuberculum posterius
Rille für den Spinalnerv
Körper
Tuberculum anterius

Die Kehle

Die Kehle liegt im vorderen Bereich des Halses. In ihr befinden sich der Schlund (Rachenenge) – die Öffnung, die vom Mund in den Rachen (Pharynx) führt – und der Rachen selbst – ein Hohlraum, der mit Mund, Nase und Kehlkopf in Verbindung steht und sich im hinteren Bereich des Mundes befindet. Einer der wichtigsten Bereiche der Kehle, der Rachen, enthält Strukturen, die an Vorgängen wie Atmen, Sprechen oder Schlucken beteiligt sind. Er besteht aus drei Abschnitten: Nasenrachen (Nasopharynx), Mundrachen (Oropharynx) und Schlundrachen (Laryngopharynx); zugleich bildet er den gemeinsamen Durchgang zu den Atmungs- und Verdauungsorganen.

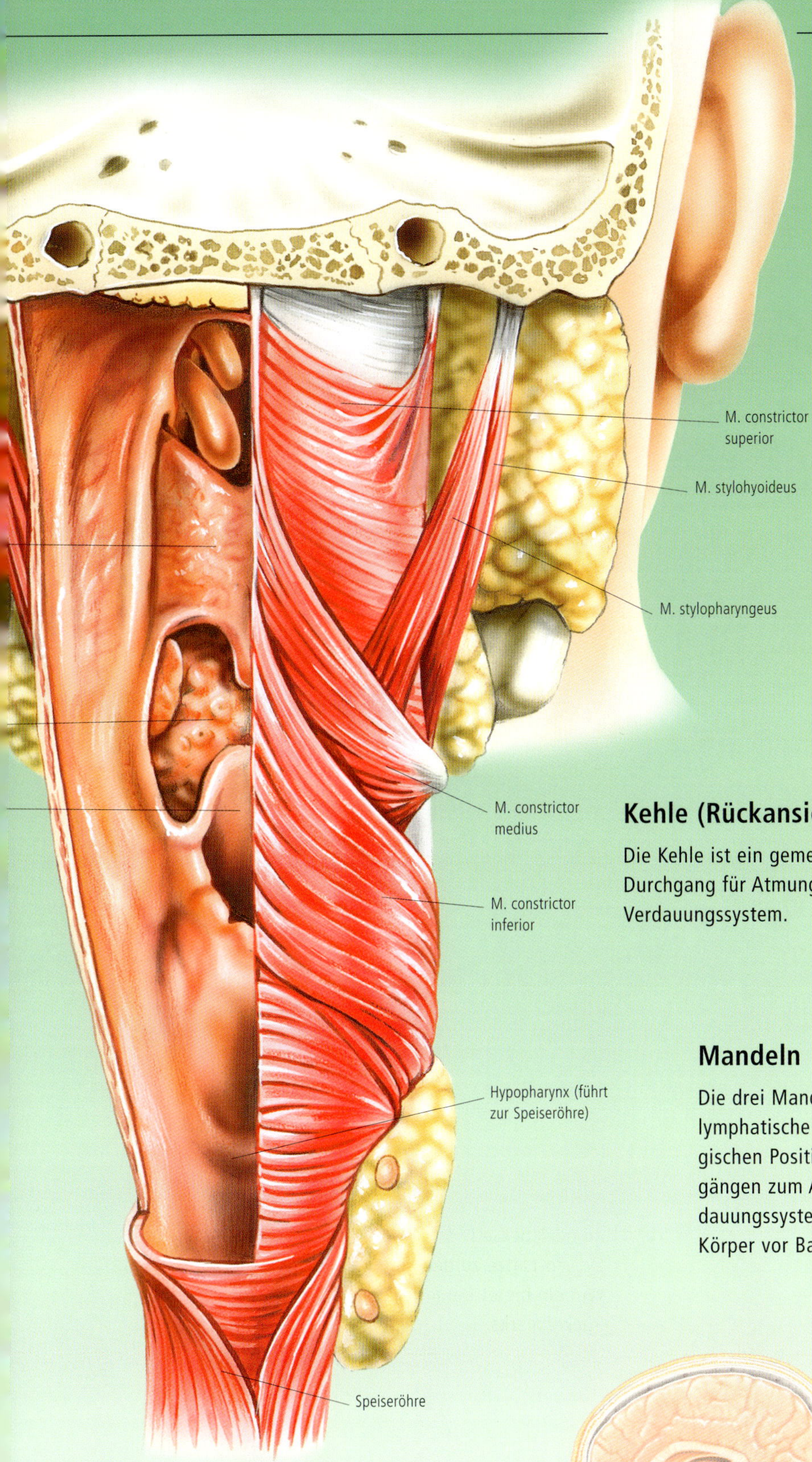

M. constrictor superior

M. stylohyoideus

M. stylopharyngeus

M. constrictor medius

M. constrictor inferior

Hypopharynx (führt zur Speiseröhre)

Speiseröhre

Kehle (Rückansicht)

Die Kehle ist ein gemeinsamer Durchgang für Atmungs- und Verdauungssystem.

Mandeln

Die drei Mandelgruppen sind lymphatische Organe in strategischen Positionen an den Zugängen zum Atmungs- und Verdauungssystem; sie schützen den Körper vor Bakterien und Viren.

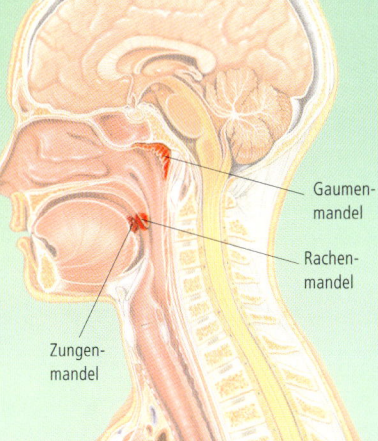

Gaumenmandel

Rachenmandel

Zungenmandel

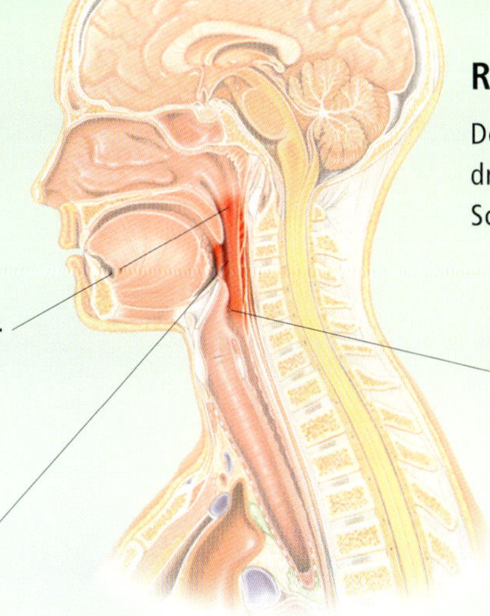

Rachen

Der Rachen (Pharynx) besteht aus drei Bereichen: Nasen-, Mund- und Schlundrachen.

Nasenrachen

Der Nasenrachen (Nasopharynx), unmittelbar unter der Schädelbasis und hinter der Nase gelegen, enthält Polypen (Rachenmandeln) und Öffnungen zu den eustachischen Rohren, die eine Verbindung zum Mittelohr herstellen.

Mundrachen

Der im hinteren Mund gelegene Mundrachen (Oropharynx) enthält die Mandeln und das Zungenende; er bietet einen Durchgang für Luft, Wasser und Nahrung.

Schlundrachen

Der Schlundrachen (Laryngopharynx) beherbergt Kehldeckel und Kehlkopf, die zur Lunge führen. Die Nahrung passiert ebenfalls auf dem Weg zu Speiseröhre und Magen den Laryngopharynx.

Der Kehlkopf

Der Kehlkopf (Larynx) ist Teil der Kehle, der vom Rachen zu Luftröhre und Lungen führt. Die Kehle übernimmt zwei Hauptfunktionen: Sie schützt vor dem Einatmen von Nahrung und Flüssigkeiten und ermöglicht Luftvibrationen für die Stimme. Der Kehlkopf setzt sich aus neun Knorpeln zusammen, die die Atemwege verstärken und den entsprechenden Muskeln, Bändern und Membranen Befestigungsmöglichkeiten bieten.

Unmittelbar hinter und unter der Zunge liegt der Kehldeckel (Epiglottis), eine Klappe aus elastischem Knorpel, der beim Schlucken den Eingang des Kehlkopfes verschließt, um das Eindringen von Nahrung und Flüssigkeiten in die Atemwege zu verhindern.

Der Kehlkopf beherbergt auch die Stimmbänder – zwei Paare von Schleimhäuten, die von der Kehlkopfmuskulatur gesteuert werden. Während des Atmens geben die Stimmbänder eine etwas größere Öffnung frei, um Luft hindurchzulassen. Beim Sprechen verengen und spannen sich die Stimmbänder: Die durch die Stimmbänder gepresste Luft versetzt die Bänder in Schwingung, wodurch Schallwellen entstehen.

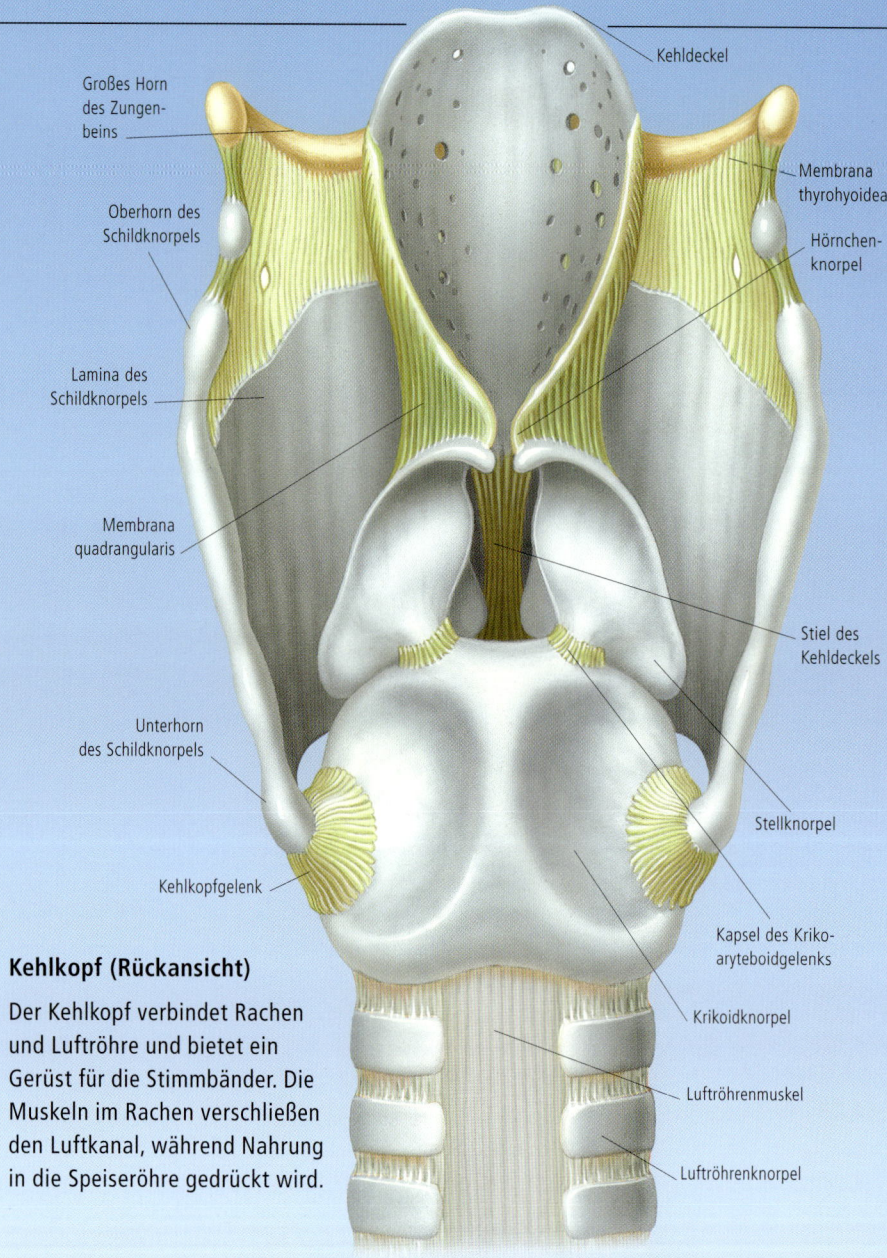

Großes Horn des Zungenbeins

Oberhorn des Schildknorpels

Lamina des Schildknorpels

Membrana quadrangularis

Unterhorn des Schildknorpels

Kehlkopfgelenk

Kehldeckel

Membrana thyrohyoidea

Hörnchenknorpel

Stiel des Kehldeckels

Stellknorpel

Kapsel des Krikoaryteboidgelenks

Krikoidknorpel

Luftröhrenmuskel

Luftröhrenknorpel

Kehlkopf (Rückansicht)

Der Kehlkopf verbindet Rachen und Luftröhre und bietet ein Gerüst für die Stimmbänder. Die Muskeln im Rachen verschließen den Luftkanal, während Nahrung in die Speiseröhre gedrückt wird.

Kehldeckel, geschlossen

Beim Schlucken heben die Rachenmuskeln den Kehlkopf an und schließen den Kehldeckel, wodurch die Luftröhre verschlossen wird, damit weder Nahrung noch Flüssigkeiten eindringen.

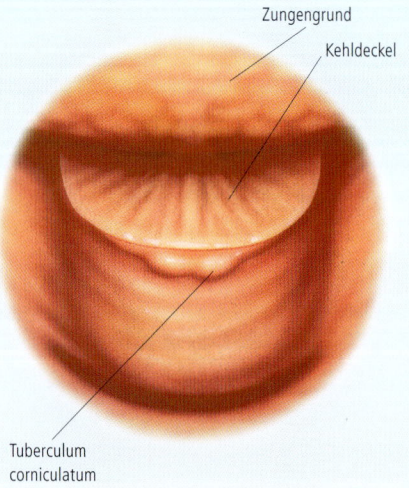

Zungengrund

Kehldeckel

Tuberculum corniculatum

Stimmbänder, geschlossen

Sind die Stimmbänder gespannt, werden sie durch die einströmende Luft in Schwingung versetzt, was Schallwellen erzeugt.

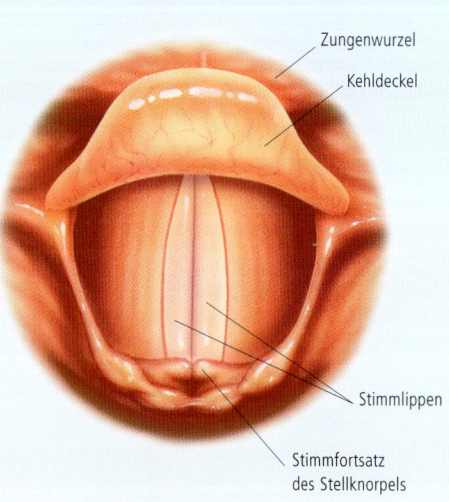

Zungenwurzel

Kehldeckel

Stimmlippen

Stimmfortsatz des Stellknorpels

Stimmbänder, geöffnet

Sind die Stimmbänder entspannt, ermöglicht eine etwas größere Öffnung das Aus- und Einatmen von Luft ohne Schwingungen: Es werden keine Laute erzeugt.

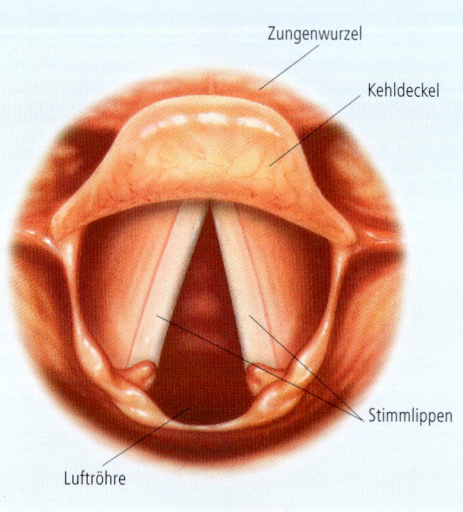

Zungenwurzel

Kehldeckel

Stimmlippen

Luftröhre

Die Speiseröhre

Die Speiseröhre ist ein Muskelschlauch, der durch Hals und Brust verläuft und den Transport der Nahrung aus dem Rachen in den Magen ermöglicht. Am oberen und unteren Ende kann sie sich durch ringförmige Schließmuskeln (sog. Sphincter) ausdehnen und zusammenziehen. Der obere Schließmuskel entspannt sich, um Nahrung aus dem Rachen aufzunehmen; sie wird durch Muskelkontraktionen zum unteren Schließmuskel befördert, der sich entspannt, um die Nahrung an den Magen zu übergeben.

Die Luftröhre

Die Luftröhre (Trachea) ist ein faseriger elastischer Muskelschlauch für den Luftdurchgang, der am unteren Ende des Kehlkopfes (Laryn) beginnt und an den beiden Hauptbronchien endet.

Die Luftröhre besteht aus C-förmigem Knorpel, der ein Einfallen der Atemwege verhindert, und elastischen Muskelfasern, die ihr, gemeinsam mit Kehlkopf (beim Schlucken und Sprechen) und Zwerchfell (beim Atmen), Dehnung und Kontraktion ermöglichen. Ihre Rückseite ist flach, wobei die Knorpelenden durch den Luftröhrenmuskel überdeckt werden; zieht sich dieser Muskel zusammen, verringert sich der Durchmesser der Luftröhre. Entlang dieser Rückseite verläuft die Speiseröhre, die sich in den Bereich zwischen den Knorpelenden ausdehnt, wenn Nahrung geschluckt wird.

In der Luftröhre werden Staubpartikel von der inneren Schleimhaut gebunden und von winzigen haarartigen Fortsätzen (Cilien) in Richtung Kehle befördert, wo der verschmutzte Schleim geschluckt oder abgestoßen werden kann.

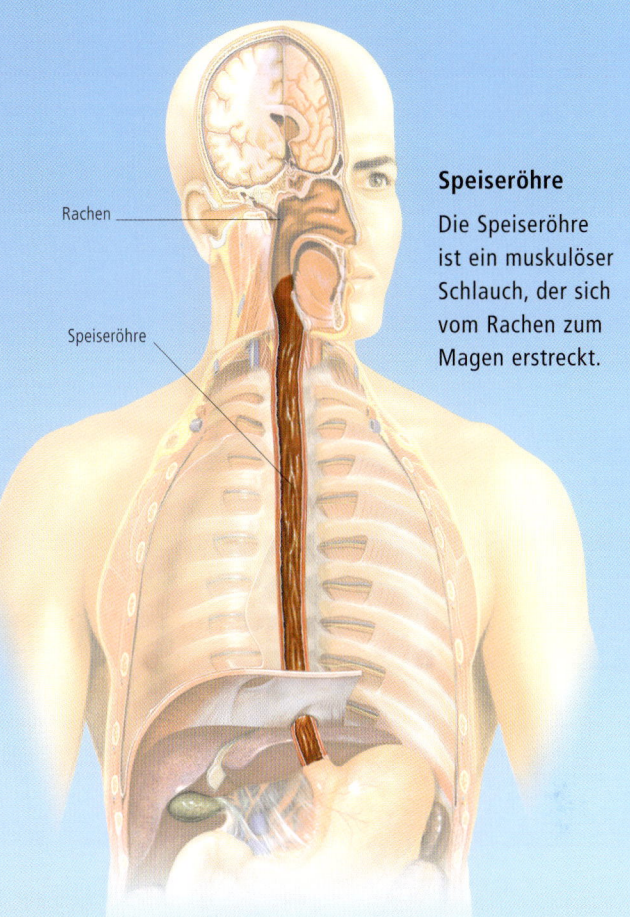

Speiseröhre

Die Speiseröhre ist ein muskulöser Schlauch, der sich vom Rachen zum Magen erstreckt.

Rachen

Speiseröhre

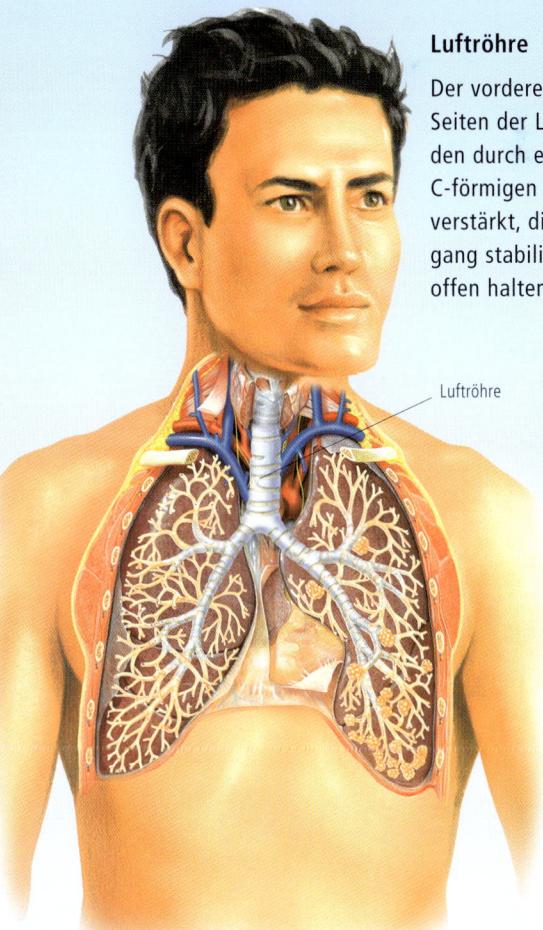

Luftröhre

Der vordere Teil und die Seiten der Luftröhre werden durch eine Reihe von C-förmigen Knorpelringen verstärkt, die den Durchgang stabilisieren und ihn offen halten.

Luftröhre

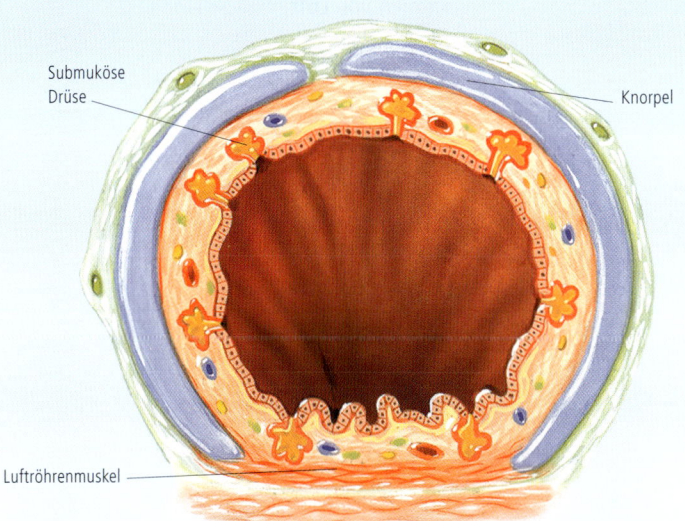

Submuköse Drüse

Knorpel

Luftröhrenmuskel

Querschnitt der Luftröhre

Wichtige Drüsen und Blutgefäße des Halses

SCHILD- UND NEBENSCHILDDRÜSEN

Schilddrüse und Nebenschilddrüsen sind Teil des endokrinen Systems. Die größte endokrine Drüse, die Schilddrüse, liegt direkt vorn unter dem Kehlkopf (Larynx) und besteht aus zwei Lappen, die an ihrer Mittelachse durch einen schmalen Steg verbunden sind. Sie sondert Hormone unmittelbar in Blutkreislauf und Körperhöhlen ab; ihre Hauptaufgabe ist die Steuerung der Stoffwechselfrequenz aller Körperfunktionen.

Unmittelbar hinter der Schilddrüse liegen die vier (gelegentlich auch drei) Nebenschilddrüsen. Diese winzigen Drüsen produzieren das sogenannte Parathormon, das an der Steuerung der Kalzium- und Phosphatkonzentration im Blut beteiligt ist. Fällt der Kalziumspiegel, stimuliert das Parathormon den Ausstoß von Kalzium aus den Knochen. Ist der Kalziumspiegel zu hoch, setzt die Schilddrüse das Hormon Kalzitonin frei, um ihn zu senken. Die Ausschüttung der Hormone aus Schild- und Nebenschilddrüsen wird von der Hypophyse eingeleitet, die den körperlichen Hormonhaushalt überwacht; sie ist das Kontrollzentrum des endokrinen Systems, das auf Schwankungen der körpereigenen Hormone reagiert, indem es die entsprechenden endokrinen Organe, nämlich Schilddrüse und Nebenschilddrüsen, aktiviert.

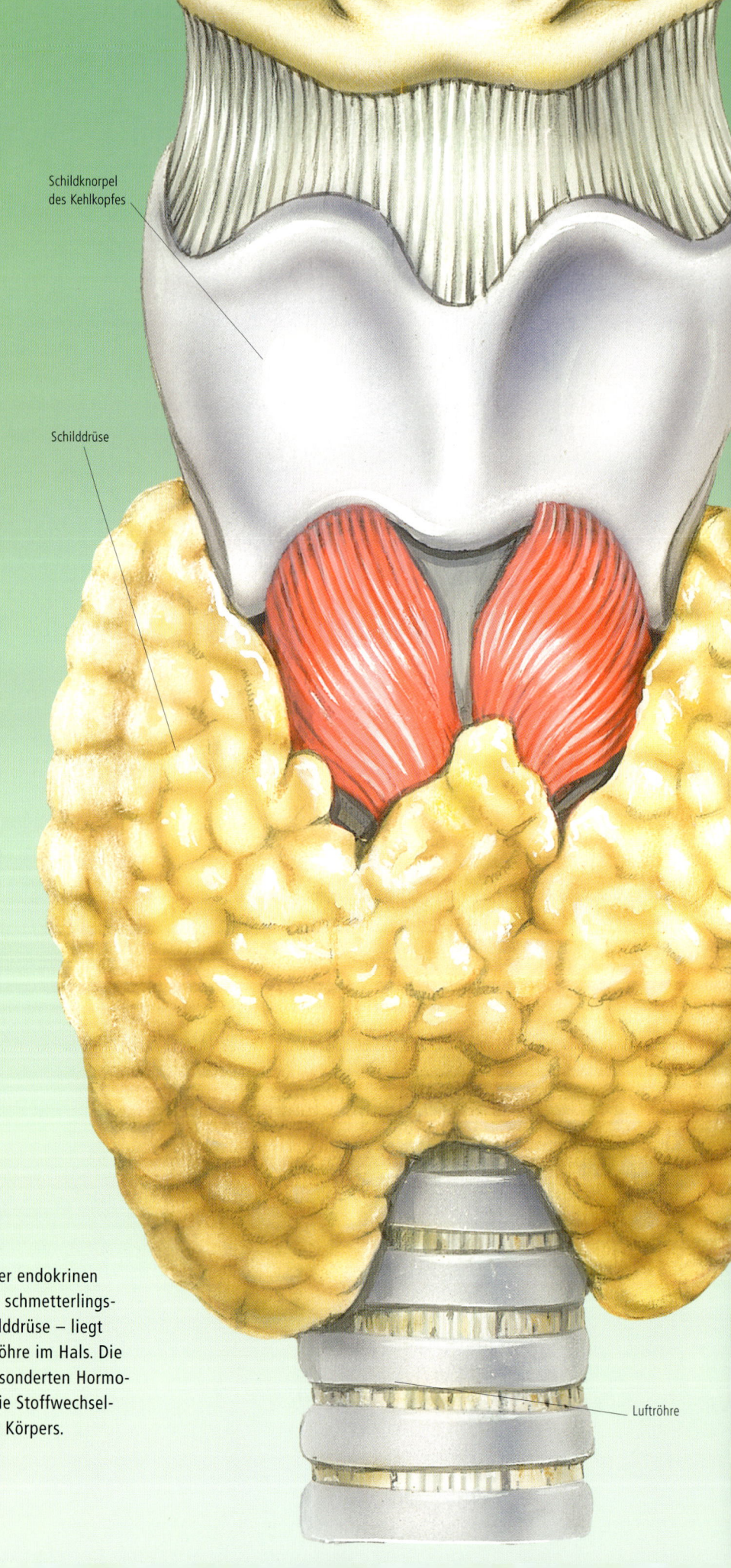

Schildknorpel des Kehlkopfes

Schilddrüse

Luftröhre

WUSSTEN SIE DAS?

Der Kehlkopf wächst bei Jungen in der Pubertät sehr schnell, wobei ein deutlicher Vorsprung des Schilddrüsenknorpels – der Adamsapfel – gebildet wird. Die verlängerten Stimmbänder schwingen mit einer niedrigeren Frequenz, wodurch die Stimme tiefer klingt.

Schilddrüse

Die größte der endokrinen Drüsen – die schmetterlingsförmige Schilddrüse – liegt vor der Luftröhre im Hals. Die von ihr abgesonderten Hormone steuern die Stoffwechselfrequenz des Körpers.

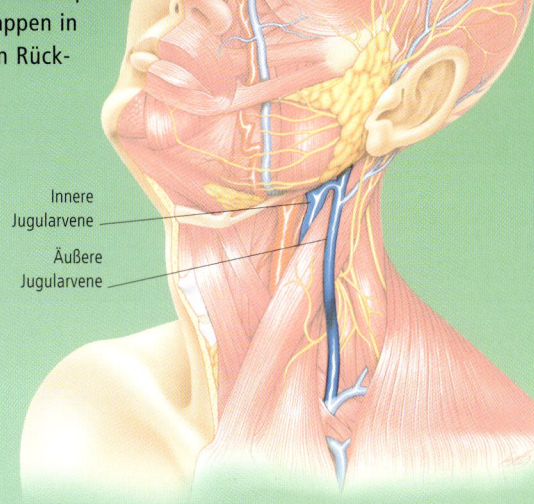

Jugularvene

Die Jugularvenen sind verantwortlich für den Bluttransport von Kopf und Hals zum Herzen. Klappen in den Venen verhindern den Rückfluss von Blut ins Gehirn.

Innere Jugularvene

Äußere Jugularvene

Karotisarterie

Karotisarterie

Die Karotisarterien sind große Arterien, die durch den Hals verlaufen und Hals, Kopf und Gehirn mit Blut versorgen.

DIE BLUTGEFÄSSE DES HALSES

Zu beiden Seiten des Halses verlaufen große Blutgefäße, die Hals, Kopf und Gehirn versorgen. Im unteren Teil des Halses liegt, umhüllt von Bindegewebe, die gemeinsame Karotisarterie, die sich ungefähr auf Höhe des Adamsapfels in eine innere und eine äußere Karotisarterie verzweigt. Die innere beliefert das Gehirn mit Blut aus der Aorta, während die äußere Gesicht und Hals versorgt.

Zwei Jugularvenen (je eine innere und eine äußere) führen auf beiden Seiten des Halses Blut von Gehirn, Gesicht und Hals ab. An ihren unteren Enden haben diese Venen eine Klappe, um den Rückfluss des Blutes ins Gehirn zu verhindern.

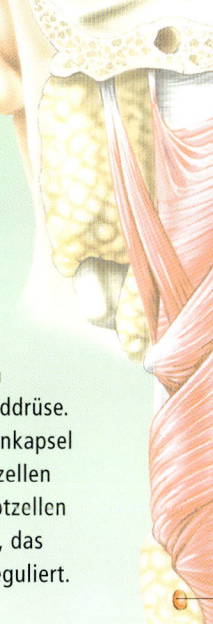

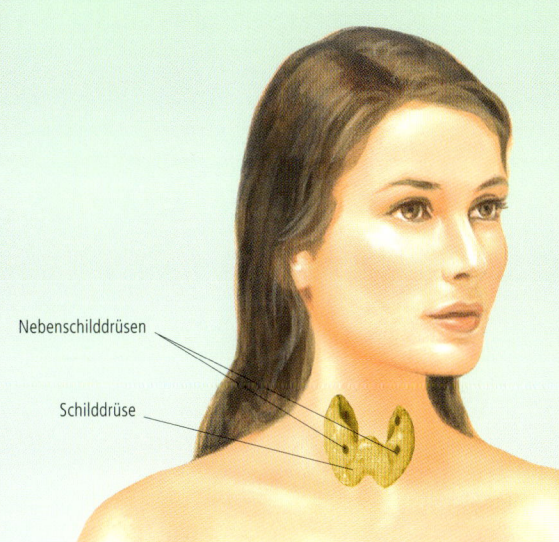

Nebenschilddrüsen

Schilddrüse

Nebenschilddrüsen

Diese winzigen, erbsengroßen Drüsen liegen hinter der Schilddrüse. Innerhalb der faserigen Drüsenkapsel gibt es zwei Zelltypen: Hauptzellen und oxyphile Zellen. Die Hauptzellen produzieren das Parathormon, das den Kalziumspiegel im Blut reguliert.

Nebenschilddrüsen

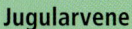

Der Rumpf

Wirbelsäule

Die Wirbelsäule ist eine Kette von Knochen, die als Wirbel bezeichnet werden. Zwischen ihnen befindet sich als Knorpelpolster die Bandscheibe. Obwohl der einzelne Wirbel kaum beweglich ist, verfügen die Wirbel zusammen doch über eine erstaunliche Beweglichkeit.

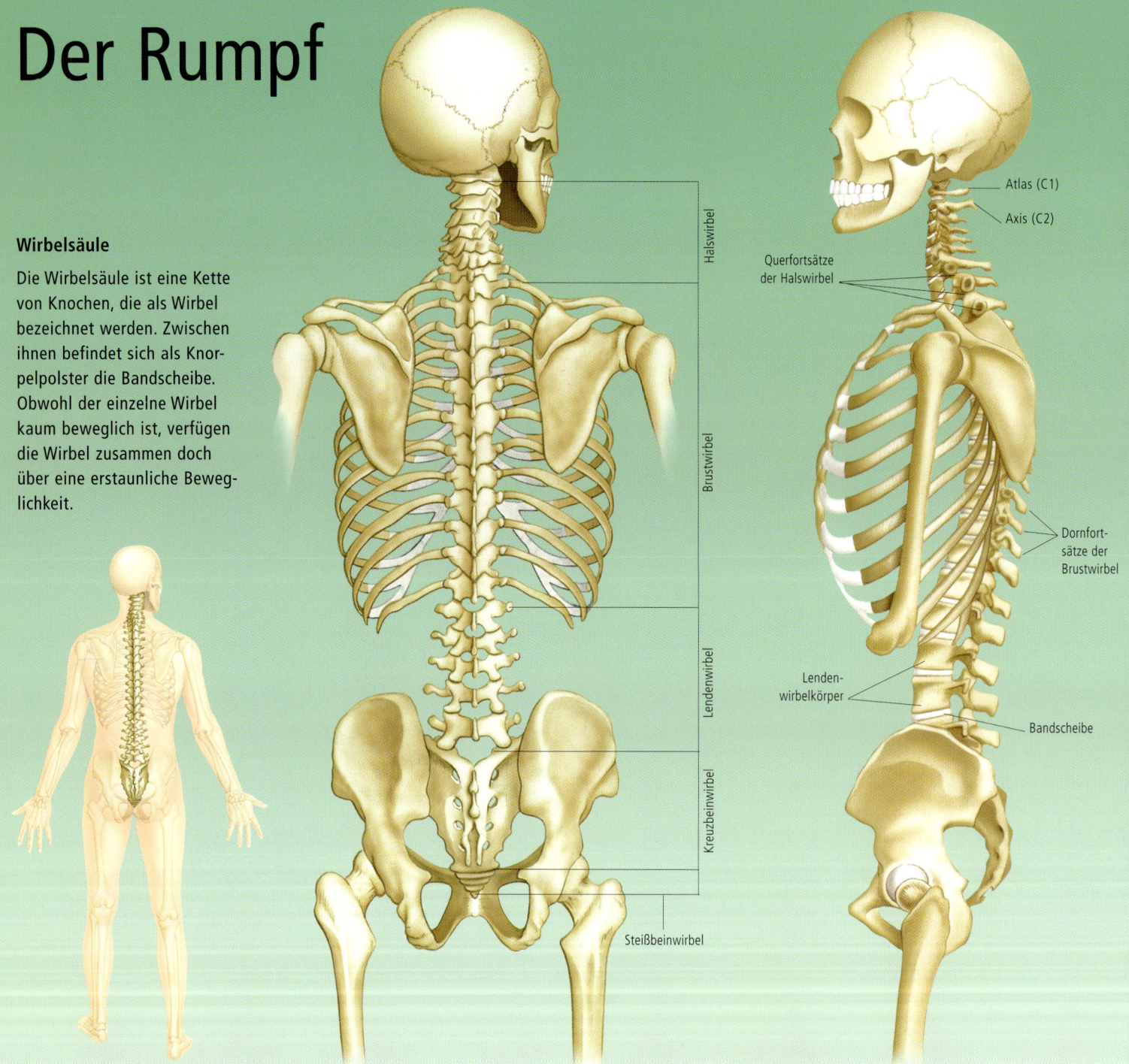

Halswirbel

Brustwirbel

Lendenwirbel

Kreuzbeinwirbel

Steißbeinwirbel

Atlas (C1)

Axis (C2)

Querfortsätze der Halswirbel

Dornfortsätze der Brustwirbel

Lendenwirbelkörper

Bandscheibe

Der Rücken

Als Rücken wird der Körperabschnitt unterhalb des Halses bis zum unteren Ende der Wirbelsäule, knapp über dem Gesäß, bezeichnet. Die Knochen der Wirbelsäule nennt man Wirbel; sie sind untereinander durch flexible Scheiben (Bandscheiben) und Gelenke (Facettengelenke) verbunden. Die Wirbelsäule schützt das Rückenmark und die Spinalnerven, stützt Körpergewicht und Kopf und verankert den Brustkorb. Sie spielt eine entscheidende Rolle bei Bewegung und Körperhaltung und bietet den Muskeln von Rumpf, Armen und Beinen Befestigungspunkte. Die kräftige Rücken- und Bauchmuskulatur stützt die Wirbelsäule und ist am Atmungsvorgang beteiligt. Das Rückenmark besteht aus Nervengewebe und verläuft in einem Kanal innerhalb der Wirbel, wobei sich die Nerven in den Lücken zwischen den Wirbeln verzweigen. Die Arterien, die das Stammhirn mit Blut versorgen, verlaufen über die Halswirbel.

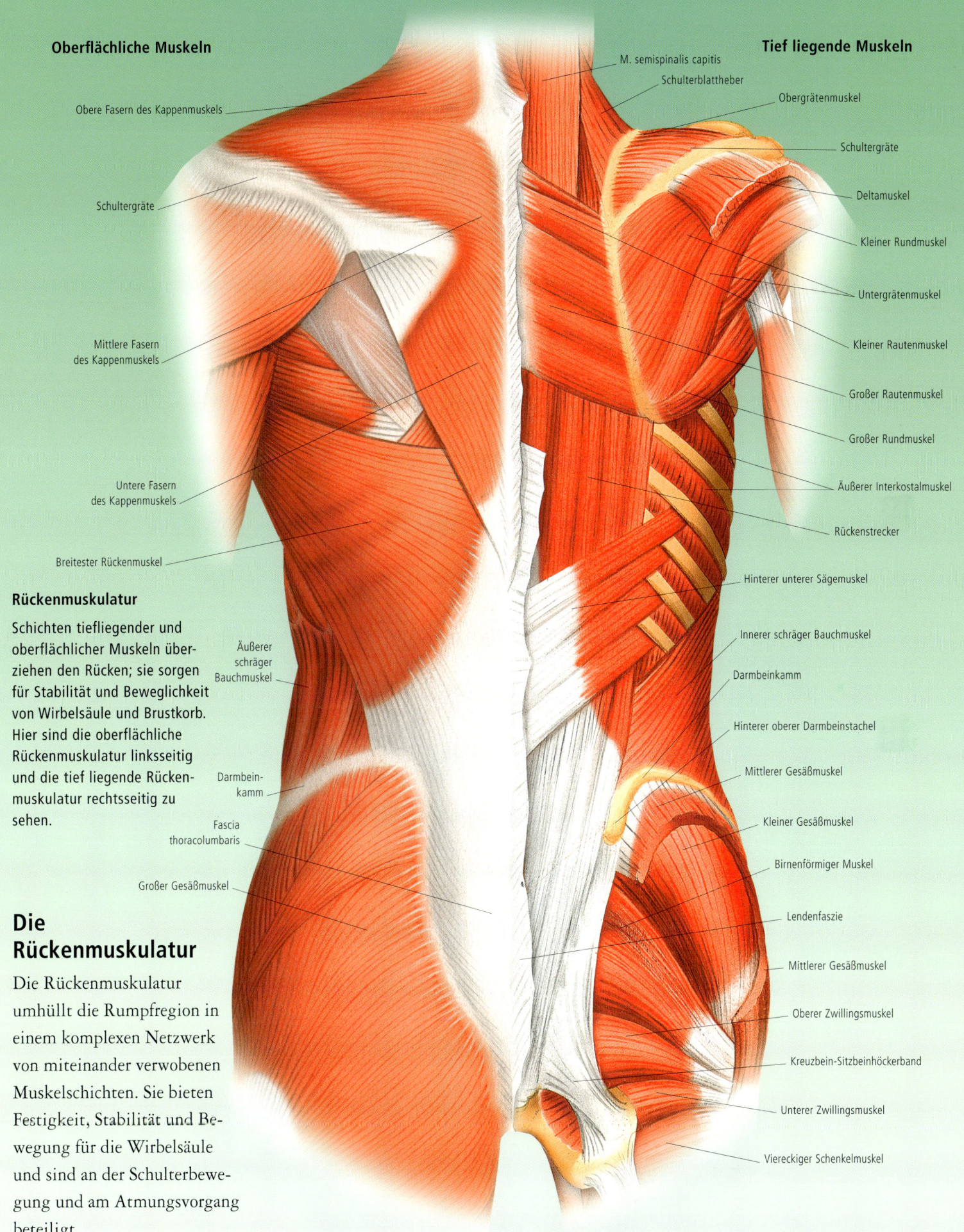

Oberflächliche Muskeln

Obere Fasern des Kappenmuskels

Schultergräte

Mittlere Fasern des Kappenmuskels

Untere Fasern des Kappenmuskels

Breitester Rückenmuskel

Äußerer schräger Bauchmuskel

Darmbeinkamm

Fascia thoracolumbaris

Großer Gesäßmuskel

Tief liegende Muskeln

M. semispinalis capitis

Schulterblattheber

Obergrätenmuskel

Schultergräte

Deltamuskel

Kleiner Rundmuskel

Untergrätenmuskel

Kleiner Rautenmuskel

Großer Rautenmuskel

Großer Rundmuskel

Äußerer Interkostalmuskel

Rückenstrecker

Hinterer unterer Sägemuskel

Innerer schräger Bauchmuskel

Darmbeinkamm

Hinterer oberer Darmbeinstachel

Mittlerer Gesäßmuskel

Kleiner Gesäßmuskel

Birnenförmiger Muskel

Lendenfaszie

Mittlerer Gesäßmuskel

Oberer Zwillingsmuskel

Kreuzbein-Sitzbeinhöckerband

Unterer Zwillingsmuskel

Viereckiger Schenkelmuskel

Rückenmuskulatur

Schichten tiefliegender und oberflächlicher Muskeln überziehen den Rücken; sie sorgen für Stabilität und Beweglichkeit von Wirbelsäule und Brustkorb. Hier sind die oberflächliche Rückenmuskulatur linksseitig und die tief liegende Rückenmuskulatur rechtsseitig zu sehen.

Die Rückenmuskulatur

Die Rückenmuskulatur umhüllt die Rumpfregion in einem komplexen Netzwerk von miteinander verwobenen Muskelschichten. Sie bieten Festigkeit, Stabilität und Bewegung für die Wirbelsäule und sind an der Schulterbewegung und am Atmungsvorgang beteiligt.

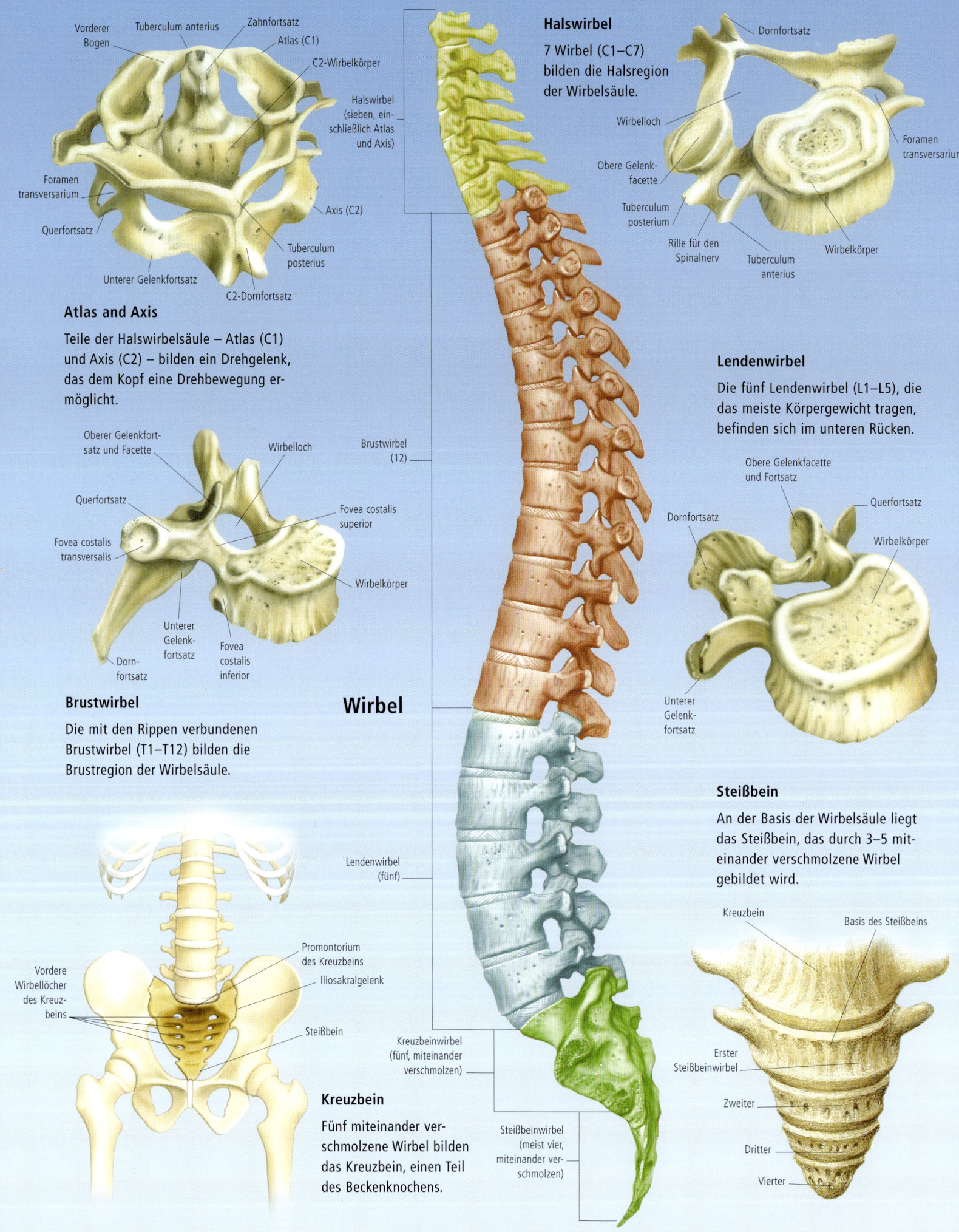

Vorderer Bogen

Tuberculum anterius

Zahnfortsatz

Atlas (C1)

C2-Wirbelkörper

Halswirbel (sieben, einschließlich Atlas und Axis)

Axis (C2)

Foramen transversarium

Querfortsatz

Unterer Gelenkfortsatz

Tuberculum posterius

C2-Dornfortsatz

Atlas and Axis

Teile der Halswirbelsäule – Atlas (C1) und Axis (C2) – bilden ein Drehgelenk, das dem Kopf eine Drehbewegung ermöglicht.

Halswirbel

7 Wirbel (C1–C7) bilden die Halsregion der Wirbelsäule.

Dornfortsatz

Wirbelloch

Obere Gelenkfacette

Tuberculum posterium

Rille für den Spinalnerv

Tuberculum anterius

Foramen transversarium

Wirbelkörper

Oberer Gelenkfortsatz und Facette

Wirbelloch

Querfortsatz

Fovea costalis superior

Fovea costalis transversalis

Wirbelkörper

Unterer Gelenkfortsatz

Fovea costalis inferior

Dornfortsatz

Brustwirbel (12)

Lendenwirbel

Die fünf Lendenwirbel (L1–L5), die das meiste Körpergewicht tragen, befinden sich im unteren Rücken.

Obere Gelenkfacette und Fortsatz

Dornfortsatz

Querfortsatz

Wirbelkörper

Unterer Gelenkfortsatz

Brustwirbel

Die mit den Rippen verbundenen Brustwirbel (T1–T12) bilden die Brustregion der Wirbelsäule.

Wirbel

Lendenwirbel (fünf)

Steißbein

An der Basis der Wirbelsäule liegt das Steißbein, das durch 3–5 miteinander verschmolzene Wirbel gebildet wird.

Kreuzbein

Basis des Steißbeins

Erster Steißbeinwirbel

Zweiter

Dritter

Vierter

Vordere Wirbellöcher des Kreuzbeins

Promontorium des Kreuzbeins

Iliosakralgelenk

Steißbein

Kreuzbeinwirbel (fünf, miteinander verschmolzen)

Steißbeinwirbel (meist vier, miteinander verschmolzen)

Kreuzbein

Fünf miteinander verschmolzene Wirbel bilden das Kreuzbein, einen Teil des Beckenknochens.

Wirbelsäule und Wirbel

Die Wirbelsäule ist die Mittelachse des Skeletts und verläuft von der Schädelbasis den Rücken hinunter bis zum Becken. Die Struktur ihrer Wirbel, die aufeinander ruhen und jeweils durch eine Bandscheibe voneinander getrennt sind, ist kräftig genug, um das Gewicht des Oberkörpers und des Kopfes zu tragen; zugleich ist sie flexibel genug, um Beuge- und Drehbewegungen auszuführen.

Die Wirbelsäule besteht aus 24 einzelnen Wirbeln: sieben Hals- (C1–7), zwölf Brust- (T1–12) und fünf Lendenwirbeln (L1–5); den Abschluss bilden Kreuz- und Steißbein. Die Halswirbelsäule beginnt mit Atlas und Axis (C1 und C2), einem speziell entwickelten Gelenk, das die Drehung des Kopfes ermöglicht. In Kombination mit den anderen Halswirbeln (C3–C7) bildet es die Halswirbelsäule, die beweglichste Region der Wirbelsäule.

Die Brustwirbel (T1–T12) liegen im Brustbereich. Sie sind mit den Rippen verbunden, was weniger Bewegung erlaubt als in der Hals- und Lendenregion.

Die Lendenwirbel (L1– L5), die als größte Wirbel für das Tragen des meisten Körpergewichts verantwortlich sind, liegen im unteren Bereich des Rückens. Trotz der Anforderungen an ihre Tragfähigkeit bieten die Lendenwirbel immer noch viel Flexibilität und Beweglichkeit.

Jeder Wirbel der Wirbelsäule bildet, gemeinsam mit den benachbarten Wirbeln oben und unten, drei eigenständige Gelenke – zwei Facettengelenke und ein vorderes Zwischenwirbelgelenk. Richtung und Neigung der Gelenkoberflächen bestimmen die Art der Bewegungen, die in den einzelnen Bereichen der Wirbelsäule möglich sind.

Das Kreuzbein entwickelt sich aus fünf einzelnen Wirbeln. Während der Wachstumsphase verschmelzen diese fünf Wirbel zu einer Einheit – dem Kreuzbein. Es ist Teil des Beckens und schließt am Iliosakralgelenk an den Hüften an.

Das mit dem Kreuzbein verbundene Steißbein ist der unterste Teil der Wirbelsäule. Auch hier verwachsen die ursprünglich drei bis fünf einzelnen Wirbel während der Entwicklung miteinander.

BANDSCHEIBE

Zwischen den Wirbeln liegen die Bandscheiben. Sie sind auf Druck belastbar und wirken bei Bewegung wie ein Polster zwischen den einzelnen Wirbeln. Die biegsamen Knorpelscheiben verbinden die übereinanderliegenden Wirbel und machen sie zu einer stabilen und gleichzeitig geschmeidigen Einheit – dem Rückgrat.

Der Schultergürtel

Die Knochen und Muskeln des Schultergürtels stützen das Schultergelenk. Während eine Muskelgruppe Schultergürtel und Rumpf verbindet, sorgt eine andere für den Anschluss des Oberarmknochens (Humerus) an den Schultergürtel.

Der Kappenmuskel

Der Kappenmuskel (M. trapezius) liegt unmittelbar unter der Haut des Halsrückens im oberen Bereich der Brustrückseite. Er spannt sich zwischen Brust- und Halswirbeln und dem Hinterhauptbein des Craniums über Schlüsselbein (Clavicula) und Schulterblatt (Scapula). Seine Hauptfunktion ist die Stabilisierung der Schulter, er ist aber auch an den Bewegungen des Schulterblatts beteiligt.

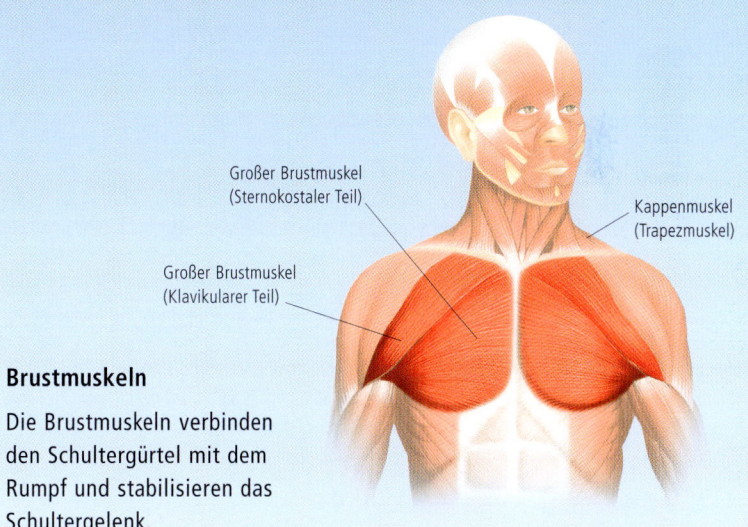

Großer Brustmuskel (Sternokostaler Teil)
Kappenmuskel (Trapezmuskel)
Großer Brustmuskel (Klavikularer Teil)

Brustmuskeln
Die Brustmuskeln verbinden den Schultergürtel mit dem Rumpf und stabilisieren das Schultergelenk.

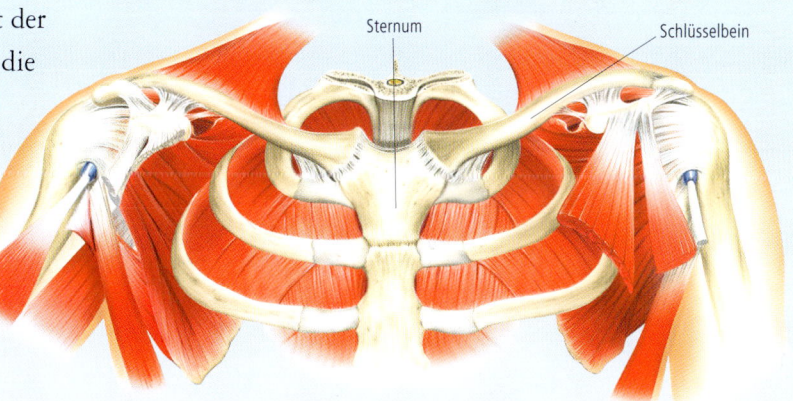

Sternum
Schlüsselbein

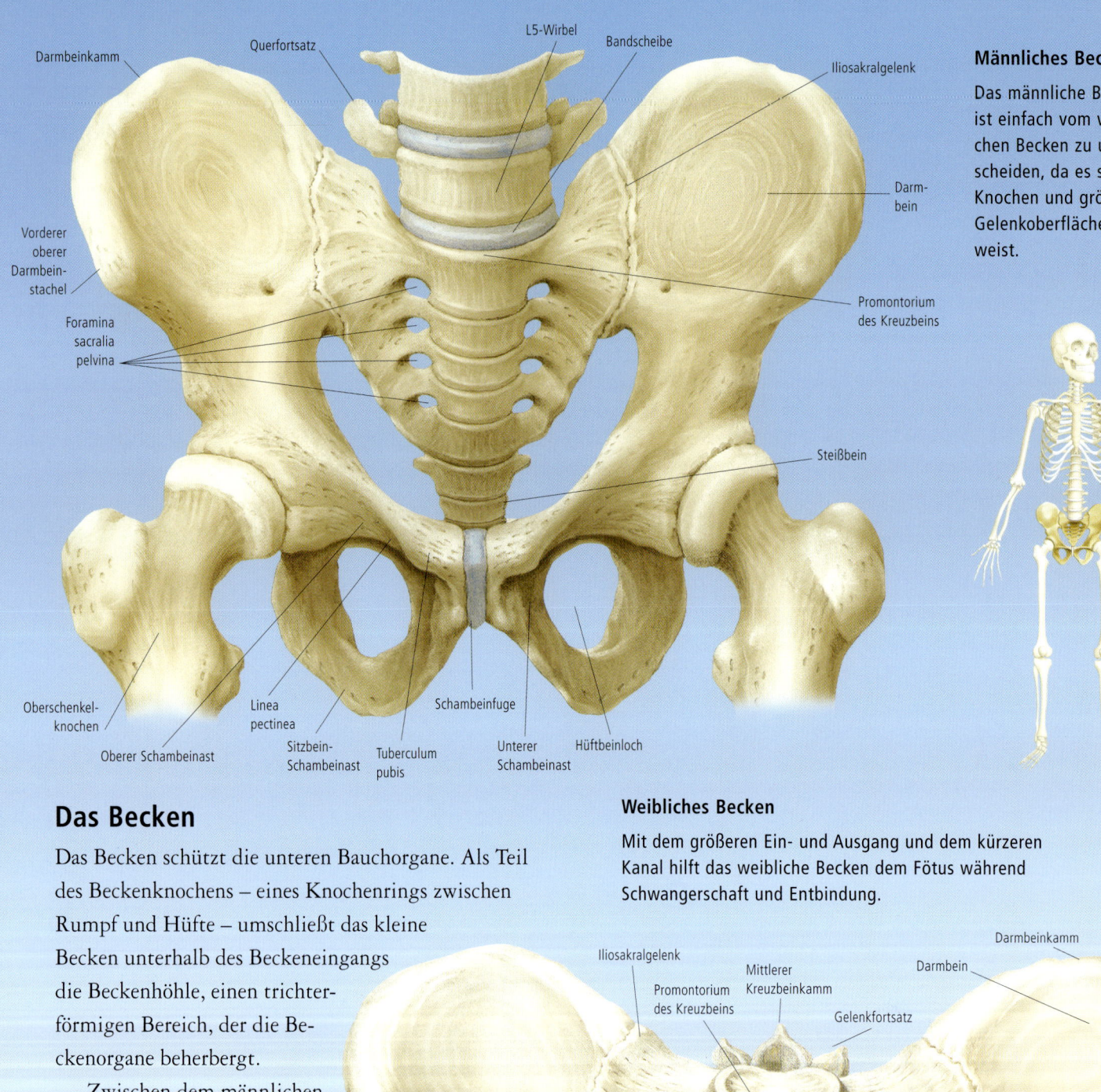

Darmbeinkamm

Querfortsatz

L5-Wirbel

Bandscheibe

Iliosakralgelenk

Vorderer oberer Darmbein- stachel

Foramina sacralia pelvina

Oberschenkel- knochen

Oberer Schambeinast

Linea pectinea

Sitzbein- Schambeinast

Tuberculum pubis

Schambeinfuge

Unterer Schambeinast

Hüftbeinloch

Darm- bein

Promontorium des Kreuzbeins

Steißbein

Männliches Becken

Das männliche Becken ist einfach vom weibli- chen Becken zu unter- scheiden, da es stärkere Knochen und größere Gelenkoberflächen auf- weist.

Das Becken

Das Becken schützt die unteren Bauchorgane. Als Teil des Beckenknochens – eines Knochenrings zwischen Rumpf und Hüfte – umschließt das kleine Becken unterhalb des Beckeneingangs die Beckenhöhle, einen trichter- förmigen Bereich, der die Be- ckenorgane beherbergt.

Zwischen dem männlichen und dem weiblichen Becken gibt es Unterschiede. Das weibliche Becken ist für die Geburt eines Kindes aus- gelegt, verfügt über einen kürzeren Kanal und einen größeren Ein- und Ausgang, um den Durchgang des Babykopfes bei der Entbindung zu ermöglichen. Das männliche Becken hat einen kleineren Ein- und Ausgang und einen länge- ren Kanal. Die Knochen sind größer und haben entsprechend größere Gelenkoberflächen, was

Weibliches Becken

Mit dem größeren Ein- und Ausgang und dem kürzeren Kanal hilft das weibliche Becken dem Fötus während Schwangerschaft und Entbindung.

Iliosakralgelenk

Promontorium des Kreuzbeins

Mittlerer Kreuzbeinkamm

Gelenkfortsatz

Darmbein

Darmbeinkamm

Vorderer oberer Darmbeinstachel

Foramina sacralia pelvina

Steiß- bein

Hüftbeinloch

Ober- schenkel- knochen

Tuberculum pubis

Schambeinfuge

Sitzbein-/Schambeinast

aus der meist kräftigeren Statur und dem höheren Gewicht des Mannes resultiert.

Das knöcherne Becken besteht aus Hüftknochen (Darm-, Sitz- und Schambein), Kreuz- und Steißbein. Die Hüftknochen sind an der Vorderseite durch die Schambeinfuge verbunden. Die Iliosakralgelenke verbinden den Hüftknochen mit dem Kreuzbein. Der mit Muskeln bedeckte Beckenknochen überträgt das Gewicht von der Wirbelsäule auf die unteren Gliedmaßen und schützt die Bauchorgane.

Das zur Bauchhöhle darüber geöffnete kleine Becken ist nach hinten vom Steiß- und nach oben vom Kreuzbein begrenzt, während der Beckenboden es nach unten abschließt. Muskeln kleiden die Wände des kleinen Beckens aus.

Die Beckenhöhle wird nach oben vom Beckeneingang und nach unten vom Beckenboden begrenzt. Sie schützt die inneren Organe: Harnblase und Rektum, bei der Frau Gebärmutter und Vagina, beim Mann Prostata und Bläschendrüse. Dünn- und Dickdarm enden in der Beckenhöhle.

BECKENBODENMUSKULATUR

Muskeln kleiden das Becken aus und erstrecken sich vom Kreuzbein am Rücken zu den Hüftknochen vorn und an der Seite, sodass ein stützender Boden für die Beckenorgane (Harnblase, Rektum, Uterus und Vagina bei der Frau, Prostata und Bläschendrüse beim Mann) gebildet wird; darüber hinaus steuert sie die Schließmuskeln von Rektum und Vagina.

ILIOSAKRALGELENK

Zwischen Darm- und Kreuzbein finden sich die Iliosakralgelenke. Starke Bänder verbinden beide Knochen und schaffen ein stabiles Gelenk mit eingeschränkter Bewegungsfreiheit. Dieses Gelenk wird stark belastet: Es muss nicht nur das nach unten wirkende Gewicht des Körpers, sondern auch den nach oben wirkenden Schub von Beinen und Becken bewältigen.

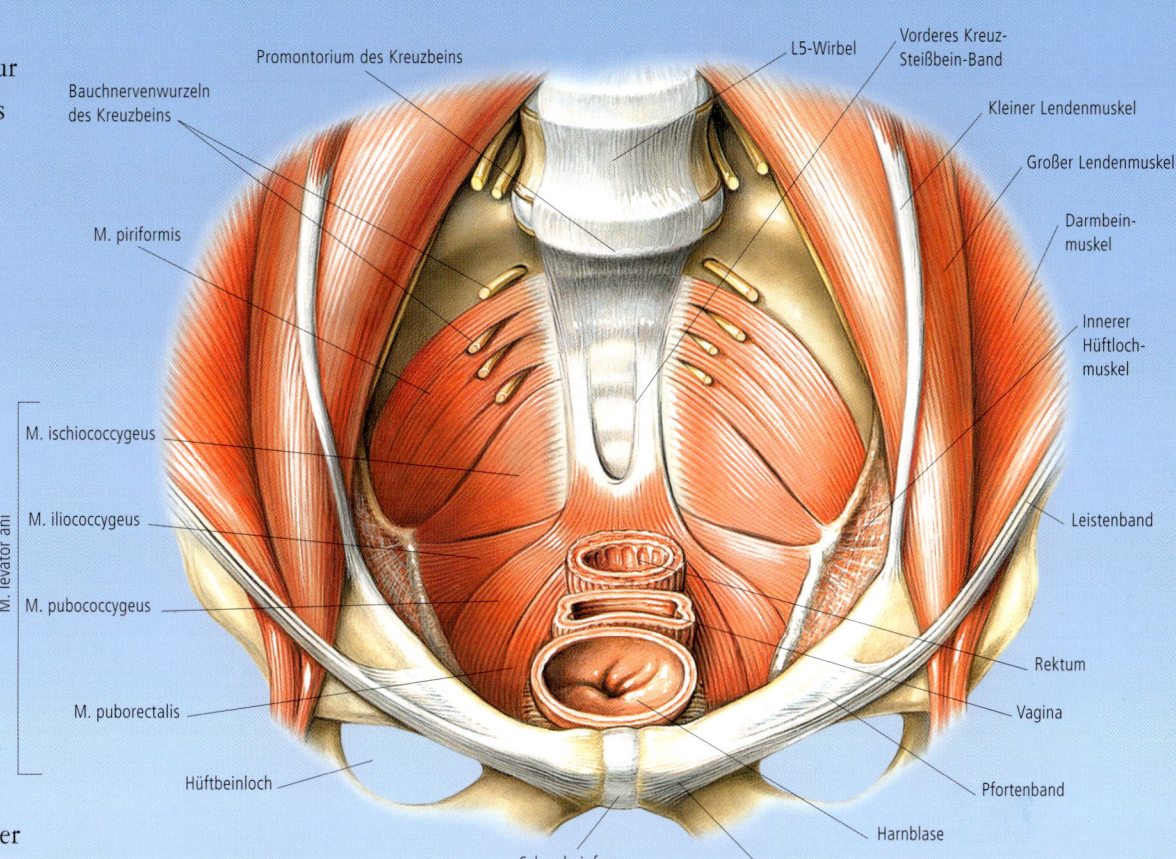

Promontorium des Kreuzbeins · Bauchnervenwurzeln des Kreuzbeins · L5-Wirbel · Vorderes Kreuz-Steißbein-Band · Kleiner Lendenmuskel · Großer Lendenmuskel · Darmbeinmuskel · M. piriformis · Innerer Hüftlochmuskel · M. ischiococcygeus · M. levator ani · M. iliococcygeus · M. pubococcygeus · Leistenband · M. puborectalis · Rektum · Vagina · Hüftbeinloch · Pfortenband · Schambeinfuge · Tuberculum pubis · Harnblase

Beckenbodenmuskulatur

Die Beckenbodenmuskulatur, bestehend aus M. coccygeus und M. levator ani, erstreckt sich vom Kreuzbein am Rücken bis zu den Hüftknochen an der Vorderseite, sodass eine schützende Höhle für die Beckenorgane geschaffen wird.

Iliosakralgelenk

Die Iliosakralgelenke befinden sich zwischen Kreuz- und Darmbein. Sie sind großen Belastungen ausgesetzt, weil sie das Gewicht des Oberkörpers halten und die Bewegungen des Körpers bewältigen müssen. Von starken Bändern stabilisiert, sind ihnen nur eingeschränkte Bewegungen möglich.

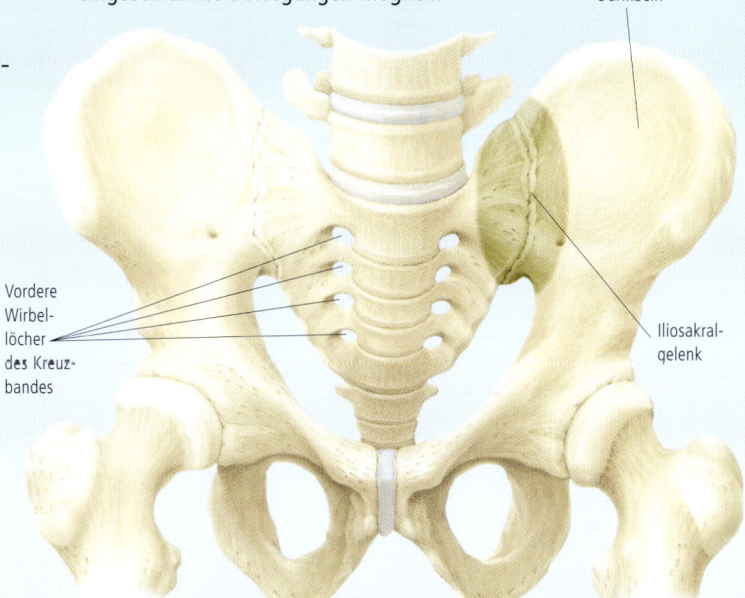

Darmbein · Vordere Wirbellöcher des Kreuzbandes · Iliosakralgelenk

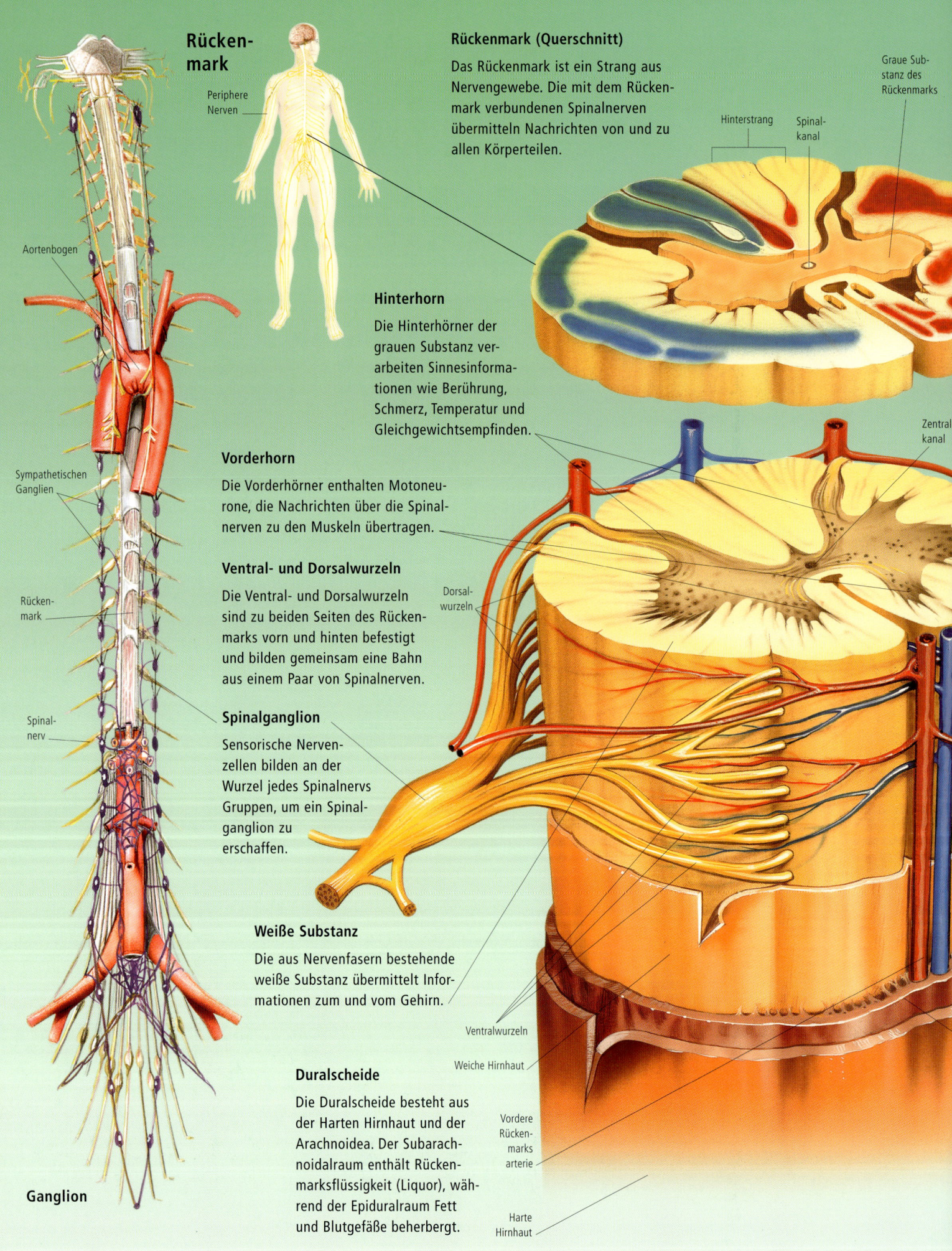

Rückenmark

Periphere Nerven

Aortenbogen

Sympathetischen Ganglien

Rückenmark

Spinalnerv

Ganglion

Rückenmark (Querschnitt)

Das Rückenmark ist ein Strang aus Nervengewebe. Die mit dem Rückenmark verbundenen Spinalnerven übermitteln Nachrichten von und zu allen Körperteilen.

Hinterstrang

Spinalkanal

Graue Substanz des Rückenmarks

Hinterhorn

Die Hinterhörner der grauen Substanz verarbeiten Sinnesinformationen wie Berührung, Schmerz, Temperatur und Gleichgewichtsempfinden.

Zentralkanal

Vorderhorn

Die Vorderhörner enthalten Motoneurone, die Nachrichten über die Spinalnerven zu den Muskeln übertragen.

Ventral- und Dorsalwurzeln

Die Ventral- und Dorsalwurzeln sind zu beiden Seiten des Rückenmarks vorn und hinten befestigt und bilden gemeinsam eine Bahn aus einem Paar von Spinalnerven.

Dorsalwurzeln

Spinalganglion

Sensorische Nervenzellen bilden an der Wurzel jedes Spinalnervs Gruppen, um ein Spinalganglion zu erschaffen.

Weiße Substanz

Die aus Nervenfasern bestehende weiße Substanz übermittelt Informationen zum und vom Gehirn.

Ventralwurzeln

Weiche Hirnhaut

Duralscheide

Die Duralscheide besteht aus der Harten Hirnhaut und der Arachnoidea. Der Subarachnoidalraum enthält Rückenmarksflüssigkeit (Liquor), während der Epiduralraum Fett und Blutgefäße beherbergt.

Vordere Rückenmarks arterie

Harte Hirnhaut

Das Rückenmark

Das Rückenmark ist ein entscheidender Bestandteil des Nervensystems, verantwortlich für die Übermittlung von Informationen zum und vom Gehirn. Mit einer Länge von etwa 45 Zentimetern verläuft es vom Gehirn hinunter bis zu den oberen Lendenwirbeln (L1 oder L2), wo es sich zu einem Netzwerk von Nervenwurzeln (Cauda equina) in Lende und Kreuzbein verzweigt. Es wird von einer Hülle (Duralscheide) und einer Flüssigkeitsschicht (Liquor) umgeben, die Schutz bieten und als Stoßfänger dienen. Das Rückenmark mit seinen äußeren Schichten verläuft in einem Kanal durch die Wirbel (Rückenmarks- oder Wirbelkanal), der es zuverlässig schützt.

Das Rückenmark besteht aus einem zentralen H-förmigen Kern einer grauen Substanz, umgeben von einer weißen Substanz. Die Nervenzellen beider Substanzen leiten sensorische Informationen zum Gehirn, das diese seinerseits zur Übermittlung motorischer Informationen nutzt.

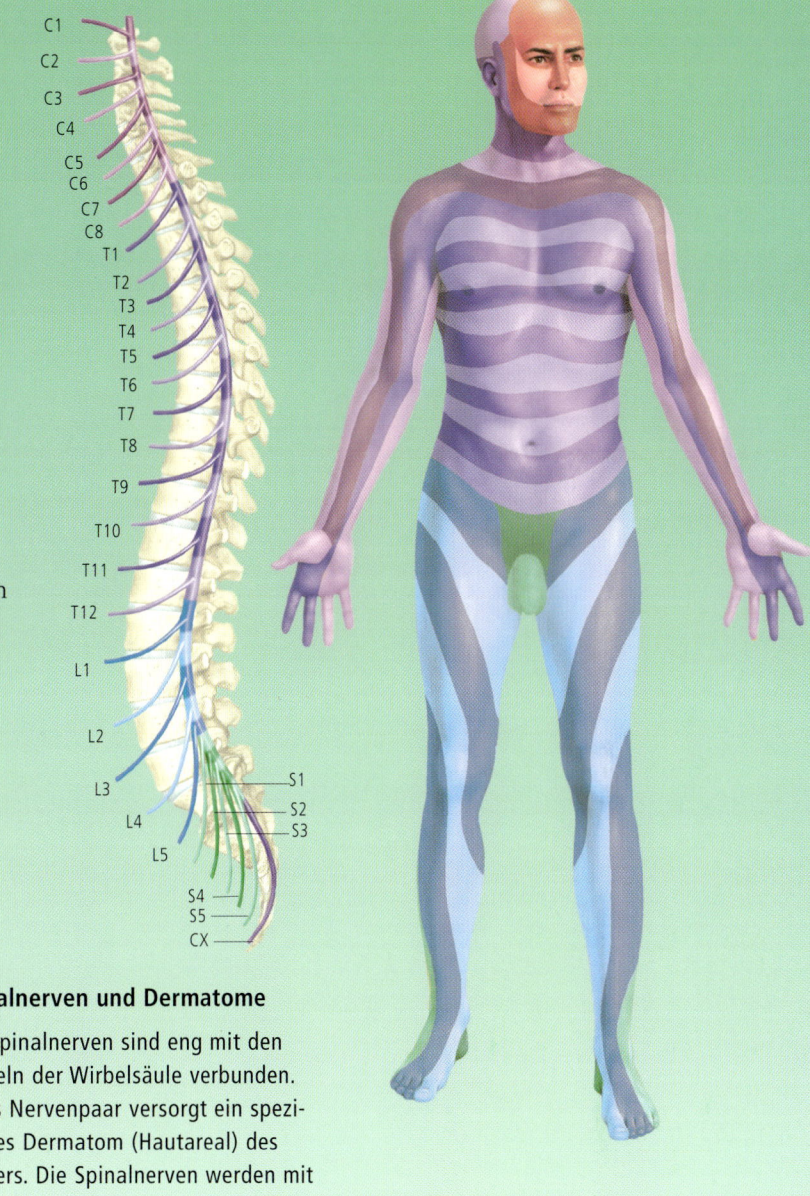

Spinalnerven und Dermatome

Die Spinalnerven sind eng mit den Wirbeln der Wirbelsäule verbunden. Jedes Nervenpaar versorgt ein spezifisches Dermatom (Hautareal) des Körpers. Die Spinalnerven werden mit Nummern bezeichnet.

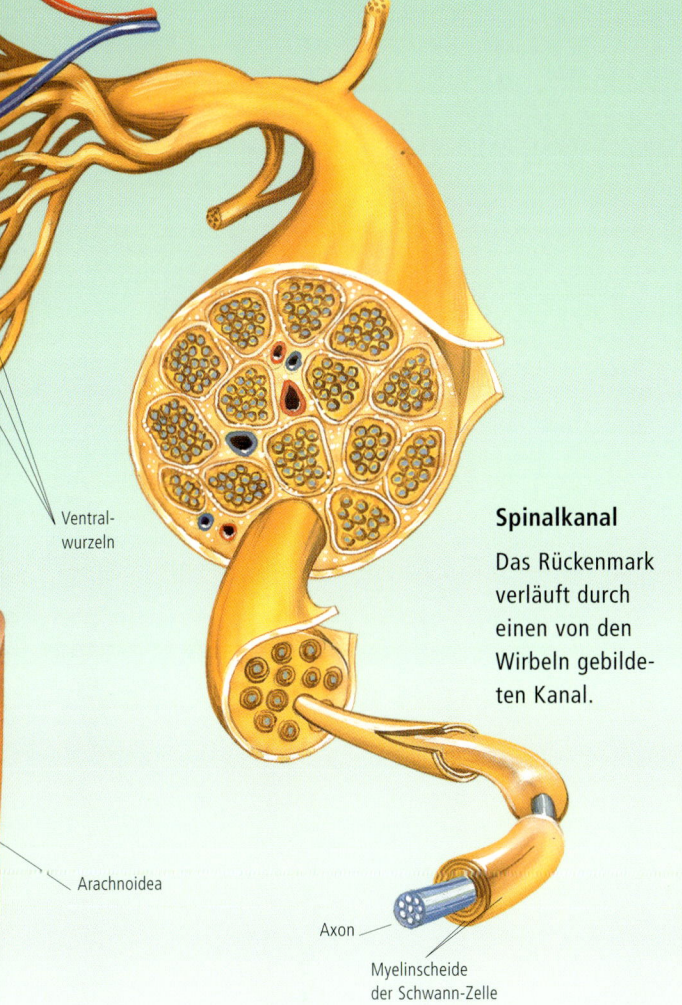

Ventralwurzeln

Arachnoidea

Axon

Myelinscheide der Schwann-Zelle

Spinalkanal

Das Rückenmark verläuft durch einen von den Wirbeln gebildeten Kanal.

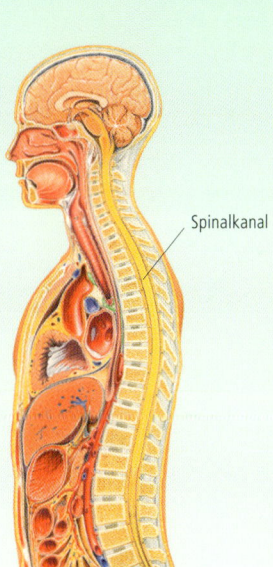

Spinalkanal

DER SPINALKANAL

Das Rückenmark und die mit ihm verbundenen Wurzeln der Spinalnerven sind in einen durchgehenden Wirbelkanal (Spinalkanal) eingebettet, der im Zusammenspiel aller Wirbel durch eine Öffnung (Foramen) zwischen Wirbelkörper und Wirbelbogen entsteht.

DERMATOME

Die Dermatome sind verschiedene Hautbereiche, die jeweils mit den Spinalnerven zusammmenhängen. Die 31 Nervenpaare übermitteln Nachrichten im und aus dem zentralen Nervensystem an die jeweiligen Dermatome.

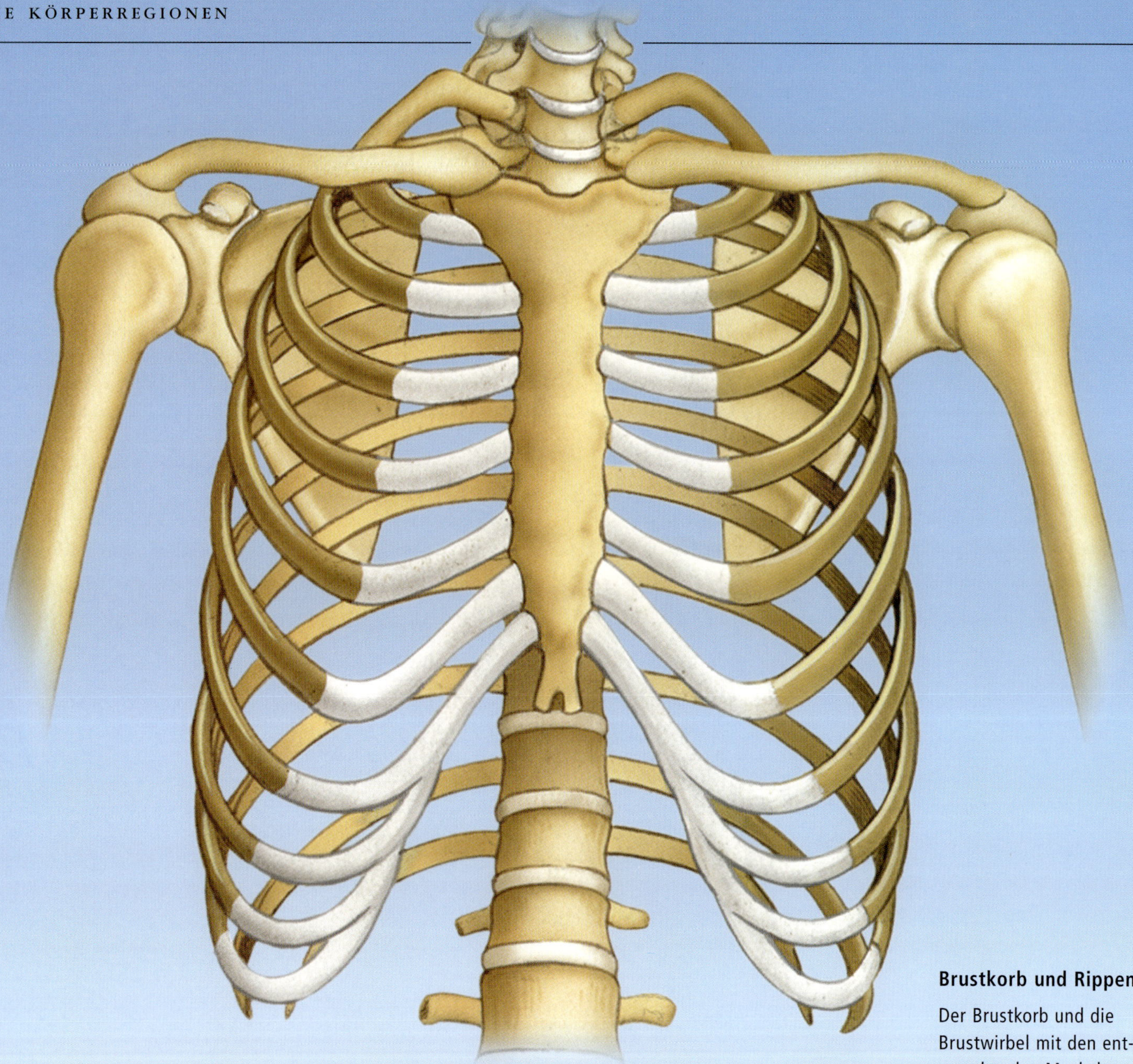

Brustkorb und Rippen

Der Brustkorb und die Brustwirbel mit den entsprechenden Muskeln bilden die Brustwand.

Die Brustwand

Die Brustwand besteht aus Brustkorb und Brustbein, Brustwirbeln und der dazugehörigen Muskulatur und bietet den inneren Organen des Brustbereichs Schutz. Die Muskeln der Brustwand bewegen den Brustkorb und spielen beim Atmen eine wichtige Rolle.

DER BRUSTKORB

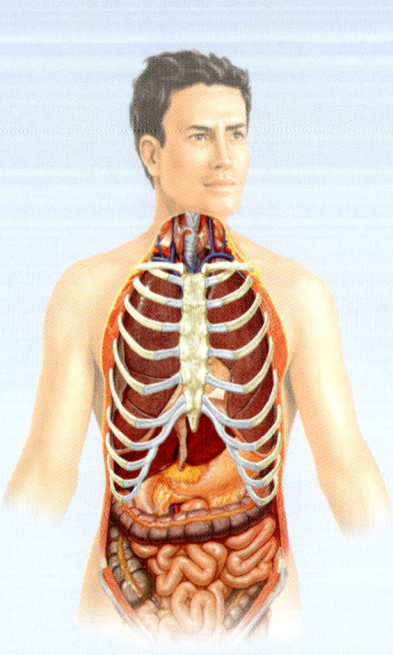

Der Brustkorb ist ein Schutzschild für die lebenswichtigen Organe in der Brusthöhle. Es gibt zwölf Rippenpaare, die jeweils mit einem Brustwirbel der Wirbelsäule (T1–12) verbunden sind. Die ersten sieben Rippenpaare, die vorn am Brustbein (Sternum) zusammenlaufen, werden echte Rippen genannt. Die folgenden drei Rippenpaare (8–10) haben keinen Anschluss an das Brustbein, sind aber untereinander verbunden und an der siebten Rippe befestigt; man nennt sie falsche Rippen. Die verbleibenden zwei Rippenpaare sind nicht an der Vorderseite befestigt und heißen freie Rippen.

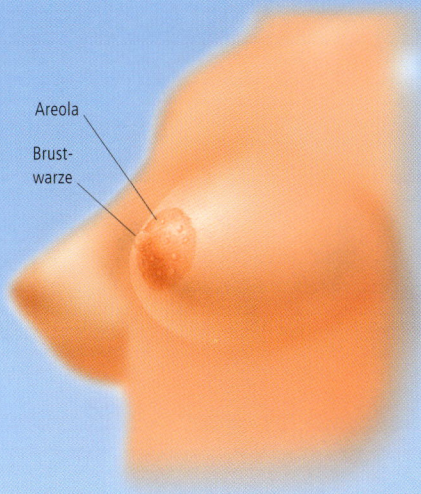

Areola

Brust-
warze

Brustwarze

Die Brustwarzen bilden
den gewölbten Abschluss
der Brust. Der Hof (Areola),
eine rotbraune Hautregion,
umgibt sie.

DIE BRUSTWARZE

Die Brustwarze bildet den Abschluss der Brust; sie ist
eine Wölbung, die von einem rotbraun pigmentierten
Bereich (Areola) umgeben ist. Während des Stillens wird
die Brustmilch aus den Läppchen entlang der Milchgänge
zu winzigen Ausgängen in der Brustwarze geführt.

Die Brustwarze enthält auch erektiles Gewebe, das
für beide Geschlechter eine erogene Zone darstellt.

DIE BRUST

Ein einziges Paar von Milch- oder
Brustdrüsen entwickelt sich unter
der Haut des oberen Brustbereichs.
Während männliche Brustdrüsen
in einem ähnlichen Zustand wie
vorpubertäre weibliche Brustdrüsen
bleiben, durchlaufen die weiblichen
Drüsen während Pubertät, Schwangerschaft und nach der Entbindung
einen Wandel. Die Brüste, die
hauptsächlich aus Fettzellen und
Drüsen (Läppchen) bestehen, sind
im Allgemeinen nur bei Frauen
funktionstüchtig. Sie entwickeln
sich während der Pubertät: Die
Brustwarzen werden pigmentiert
und die Menge an Fett- und Bindegewebe nimmt zu.

Hormone regen die Milchdrüsen
im Laufe der Schwangerschaft an:
Unmittelbar nach der Entbindung
wird Erstmilch (Kolostrum) produziert, einige Tage später Muttermilch. Die Milchproduktion wird
von der Hypophyse gesteuert, die
sie über das Hormon Prolaktin
kontrolliert. Das Drüsengewebe
wird nach der Entwöhnung abgebaut, und die Brust kehrt in ihren
ursprünglichen Zustand zurück.

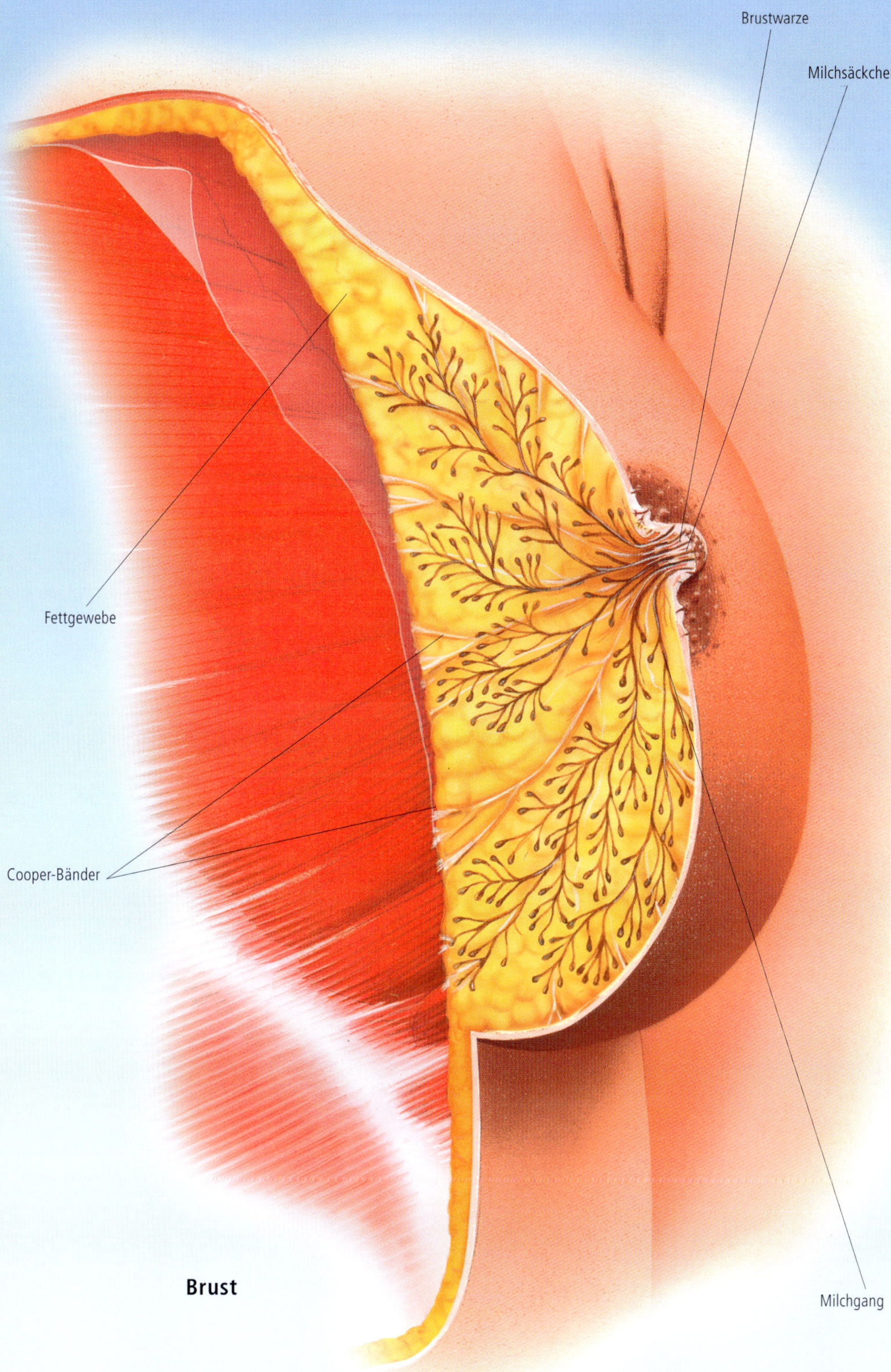

Brustwarze

Milchsäckchen

Fettgewebe

Cooper-Bänder

Brust

Milchgang

Brust und Brusthöhle

Die Brust und die Brusthöhle

Die inneren Organe der Brust werden durch einen knöchernen Schutzschild geschützt. Der Brustkorb, der von den Rippen, dem Brustbein (Sternum) und den zwölf Wirbelknochen gebildet wird, bietet Schutz vor Verletzung und Beschädigung der lebenswichtigen Brustorgane – Herz und Lunge.

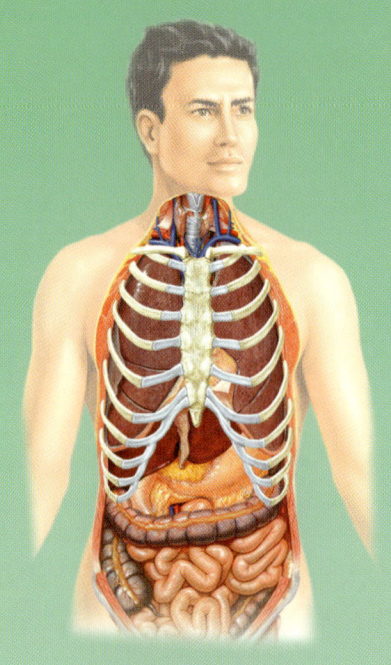

Schutz der inneren Organe

Der Brustkorb bietet Schutz für die lebenswichtigen Organe und die großen Blutgefäße innerhalb der Brust.

Brustkorb

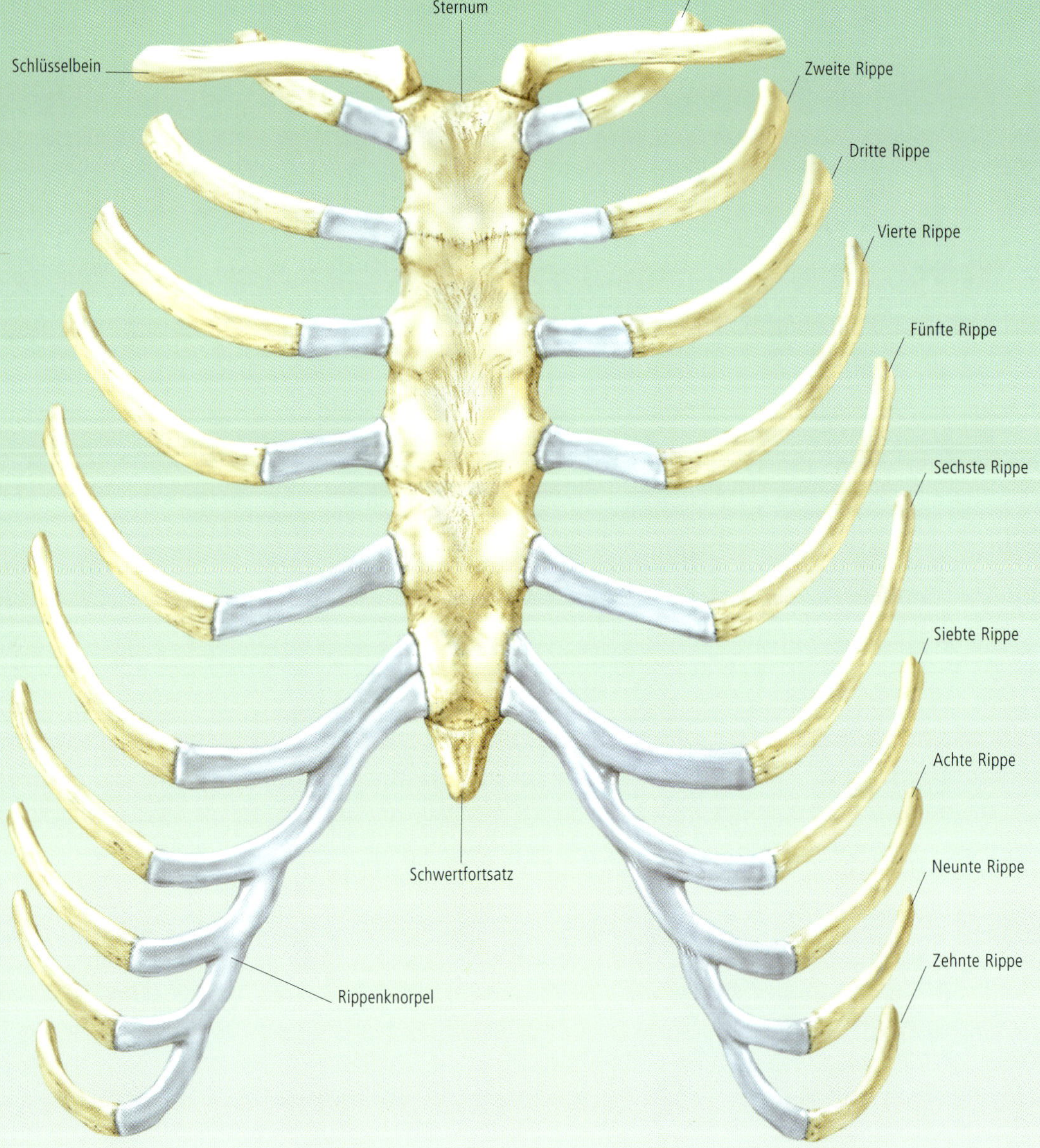

Erste Rippe

Sternum

Schlüsselbein

Zweite Rippe

Dritte Rippe

Vierte Rippe

Fünfte Rippe

Sechste Rippe

Siebte Rippe

Achte Rippe

Schwertfortsatz

Neunte Rippe

Zehnte Rippe

Rippenknorpel

Lunge

Luftröhre

Erste Rippe

Oberlappen

Mittel-lappen

Unter-lappen

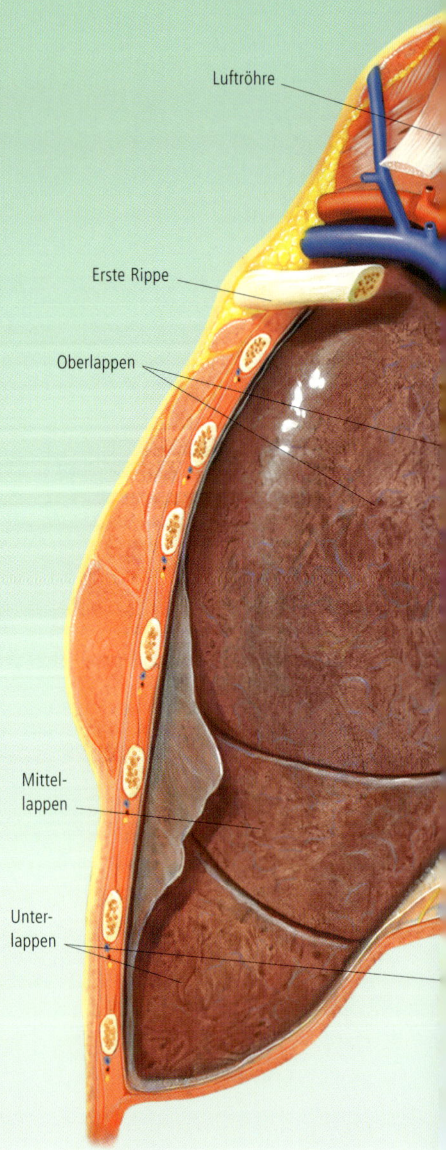

Das Verhältnis von Herz und Lunge

Herz und Lunge arbeiten zusammen, um unsere Blutversorgung sicherzustellen. Wenn das Blut durch unseren Körper fließt, wird ihm Sauerstoff entzogen und Kohlendioxid zugeführt. Über die rechte Herzkammer wird das sauerstoffarme Blut in den Lungenarterien zur Lunge geleitet; dort folgen die Arterien dem Verlauf des Bronchialbaums zu den Kapillaren der winzigen Luftbläschen (Alveolen), wo das Kohlendioxid gegen neuen Sauerstoff ausgetauscht wird. Das so erneut angereicherte Blut wird in die linke Herzkammer zurückgeführt, von wo es den Körper durchläuft.

WUSSTEN SIE DAS?

Das Geräusch des Herzschlags wird durch das Öffnen und Schließen der Herzklappen erzeugt. Im Durchschnitt schlägt das Herz 100 000 Mal pro Tag. In einem durchschnittlichen Leben sind das ca. 2,5 Milliarden Herzschläge.

Lunge und Herz

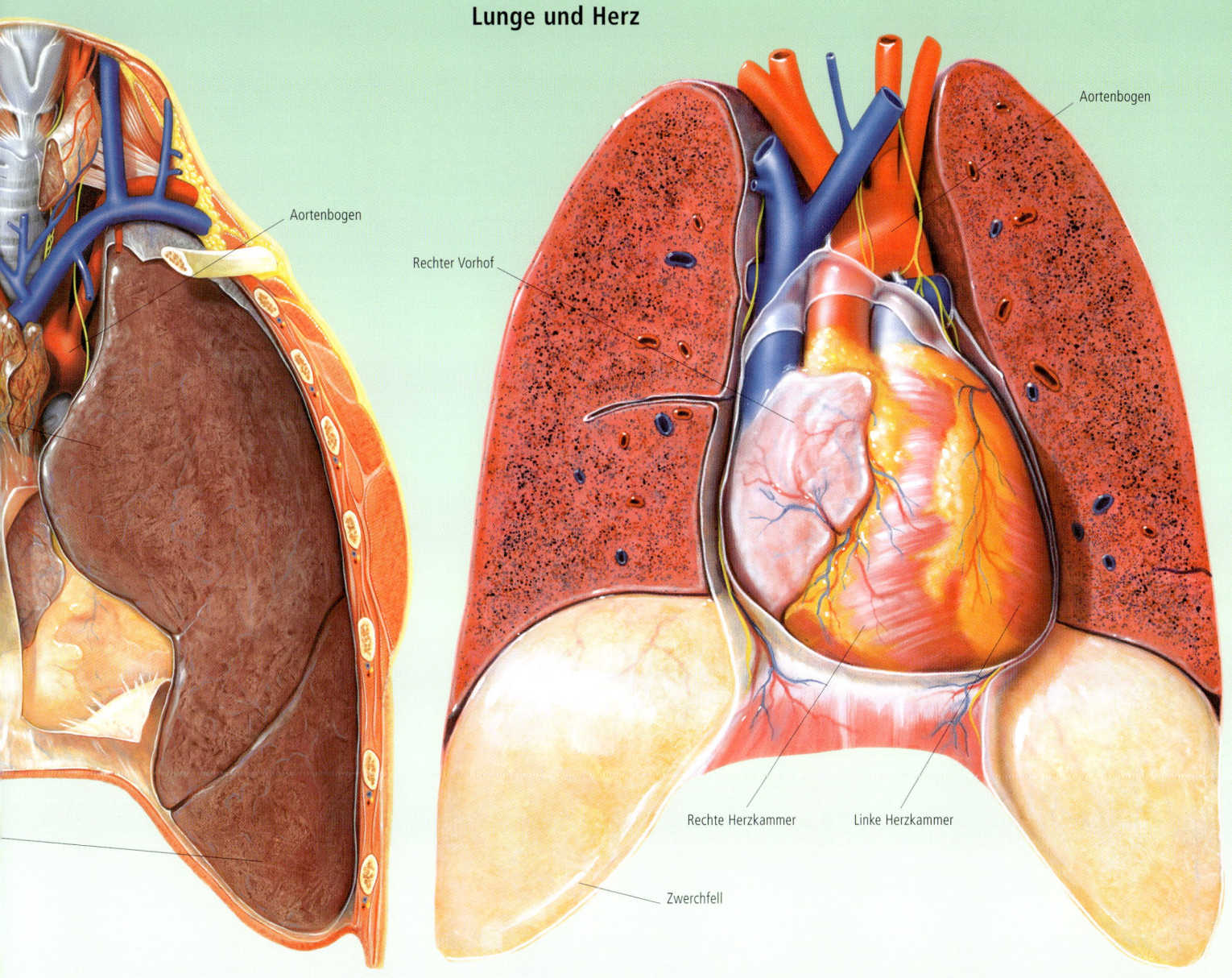

Aortenbogen
Rechter Vorhof
Aortenbogen
Rechte Herzkammer
Linke Herzkammer
Zwerchfell

Herz (Vorderansicht)

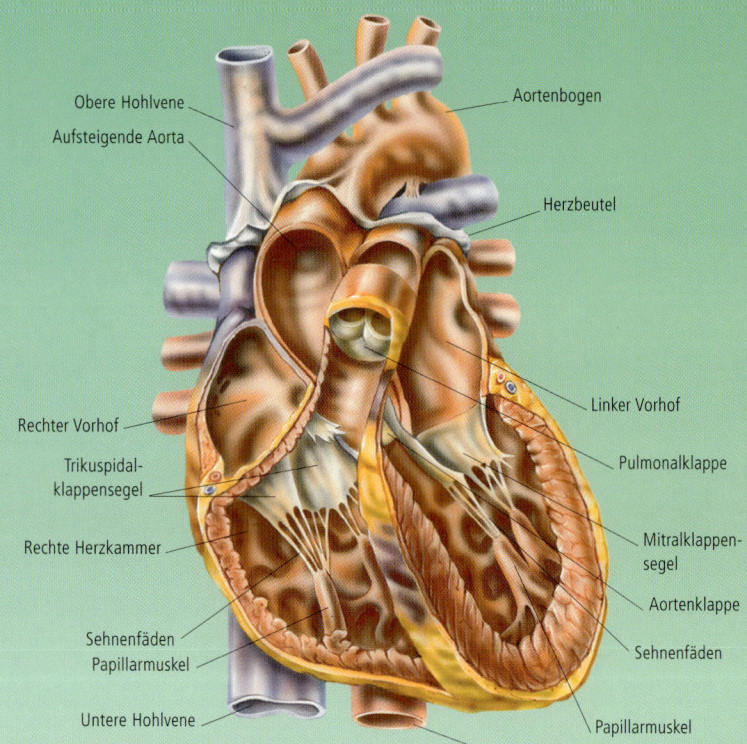

Kopf-Armarterie
Linke gemeinsame Halsschlagader
Linke Schlüsselbeinschlagader
Rechte Kopf-Armvene
Linke Kopf-Armvene
Obere Hohlvene
Aortenbogen
Rechter Vorhof
Linke Lungenarterie
Rechte Lungenarterie
Linke obere Lungenvene
Rechte obere Lungenvene
Linke untere Lungenvene
Rechte untere Lungenvene
Linker Vorhof
Rechte Koronararterie
Untere Hohlvene
Rechte Herzkammer
Rechte Herzkammer
Absteigende Brustaorta

Herz (Schnitt mit allen vier Kammern)

Obere Hohlvene
Aortenbogen
Aufsteigende Aorta
Herzbeutel
Rechter Vorhof
Linker Vorhof
Trikuspidalklappensegel
Pulmonalklappe
Rechte Herzkammer
Mitralklappensegel
Aortenklappe
Sehnenfäden
Papillarmuskel
Sehnenfäden
Untere Hohlvene
Papillarmuskel
Absteigende Brustaorta

Herzmuskel

Das Herz

DIE ANATOMIE DES HERZENS

Das Herz ist eine faustgroße Muskelpumpe, die zwischen den Lungen liegt. Sie ist durch eine Scheidewand (sog. Septum) in zwei Hälften geteilt; jede der Hälften unterteilt sich nochmals in eine obere und eine untere Kammer. Links befinden sich der linke Vorhof und die linke Herzkammer, die für die Annahme und Weitergabe des sauerstoffreichen Blutes verantwortlich sind, die sie aus der Lunge erhalten. Rechts befinden sich der rechte Vorhof und die rechte Herzkammer, die für die Aufnahme sauerstoffarmen Blutes verantwortlich sind, das sie über die Lungenarterien zur Lunge zum Gasaustausch zurückführen. Jeder Vorhof ist von seiner Herzkammer durch eine Klappe getrennt, sodass der Blutfluss nur in eine Richtung möglich ist; die Mitralklappe liegt zwischen linkem Vorhof und linker Herzkammer, die Trikuspidalklappe zwischen rechtem Vorhof und rechter Herzkammer. Feste Faserstränge – die Sehnenfäden (Chordae tendinae) – erstrecken sich vom unteren freien Rand der Klappen zu den Papillarmuskeln. Zwei weitere Klappen befinden sich an den Ausgängen der Herzkammern; die Pulmonalklappe (rechts) und die Aortenklappe (links). Diese Klappen erfüllen eine ähnliche Funktion wie die Atrio-

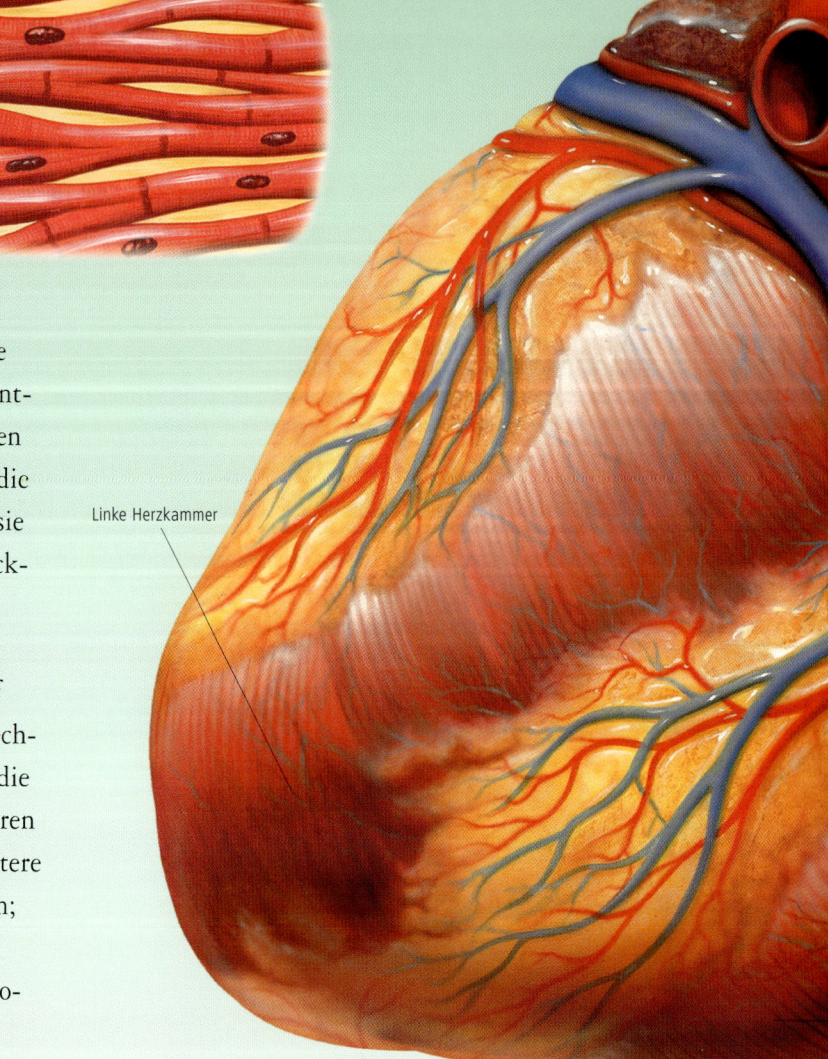

Linke Herzkammer

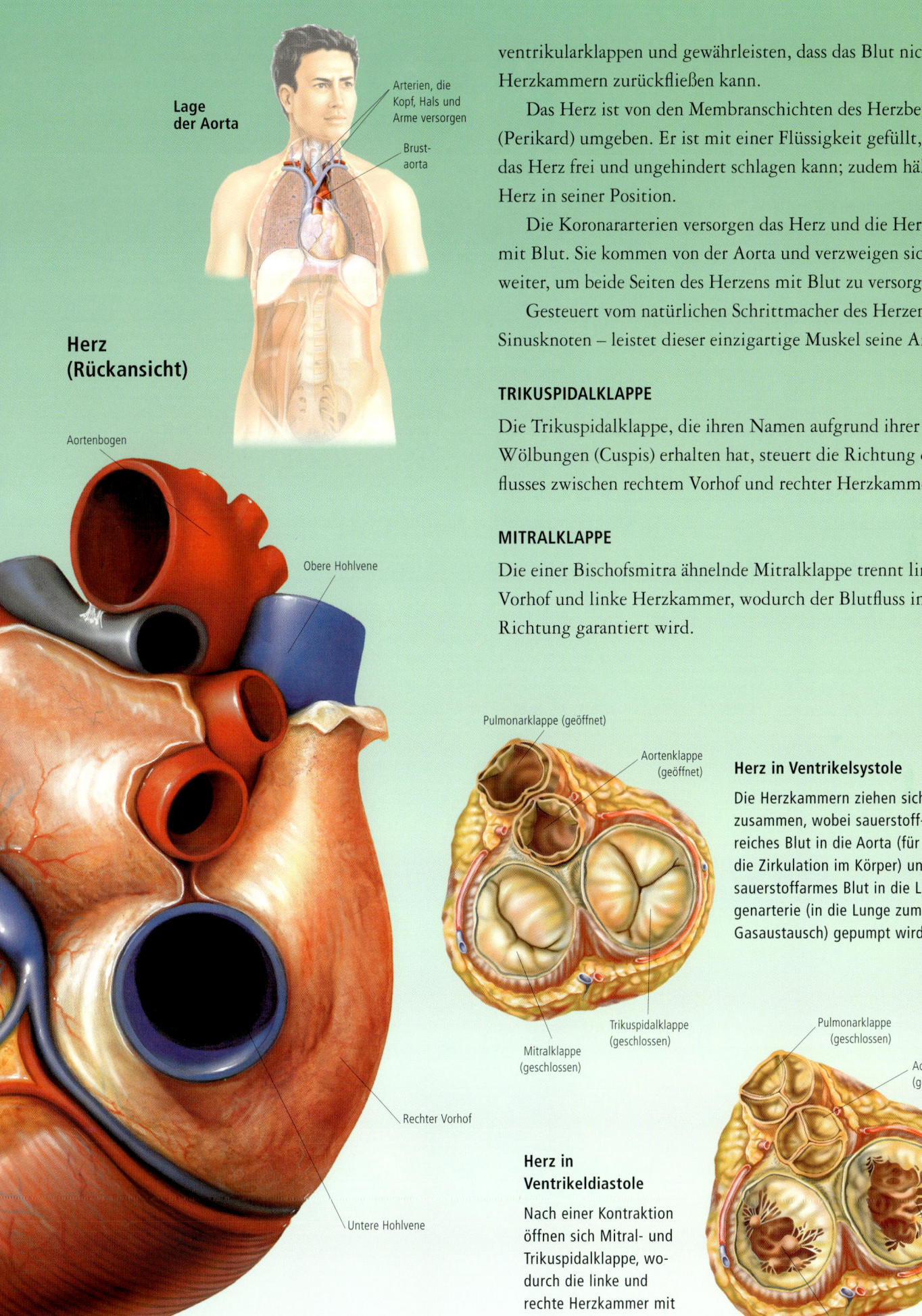

**Lage
der Aorta**

Arterien, die
Kopf, Hals und
Arme versorgen

Brust-
aorta

**Herz
(Rückansicht)**

Aortenbogen

Obere Hohlvene

Pulmonarklappe (geöffnet)

Aortenklappe
(geöffnet)

Mitralklappe
(geschlossen)

Trikuspidalklappe
(geschlossen)

Rechter Vorhof

Untere Hohlvene

Rechte Herzkammer

Pulmonarklappe
(geschlossen)

Aortenklappe
(geschlossen)

Trikuspidalklappe
(geöffnet)

Mitralklappe
(geöffnet)

ventrikularklappen und gewährleisten, dass das Blut nicht in die Herzkammern zurückfließen kann.

Das Herz ist von den Membranschichten des Herzbeutels (Perikard) umgeben. Er ist mit einer Flüssigkeit gefüllt, sodass das Herz frei und ungehindert schlagen kann; zudem hält er das Herz in seiner Position.

Die Koronararterien versorgen das Herz und die Herzmuskeln mit Blut. Sie kommen von der Aorta und verzweigen sich immer weiter, um beide Seiten des Herzens mit Blut zu versorgen.

Gesteuert vom natürlichen Schrittmacher des Herzens – dem Sinusknoten – leistet dieser einzigartige Muskel seine Arbeit.

TRIKUSPIDALKLAPPE

Die Trikuspidalklappe, die ihren Namen aufgrund ihrer drei Wölbungen (Cuspis) erhalten hat, steuert die Richtung des Blutflusses zwischen rechtem Vorhof und rechter Herzkammer.

MITRALKLAPPE

Die einer Bischofsmitra ähnelnde Mitralklappe trennt linken Vorhof und linke Herzkammer, wodurch der Blutfluss in nur eine Richtung garantiert wird.

Herz in Ventrikelsystole

Die Herzkammern ziehen sich zusammen, wobei sauerstoffreiches Blut in die Aorta (für die Zirkulation im Körper) und sauerstoffarmes Blut in die Lungenarterie (in die Lunge zum Gasaustausch) gepumpt wird.

**Herz in
Ventrikeldiastole**

Nach einer Kontraktion öffnen sich Mitral- und Trikuspidalklappe, wodurch die linke und rechte Herzkammer mit Blut gefüllt werden.

Herzzyklus

Im Herzzyklus durchlaufen die Herzkammern eine Entspannungs- (Diastole) und eine Kontraktionsphase (Systole). Zu Beginn jeder Kontraktion schließen sich die Atrioventrikularklappen und die Pulmonal- sowie Aortenklappen öffnen sich. Am Ende jeder Kontraktion schließen sich Pulmonal- und Aortenklappe; die Atrioventrikularklappen öffnen sich.

HERZSCHLAG

Reguliert durch den Sinusknoten, erzeugt die Kontraktion der Herzkammern den Herzschlag, der auf der unteren linken Seite der Brust spürbar ist. Der Sinusknoten als der natürliche Schrittmacher des Herzens befindet sich im rechten Vorhof. Dieser Knoten sendet elektrische Impulse, die Geschwindigkeit und Rhythmus der Herzkontraktion bestimmen und so den Herzschlag steuern. Diese Herzschläge ihrerseits erzeugen Impulse, die an den Pulspunkten des Körpers überwacht werden können.

LUNGENARTERIE

Die Pulmonalklappe öffnet sich, um sauerstoffarmes Blut aus der rechten Herzkammer in die Lungenarterie abzugeben. Dieses Blut wird in die Lunge befördert, wo ihm Kohlendioxid entzogen und Sauerstoff zugeführt wird.

KÖRPER- UND LUNGENKREISLAUF

Der große Blutkreislauf führt das Blut durch den Körper zurück zum Herzen. Auf seinem Weg werden einerseits Sauerstoff und andere Nährstoffe vom Körper aufgenommen; andererseits wird Kohlendioxid im Blut gesammelt. So gelangt das Blut zum rechten Vorhof des Herzens zurück. Hinter der Trikuspidalklappe erreicht es die rechte Herzkammer, die es durch die Pulmonalklappe in die Lungenarterien gelangen lässt. Diese Arterien schaffen das sauerstoffarme Blut zur Lunge. Dort verzweigen sie sich immer weiter, bis sie sich zu winzigen Kapillaren um die Alveolen verästelt haben. Alveolen sind kleinste Luftbläschen, die dem Blut das Kohlendioxid entziehen, das anschließend durch die Lunge ausgeatmet wird.

Im Gegenzug nehmen die Alveolen den Sauerstoff der eingeatmeten Luft auf und reichern damit das Blut erneut an, das dann durch Kapillare und Venolen

Herzzyklus

Im Herzzyklus durchlaufen die Herzkammern eine Entspannungs- (Diastole) und eine Kontraktionsphase (Systole).

Sinoatrialknoten

Herzzyklus 1

In der Vorhofdiastole (zu Beginn der Kammerdiastole) gelangt sauerstoffarmes Blut aus dem großen Blutkreislauf in den linken und sauerstoffreiches Blut aus der Lunge in den rechten Vorhof (Atrium).

Obere Hohlvene

Aufsteigende Aorta

Rechte Lungenvene

Rechte obere Lungenvene

Rechte untere Lungenvene

Rechter Vorhof

Untere Hohlvene

Linke Lungenarterie

Linke obere Lungenvene

Linke untere Lungenvene

Linker Vorhof

Mitralklappe

Linke Herzkammer

Herzschlag

Der natürliche Schrittmacher des Herzens, der Sinusknoten, sendet elektrische Impulse aus, die Geschwindigkeit und Rhythmus des Herzschlags steuern.

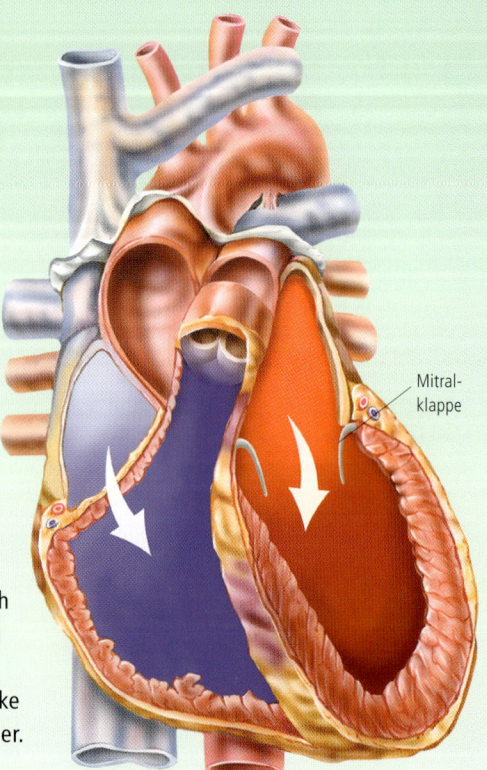

Mitralklappe

Herzzyklus 2

Gegen Ende der Kammerdiastole ziehen sich die Vorhöfe zusammen (Vorhofsystole) und pumpen Blut in die linke bzw. rechte Herzkammer.

Lungenkreislauf

Nach einem Kreislauf (großer Blutkreislauf) wird
das sauerstoffarme Blut in einem kontinuierlichen
Zyklus vom Herzen zur Lunge (Lungenkreislauf)
gepumpt, wo es mit neuem Sauerstoff aufgefüllt
und dann zum Herzen zurückgepumpt wird.

Lungenarterie

Das sauerstoffarme Blut
aus der rechten Herz-
kammer wird durch den
Lungenstamm – auch
Lungenarterie genannt –
zur Lunge geleitet.

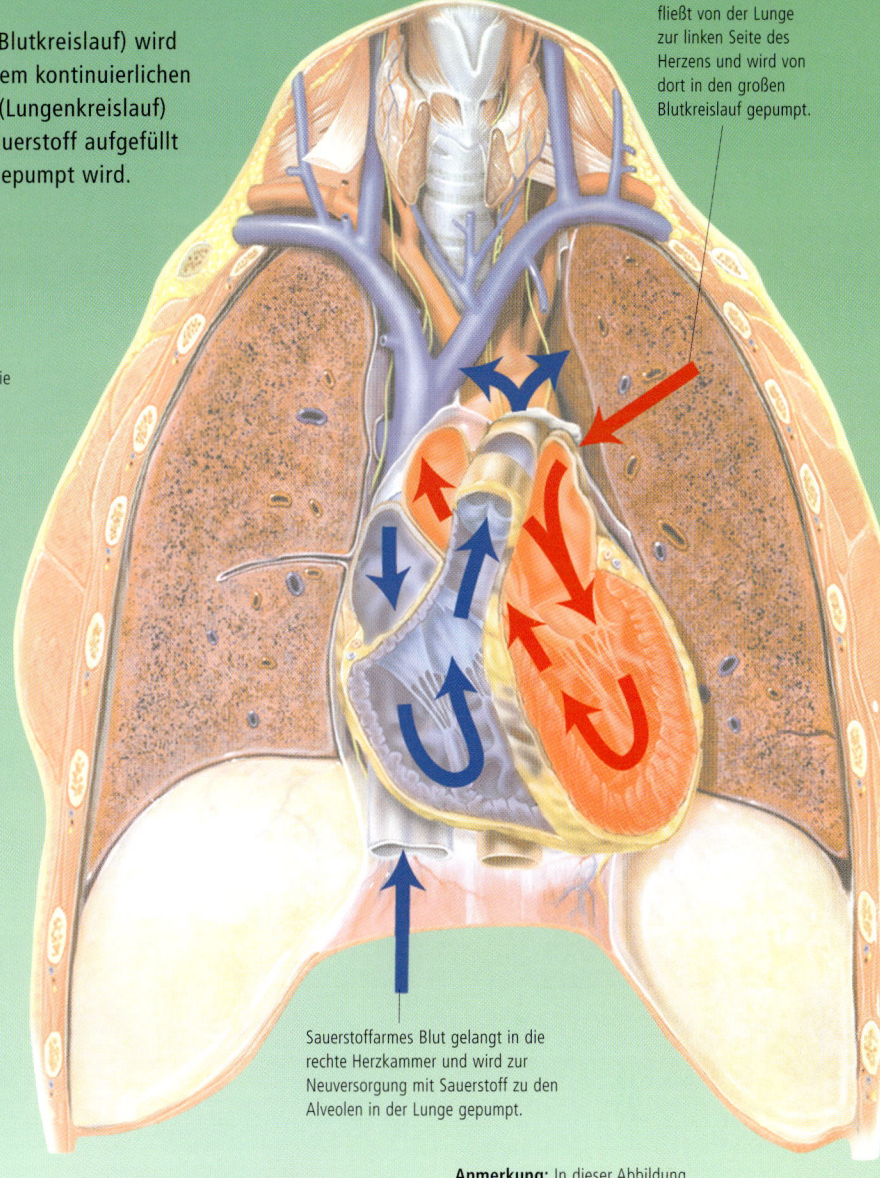

Sauerstoffreiches Blut
fließt von der Lunge
zur linken Seite des
Herzens und wird von
dort in den großen
Blutkreislauf gepumpt.

Linke Lungenarterie

Lungenstamm

Pulmonalklappe

Rechte
Lungenarterie

Rechte
Herzkammer

über die Lungenvenen zurück zum Herzen gelangt;
hier fließt es durch die Mitralklappe in den linken
Vorhof und gelangt so erneut in den großen Blutkreislauf des Körpers: Der ganze Zyklus beginnt
von Neuem. Jedes Mal werden etwa fünf Liter Blut
durch den Körper gepumpt, was im Ruhezustand
ungefähr eine Minute dauert.

Sauerstoffarmes Blut gelangt in die
rechte Herzkammer und wird zur
Neuversorgung mit Sauerstoff zu den
Alveolen in der Lunge gepumpt.

Anmerkung: In dieser Abbildung
wurden die oberen zwei Drittel der
Lungen und das Brustfell entfernt,
um das Herz zu zeigen.

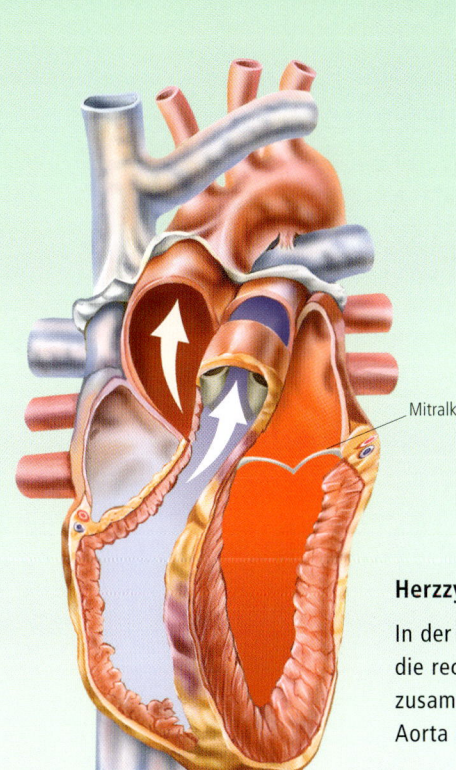

Mitralklappe

Herzzyklus 3

In der Kammersystole ziehen sich
die rechte und linke Herzkammer
zusammen und führen Blut in die
Aorta und die Lungenarterien ab.

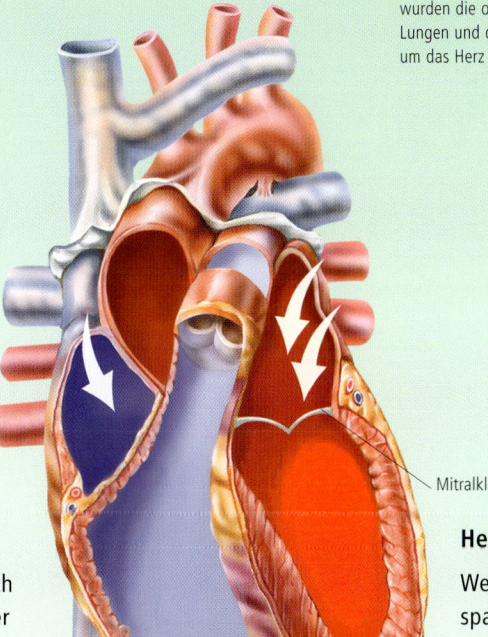

Mitralklappe

Herzzyklus 4

Wenn sich die Herzkammern entspannen und die Herzkammer-
diastole beginnt, gelangt das
Blut erneut in die zwei Vorhöfe
und der Zyklus beginnt von vorn.

Die Lungen

Die Lunge ist ein Paarorgan, das für den Gasaustausch zwischen Atmosphäre und Blut verantwortlich ist. Der eingeatmete Sauerstoff ersetzt im Blut Kohlendioxid, das ausgeatmet wird. Jeder der Lungenflügel hat mehrere Lappen: Der linke Lungenflügel verfügt über zwei, der rechte über drei Lappen. Die Lungenflügel sind von einer doppelschichtigen Membran, der Pleura, umgeben. Sie ermöglicht der Lunge, sich mit minimaler Reibung am Brustkorb zu bewegen. Zwischen den beiden Lungenflügeln liegt das Mediastinum,

das Herz, Speise- und Luftröhre sowie große Blutgefäße und Nerven enthält. Die Lage dieser Organe ist durch den kleineren linken Lungenflügel bestimmt, der dem Herzen und seinen Blutgefäßen Raum auf der linken Brustseite überlässt.

Die Luftröhre verzweigt sich in zwei große Atemwege – den linken und den rechten Hauptbronchus; diese verzweigen sich in kleinere Bronchien, die sich ihrerseits zu kleineren Bronchiolen verästeln; die Bronchiolen wiederum münden in winzigen Ansammlungen von Luftbläschen

Lunge

Die beiden Lungenflügel sind durch eine Reihe von Spalten oder Fissuren in Lappen unterteilt. Die eingeatmete Luft wird über die Luftröhre in den Bronchialbaum der Lunge befördert, wo Sauerstoff und Kohlendioxid ausgetauscht werden.

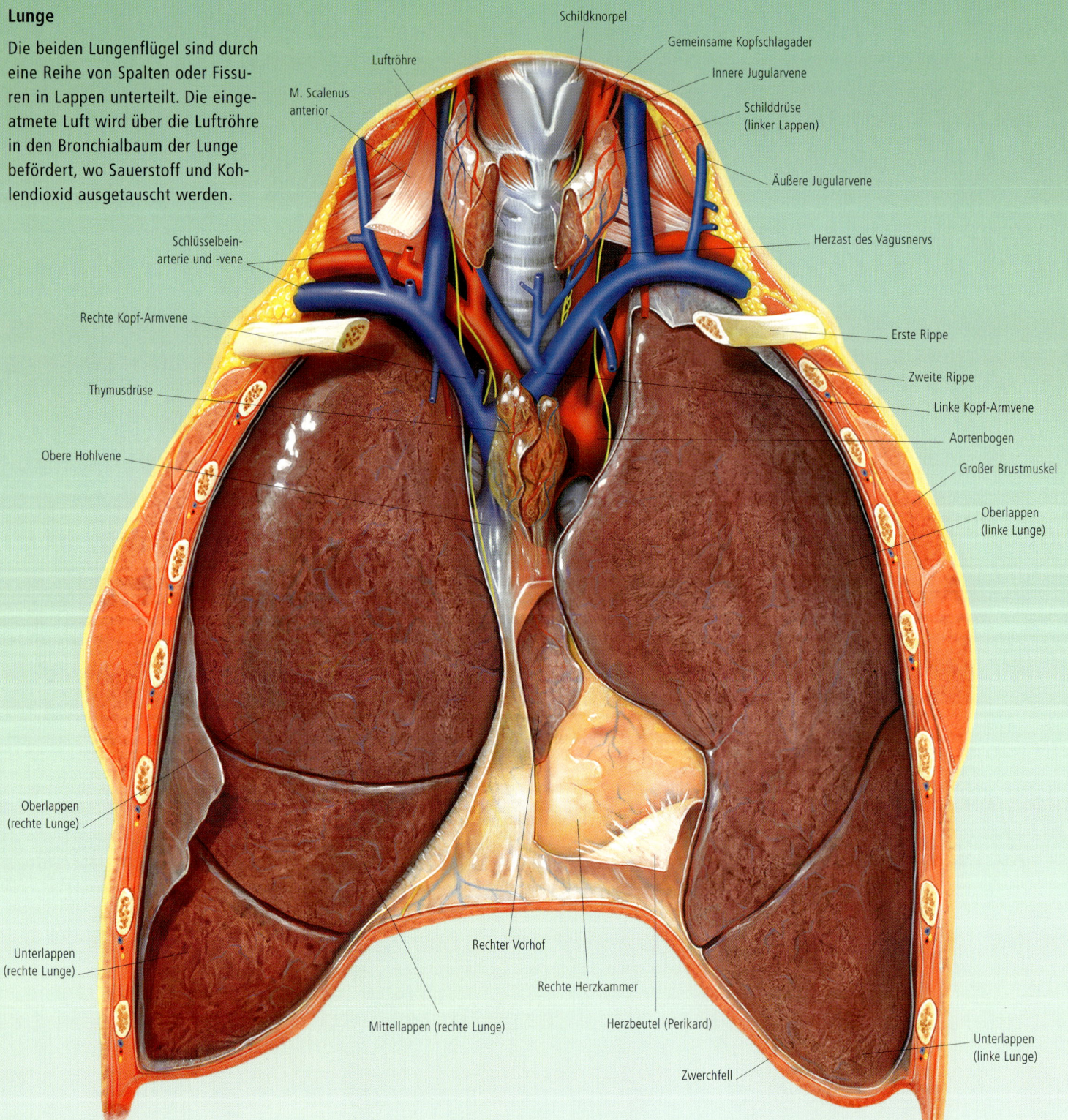

Schildknorpel

Gemeinsame Kopfschlagader

Innere Jugularvene

Schilddrüse (linker Lappen)

Äußere Jugularvene

Herzast des Vagusnervs

Erste Rippe

Zweite Rippe

Linke Kopf-Armvene

Aortenbogen

Großer Brustmuskel

Oberlappen (linke Lunge)

Luftröhre

M. Scalenus anterior

Schlüsselbein- arterie und -vene

Rechte Kopf-Armvene

Thymusdrüse

Obere Hohlvene

Oberlappen (rechte Lunge)

Unterlappen (rechte Lunge)

Rechter Vorhof

Rechte Herzkammer

Mittellappen (rechte Lunge)

Herzbeutel (Perikard)

Unterlappen (linke Lunge)

Zwerchfell

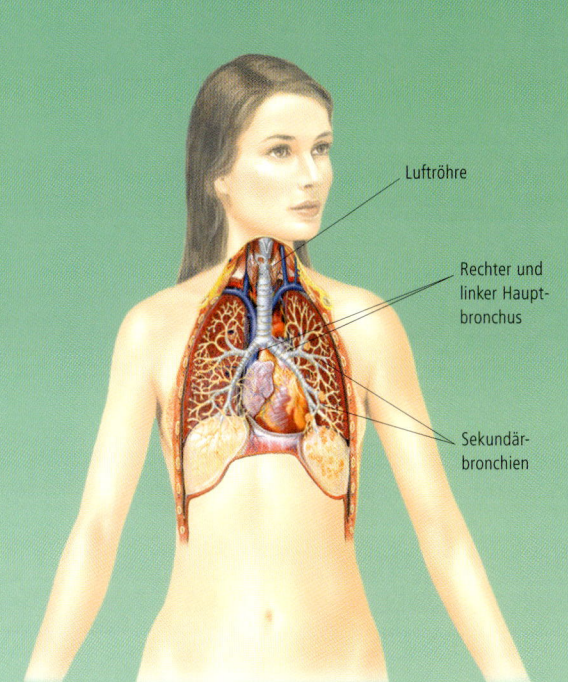

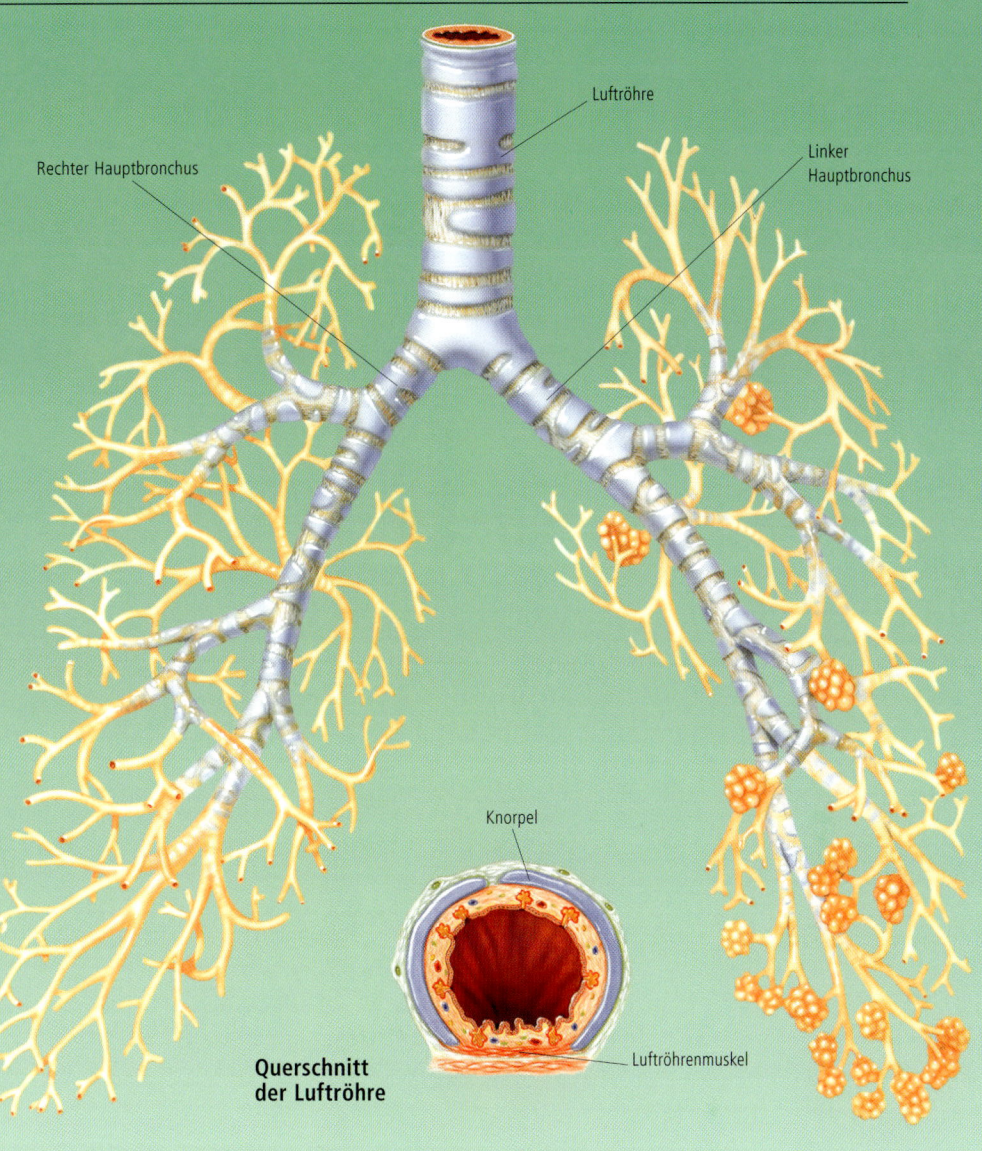

Luftröhre

Rechter Hauptbronchus

Linker Hauptbronchus

Luftröhre

Rechter und linker Hauptbronchus

Sekundärbronchien

(Alveolen). Das ganze Netzwerk wird auch Bronchialbaum genannt.

DER BRONCHIALBAUM

Beide Bronchien verzweigen sich jeweils in einen Sekundär- oder Lappenbronchus und dann in kleinere (tertiäre) Bronchien. Sie zergliedern sich weiter in immer kleinere Bronchiolen bis hin zu den Alveolen (Luftbläschen). Die Bronchien sind durch Knorpel verstärkt, während die Bronchiolen ausschließlich muskulös sind.

Knorpel

Luftröhrenmuskel

Querschnitt der Luftröhre

Bronchialbaum

Der Bronchialbaum ist ein Netzwerk von Atemwegen, die die eingeatmete Luft zu kleinen Luftbläschen (Alveolen) transportieren, wo der Gasaustausch stattfindet. Um sicherzustellen, dass die Atemwege frei bleiben, sind die Bronchien mit einer Schleimhaut und mit Zilien – kleinen haarähnlichen Strukturen – ausgekleidet, die Staub und Partikel auffangen.

Zilien

Querschnitt der Bronchien

Bronchialdrüse

Atmung

Atmung bezeichnet das Einatmen in die Lunge und das Ausatmen aus der Lunge sowie den Vorgang des Gasaustauschs.

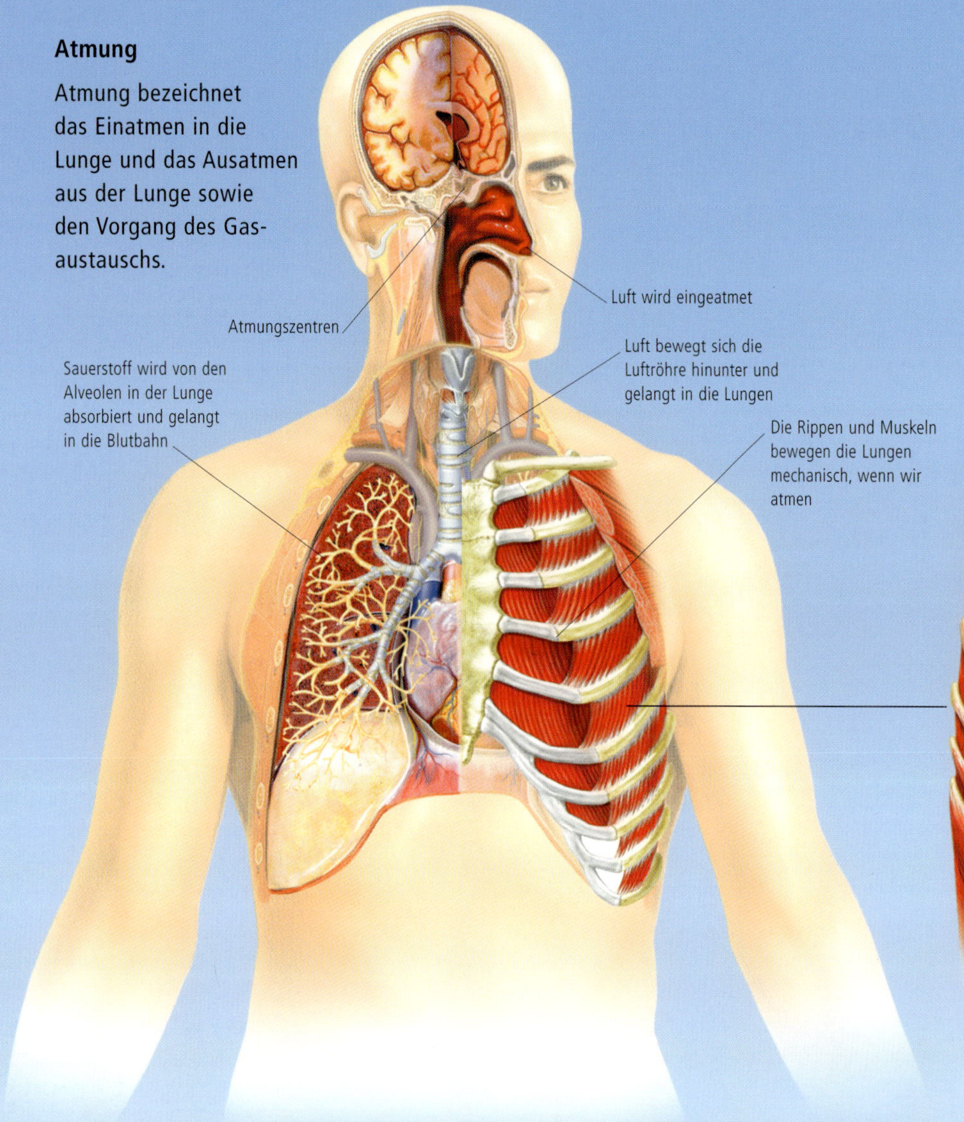

Atmungszentren

Luft wird eingeatmet

Sauerstoff wird von den Alveolen in der Lunge absorbiert und gelangt in die Blutbahn

Luft bewegt sich die Luftröhre hinunter und gelangt in die Lungen

Die Rippen und Muskeln bewegen die Lungen mechanisch, wenn wir atmen

Atemmuskulatur

Die Bewegung der Interkostalmuskeln in Verbindung mit dem Zwerchfell erhöht das Volumen des Brustkorbs während des Einatmens.

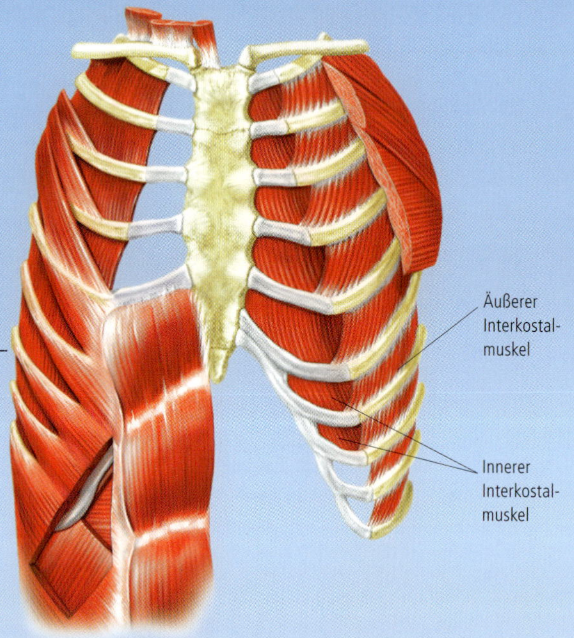

Äußerer Interkostalmuskel

Innerer Interkostalmuskel

Atmung

WIE WIR ATMEN

Das Luftholen (Einatmen) versetzt weite Teile des Brustraums in Bewegung. Der von den Schichten des Interkostalmuskels gehobene Brustkorb dehnt sich etwas aus, und unter der Lunge bewegt sich das Zwerchfell nach unten. Diese Bewegung erhöht das Volumen des Brustkorbs, sodass den Lungen mehr Raum zum Einatmen gegeben wird. Die durch Mund oder Nase eingeatmete Luft durchströmt Rachen, Kehlkopf, Luftröhre und die Bronchialwege und erreicht schließlich die Luftbläschen (Alveolen), wo der Sauerstoff gegen Kohlendioxid als „Abfallprodukt" des Blutes ausgetauscht wird. Das Kohlendioxid wird zuletzt ausgeatmet. Dabei wird es aus der Lunge gepresst, indem die Rippen zurücksinken und das Zwerchfell sich wieder nach oben hebt, sodass sich das Volumen des Brustkorbs verringert. Beim Zusammenziehen und Ausdehnen der Lunge steigt und fällt der Innendruck im Verhältnis zum atmosphärischen Außendruck.

Lungenbläschen

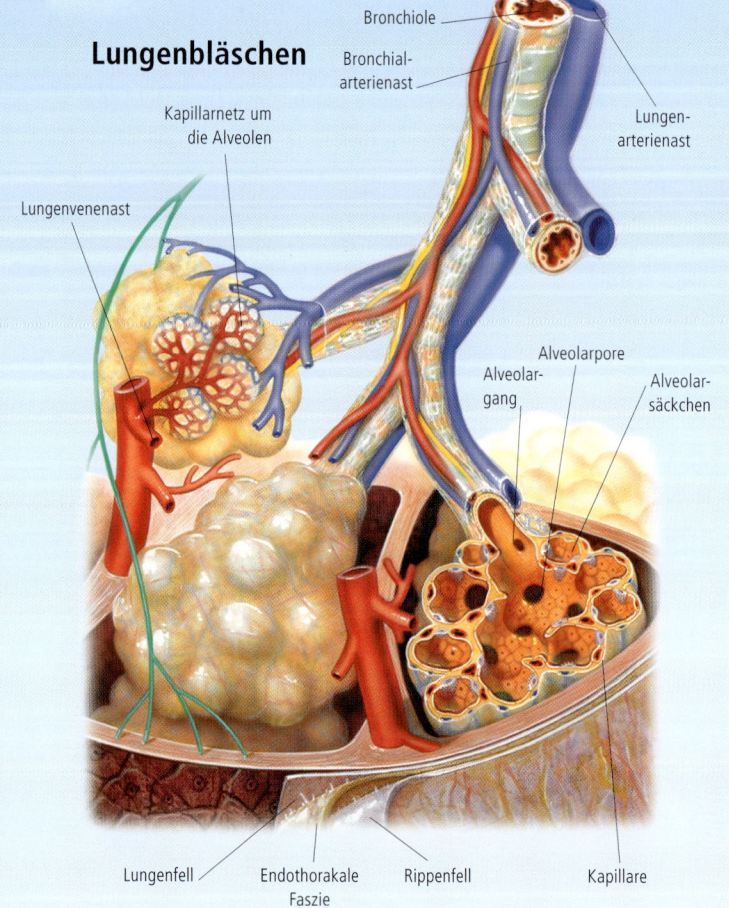

Bronchiole

Bronchialarterienast

Kapillarnetz um die Alveolen

Lungenvenenast

Lungenarterienast

Alveolarpore

Alveolargang

Alveolarsäckchen

Lungenfell

Endothorakale Faszie

Rippenfell

Kapillare

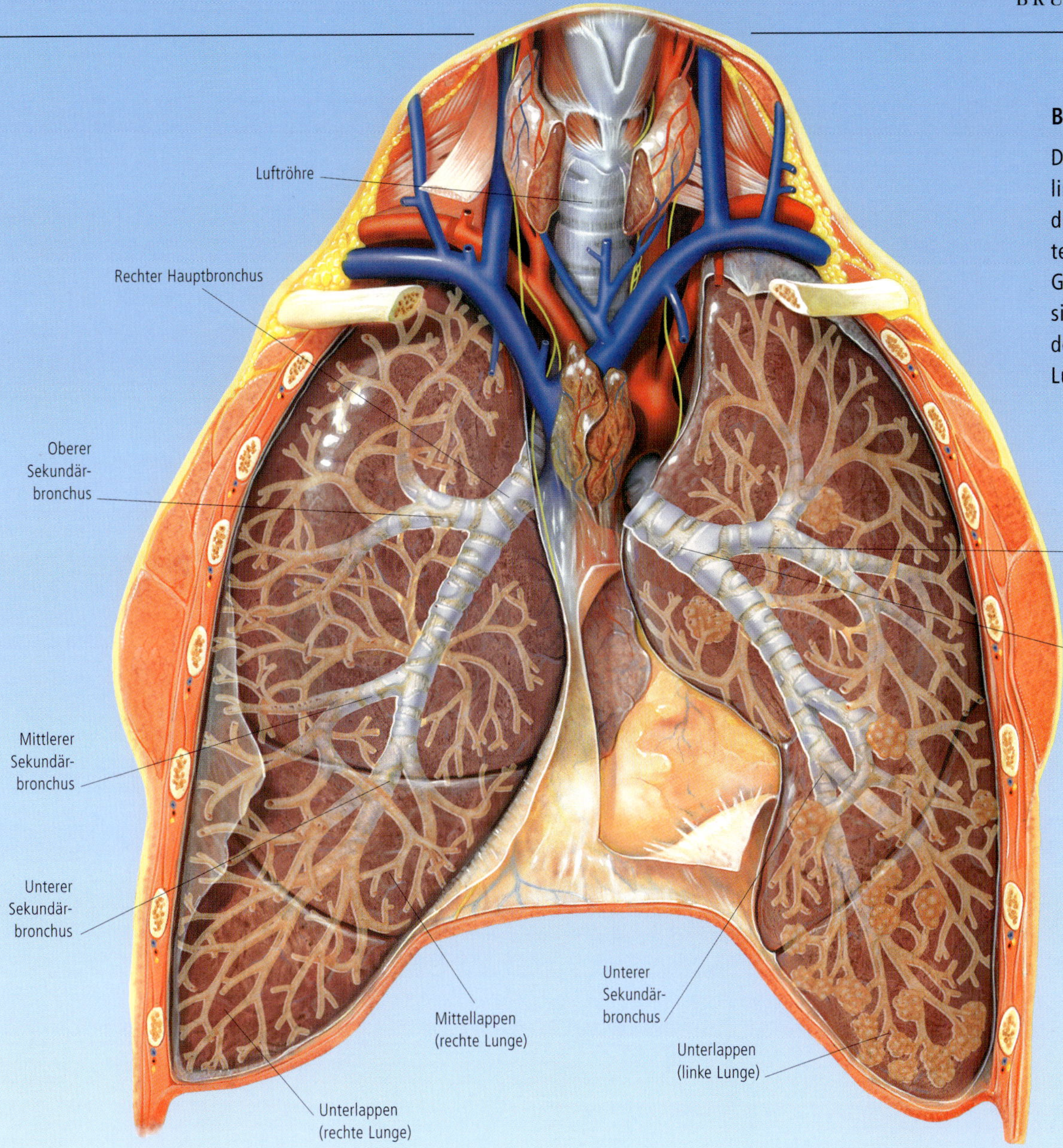

Luftröhre

Rechter Hauptbronchus

Oberer
Sekundär-
bronchus

Mittlerer
Sekundär-
bronchus

Unterer
Sekundär-
bronchus

Unterlappen
(rechte Lunge)

Mittellappen
(rechte Lunge)

Unterer
Sekundär-
bronchus

Unterlappen
(linke Lunge)

Oberer
Sekundärbronchus

Linker
Hauptbronchus

Bronchus

Die Luftröhre verzweigt sich am linken und rechten Bronchus in die Lungenflügel. Diese Bronchien teilen sich weiter auf, wobei ihre Größe schrittweise abnimmt und sie zu winzigen Bronchiolen werden. Die Bronchiolen enden an den Luftbläschen (Alveolen).

Atmung

Wenn wir einatmen, zieht sich der Interkostalmuskel zusammen und das Zwerchfell bewegt sich nach unten. Diese Bewegung erhöht das Volumen der Brusthöhle, um die Aufnahme von Luft in die sich ausdehnende Lunge zu ermöglichen. Nach dem erfolgten Gasaustausch kehren die Atemmuskeln auf ihre ursprünglichen Positionen zurück (passiver Vorgang).

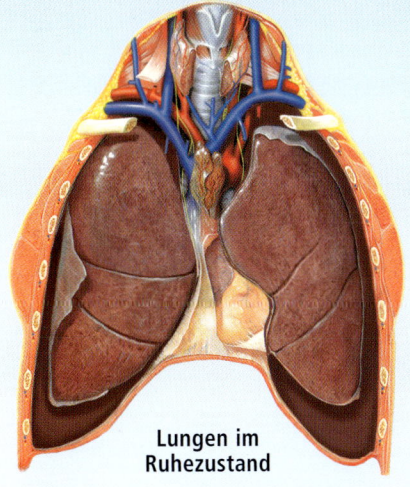

Lungen im Ruhezustand

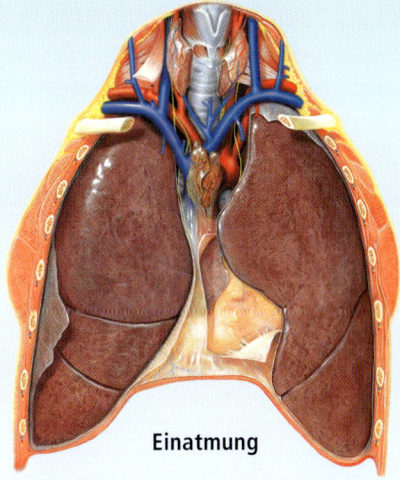

Einatmung

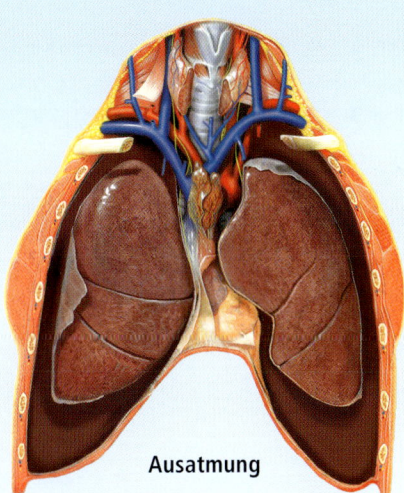

Ausatmung

Die Brusthöhle

An der Rückseite des Brustkorbs verbinden sich die Rippen mit der Wirbelsäule. Zwischen den Rippen liegen Schichten von Interkostalmuskeln, die den Brustkorb beim Atmen bewegen. Die glatte, reibungslose Bewegung zwischen Rippen und Lunge wird durch eine doppelschichtige Membran (Pleura) ermöglicht, die die Lunge umschließt. Die Außenschicht der Pleura – die Parietalschicht – ist mit dem Brustkorb verbunden.

Das Zwerchfell

Das Zwerchfell ist der wichtigste Muskel für das Einatmen von Luft und wird vom Zwerchfellnerv (Phrenikus) gesteuert. Im Ruhezustand besitzt das Zwerchfell eine Kuppelform, doch wenn Luft in den Körper eingeatmet wird, zieht sich das Zwerchfell zusammen und bewegt sich nach unten, wodurch sich das Volumen der Brusthöhle erhöht. Wenn sich Brust und Bauch entspannen, kehrt es auf seine ursprüngliche Position zurück. Das Zwerchfell ist mit dem Brustkorb und am Rücken mit der Wirbelsäule verbunden und vorne mit dem Brustbein verwachsen. Die zentrale Sehne des Zwerchfells endet am Herzbeutel, der das Herz umgibt. Das Zwerchfell trennt Brust- und Bauchhöhle; die Speiseröhre und große Blutgefäße führen hindurch.

Die Speiseröhre

Die Speiseröhre verläuft durch Hals und Brust zum Magen und durchquert auf ihrem Weg das Zwerchfell. Nahrung und Flüssigkeiten passieren diesen Muskelschlauch. An beiden Enden, also dort, wo die Speiseröhre mit dem Rachen verbunden ist bzw. in den Magen einmündet, steuern starke Schließmuskeln die Weitergabe der Nahrung. Sie dehnen sich aus und ziehen sich zusammen, um Ein- und Ausgang der Speiseröhre zu öffnen und zu schließen.

Die Speiseröhre besteht aus glattem Muskelgewebe, das die Nahrung durch wellenartige Kontraktionen in den Magen befördert. Auf die Muskeln der Speiseröhre haben wir keinen willentlichen Einfluss; sie unterliegen der Kontrolle des vegetativen Nervensystems.

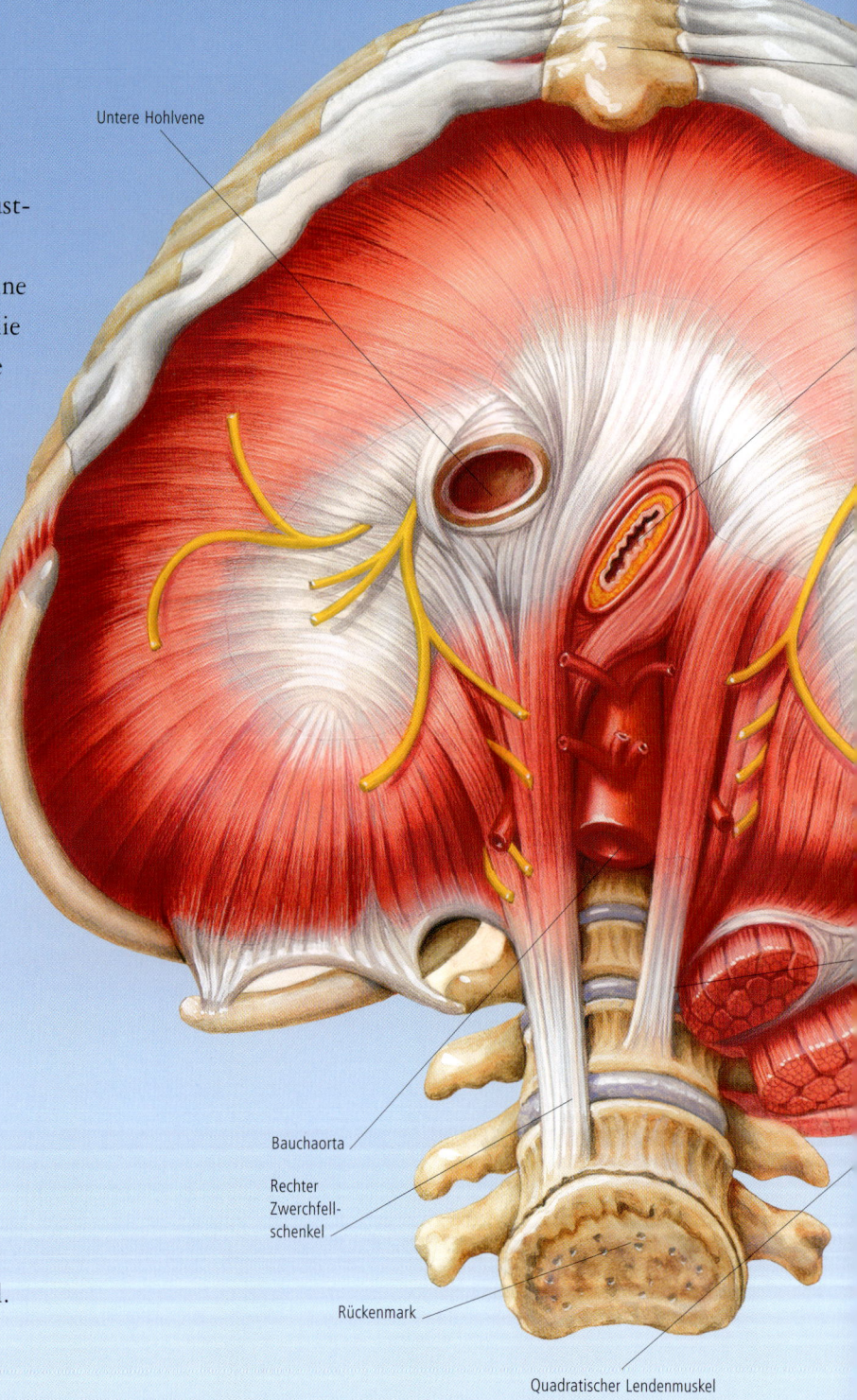

Untere Hohlvene

Bauchaorta

Rechter Zwerchfellschenkel

Rückenmark

Quadratischer Lendenmuskel

Die Luftröhre

Die vom Hals in die Brusthöhle führende Luftröhre liegt im oberen Bereich unmittelbar vor der Speiseröhre, bevor sie sich in die beiden Hauptbronchien verzweigt. Die Luftröhre ist ein Muskelschlauch, der von C-förmigen Knorpeln gestützt wird.

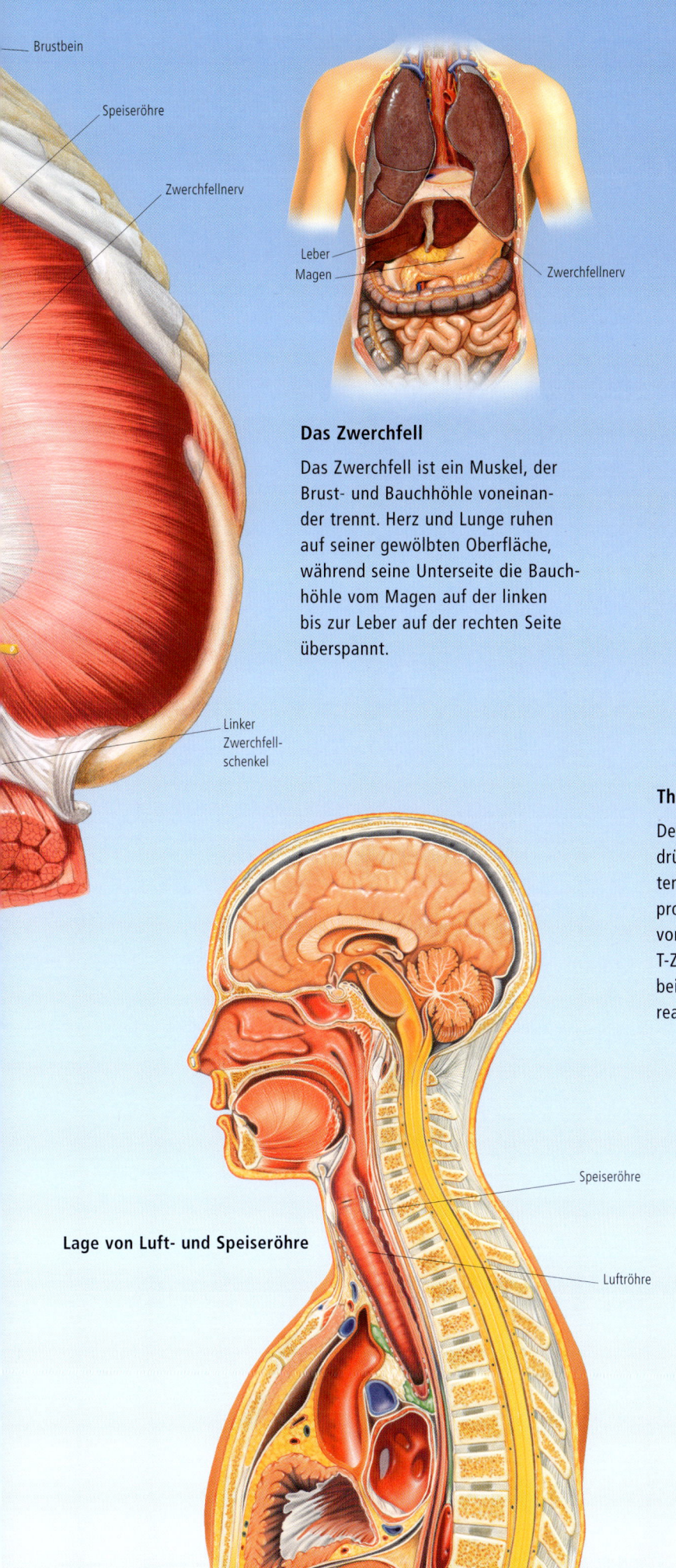

Brustbein

Speiseröhre

Zwerchfellnerv

Leber
Magen

Zwerchfellnerv

Das Zwerchfell

Das Zwerchfell ist ein Muskel, der
Brust- und Bauchhöhle voneinander trennt. Herz und Lunge ruhen
auf seiner gewölbten Oberfläche,
während seine Unterseite die Bauchhöhle vom Magen auf der linken
bis zur Leber auf der rechten Seite
überspannt.

Linker
Zwerchfell-
schenkel

Lage von Luft- und Speiseröhre

Speiseröhre

Luftröhre

Die Thymusdrüse

Der hinter dem Brustbein gelegene Thymus
ist nicht wirklich eine Drüse, sondern ein
Lymphorgan, das für die Produktion spezieller
Lymphozyten verantwortlich ist, die den Körper
gegen fremde Zellen wie z. B. Viren verteidigen.
Der während Kindheit und Jugend aktive Thymus wiegt bei der Geburt ca. 14 Gramm und
erreicht in der Pubertät ein Gewicht von etwa
28 Gramm. Im Erwachsenenalter schrumpft
er auf sein ursprüngliches Gewicht zurück. In
seiner aktiven Periode produziert er Lymphozyten, die „T-Zellen" genannt werden. T-Zellen
entwickeln sich innerhalb von etwa drei Wochen
und werden dann in die Blutbahn ausgeschüttet. Im Lymphgewebe angelangt, erkennen und
zerstören sie fremde Zellen. Sobald eine fremde
Zelle identifiziert ist, vermehren sich die T-
Zellen, um den Eindringling angreifen und zerstören zu können.

Thymus

Der Thymus ist eine Hormon-
drüse, die sich in der Brust hinter dem Brustbein befindet. Er
produziert einen speziellen Typ
von weißen Blutkörperchen – die
T-Zellen, die eine wichtige Rolle
bei der zellvermittelten Immunreaktion spielen.

Thymus

Die Bauchhöhle

Der Bauch

Die untere und größere der beiden Körperhöhlen, – die unter der Brusthöhle gelegene Bauchhöhle (Abdomen), beherbergt einige der wichtigsten Organe des Körpers. Dazu gehören die Hauptorgane des Verdauungssystems, des Harnsystems und des Fortpflanzungssystems. Zum Verdauungssystem gehören Magen, Leber, Gallenblase, Pankreas und Därme. Die wichtigsten Organe des Harnsystems und des Fortpflanzungssystems befinden sich ebenfalls in der Bauchhöhle; ihnen sind eigene Kapitel in diesem Buch gewidmet.

Durch die Bauchhöhle verlaufen auch die großen Blutgefäße, die zum Herzen hin- und von ihm fortführen; die absteigende Aorta führt zu den Hüftarterien, die das Becken und die unteren Gliedmaßen versorgen; das Blut aus den unteren Gliedmaßen wird über die untere Hohlvene – eine der größten Venen im Körper – zum Herzen zurückgeführt.

Eine gleitende Membran, das Bauchfell, umgibt die Bauchorgane und kleidet die Wände der Bauchhöhle aus. Sie ermöglicht den Därmen Muskelbewegungen während der Verdauung.

Bauchorgane

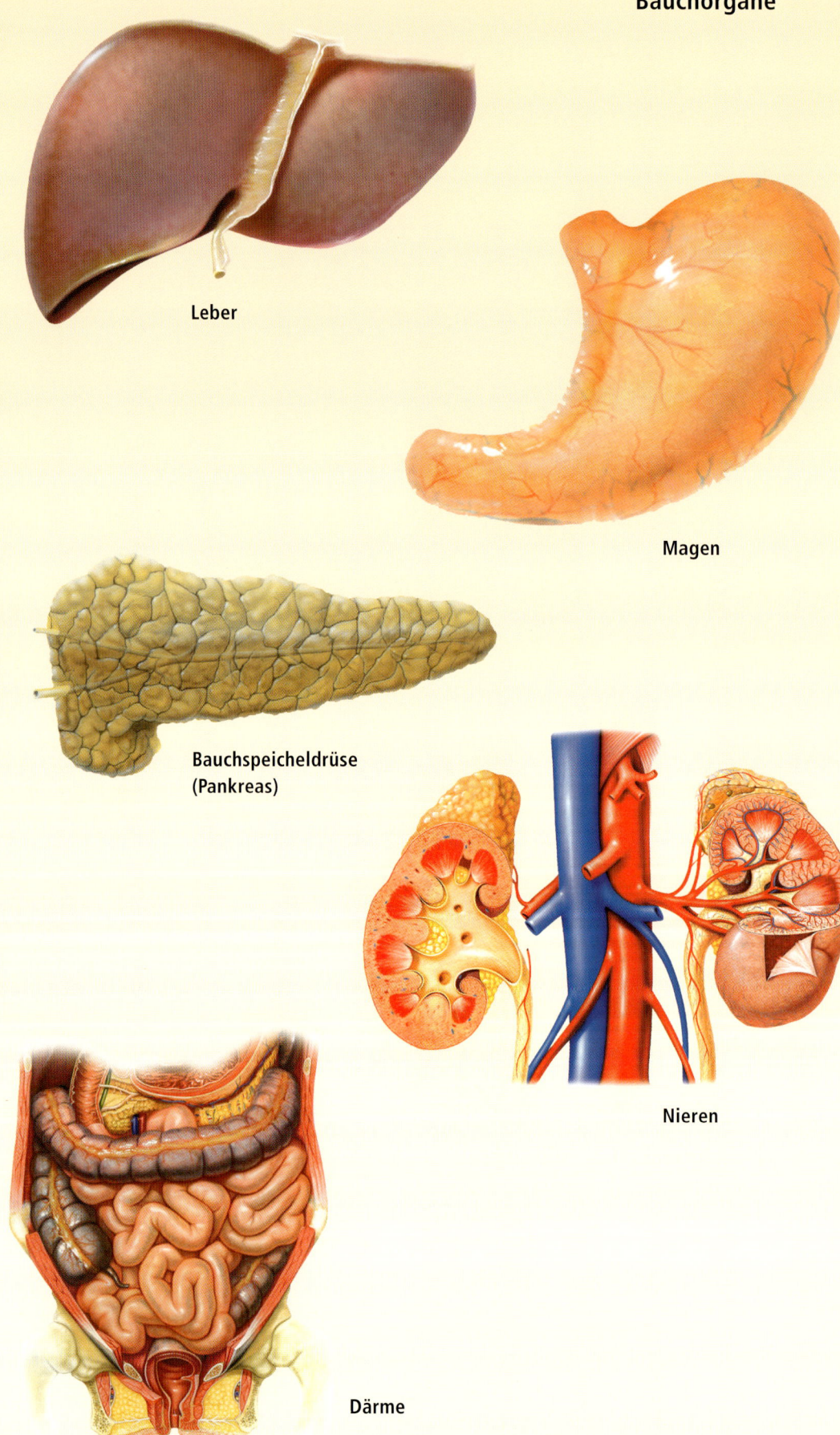

Leber

Magen

Bauchspeicheldrüse (Pankreas)

Nieren

Därme

Bauchorgane

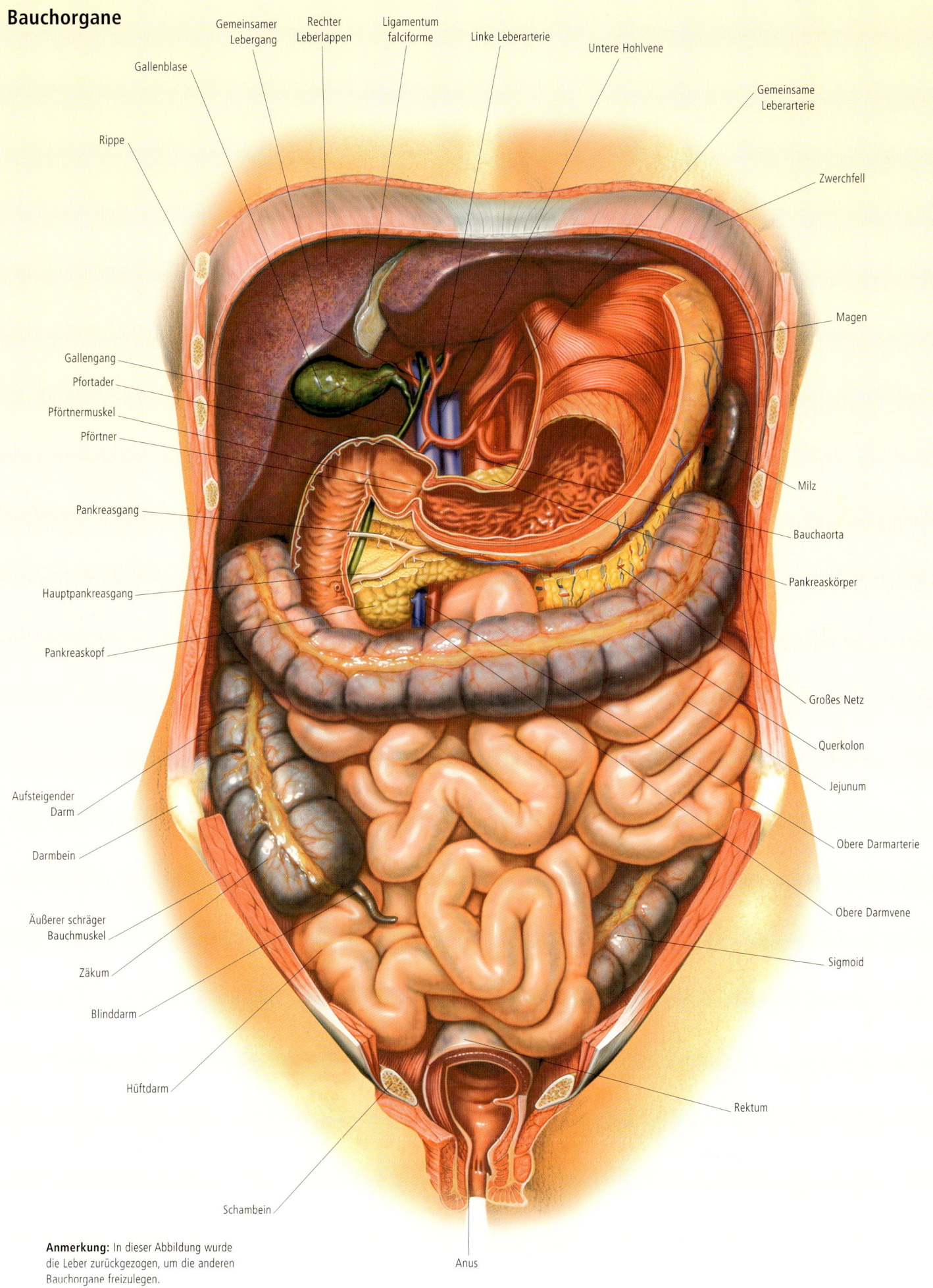

Gemeinsamer Lebergang

Rechter Leberlappen

Ligamentum falciforme

Linke Leberarterie

Untere Hohlvene

Gemeinsame Leberarterie

Gallenblase

Rippe

Zwerchfell

Magen

Gallengang

Pfortader

Pförtnermuskel

Pförtner

Milz

Bauchaorta

Pankreasgang

Pankreaskörper

Hauptpankreasgang

Großes Netz

Pankreaskopf

Querkolon

Jejunum

Obere Darmarterie

Aufsteigender Darm

Darmbein

Obere Darmvene

Äußerer schräger Bauchmuskel

Sigmoid

Zäkum

Blinddarm

Hüftdarm

Rektum

Schambein

Anus

Anmerkung: In dieser Abbildung wurde die Leber zurückgezogen, um die anderen Bauchorgane freizulegen.

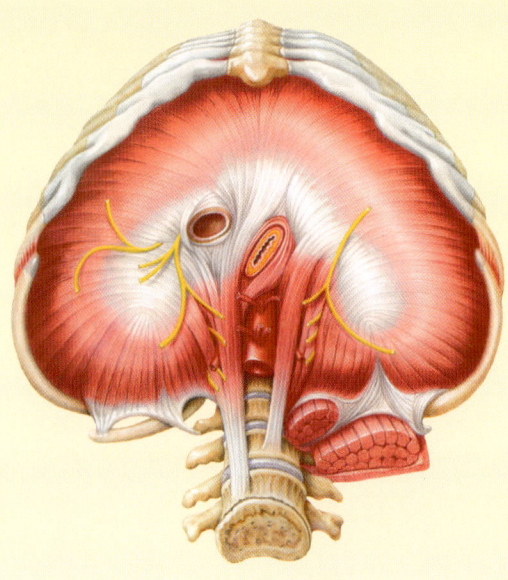

Zwerchfell

Eine für den Atmungsvorgang entscheidende
Muskelschicht, das Zwerchfell, trennt Brust-
und Bauchhöhle. Im Ruhezustand bildet es
das gewölbte Dach der Bauchhöhle. Während
des Einatmens zieht es sich zusammen,
wobei der Bauch nach unten gedrückt wird;
dadurch vergrößert sich das Volumen der
Brusthöhle zum Luftholen.

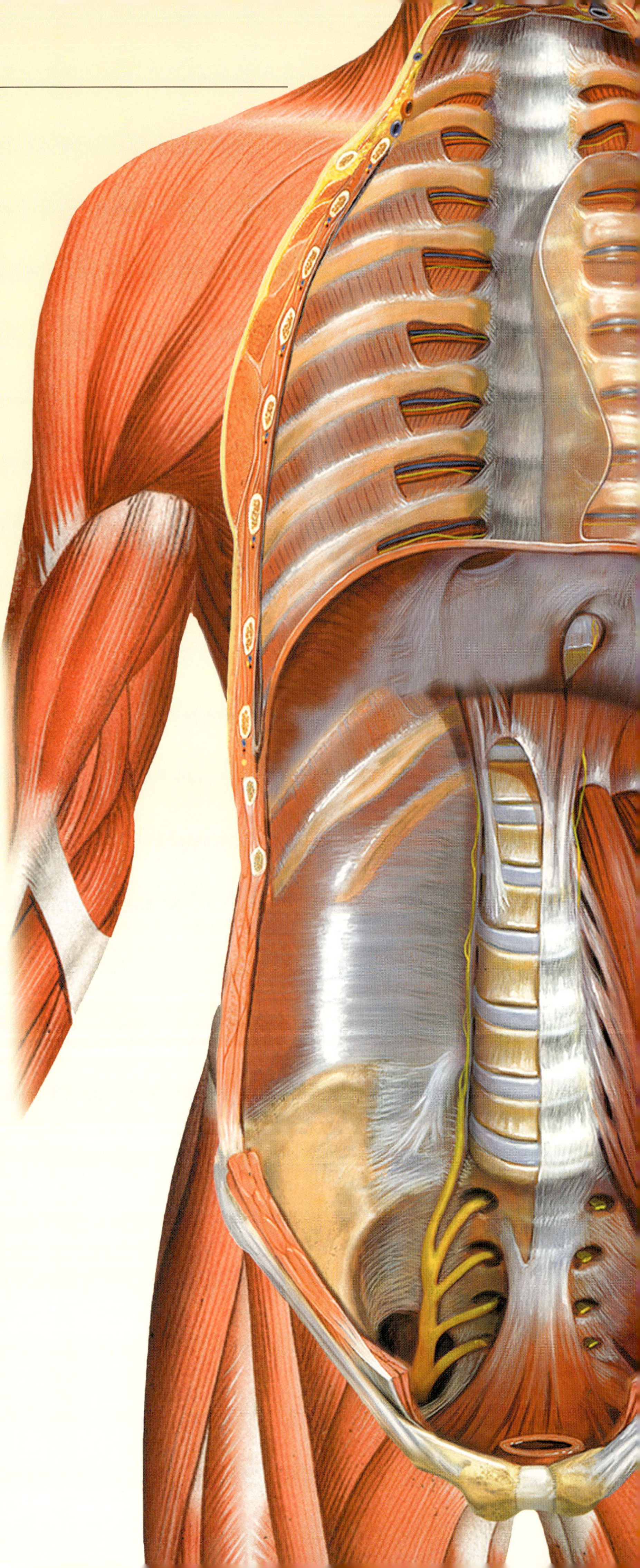

Die Bauchhöhle

Die Bauchhöhle umschließt die darin liegenden Organe als kompaktes, aber flexibles Ge-
bilde. Die Wirbelsäule und die mit ihr zusam-
menhängenden Muskeln bilden die Rückwand.
Seitlich und nach vorne wird die Bauchhöhle
von kräftigen Muskelschichten begrenzt, die
von Fett und Haut bedeckt sind; diese Muskeln
ziehen die Bauchorgane zusammen, um beim
Einatmen Platz für die sich ausdehnende Lunge
zu schaffen. Das Zwerchfell schließlich bildet
das Dach der Bauchhöhle, die nach unten vom
Beckenboden begrenzt wird.

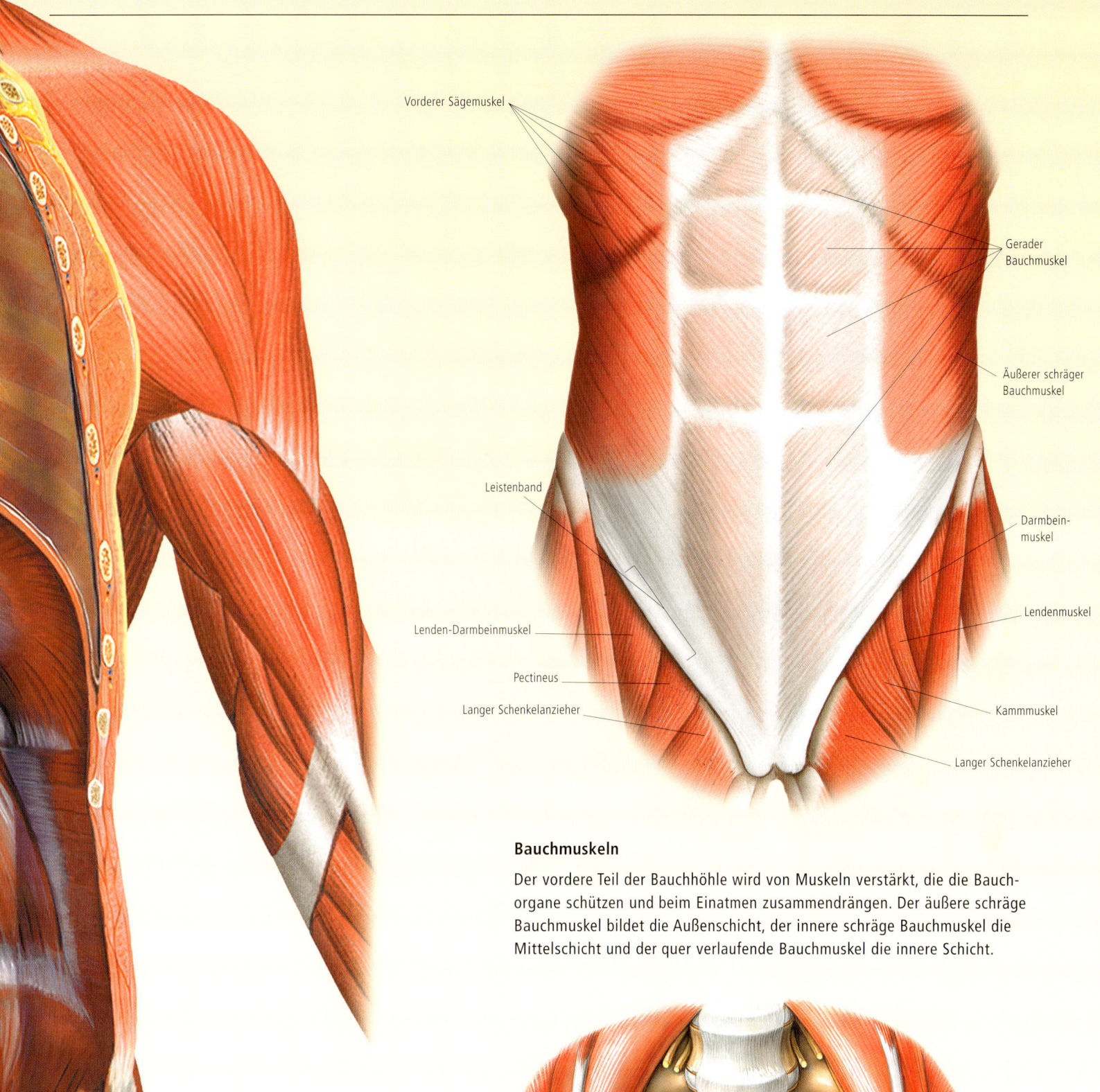

Vorderer Sägemuskel

Gerader Bauchmuskel

Äußerer schräger Bauchmuskel

Leistenband

Darmbein-muskel

Lendenmuskel

Lenden-Darmbeinmuskel

Pectineus

Langer Schenkelanzieher

Kammmuskel

Langer Schenkelanzieher

Bauchmuskeln

Der vordere Teil der Bauchhöhle wird von Muskeln verstärkt, die die Bauch-organe schützen und beim Einatmen zusammendrängen. Der äußere schräge Bauchmuskel bildet die Außenschicht, der innere schräge Bauchmuskel die Mittelschicht und der quer verlaufende Bauchmuskel die innere Schicht.

Beckenbodenmuskulatur

Der Beckenboden bildet den Boden der Bauchhöhle. Diese Muskelschicht erstreckt sich über den Beckenbe-reich und stützt die Bauchorgane. Die wichtigsten Muskeln des Becken-bodens sind der M. coccygeus und der M. levator ani.

Verdauungstrakt

Die Zersetzung der Nahrung in Fette, Kohlenhydrate und Proteine erfolgt im Verdauungstrakt. Die Nährstoffe werden ins Blut absorbiert, um Energie zu liefern und den Körper aufzubauen und zu erhalten; das Wasser wird im letzten Teil des Trakts absorbiert. Der Restabfall wird als Kot ausgeschieden.

Speiseröhre

Die Speiseröhre ist ein glatter Muskel, der sich vom Mund bis zum Magen erstreckt. Die Kontraktionen der Speiseröhre erzeugen wellenähnliche Bewegungen, die die Nahrung in Richtung Magen schieben. Schließmuskel am Ende der Speiseröhre überführen die Nahrung in den Magen.

Magen

Salzsäure und Enzyme spalten die Nahrung im Magen in kleinere Komponenten auf. Die aus mehreren Schichten bestehende Muskulatur vermengt die Nahrung und verarbeitet sie zu einer Mischung aus Nahrung, Säure und Magensäften (Chymus). Diese wird nach und nach über den Magenpförtner in den Zwölffingerdarm abgegeben.

Zwölffingerdarm

Im Zwölffingerdarm (Duodenum) wird der Chymus mit Gallensaft aus der Leber und Verdauungsenzymen aus der Bauchspeicheldrüse angereichert, wodurch er weiter zersetzt wird. Die Extraktion der Nährstoffe beginnt im Zwölffingerdarm, bevor die Nahrung in den Dünndarm weitergegeben wird.

Dünndarm

Die Nährstoffe aus dem verarbeiteten Chymus werden über die Dünndarmwand in die Blutbahn aufgenommen, um vom Körper verarbeitet zu werden.

Dickdarm

Das verbleibende Gemisch, das den Dickdarm erreicht, ist Abfallmaterial. Ihm wird das Wasser entzogen; zurück bleibt Kot.

Rektum

Der Kot wird im Rektum gelagert, um regelmäßig durch den Anus ausgeschieden zu werden.

Der Verdauungstrakt

Der gesamte Verdauungstrakt zwischen Mund und Anus hat eine Länge von bis zu neun Metern und besteht aus glattem Muskelgewebe, das durch wellenförmige Bewegungen die Nahrung befördert; den gesamten Vorgang nennt man Peristaltik. Dabei durchläuft die Nahrung nach dem Schlucken Speiseröhre, Magen, Zwölffingerdarm, Dünndarm, Dickdarm und das Rektum. Währenddessen wird sie verarbeitet, verdaut und in immer kleinere Bestandteile aufgespalten. Ihre Nährstoffe werden dann im Darmkanal extrahiert und in die Blutbahn absorbiert, um den Körper mit Energie zu versorgen und so bei seiner Regeneration und Erhaltung zu helfen. Dem verbleibenden Speisebrei wird das restliche Wasser über die Wand des Dickdarms entzogen, bis nur noch Abfall zurückbleibt; er wird später als Kot durch den Anus ausgeschieden.

Magenfunktion

Ankunft im Magen

Noch bevor die Nahrung den Magen erreicht, wird mit der Produktion von Magensäften begonnen. Dieser Prozess wird durch unsere Sinne ausgelöst; manchmal genügt schon der Gedanke an Essen. Über den Mageneingang (Kardia) gelangt die Nahrung aus der Speiseröhre in den Magen, wo sie mit den Magensäften vermischt wird.

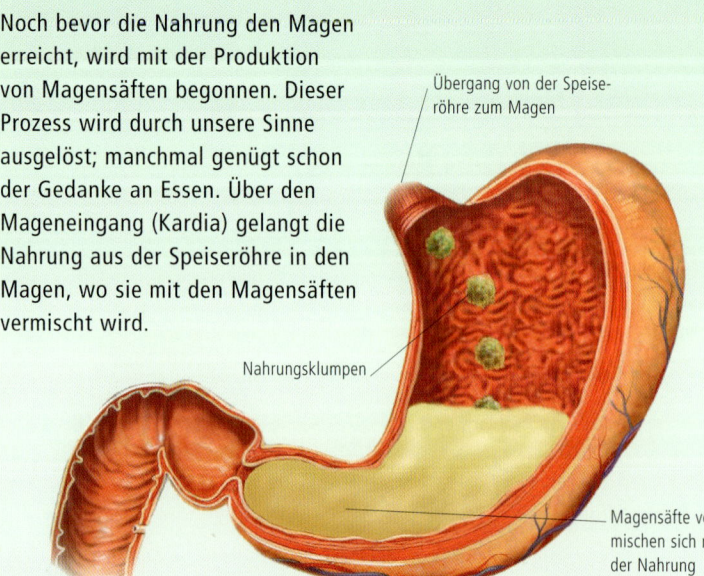

Übergang von der Speiseröhre zum Magen

Nahrungsklumpen

Magensäfte vermischen sich mit der Nahrung

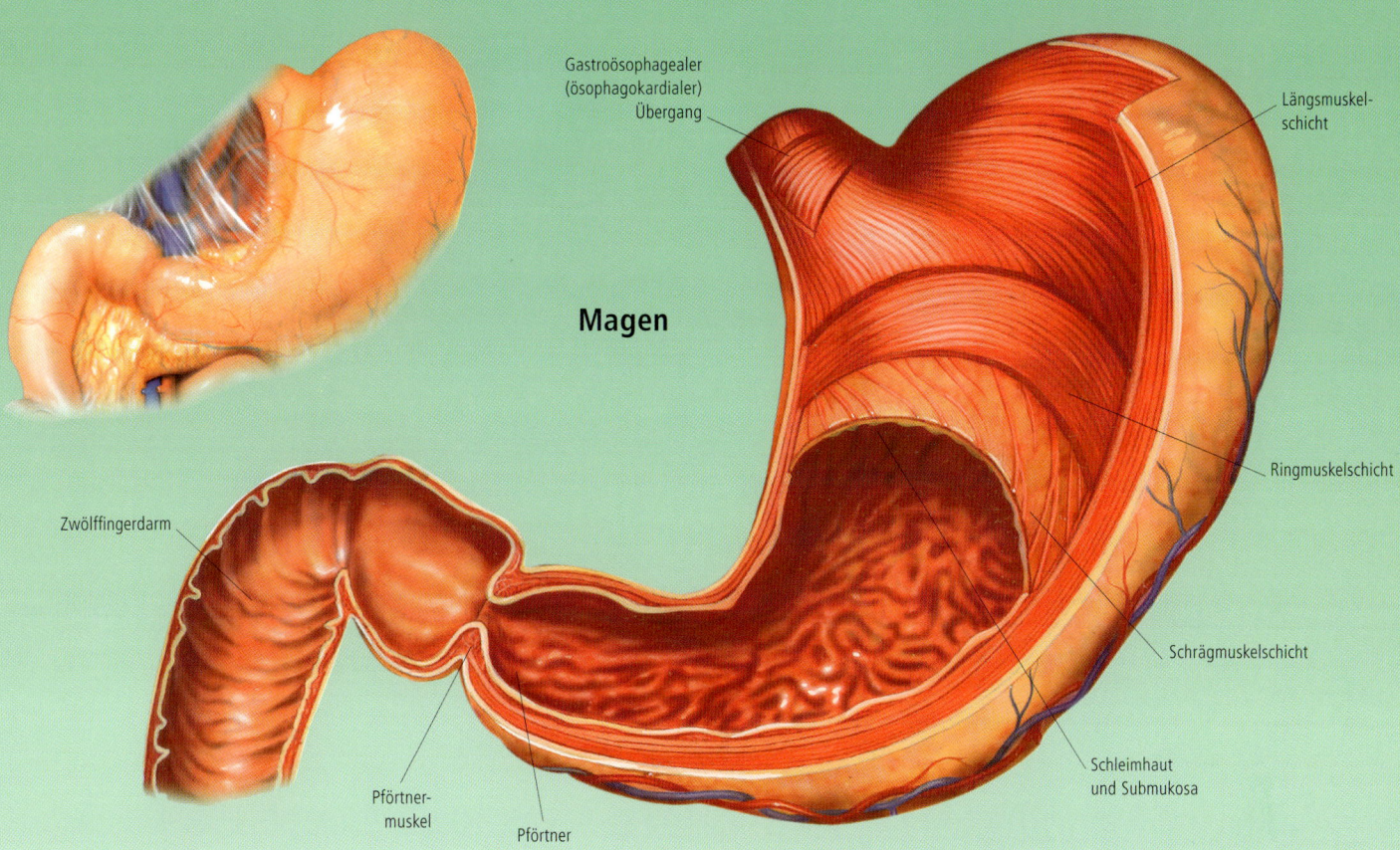

Gastroösophagealer
(ösophagokardialer)
Übergang

Längsmuskel-
schicht

Magen

Ringmuskelschicht

Zwölffingerdarm

Schrägmuskelschicht

Schleimhaut
und Submukosa

Pförtner-
muskel

Pförtner

Der Magen

DIE STRUKTUR UND FUNKTION DES MAGENS

Der Magen, der über die Kardia mit der Speiseröhre und über den Pförtner mit dem Zwölffingerdarm verbunden ist, besitzt mehrere Muskelschichten. Hormone stimulieren die Produktion von Magensäuren samt Salzsäure und Enzymen wie Pepsin. Die innerste Schicht des Magens, die Schleimhaut und die Submukosa, produziert einen Schleim, der den Magen gegen seine eigenen Säuren schützt. Die Muskelschichten des Magens ziehen sich in wellenartigen Bewegungen zusammen, sodass die Nahrung mit den Magensäften zu einem halbflüssigen Speisebrei (Chymus) vermischt wird. Ist die Verarbeitung des Chymus im Magen abgeschlossen, wird er durch Muskelkontraktionen in den Pförtnerkanal am unteren Ende des Magens übergeben. Ein Schließmuskel am Ende dieses Kanals reicht das zum Teil verdaute Nahrungsgemisch an den Zwölffingerdarm weiter.

Verdauung

Während Säuren und Enzyme im Magen die Nahrung aufspalten, wird sie durch Kontraktionen der Magenwände vermischt, sodass Nahrung und Magensäfte in eine halbflüssige Substanz (Chymus) überführt werden.

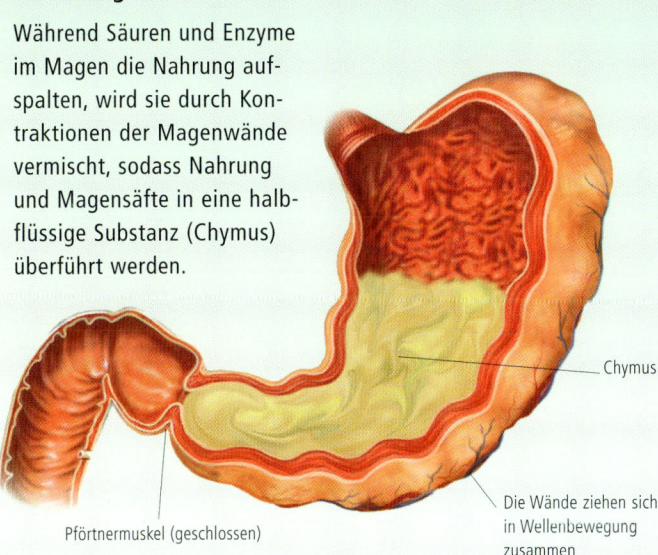

Chymus

Pförtnermuskel (geschlossen)

Die Wände ziehen sich in Wellenbewegung zusammen

Verlassen des Magens

Die Verarbeitung der Nahrung kann mehrere Stunden dauern. Nähert sich dieser Prozess dem Ende, lassen die Magenkontraktionen nach und der Pförtner öffnet sich, um den Chymus in kleinen Mengen an den Zwölffingerdarm zu übergeben.

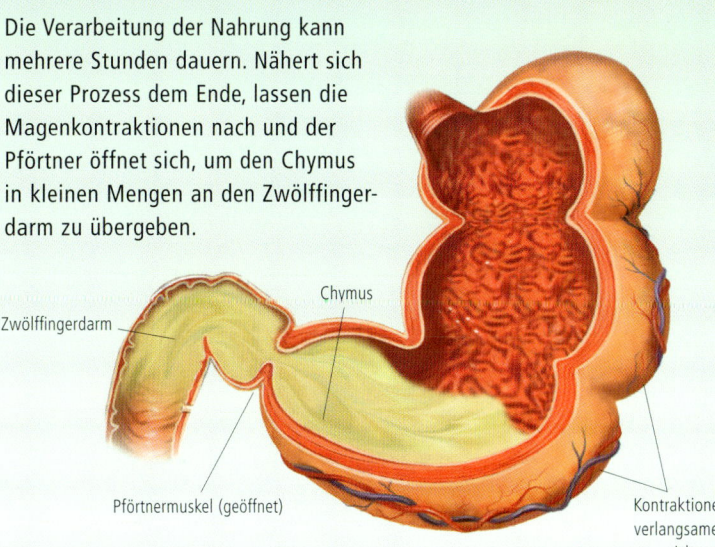

Chymus

Zwölffingerdarm

Pförtnermuskel (geöffnet)

Kontraktionen verlangsamen sich

Zwölffingerdarm

Der Zwölffingerdarm (Duodenum) ist der erste Abschnitt des Dünndarms, der den Magen mit dem Jejunum verbindet. Er liegt gekrümmt um den Pankreaskopf und ist etwa 25 Zentimeter lang. Der Zwölffingerdarm erhält Gallenflüssigkeit von der Leber und Enzyme aus der Bauchspeicheldrüse; beide werden benötigt, um den Chymus weiter aufzuspalten. Seine gefaltete innere Struktur vergrößert die Oberfläche immens, sodass Nährstoffe wie Zucker, Fett und Aminosäuren absorbiert werden können. Die verdaute Nahrung wird durch die Kontraktionen des glatten Muskels weiter ins Jejunum befördert.

Zwölffingerdarm

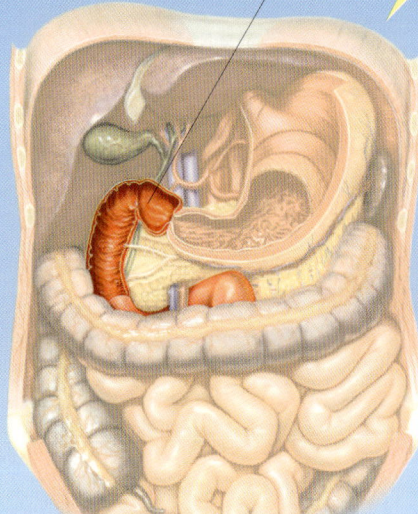

Jejunum

Das Jejunum ist der mittlere Abschnitt des Dünndarms mit einer Länge von etwa 2,5 Metern. Die Falten seiner inneren Schicht sind mit Zotten – kleinen fingerartigen Zapfen – besetzt, die wiederum von Mikrovilli bedeckt sind; dadurch vergrößert sich die Oberfläche zur Absorption von Nährstoffen. Diese gelangen über die Wände des Jejunums in die Lymphgefäße und die Pfortader der Leber.

Jejunum

Die Därme

Der Darm besteht aus zwei Abschnitten: dem Dünndarm (Zwölffingerdarm, Jejunum und Hüftdarm) und dem Dickdarm (Kolon, Rektum und Anus). Der Dickdarm verläuft an den Außenseiten der unteren Bauchhöhle, in der der Dünndarm in mehreren Schlingen liegt.

Die verdaute Nahrung (Chymus) gelangt aus dem Magen in den Dünndarm, wo die in ihm enthaltenen Nährstoffe über die Darmwand in die Blutbahn aufgenommen werden; die Reste des Chymus werden an den Dickdarm weitergeleitet. Dort werden Wasser und Elektrolyte absorbiert, und es bleibt nur Kot zurück, der im Rektum zwischengelagert und regelmäßig über den Anus ausgeschieden wird.

Die Därme werden von einer Membranschicht – dem Mesenterium – fixiert. Nerven, Blut- und Lymphgefäße versorgen den Dünndarm durch das Mesenterium hindurch.

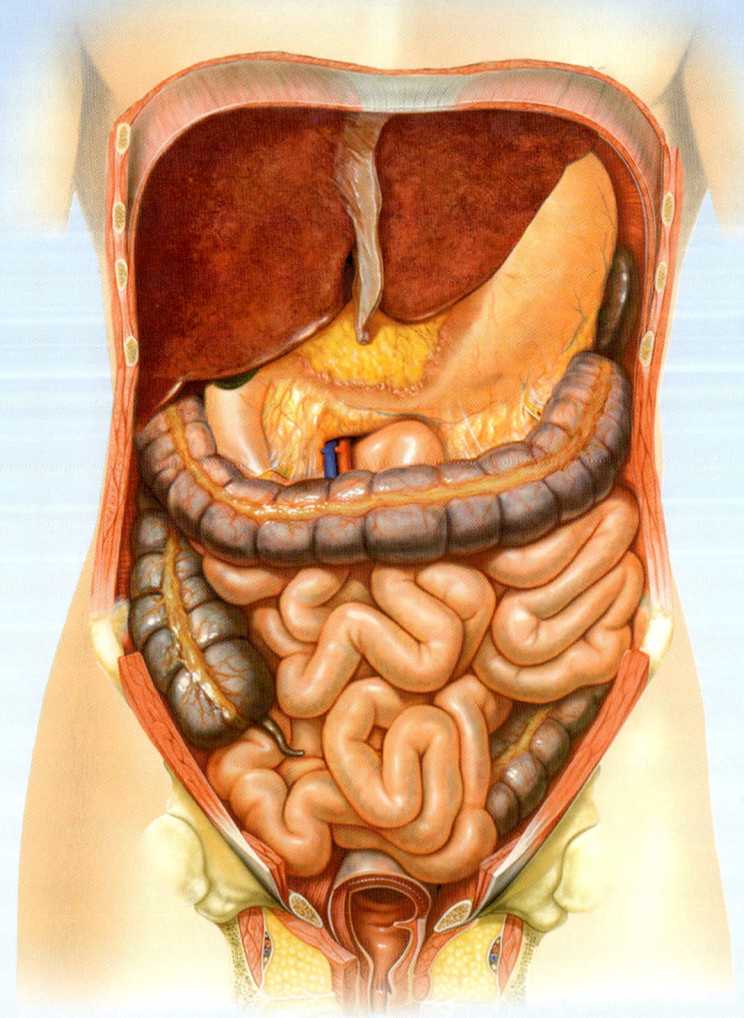

Hüftdarm (Ileum)

Der ca. 3,5 Meter lange Hüftdarm ist der letzte Abschnitt des Dünndarms. Er beginnt beim Jejunum und führt in das Zäkum, den ersten Abschnitt des Dickdarms. Während die meisten Nährstoffe für die Erhaltung des Körpers durch Zwölffingerdarm und Jejunum absorbiert werden, entzieht der Hüftdarm die Gallensäuren und führt sie zur Leber zurück.

Hüftdarm

Dickdarm und Blinddarm

Das Kolon ist der erste Abschnitt des Dickdarms. Mit einer Länge von ca. 1,3 Metern besteht er aus dem Zäkum, dem aufsteigenden Kolon, Querkolon, dem absteigenden Kolon und dem Sigmadarm. Der über den Hüftdarm mit dem Dünndarm verbundene Dickdarm entzieht dem Abfallmaterial aus dem Dünndarm Wasser und Salze. Der Blinddarm ist ein dünner, neun Zentimeter langer Wurmfortsatz. Obwohl er mit dem Dickdarm verbunden ist, erfüllt der Blinddarm keine Funktion.

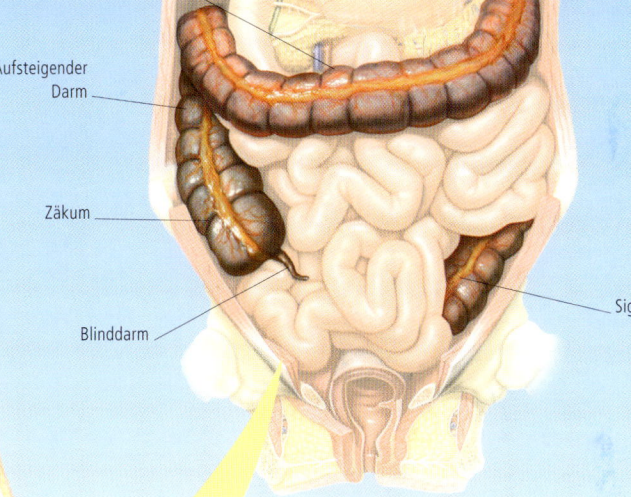

Querkolon

Aufsteigender Darm

Zäkum

Blinddarm

Sigmadarm

Rektum

Das Rektum ist der vorletzte Abschnitt des Dickdarms. Es hat eine Länge von 15–20 Zentimetern, empfängt die Fäkalien aus dem Sigmadarm und lagert sie für kurze Zeit ein, bis eine Möglichkeit zum Stuhlgang besteht.

Rektum

Anus

Der letzte Teil des Verdauungssystems, der Anus, ist ein 3–4 Zentimeter langer Kanal, der vom Rektum zum analen Schließmuskel führt, durch den der Kot ausgeschieden wird.

WUSSTEN SIE DAS?

Im Laufe eines Jahres nehmen wir rund 500 Kilogramm Nahrung zu uns. Jeden Tag verarbeitet unser Verdauungssystem ca. 10–12 Liter Nahrung, Flüssigkeiten und Verdauungssäfte.

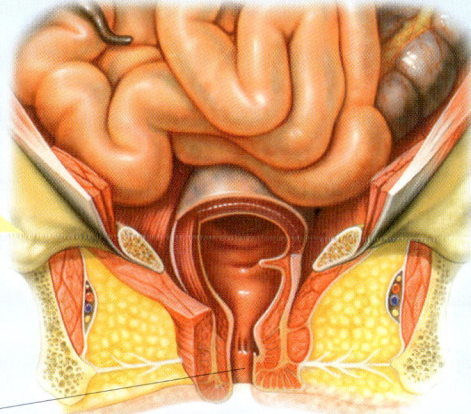

Anus

In den Därmen

Während die Därme eine Länge von bis zu 7,5 Metern
haben, vergrößert sich durch ihre gefaltete Auskleidung
(Kerckring'sche Falten) die innere Oberfläche deutlich. Sie
zergliedert sich in weitere Falten – die Zotten. Durch diese
„Falten in den Falten" entsteht eine riesige Absorptionsfläche
für die Nährstoffe aus der verdauten Nahrung. Sie gehen so in
Blut- und Lymphgefäße über und werden zur Erhaltung und
Energieversorgung des Körpers verwendet.

Därme
Der letzte Abschnitt des
Verdauungssystems –
der Dünn- und der Dick-
darm – liegt im unteren
Teil der Bauchhöhle.

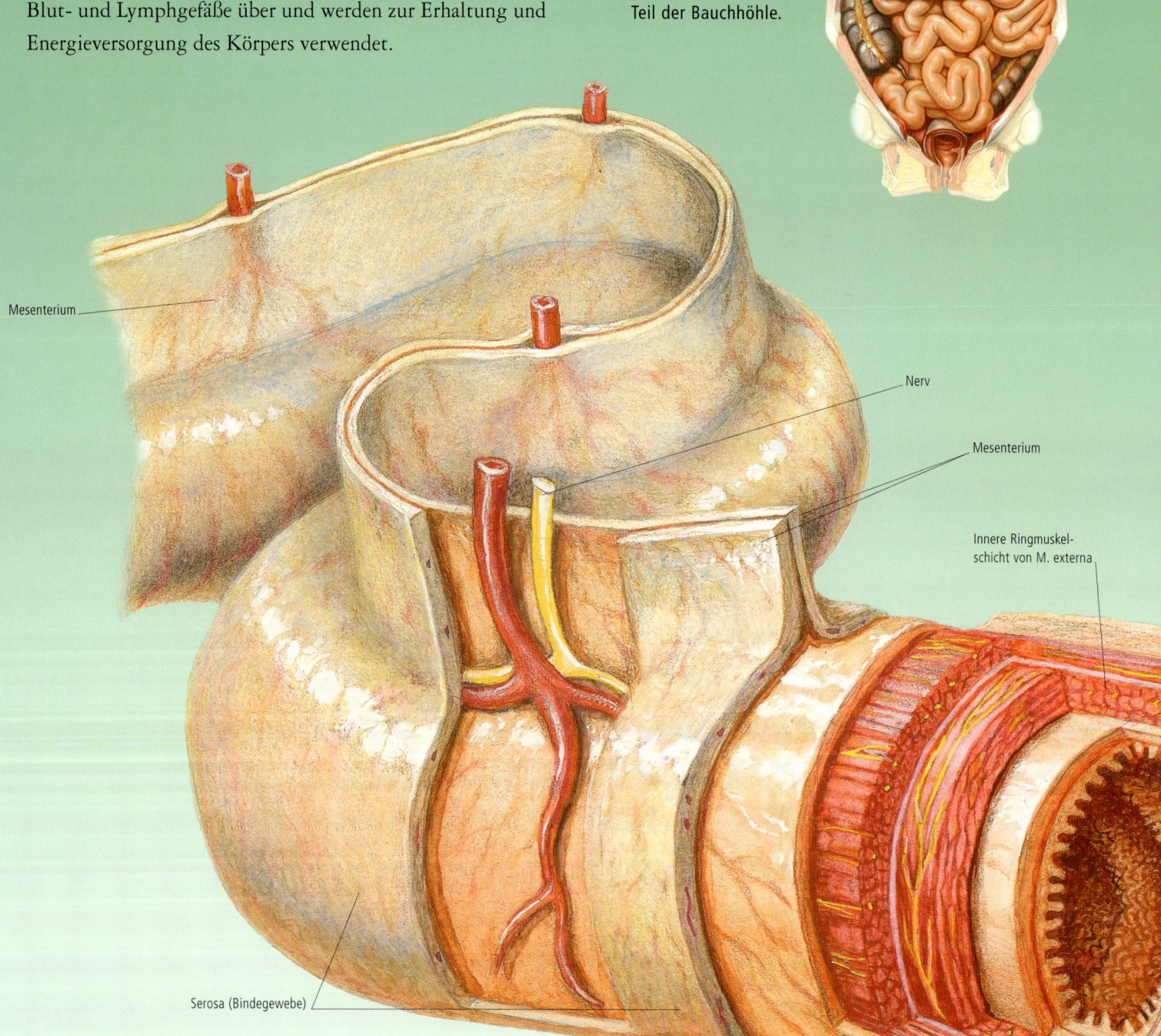

Mesenterium

Nerv

Mesenterium

Innere Ringmuskel-
schicht von M. externa

Serosa (Bindegewebe)

Serosa (Bindegewebe)

Kerckring'sche Falten

Intestinales Jejunum (Querschnitt)

Das Jejunum besitzt Schichten von glattem Muskelgewebe, das ringförmig und in Längsrichtung verläuft; diese Muskeln drücken die Nahrung
durch den Darmtrakt. Dabei absorbiert die gefaltete innere Schleimhaut
die Nährstoffe aus der verdauten Nahrung. Wie auch die anderen Därme
wird das Jejunum vom Mesenterium an Ort und Stelle gehalten. Diese
Membranschicht versorgt die Därme mit Blut, Nerven und Lymphgefäßen,
damit die ihre lebenswichtigen Funktionen erfüllen können.

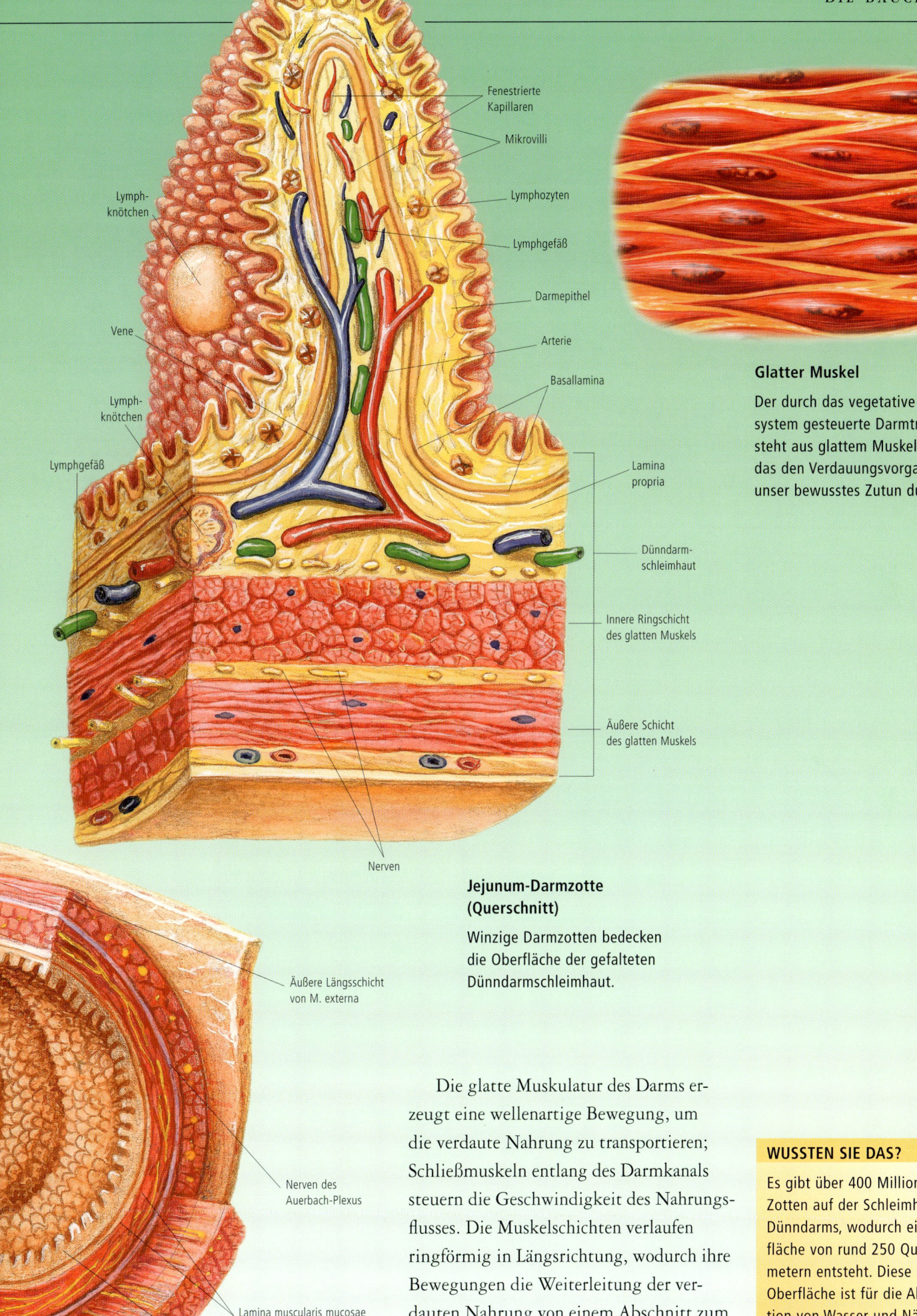

Fenestrierte Kapillaren

Mikrovilli

Lymphozyten

Lymphgefäß

Darmepithel

Arterie

Basallamina

Lamina propria

Dünndarm-schleimhaut

Innere Ringschicht des glatten Muskels

Äußere Schicht des glatten Muskels

Lymph-knötchen

Vene

Lymph-knötchen

Lymphgefäß

Nerven

Äußere Längsschicht von M. externa

Nerven des Auerbach-Plexus

Lamina muscularis mucosae

Schleimhaut

Glatter Muskel

Der durch das vegetative Nerven-system gesteuerte Darmtrakt be-steht aus glattem Muskelgewebe, das den Verdauungsvorgang ohne unser bewusstes Zutun durchführt.

Jejunum-Darmzotte (Querschnitt)

Winzige Darmzotten bedecken die Oberfläche der gefalteten Dünndarmschleimhaut.

Die glatte Muskulatur des Darms er-zeugt eine wellenartige Bewegung, um die verdaute Nahrung zu transportieren; Schließmuskeln entlang des Darmkanals steuern die Geschwindigkeit des Nahrungs-flusses. Die Muskelschichten verlaufen ringförmig in Längsrichtung, wodurch ihre Bewegungen die Weiterleitung der ver-dauten Nahrung von einem Abschnitt zum nächsten ermöglichen.

WUSSTEN SIE DAS?

Es gibt über 400 Millionen Zotten auf der Schleimhaut des Dünndarms, wodurch eine Ober-fläche von rund 250 Quadrat-metern entsteht. Diese riesige Oberfläche ist für die Absorp-tion von Wasser und Nährstof-fen notwendig.

Die Leber

Die Leber ist mit einem Gewicht von rund 1,5 Kilogramm das schwerste aller Organe. Sie sitzt unter den Rippen an der oberen rechten Seite des Bauchraumes und ist teilweise über Membranfalten mit dem Zwerchfell verwachsen. Die in zwei Lappen aufgeteilte, keilförmige Leber arbeitet zusammen mit Gallenblase, Niere, Zwölffingerdarm, Speiseröhre, Magen und Dickdarm. Membranfalten verbinden die Leber mit Ma-

gen und Zwölffingerdarm, während die Gallenblase durch Bindegewebe mit der Leber verbunden ist.

Über die Leberpforte an der Unterseite der Leber verlaufen die Pfortader, die Leberarterien und die Gallengänge.

Die Leber erfüllt eine Vielzahl von Aufgaben, die für die effiziente Leistung des Körpers wichtig sind. Blut aus dem Magen-Darm-Trakt wird zur Leber zurückgeführt, wo

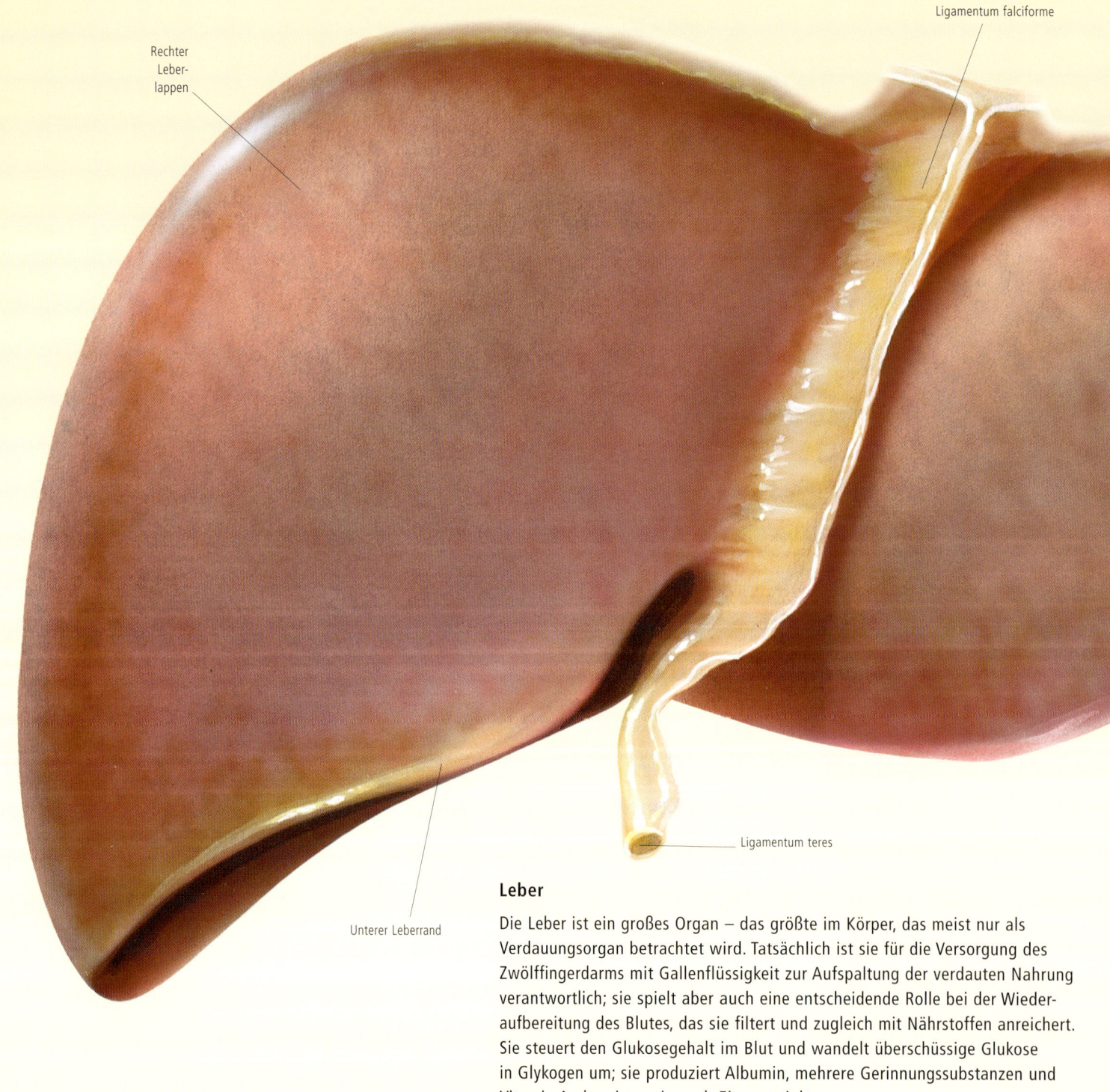

Rechter Leber-lappen

Ligamentum falciforme

Ligamentum teres

Unterer Leberrand

Leber

Die Leber ist ein großes Organ – das größte im Körper, das meist nur als Verdauungsorgan betrachtet wird. Tatsächlich ist sie für die Versorgung des Zwölffingerdarms mit Gallenflüssigkeit zur Aufspaltung der verdauten Nahrung verantwortlich; sie spielt aber auch eine entscheidende Rolle bei der Wiederaufbereitung des Blutes, das sie filtert und zugleich mit Nährstoffen anreichert. Sie steuert den Glukosegehalt im Blut und wandelt überschüssige Glukose in Glykogen um; sie produziert Albumin, mehrere Gerinnungssubstanzen und Vitamin A, das sie – wie auch Eisen – einlagert.

Leberarterie und Pfortader

Die Leberarterie und die Pfortader
sind wichtige Blutgefäße, die die
Leber versorgen. Sie verlaufen über
die Leberpforte in die Leber.

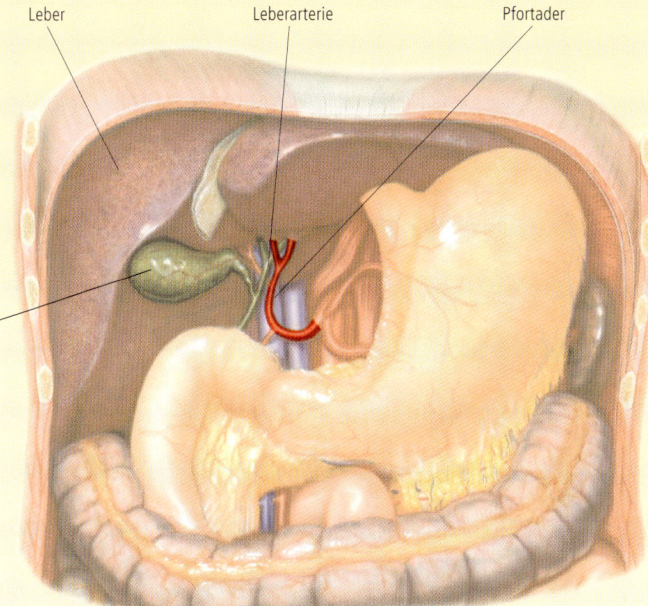

Leber   Leberarterie   Pfortader

Gallenblase

Anmerkung: In dieser Abbildung wurde die
Leber abgezogen, um die Lage der Leberarterie
und der Pfortader zu zeigen.

Linker
Leber-
lappen

Glukose in Glykogen umgewandelt und eingelagert wird. Bei Bedarf kann es zurückgewandelt werden, um den Glukosespiegel im Blut aufrechtzuerhalten; diese Funktion wird von zwei Hormonen der Bauchspeicheldrüse (Insulin und Glucagon) gesteuert. Zudem filtert die Leber das Blut, indem abgestorbene rote Blutkörperchen, überschüssige Nährstoffe sowie mit der Nahrung aufgenommene Gifstoffe entfernt bzw. zerstört werden.

Die Leber produziert Vitamin A und lagert es ein; dieses Vitamin ist unerlässlich für den Erhalt von Haut und Schleimhäuten und speichert wiederum Eisen, das für die Produktion von Hämoglobin im Blut benötigt wird. Zudem entstehen in der Leber Albumin (ein wichtiges Plasmaprotein im Blut) und mehrere Substanzen, die an der Blutgerinnung beteiligt sind.

Auch die Gallenflüssigkeit wird in der Leber produziert und zur Aufspaltung der verdauten Nahrung durch die Kanäle des Gallenwegssystems in den Zwölffingerdarm geleitet. Diese Flüssigkeit besteht aus Wasser, Gallsalzen und einer Chemikalie namens Bilirubin und wird immer wieder neu aufbereitet; sie wird auf dem Weg durch die Därme der verdauten Nahrung wieder entzogen und im Blut über die Pfortader in die Leber zurückgeführt.

DIE LEBERARTERIE

Die Leberarterie übernimmt 30 Prozent der Blutversorgung der Leber, der Rest erfolgt über die Pfortader. Die gemeinsame Leberarterie teilt sich in die rechte und die linke Leberarterie, um beide Seiten der Leber mit sauerstoffreichem Blut zu versorgen.

DIE PFORTADER

Nährstoffreiches Blut aus Magen, Milz, Bauchspeicheldrüse, Gallenblase und den Därmen wird zur Leber zurücktransportiert. Dieses Blut führt auf dem Weg zurück zur Leber in die Pfortader. Die Pfortader ist breit und kurz, beginnt an der Leberpforte und endet als Netzwerk von Kapillaren (sog. Sinusoide), welche die gesamte Leber durchlaufen. Aufgebrauchte rote Blutkörperchen werden abgebaut und Bakterien entfernt.

Das Blut wird mit Nährstoffen aufgefüllt, während überschüssige Nährstoffe entzogen und eingelagert werden. Das Blut verlässt die Leber durch Lebervenen, die in die untere Hohlvene führen.

DIE LEBERLÄPPCHEN

Die Leber besteht aus sechseckigen Läppchen, die an den Ecken jeweils mit Verzweigungen der Pfortader, der Leberarterie und der Gallengänge verbunden sind. Im Inneren der Läppchen verläuft eine Zentralvene. Jedes Läppchen besteht aus hauchdünnen Zellschichten, die gerade einmal die Stärke einer Zelle haben. Das venöse, nährstoffreiche Blut der Pfortader durchdringt auf seinem Weg von den Därmen diese Zellschichten. Dabei werden wechselseitig Nährstoffe und Gallensalze verarbeitet und Gift- und Abfallstoffe entzogen. Das in die Zentralvene der Läppchen gelangende Blut wird in den Lebervenen gesammelt und in die untere Hohlvene abgeführt, die das Blut zurück zum Herzen befördert.

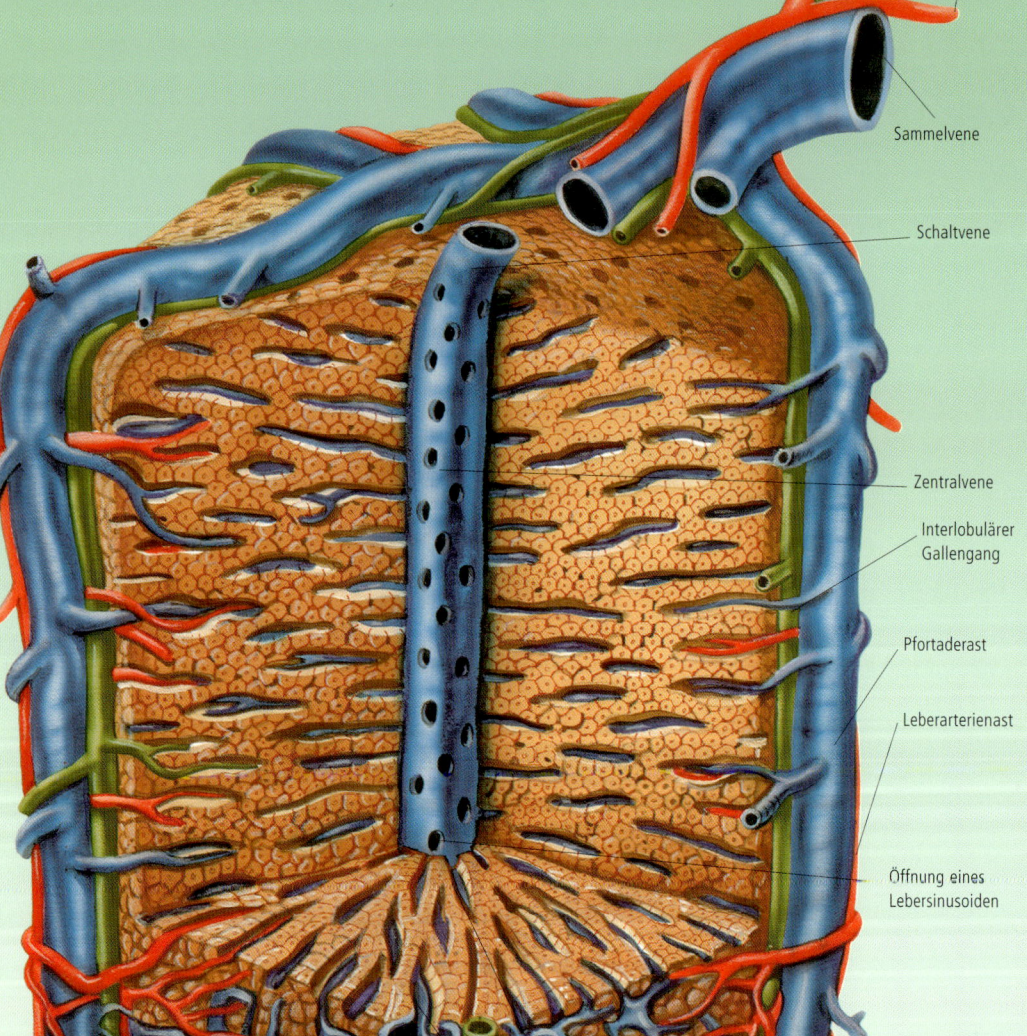

Gallengang

Arterie

Sammelvene

Schaltvene

Zentralvene

Interlobulärer Gallengang

Pfortaderast

Leberarterienast

Öffnung eines Lebersinusoiden

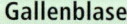

Lebersinusoid

Gallenblase

Die Gallenblase ist ein kleines sackförmiges Organ, das für die Einlagerung und Konzentration der Gallenflüssigkeit aus der Leber verantwortlich ist. Bei Bedarf setzt sie Gallenflüssigkeit frei, um im Zwölffingerdarm den Verdauungsvorgang zu unterstützen.

Leberläppchen

Die Leber besteht aus sechseckigen Läppchen, die an jeder Ecke mit Verästelungen der Pfortader, der Leberarterie und der Gallengänge verbunden sind. Jedes Läppchen besteht aus Zellschichten, innerhalb derer eine Zentralvene das Blut aus den Läppchen in die Lebervenen ableitet, die aus der Leber hinausführen. So gelangt das Blut aus dem Darm über die Pfortader und deren Verzweigungen zurück zum Herzen. Noch mehr Blut wird durch die Leberarterie und deren Äste zur Leber gebracht. Die von den Leberzellen produzierte Gallenflüssigkeit gelangt über die Gallengänge in den Zwölffingerdarm.

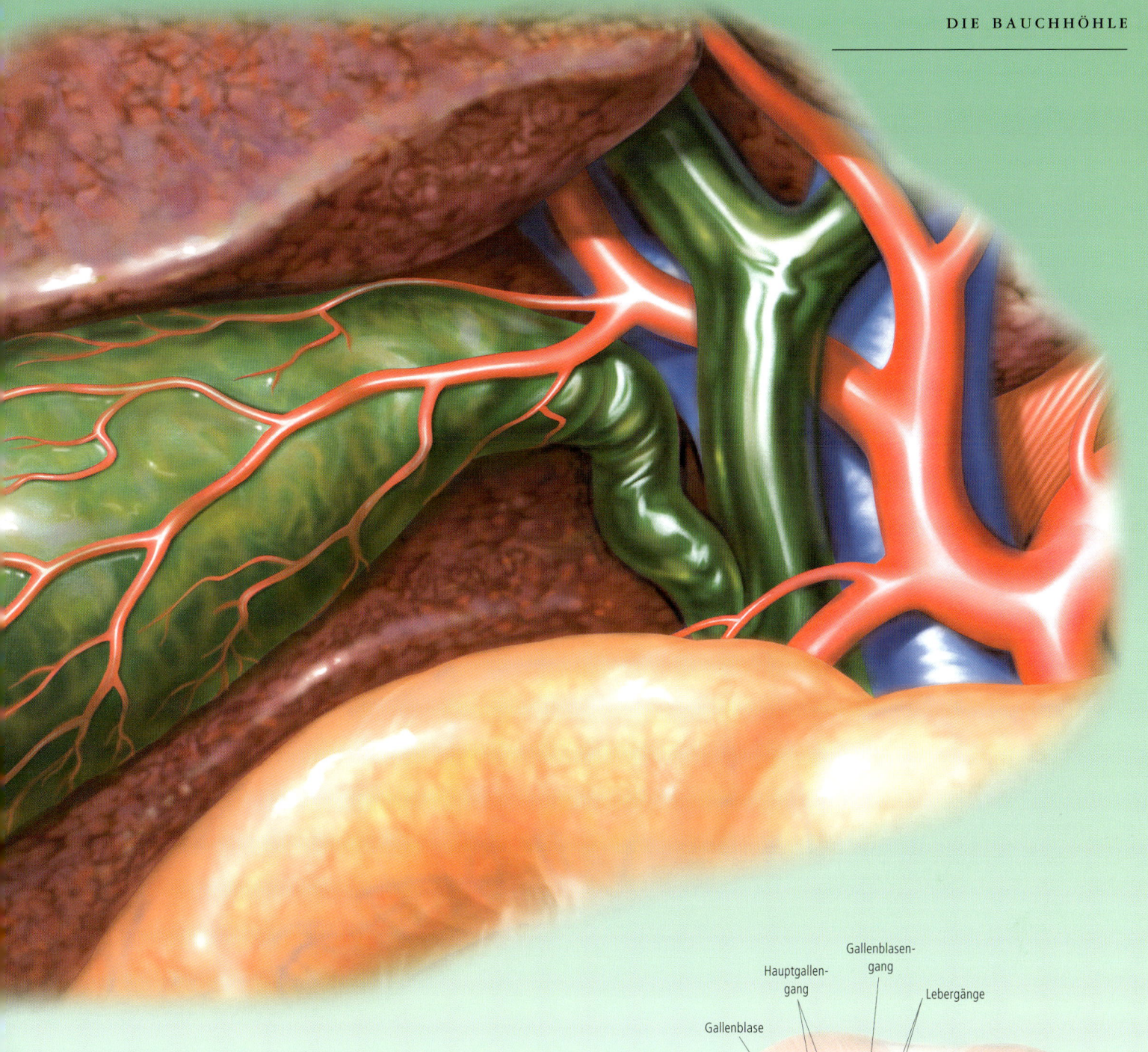

Die Gallenblase

In der Gallenblase wird die von der Leber produzierte Gallenflüssigkeit gespeichert. Als kleines sackförmiges Organ liegt sie an der Unterseite der Leber und ist über einen Gallengang mit der Leber verbunden. Die von der Leber produzierte Gallenflüssigkeit fließt durch die Gallengänge zur Gallenblase, wo sie zwischengelagert und konzentriert wird. Von dort wird sie durch den Gallenblasengang geleitet, der sich im Pankreaskopf mit dem Hauptpankreasgang vereinigt; danach wird sie zum Zwölffingerdarm weitergeleitet und freigesetzt. Die Gallenflüssigkeit spaltet große Fettteilchen in leichter zu verarbeitende Moleküle auf, um deren Verdauung und Absorption zu unterstützen. Abschließend wird die Gallenflüssigkeit vom Dünndarm absorbiert und über die Pfortadern zur Leber zurückgeführt, wo der Zyklus erneut beginnt. Dieser Prozess wird als enterohepatischer Kreislauf bezeichnet.

Gallenblasen-
gang
Hauptgallen-
gang
Lebergänge
Gallenblase

Gallengänge

Die Gallenflüssigkeit – eine Flüssigkeit, die Pigmente (Bilirubin), Lecithin und Gallensalze enthält – wird durch die Gallengänge von der Leber zur Galle transportiert, um von dort in den Zwölffingerdarm zu gelangen.

Die Bauchspeicheldrüse

Die Bauchspeicheldrüse (Pankreas) gehört zu zwei Körpersystemen: dem Verdauungssystem und dem endokrinen System. Einerseits versorgt sie den Zwölffingerdarm mit Verdauungsenzymen, andererseits produziert sie Hormone für das endokrine System.

Der zwischen Magen und großen Blutgefäßen (Aorta und untere Hohlvene) gelegene Pankreas ist eine keilförmige Drüse mit einem breiten „Kopf", der sich zu einem schmalen „Schwanz" verjüngt. Der Kopf wird vom Zwölffingerdarm umschlossen, während der Schwanz bis zur Milz reicht.

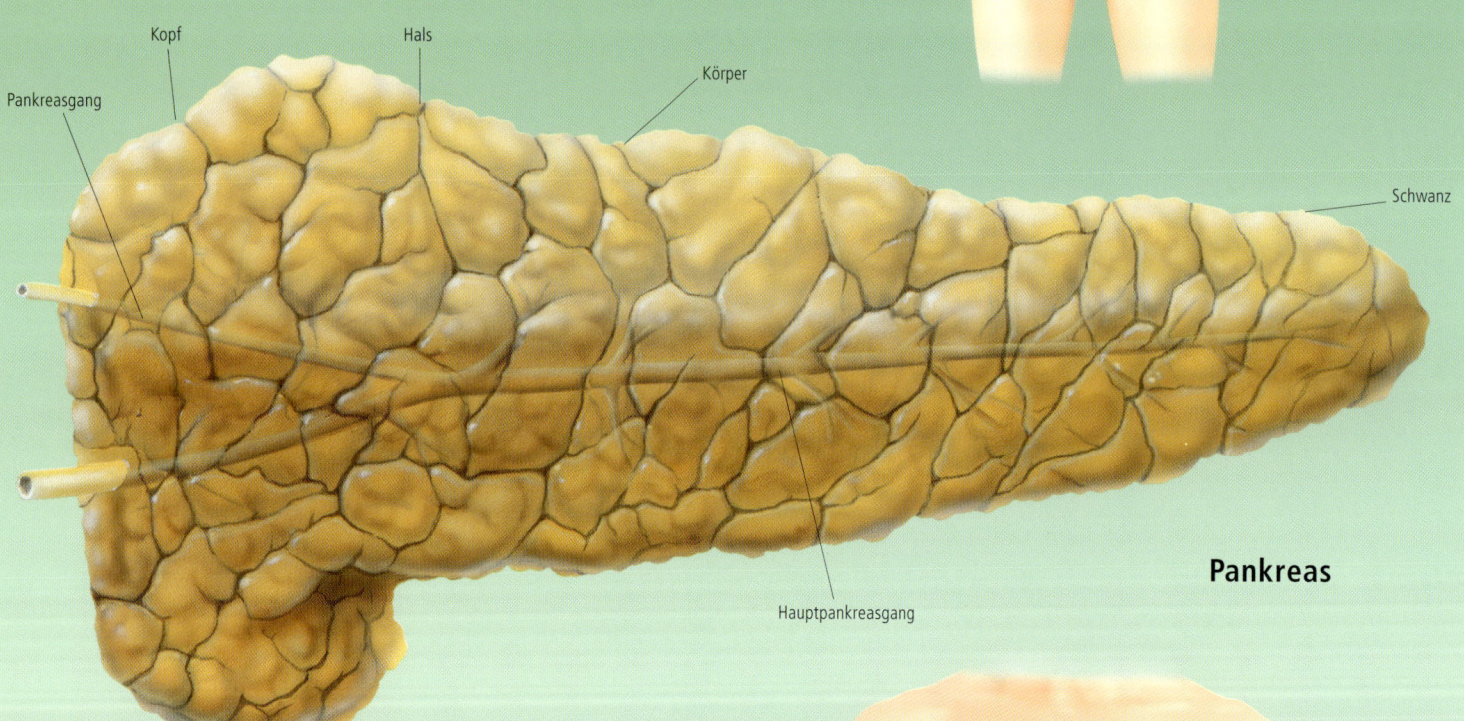

Kopf   Hals   Körper

Pankreasgang

Schwanz

Hauptpankreasgang

Pankreas

Pankreas

Die Bauchspeicheldrüse besteht sowohl aus exokrinen als auch aus endokrinen Zellen, um ihren doppelten Zweck zu erfüllen; die meisten Zellen sind exokrin und versorgen das Verdauungssystem mit verschiedenen Enzymen. Dabei werden die von der Bauchspeicheldrüse produzierten Enzyme an den Zwölffingerdarm übergeben. Verschiedene Schutzmechanismen verhindern, dass die Bauchspeicheldrüse selbst davon angegriffen wird – u. a. werden sie getrennt eingelagert.

Cluster endokriner Zellen sind über die gesamte Bauchspeicheldrüse verstreut und produzieren Hormone, die für die Regulierung des Stoffwechsels im Körper eingesetzt werden. Diese Hormone – Insulin und Glucagon – sorgen für einen ausgewogenen Blutzuckerspiegel; ihre Produktion erfolgt in speziellen Zelltypen, die unter dem Namen Langerhans-Inseln bekannt sind.

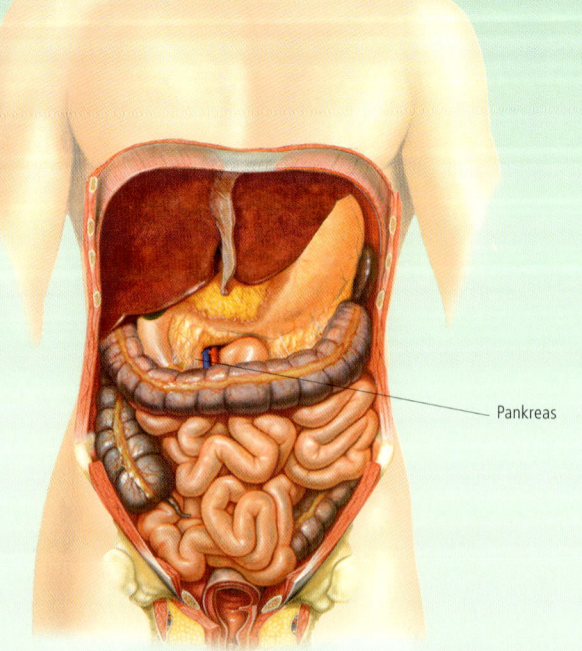

Pankreas

Die Nebennieren

Nieren und Nebennieren liegen in der rückseitigen Bauchhöhle; auf jeder Niere ruht eine Nebenniere, die für die Produktion und Freisetzung von Hormonen verantwortlich ist.

Die Nebennieren sind pyramidenförmig und haben eine gelbbraune Farbe. Sie bestehen aus zwei Schichten – der äußeren Schicht (der Nebennierenrinde) und dem Innenkern (dem Mark). Die Schichten sind unterschiedlich aufgebaut und produzieren Hormone wie Glukokortikoide, Mineralokortikoide und Sexualhormone. Diese Hormone spielen eine Rolle bei der Erhaltung von Flüssigkeitsvolumen, Blutdruck, Blutvolumen und Herzleistung; sie kontrollieren auch die Absorption von Natrium. Die von der Rinde produzierten Androgene tragen zur Entwicklung der männlichen Geschlechtsmerkmale bei. Die vom Mark produzierten Hormone sind unter anderem Adrenalin und Noradrenalin. Als Reaktion auf Stress abgesondert, bewirken beide Hormone den Anstieg der Herzfrequenz, die Erhöhung der Blutzufuhr in den Muskeln, den Anstieg des Blutzuckerspiegels und die Erweiterung der Atemwege, wodurch der Körper auf Stresssituationen vorbereitet wird. Diese Reaktion wird als „Kampf oder Flucht" bezeichnet, da sie auf eine dieser beiden Möglichkeiten vorbereitet.

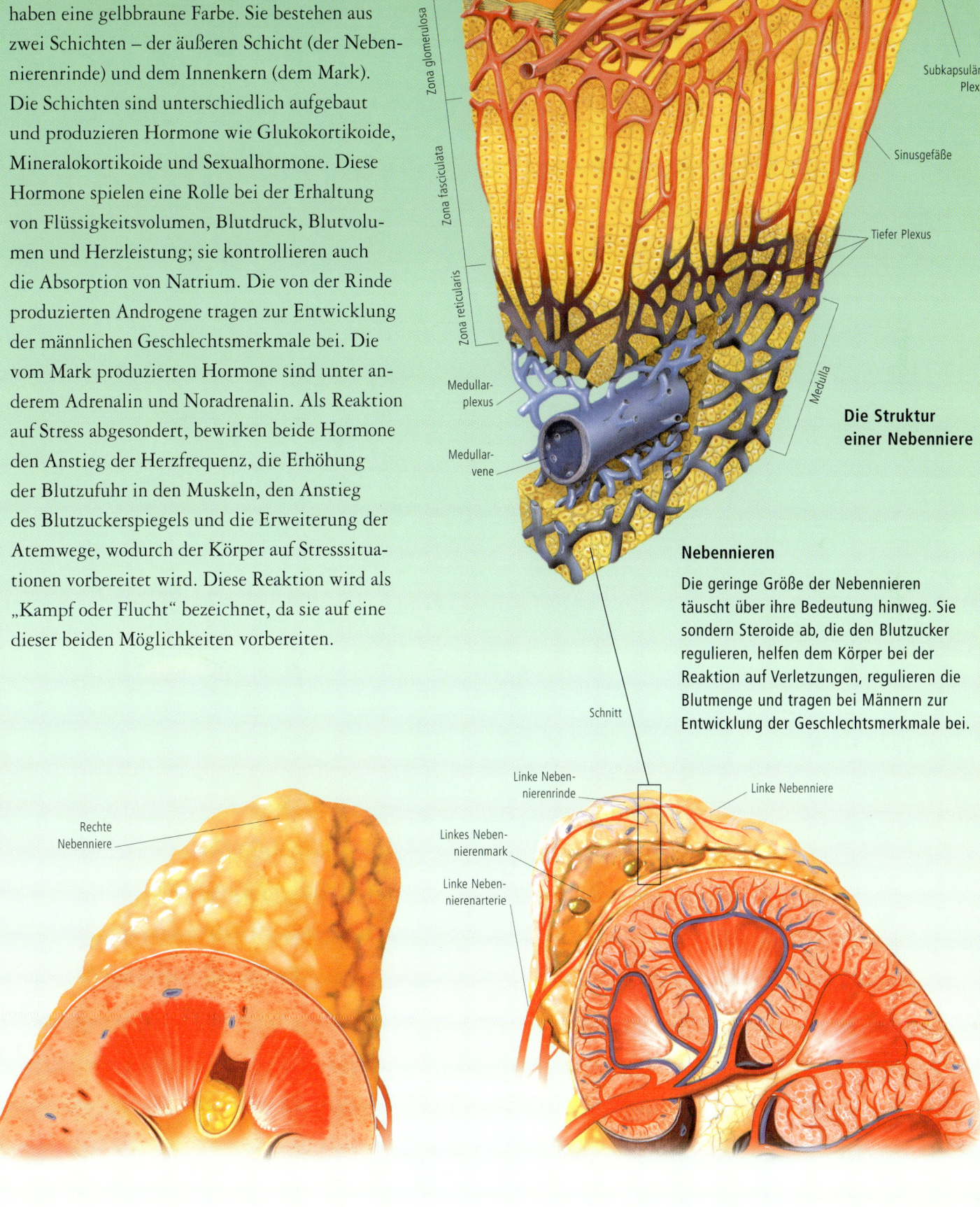

Kapselarterie

Kapsel

Subkapsulärer Plexus

Sinusgefäße

Tiefer Plexus

Zona glomerulosa

Zona fasciculata

Zona reticularis

Medullarplexus

Medullarvene

Medulla

Die Struktur einer Nebenniere

Nebennieren

Die geringe Größe der Nebennieren täuscht über ihre Bedeutung hinweg. Sie sondern Steroide ab, die den Blutzucker regulieren, helfen dem Körper bei der Reaktion auf Verletzungen, regulieren die Blutmenge und tragen bei Männern zur Entwicklung der Geschlechtsmerkmale bei.

Schnitt

Rechte Nebenniere

Linke Nebennierenrinde

Linkes Nebennierenmark

Linke Nebennierenarterie

Linke Nebenniere

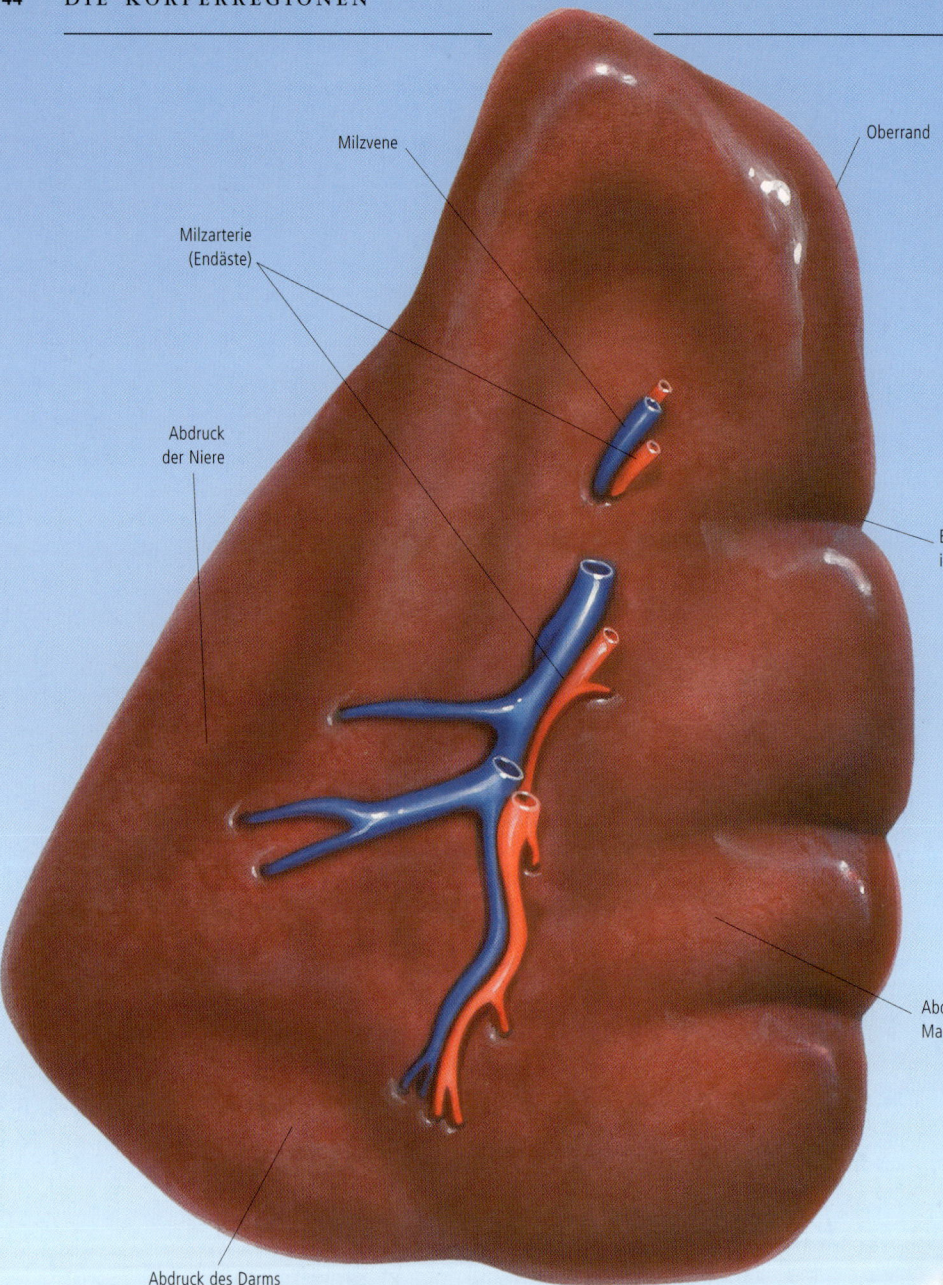

Milzvene

Oberrand

Milzarterie
(Endäste)

Abdruck
der Niere

Einschnitt
im Oberrand

Abdruck des
Magens

Abdruck des Darms
(linke Darmbiegung)

Milz

Die Milz ist ein Filter für das Blut. Alte und abnormale rote Blutkörperchen werden in der roten Pulpa aufgespalten. Die weiße Pulpa der Milz ist Lymphgewebe, das als Lagerstätte für die Lymphozyten des Immunsystems fungiert.

Die Milz

Die Milz liegt in der linken oberen Hälfte der Bauchhöhle unterhalb des Zwerchfells und wird durch die neunte, zehnte und elfte Rippe geschützt. Dieses Organ ähnelt in seiner Größe dem Herzen und ist die größte Ansammlung von Lymphgewebe; hier werden Lymphozyten – weiße Blutkörperchen, die für die Immunabwehr entscheidend sind – produziert und einlagert.

Die Milz ist ein weiches Organ mit roter Färbung und Pulpa-Struktur. Ihre Form wird durch die umliegenden Organe (Nieren, Dickdarm und Magen) bestimmt.

Eine kapsuläre Schicht umhüllt die rote und weiße Pulpa, aus denen die Milz besteht. Die rote Pulpa filtert das Blut durch Kanäle (sog. Sinusse), wobei gealterte und schadhafte rote Blutkörperchen entfernt werden. Zugleich bildet sie die roten Blutkörperchen des Fötus. Die weiße Pulpa umgibt die Milzarterien. Die für das Immunsystem notwendigen Lymphozyten sind in der weißen Pulpa eingelagert.

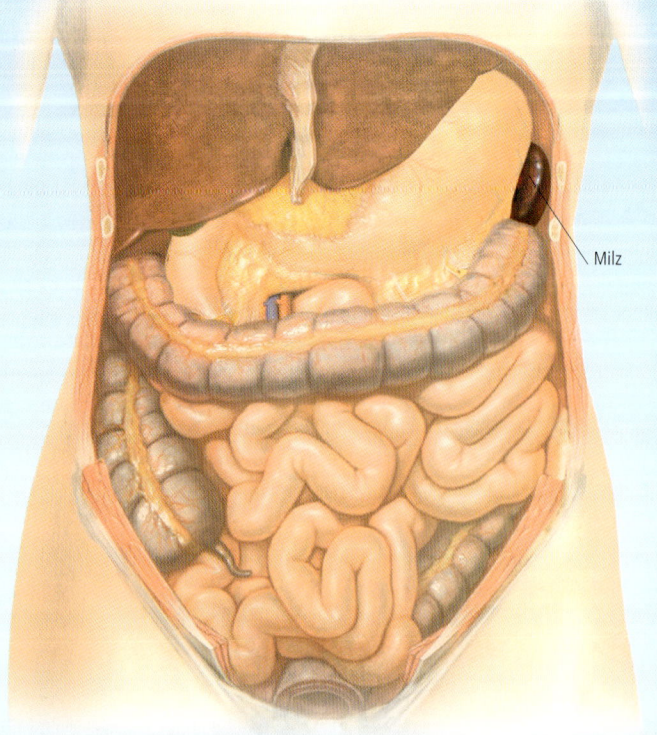

Milz

Die Leistengegend und die Bauchwand

Der Übergang vom Bauch zu den Oberschenkeln wird als Leistengegend bezeichnet. Hier befindet sich eine Ansammlung von Lymphknoten, die die unteren Gliedmaßen versorgen.

Das Sonnengeflecht

Unmittelbar unter dem Zwerchfell liegt hinter dem Magen das Sonnengeflecht (Solarplexus), ein dichtes Netz von Nerven auf der Bauchaorta, die sich zu allen Bauchorganen verzweigen und sie steuern.

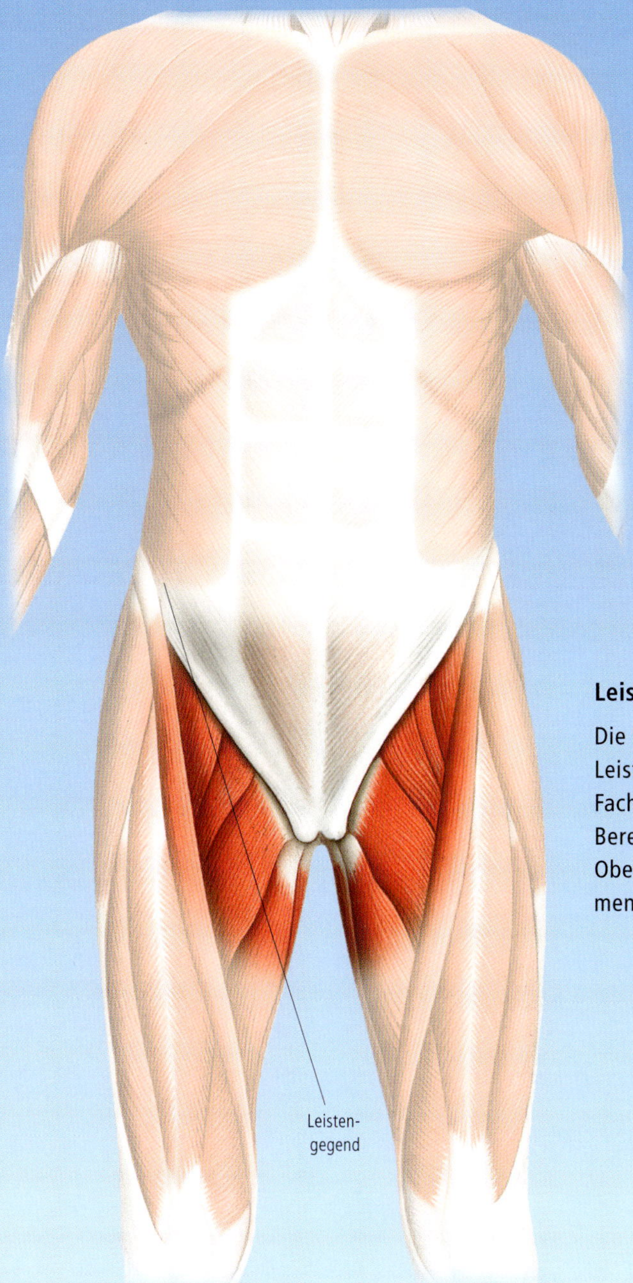

Leistengegend

Die Leistenregion oder Leistengegend ist der Fachbegriff für den Bereich, wo Bauch und Oberschenkel zusammentreffen.

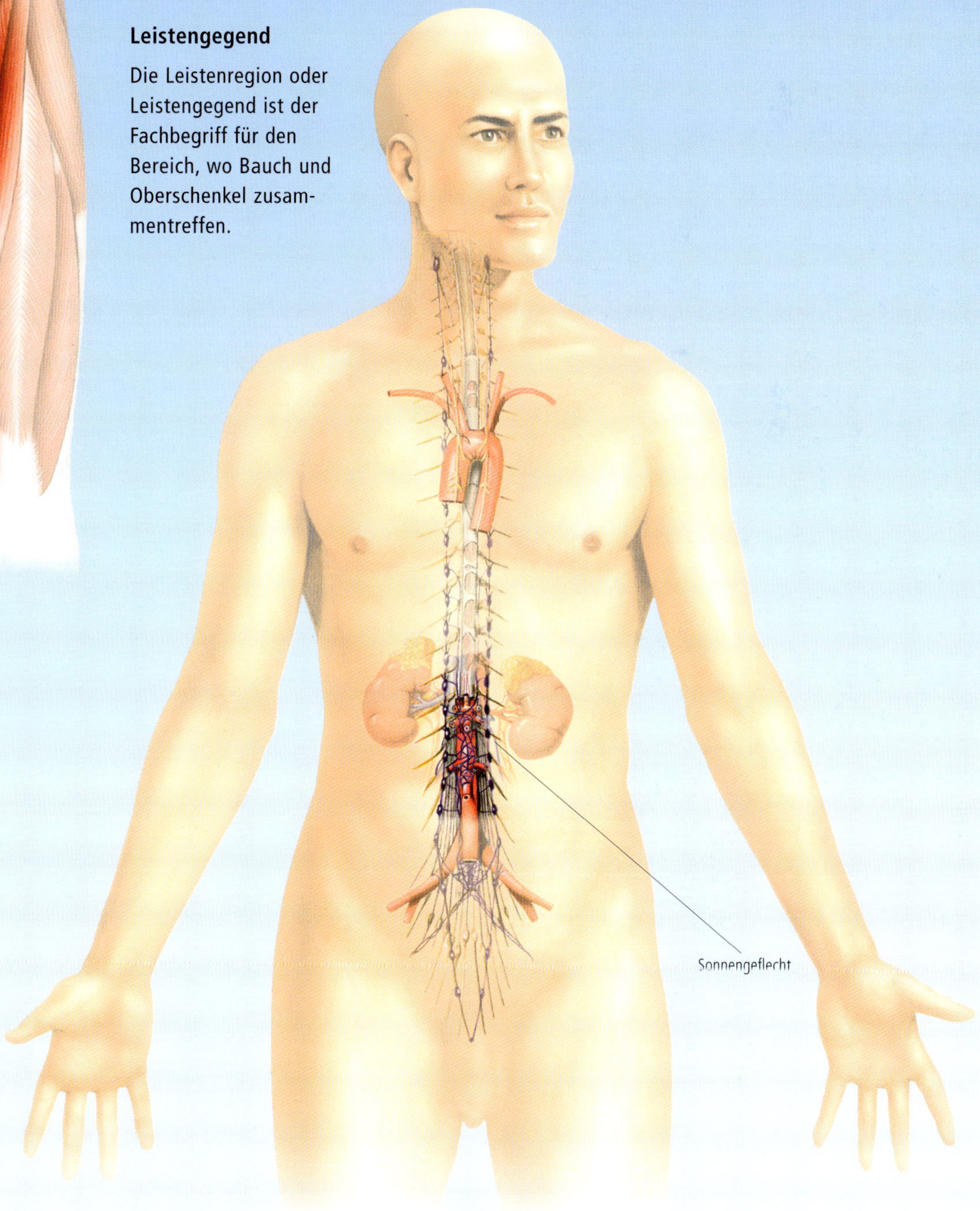

Leisten-
gegend

Sonnengeflecht (Solarplexus)

Das Sonnengeflecht liegt um die Bauchhöhlenarterie und in der Magengrube; es ist ein Netz aus Nerven, die vom vegetativen Nervensystem gesteuert werden. Diese Nerven verzweigen sich zu den Bauchorganen, wodurch lebenswichtige Körperfunktionen aufrechterhalten werden.

Sonnengeflecht

Harn- und Geschlechts- organe

Der Harntrakt

Auf der Rückseite des Bauchraums befindet sich der Harntrakt mit Nieren, Harnleitern, Harnblase und Harnröhre. Die Nieren entziehen dem Blut Abfallprodukte und überschüssiges Wasser in Form von Urin. Dieser fließt durch die Harnleiter zur Harnblase. Von der Harnblase aus verlässt der Urin den Körper durch die Harnröhre.

Männliches Harnsystem

Der männliche Harntrakt besteht aus Nieren, Harnleitern, Harnblase und Harnröhre. Die Harnröhre erfüllt eine zweifache Funktion: Sie ist der Durchgang für den Urin und die Spermien.

Männliches Harnsystem

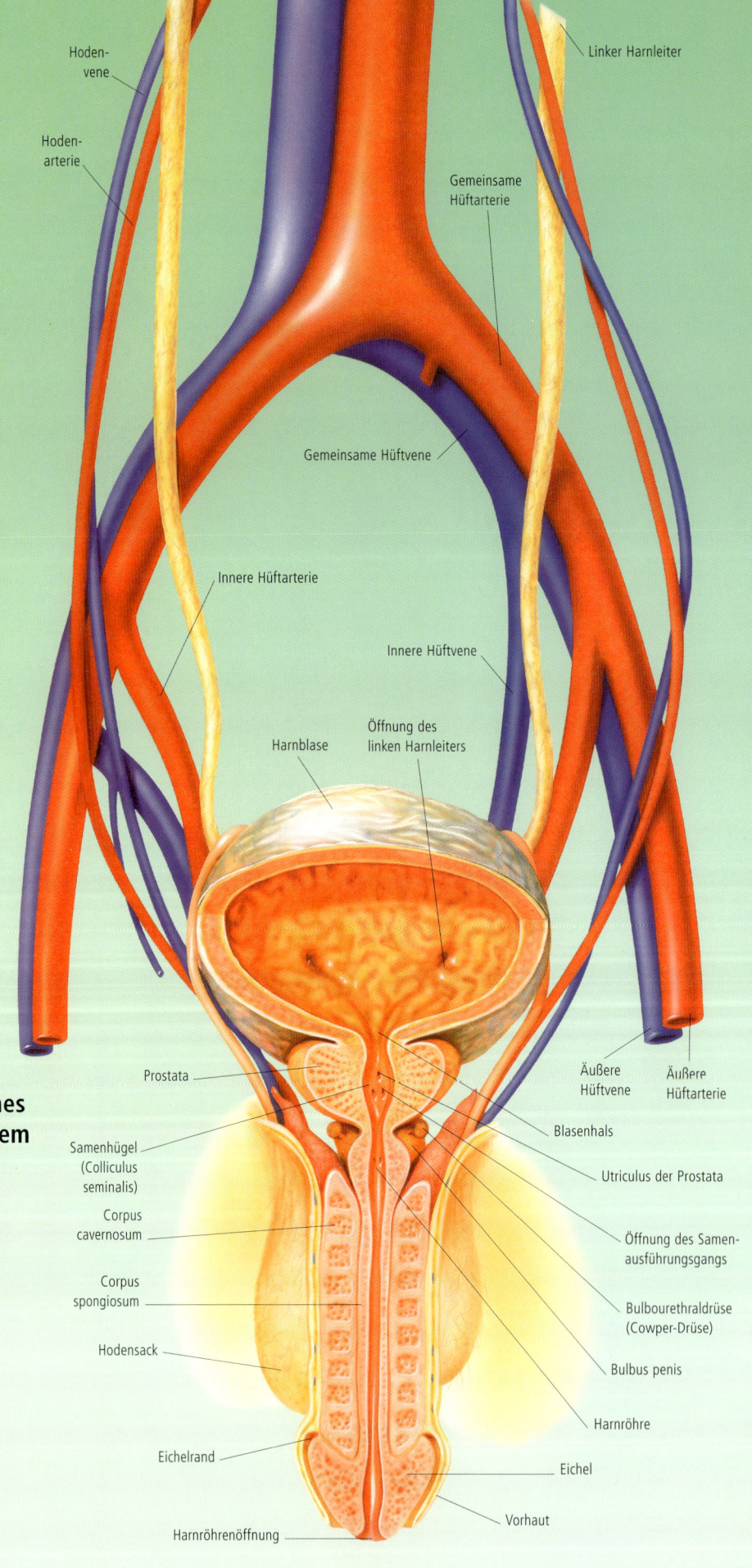

Untere Hohlvene

Bauchaorta

Hodenvene

Linker Harnleiter

Hodenarterie

Gemeinsame Hüftarterie

Gemeinsame Hüftvene

Innere Hüftarterie

Innere Hüftvene

Harnblase

Öffnung des linken Harnleiters

Äußere Hüftvene

Äußere Hüftarterie

Prostata

Blasenhals

Samenhügel (Colliculus seminalis)

Utriculus der Prostata

Corpus cavernosum

Öffnung des Samenausführungsgangs

Corpus spongiosum

Bulbourethraldrüse (Cowper-Drüse)

Hodensack

Bulbus penis

Harnröhre

Eichelrand

Eichel

Harnröhrenöffnung

Vorhaut

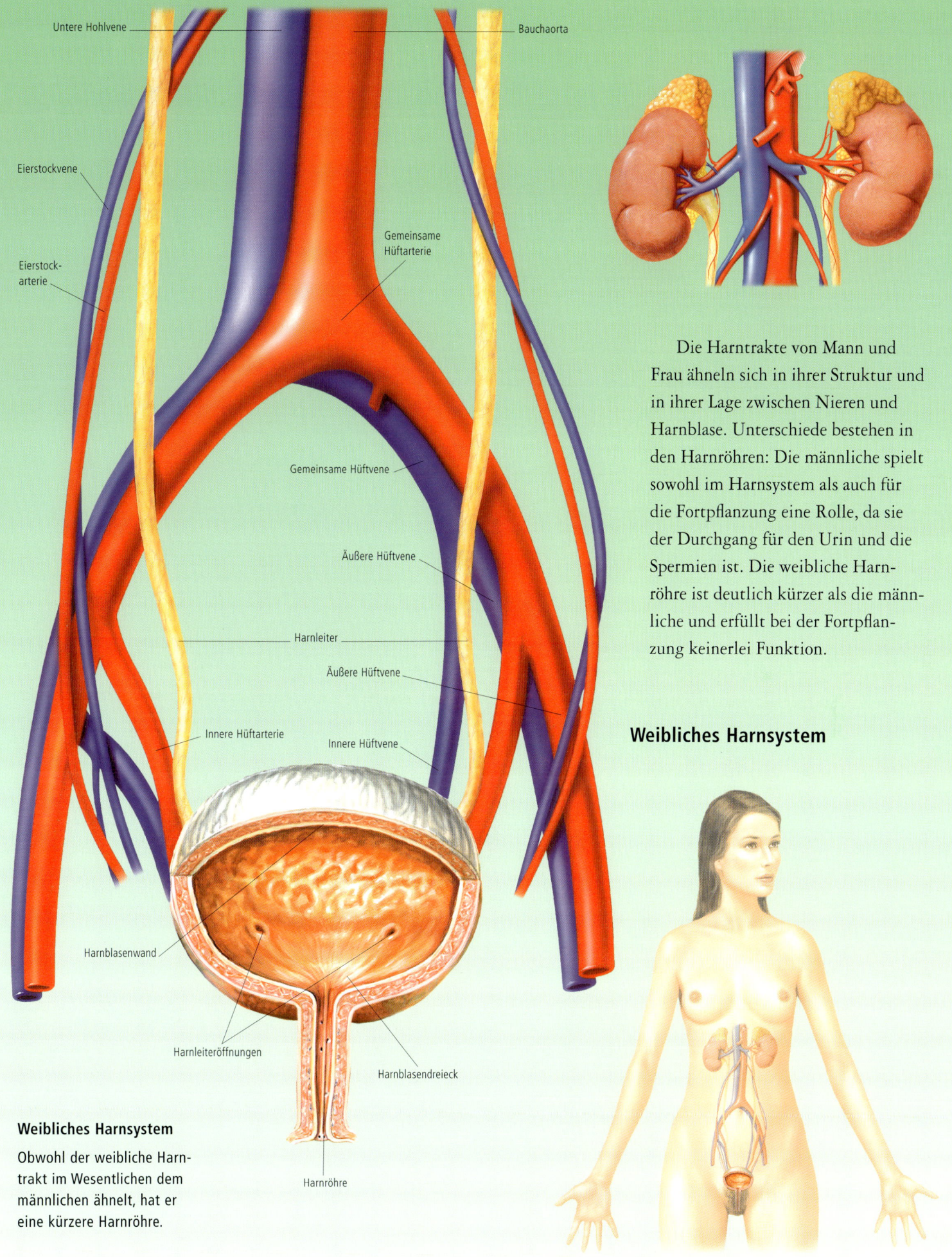

Untere Hohlvene

Bauchaorta

Eierstockvene

Eierstock-
arterie

Gemeinsame
Hüftarterie

Gemeinsame Hüftvene

Äußere Hüftvene

Harnleiter

Äußere Hüftvene

Innere Hüftarterie

Innere Hüftvene

Harnblasenwand

Harnleiteröffnungen

Harnblasendreieck

Harnröhre

Die Harntrakte von Mann und
Frau ähneln sich in ihrer Struktur und
in ihrer Lage zwischen Nieren und
Harnblase. Unterschiede bestehen in
den Harnröhren: Die männliche spielt
sowohl im Harnsystem als auch für
die Fortpflanzung eine Rolle, da sie
der Durchgang für den Urin und die
Spermien ist. Die weibliche Harnröhre ist deutlich kürzer als die männliche und erfüllt bei der Fortpflanzung keinerlei Funktion.

Weibliches Harnsystem

Weibliches Harnsystem

Obwohl der weibliche Harntrakt im Wesentlichen dem
männlichen ähnelt, hat er
eine kürzere Harnröhre.

Nieren

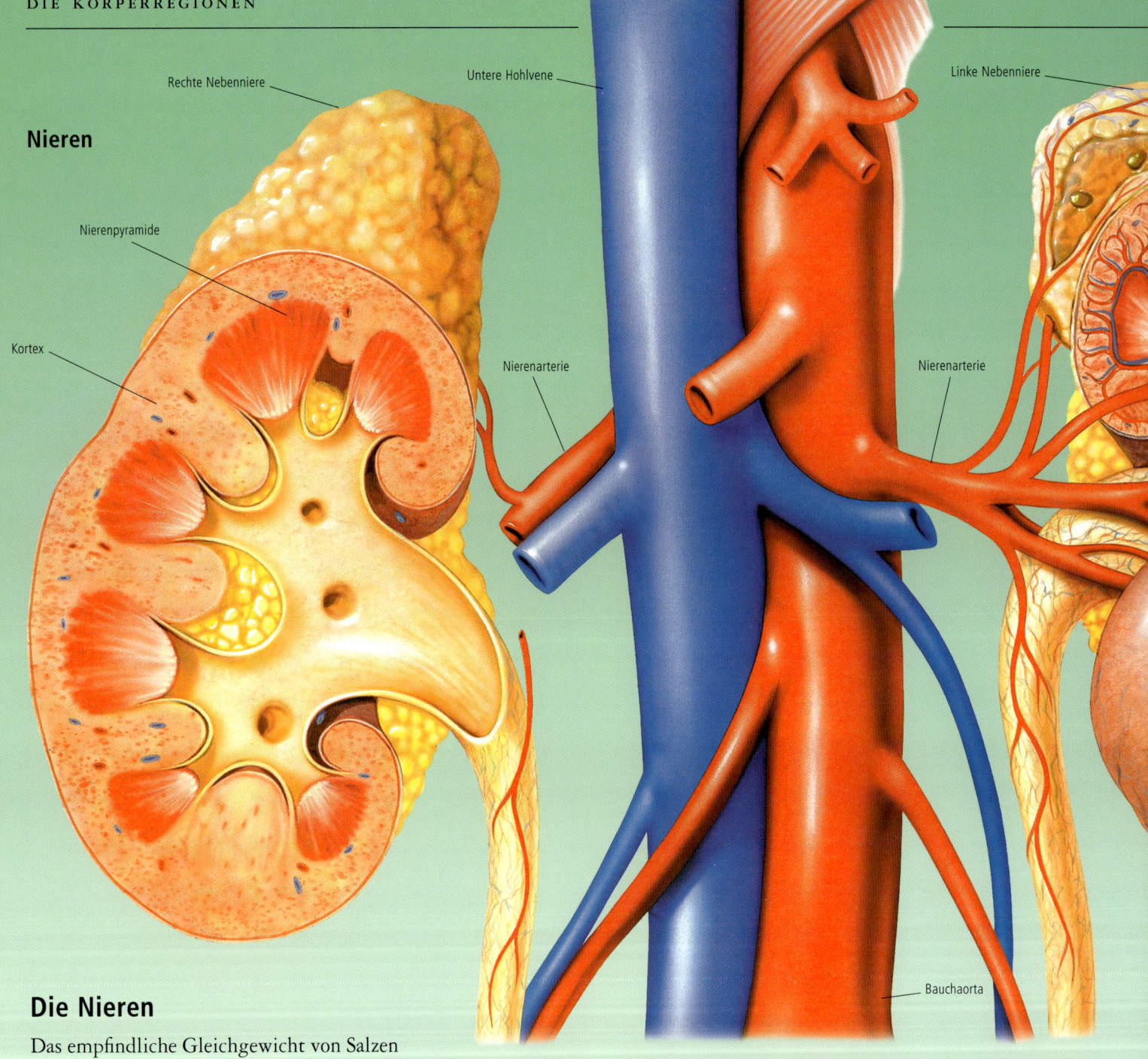

Rechte Nebenniere

Untere Hohlvene

Linke Nebenniere

Nierenpyramide

Kortex

Nierenarterie

Nierenarterie

Bauchaorta

Die Nieren

Das empfindliche Gleichgewicht von Salzen und Wasser im Körper wird von den Nieren reguliert. Die Nieren, die durch eine Bindegewebsschicht mit der Rückwand der Bauchhöhle verbunden sind, sitzen beidseitig der Wirbelsäule; auf ihren Oberseiten liegen die Nebennieren. In der Mitte hat jede Niere eine Vertiefung (Nierenhilus), wo der Harnleiter die Niere verlässt und Nerven, Blut- und Lymphgefäße Zugang finden; dem Harnleiter ist das Nierenbecken vorgelagert, in dem sich der Urin sammelt. Jede Niere hat zwei Schichten: eine Außen- (Nierenrinde) und eine Innenschicht (Nierenmark). Das Nierenmark vereint 8–18 Nierenpyramiden, die mit ihrer Spitze zum Nierenhilus weisen. Die Nierenrinde reicht in den Raum zwischen den Pyramiden (Bertini-Säulen) und umschließt die gesamte Niere. Jede Niere wird zudem von einer Schutzmembran (Nierenkapsel) umhüllt.

Die Funktion der Nieren besteht darin, das Blut zu filtern sowie Abfallstoffe und überschüssiges Wasser abzuführen; diese werden dann in Form von Urin ausgeschieden. Die Nieren sind also verantwortlich für die Regulierung des Salz- und Wasserspiegels im Blut. Sie halten bei Bedarf auch Wasser zurück, wenn es zur Auflösung von Salzen notwendig ist. Befindet sich zu viel Wasser im Körper, führen die Nieren diesen Überschuss durch den Harntrakt ab, sodass das Gleichgewicht von Wasser und Salzen im Körper wiederhergestellt wird.

Die Nieren erfüllen zudem eine endokrine Funktion, indem sie das Hormon Erythropoietin freisetzen; es spielt eine Rolle bei der Blutbildung.

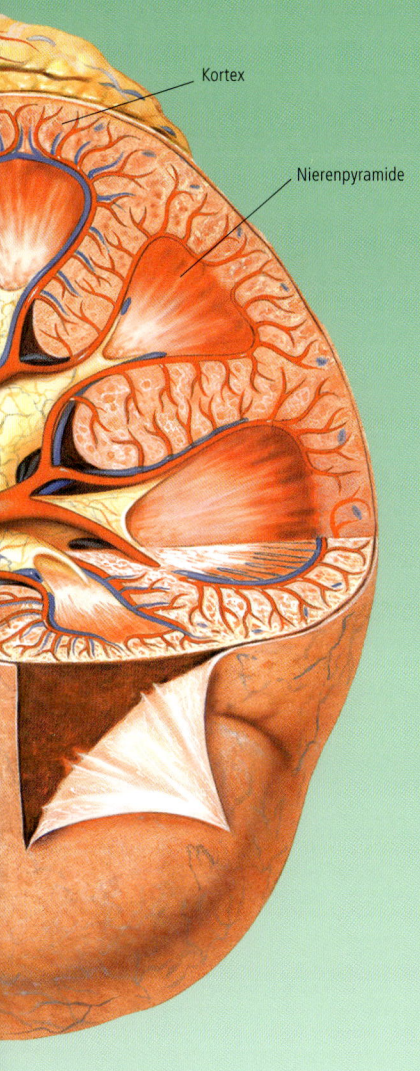

Kortex

Nierenpyramide

DIE NIERENARTERIEN

Zwischen beiden Nieren verlaufen große Blutgefäße – die Aorta und die untere Hohlvene. Die Bauchaorta verzweigt sich in zwei große Blutgefäße (die Nierenarterien), die die Nieren versorgen. Diese Arterien gelangen am Hilus in die Niere, versorgen von dort Nebennieren und Harnleiter, bevor sie sich erneut in zwei große Arterienäste teilen, die als vordere und hintere Arterie bezeichnet werden. Diese zwei Äste verzweigen sich weiter, bis sie in den Kapillaren münden, die das Nierengewebe mit Sauerstoff versorgen und das Blut filtern.

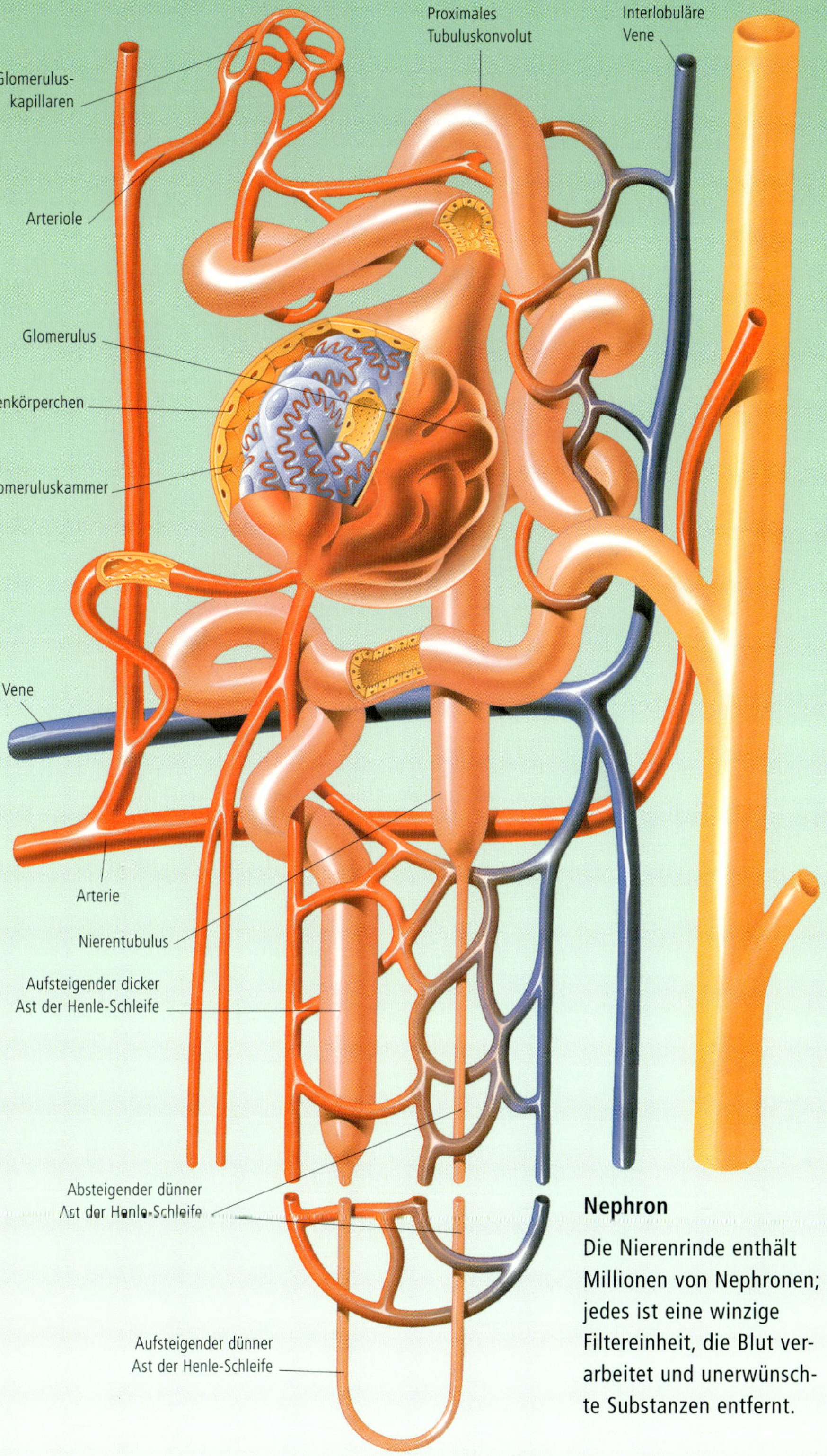

Glomeruluskapillaren

Proximales Tubuluskonvolut

Interlobuläre Vene

Arteriole

Glomerulus

Nierenkörperchen

Glomeruluskammer

Vene

Arterie

Nierentubulus

Aufsteigender dicker Ast der Henle-Schleife

Absteigender dünner Ast der Henle-Schleife

Aufsteigender dünner Ast der Henle-Schleife

DAS NEPHRON

Mehr als eine Million Nephrone filtern in jeder Niere das Blut. Sie liegen zwischen den Nierenschichten. In der Nierenrinde liegt der als Glomerulus bezeichnete Teil, ein engmaschiges Kapillarknäuel, das von einer Membran umschlossen wird (Nierenkörperchen). Hier wird das Blut gefiltert, wobei eine Flüssigkeit (Primärharn) entsteht, die Minerale, Abfallprodukte und Wasser enthält. Das gereinigte Blut wird in den Kreislauf zurückgeführt, während der Primärharn in den im Nierenmark gelegenen Nierentubulus gelangt, der durch eine Nierenpyramide verläuft. Fast alle brauchbaren Bestandteile des Harns (ca. 99 Prozent) werden hier absorbiert und in den großen Blutkreislauf zurückgeführt. Der Rest wird als Urin ausgeschieden.

Nephron

Die Nierenrinde enthält Millionen von Nephronen; jedes ist eine winzige Filtereinheit, die Blut verarbeitet und unerwünschte Substanzen entfernt.

Die Harnblase

Die in der Beckenhöhle eingelagerte Harnblase dient als Urinspeicher. Der über die
Nieren ausgeschiedene Urin fließt durch
die dünnen muskulären Harnleiter, die
durch Kontraktion und Entspannung
ihrer glatten Muskelstruktur gesteuert
werden. Die Harnblase selbst ist ein
Muskelbeutel, in den von oben die beiden Harnleiter gelangen; im unteren Teil
schließt die Harnröhre an. Diese drei Öffnungen markieren den als Blasendreieck bezeichneten
Bereich. Ist der Urin einmal in der Harnblase, wird
er so lange zurückgehalten, bis die Blase hinreichend
gefüllt ist. Das Harnblasenvolumen eines Erwachsenen liegt bei etwa 475 Milliliter, wobei pro Tag etwa
700–2000 Milliliter Urin ausgeschieden werden. Ist
die Harnblase gefüllt, entspannt sich der Blasenhals,
um den Urin in die Harnröhre zu leiten. Dieser normale Reflex kann unterdrückt werden, bis eine Möglichkeit zur Entleerung der Blase gegeben ist.

Die Harnröhre

Bewusst übergeben die Muskeln der Harnblase den
Urin in die Harnröhre (Urethra). Sie ist der letzte
Durchgang, bevor der Urin den Körper verlässt. Die
männliche und die weibliche Harnröhre unterscheiden
sich; die weibliche Harnröhre ist relativ kurz. Sie verläuft direkt durch den Beckenboden und mündet als
Öffnung vor dem Eingang zur Vagina.

   Die männliche Harnröhre ist ungefähr 20 Zentimeter lang und für das Harn- und das Fortpflanzungssystem von Bedeutung, da sie sowohl für den Urin
als auch für die Spermien den Durchgang bildet. Sie
führt von der Blase über die Prostata, die die Harnröhre umschließt und in der der Samenleiter in
die Harnröhre einmündet, bis zur Spitze
des Penis.

Beckenbodenmuskulatur

Die Beckenbodenmuskulatur
stützt die Beckenorgane, darunter
Harnblase und Prostata bei Männern. Es gibt mehrere Öffnungen im
Beckenboden, unter anderem eine
Öffnung für die Harnröhre, die aus
dem Körper hinausführt.

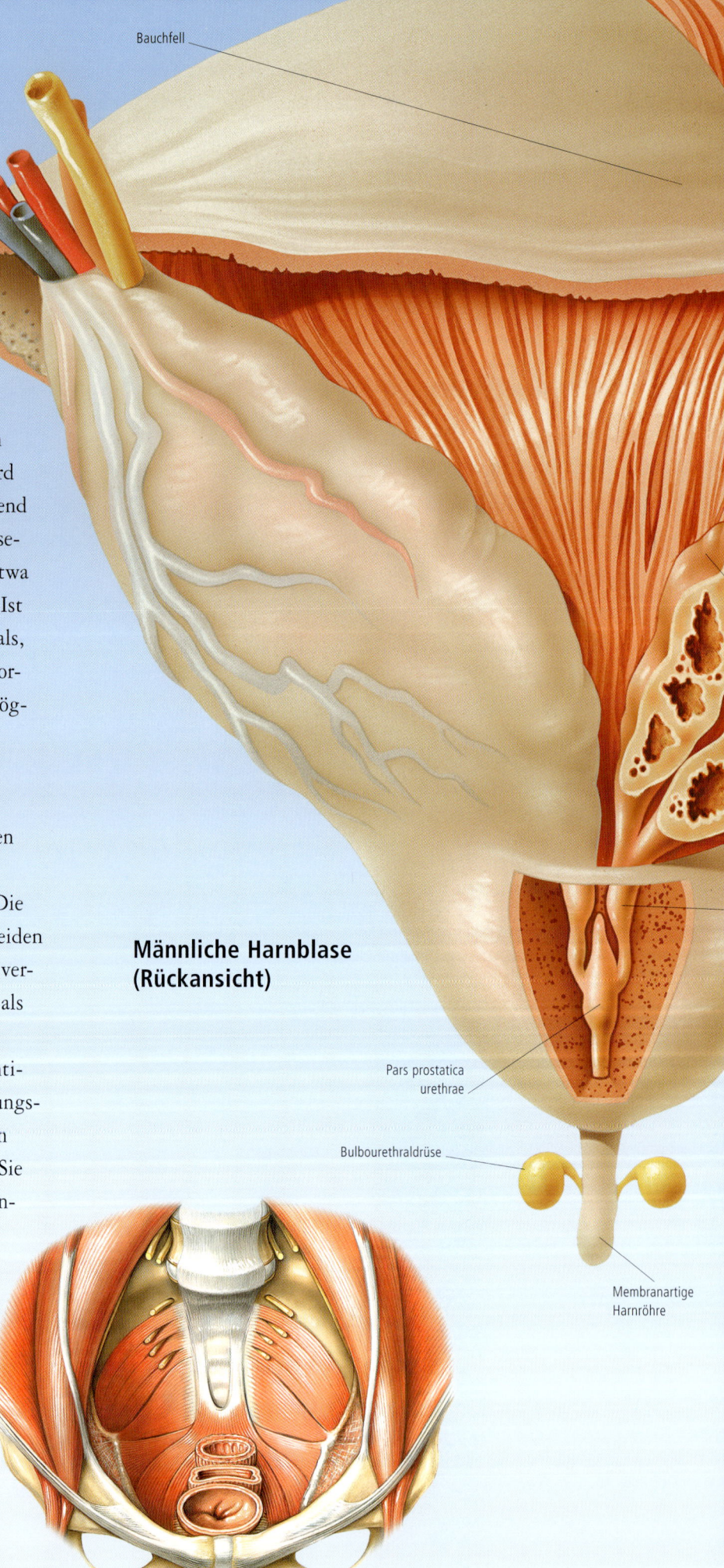

Bauchfell

**Männliche Harnblase
(Rückansicht)**

Pars prostatica
urethrae

Bulbourethraldrüse

Membranartige
Harnröhre

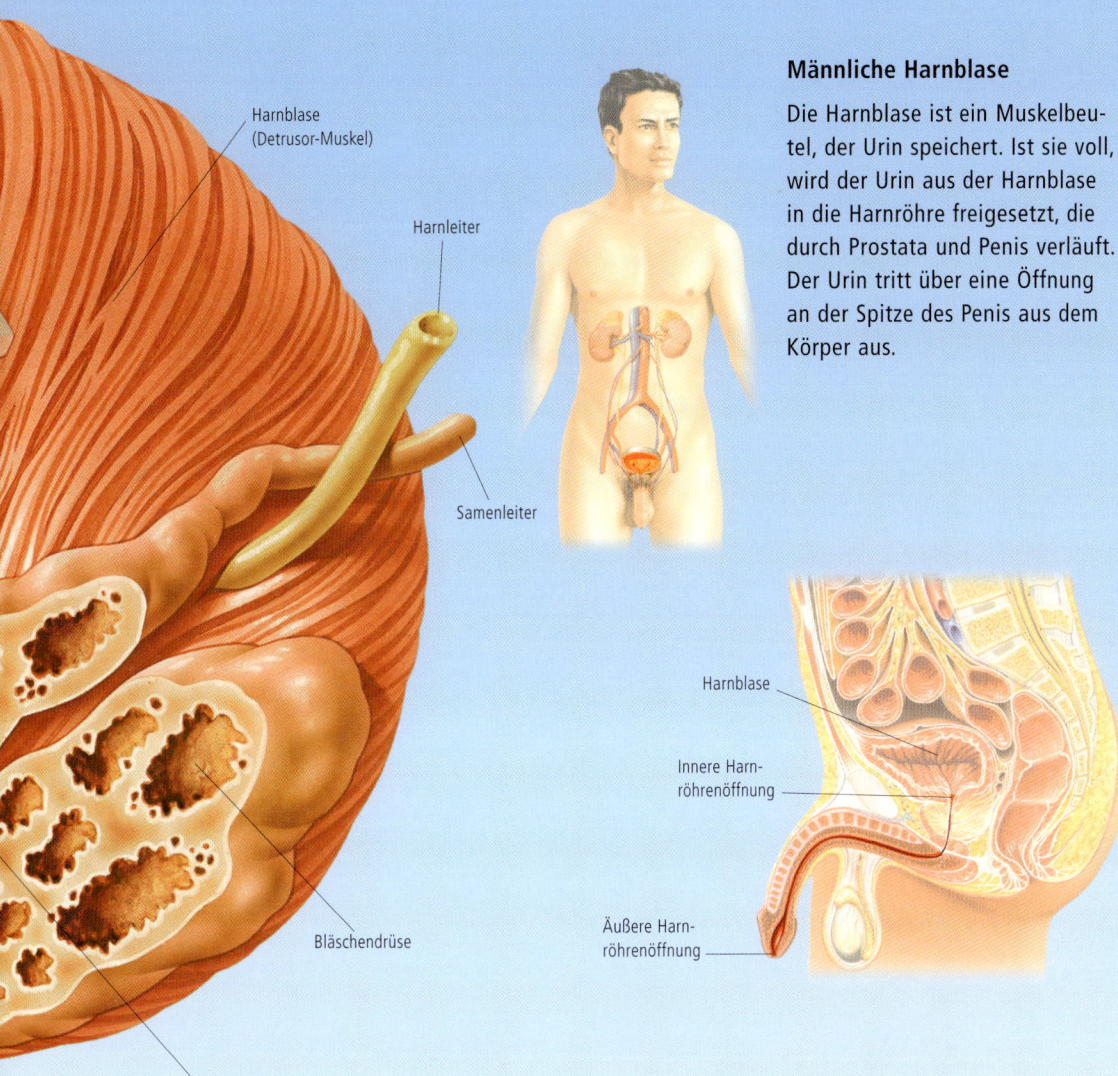

Harnblase
(Detrusor-Muskel)

Harnleiter

Samenleiter

Bläschendrüse

Ampulle des
Samenleiters

Samenausführungsgang

Prostata

Männliche Harnblase

Die Harnblase ist ein Muskelbeutel, der Urin speichert. Ist sie voll, wird der Urin aus der Harnblase in die Harnröhre freigesetzt, die durch Prostata und Penis verläuft. Der Urin tritt über eine Öffnung an der Spitze des Penis aus dem Körper aus.

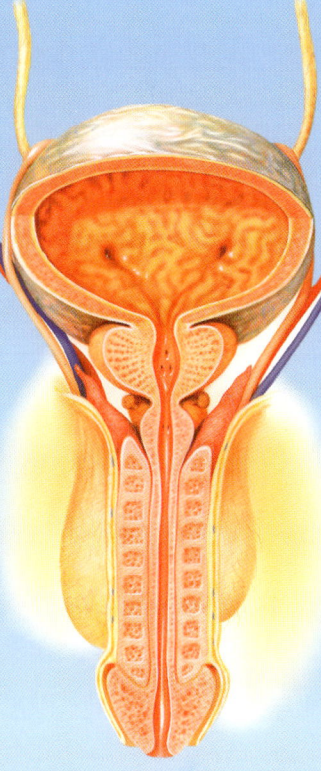

Harnblase

Innere Harn-
röhrenöffnung

Äußere Harn-
röhrenöffnung

Männliche Harnröhre

Die männliche Harnröhre ist ein Durchgang für Urin und Spermien. Sie führt sowohl von der Harnblase als auch von den Samenleitern durch die Prostata aus dem Körper.

Weibliche Harnröhre

Die weibliche Harnröhre ist relativ kurz. Sie tritt aus dem Körper durch den Beckenboden in einer Öffnung unmittelbar vor der Vagina aus.

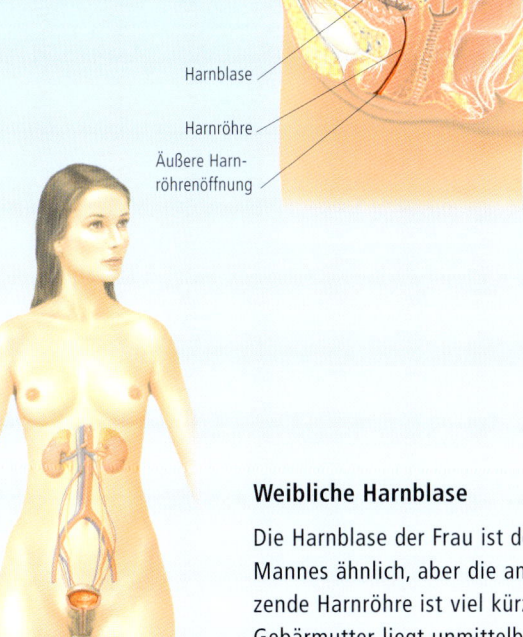

Harnblase

Harnröhre

Äußere Harn-
röhrenöffnung

Schließmuskel (M. sphincter)

Schließmuskeln im Harntrakt steuern die Freisetzung des Urins. Entspannen sich diese Ringmuskeln, kann der Urin durch die Öffnung entweichen; ziehen sich die Muskeln zusammen, werden die Öffnungen effektiv abgedichtet.

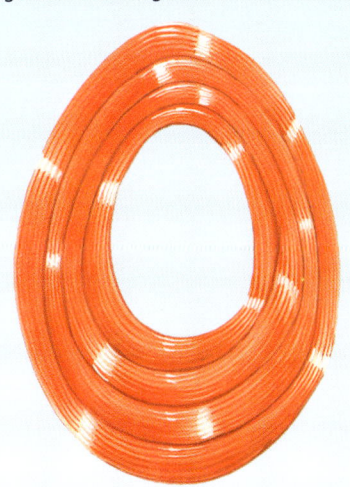

Weibliche Harnblase

Die Harnblase der Frau ist der des Mannes ähnlich, aber die angrenzende Harnröhre ist viel kürzer. Die Gebärmutter liegt unmittelbar über der Harnblase.

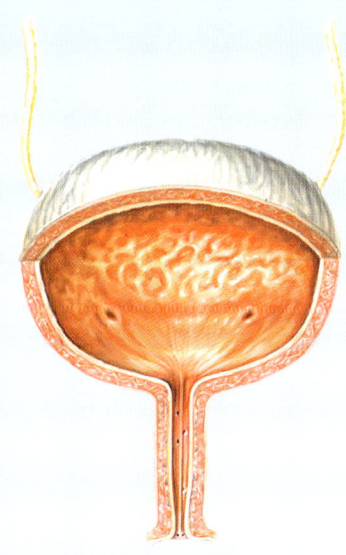

Die männlichen Geschlechtsorgane

Die männlichen Geschlechtsorgane sind Hoden, Nebenhoden, Prostata und Penis.

DIE PROSTATA

Diese kleine Drüse umschließt Blasenhals und Harnröhre. Sie besteht aus Muskel- und Drüsengewebe, besitzt die Form einer gestürzten Pyramide und vereint zwei Hauptgruppen von Drüsen; diese sondern bei der Ejakulation ein Sekret in die Harnröhre ab, das sich mit den Spermien aus der Bläschendrüse mischt. Die Sekrete von Prostata und Bläschendrüse enthalten Glukose und Enzyme, die die Samenzellen auf dem Weg zur Eizelle mit Energie versorgen. Ungefähr 25 Prozent der Samenflüssigkeit entsteht in der Prostata.

DER PENIS

Der Penis ist Teil des Harn- und des Fortpflanzungssystems; durch ihn verlassen Sperma und Urin den Körper. Er besteht aus zwei Schwellkörpern aus schwammartigem Gewebe und einem dritten, der die Harnröhre beherbergt; alle drei sind von einer Bindegewebsschicht umschlossen. Der Harnleiter endet in einem weiteren Schwellkörper an der Penisspitze – der Eichel. Sie ist besonders empfindlich und beim unbeschnittenen Penis von der Vorhaut geschützt.

Die Zwischenräume der Schwellkörper sind mit Blut gefüllt. Der Erektionsmechanismus wird durch das vegetative Nervensystem gesteuert. Wird dabei der Blutabfluss aus den Zwischenräumen durch das Verschließen der Venen unterbunden, füllen sich die Schwellkörper mit Blut und es kommt zur Erektion. Diese endet, wenn sich die Venen wieder öffnen und das Blut in den Körperkreislauf zurückfließen kann.

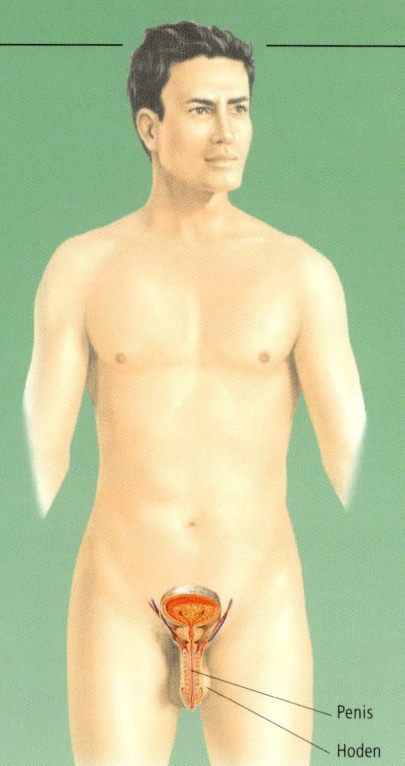

Männliche Geschlechtsorgane

Spermien werden in den Hoden produziert, gelangen dann durch die Samenleiter und die Bläschendrüse in den Spritzkanal. Die Sekrete von Prostata und Bläschendrüse werden bei der Ejakulation mit den Spermien zur Samenflüssigkeit vermischt.

Penis

Hoden

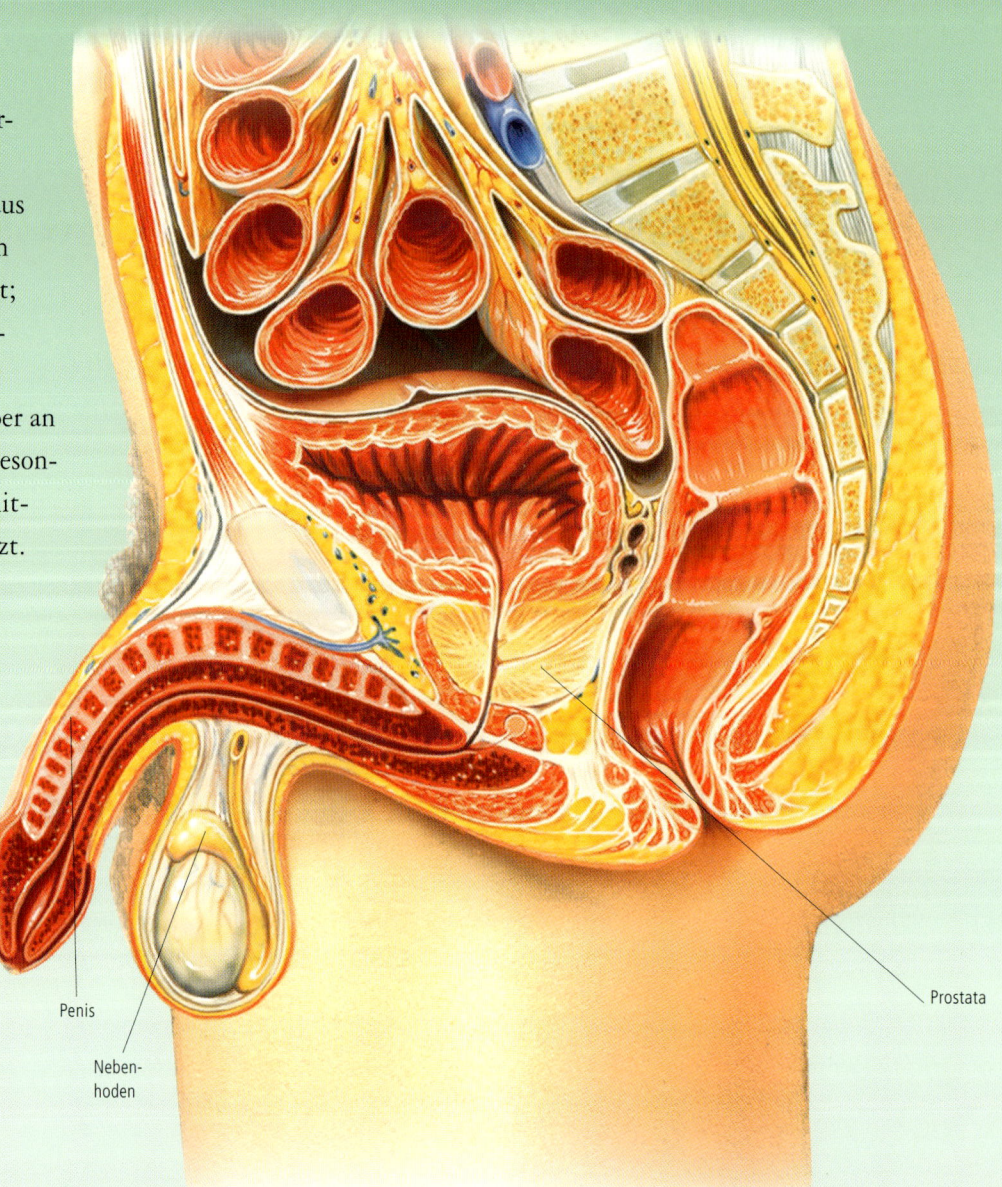

Penis

Nebenhoden

Prostata

Penis

Der Penis ist das äußere männliche Fortpflanzungs- und Harnorgan, das einen Austritt für Urin und Samen bietet. Er ist durch Bindegewebe am Beckenknochen befestigt und besteht aus drei Schichten von Schwellkörpern mit einer äußeren Bindegewebsschicht. Bei Stimulation füllt sich der Penis mit Blut und eregiert.

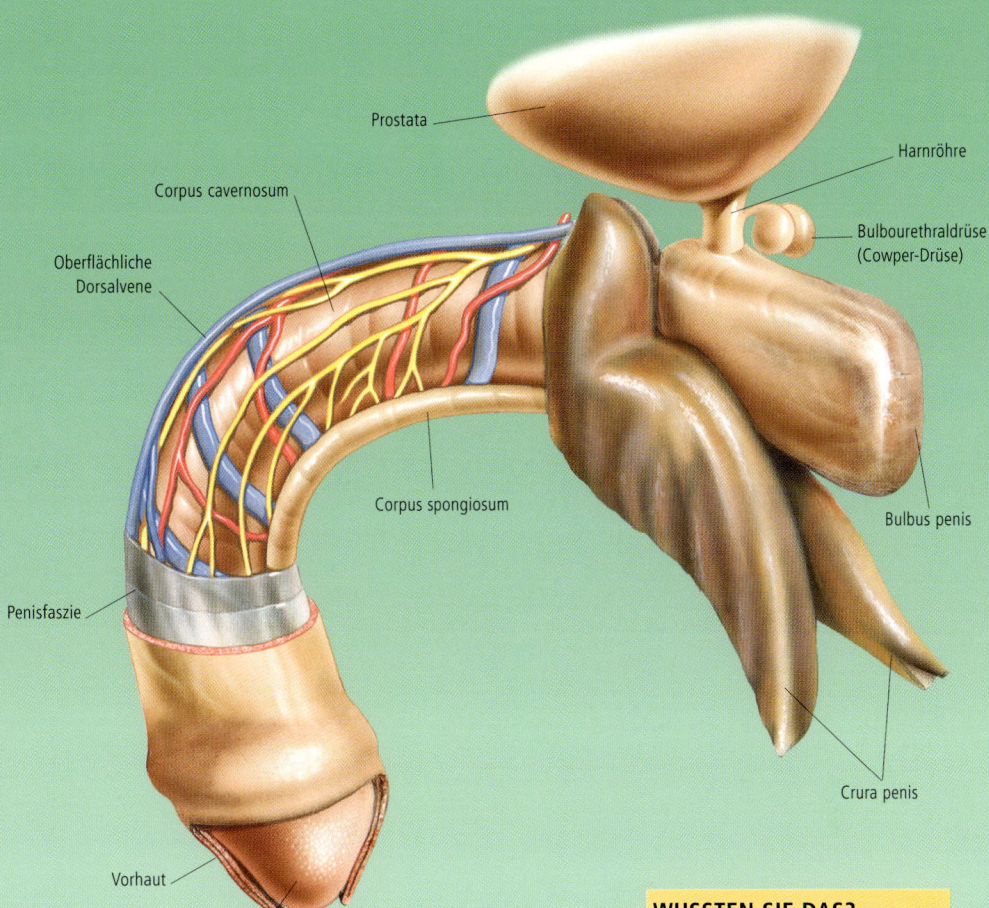

Prostata

Corpus cavernosum

Oberflächliche Dorsalvene

Corpus spongiosum

Penisfaszie

Vorhaut

Eichel

Harnröhre

Bulbourethraldrüse (Cowper-Drüse)

Bulbus penis

Crura penis

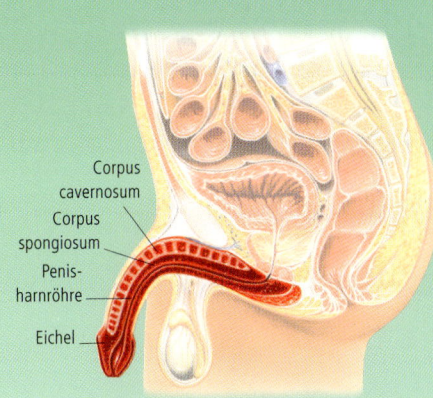

Corpus cavernosum
Corpus spongiosum
Penisharnröhre
Eichel

Prostata

Die Prostata besteht aus Drüsen- und Muskelgewebe und liegt unter der Harnblase. Ihre Sekrete sind Teil der Samenflüssigkeit.

Prostata-Harnverbindung

Die Prostata umgibt die Harnröhre. Durch ihre krankhafte oder altersbedingte Vergrößerung kann es zu Schwierigkeiten beim Wasserlassen kommen.

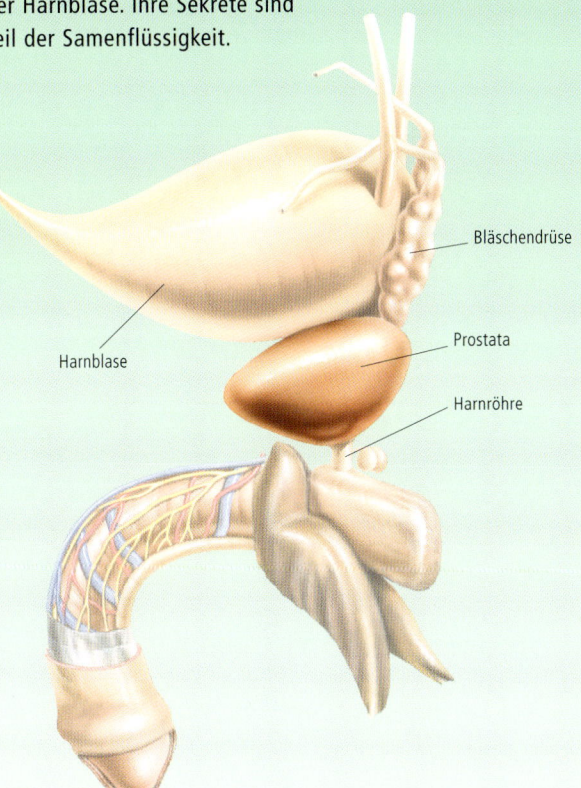

Bläschendrüse

Harnblase

Prostata

Harnröhre

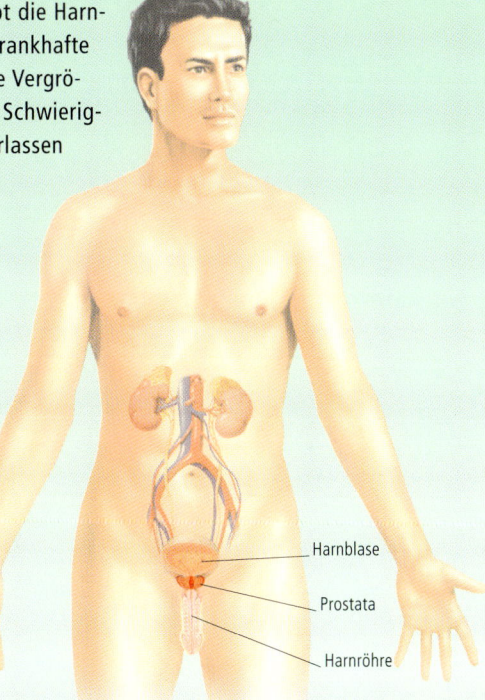

Harnblase

Prostata

Harnröhre

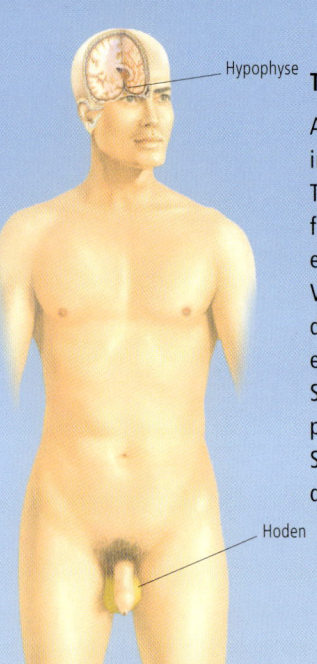

Hypophyse

Hoden

Testosteron

Ausgelöst durch Hormone in der Hypophyse, wird das Testosteron von den Hoden freigesetzt. Testosteron steuert die vielen körperlichen Veränderungen während der männlichen Pubertät, einschließlich Gesichts- und Schambehaarung, Spermienproduktion, Vertiefung der Stimme und Vergrößerung der Genitalien.

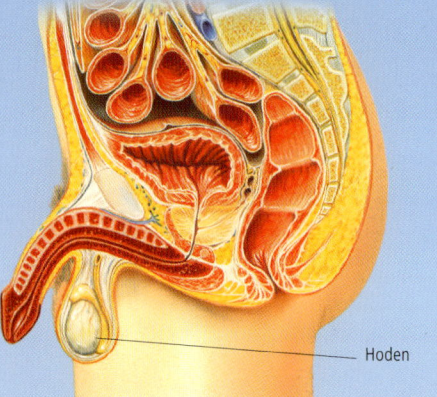

Hoden

Spermien

Sie sehen Kaulquappen ähnlich und setzen bewegen sich „schwimmend" fort.

Schwanz

Hoden

Die wichtigsten Organe des männlichen Fortpflanzungssystems, die Hoden, liegen im Hodensack (Skrotum) außen am Körper bei einer Temperatur, die unter der des Körpers liegt; so wird eine optimale Umgebung für die Spermienproduktion geschaffen.

DER HODENSACK

Der am Damm (Perineum) befestigte Hodensack (Skrotum) ist eine faltige Hauttasche, die unmittelbar hinter dem Penis liegt und die Hoden enthält. Sein faltiges Äußeres ist auf die Kontraktionen einer dünnen Muskelschicht unter der Haut zurückzuführen.

DIE HODEN

Die im Hodensack gelegenen Hoden sind die wichtigsten Organe zur männlichen Fortpflanzung. Sie werden in der Pubertät voll funktionstüchtig, wenn die Hypophyse die Produktion von Hormonen und Spermien einleitet. Spermien werden bis ins hohe Alter produziert. Bei normaler Körpertemperatur können sich Spermien nicht richtig entwickeln; daher werden sie in den Hoden produziert, die „außerhalb" des Körpers eine niedrigere Temperatur haben. Die Hoden sind von einer Membran umhüllt; an der Rückseite jedes Hodens liegen die Nebenhoden. Der Nebenhoden hat einen breiten „Kopf", der sich zu einem schmalen „Schwanz" verjüngt und in den Samenleiter übergeht.

Die Hoden sind in viele Abschnitte, sog. Läppchen, unterteilt, die von den Hodenkanälchen durchzogen sind, in denen die Spermien produziert werden. Diese Gefäße laufen in größeren Kanälen zusammen, die zuletzt zum Nebenhoden führen.

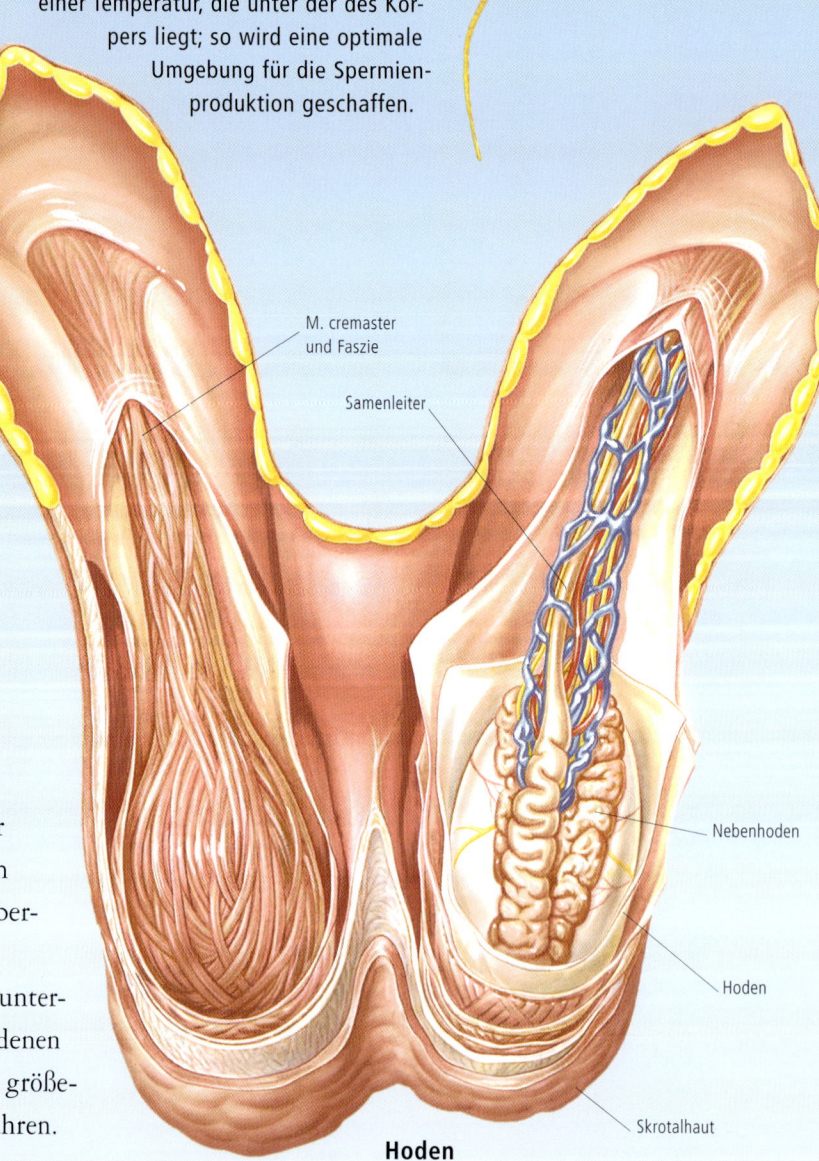

M. cremaster und Faszie

Samenleiter

Nebenhoden

Hoden

Skrotalhaut

Hoden

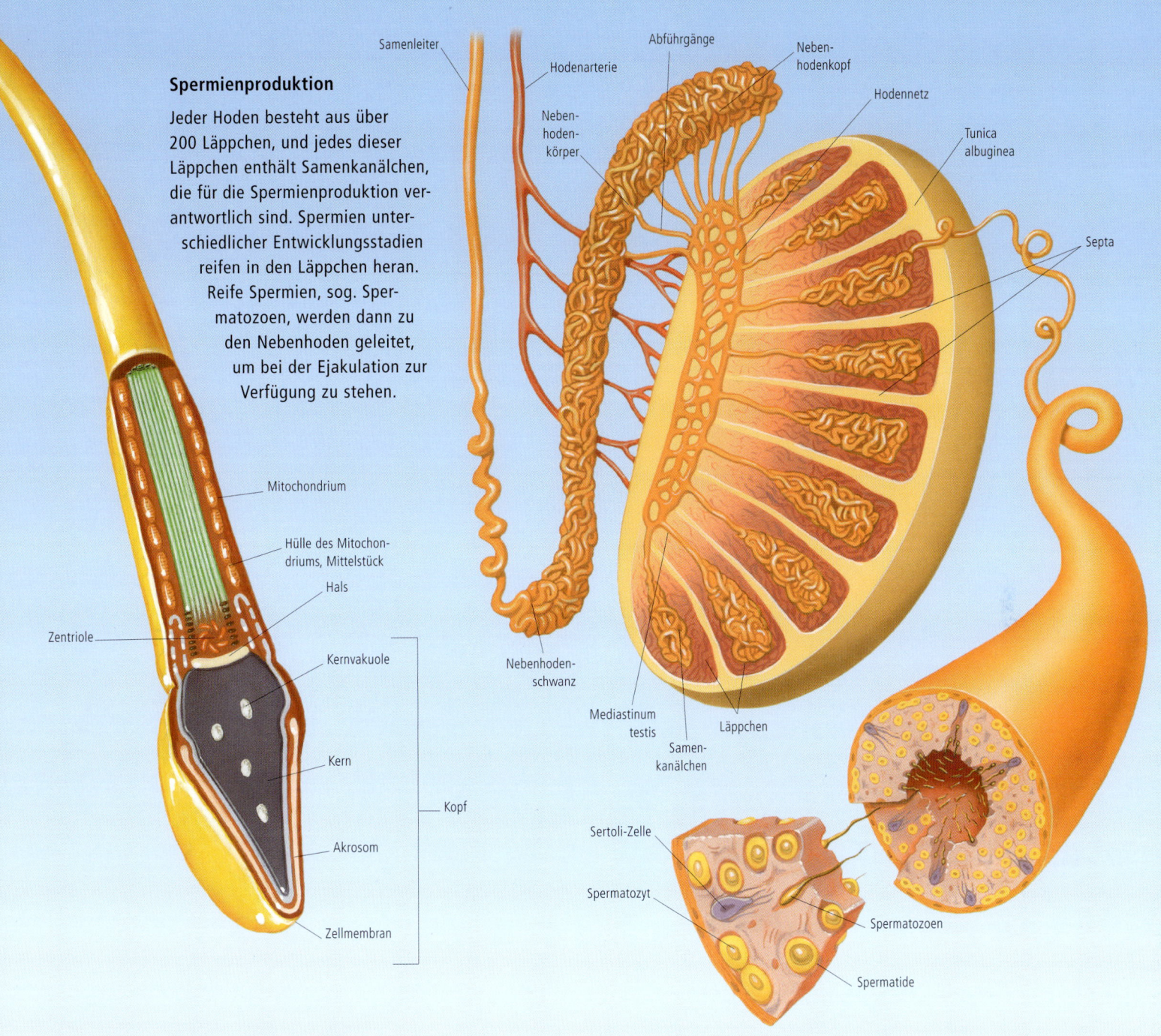

Spermienproduktion

Jeder Hoden besteht aus über 200 Läppchen, und jedes dieser Läppchen enthält Samenkanälchen, die für die Spermienproduktion verantwortlich sind. Spermien unterschiedlicher Entwicklungsstadien reifen in den Läppchen heran. Reife Spermien, sog. Spermatozoen, werden dann zu den Nebenhoden geleitet, um bei der Ejakulation zur Verfügung zu stehen.

Mitochondrium

Hülle des Mitochondriums, Mittelstück

Hals

Zentriole

Kernvakuole

Kern

Kopf

Akrosom

Zellmembran

Samenleiter

Hodenarterie

Abführgänge

Nebenhodenkopf

Hodennetz

Tunica albuginea

Nebenhodenkörper

Septa

Nebenhodenschwanz

Mediastinum testis

Läppchen

Samenkanälchen

Sertoli-Zelle

Spermatozyt

Spermatozoen

Spermatide

SPERMA UND SPERMIENPRODUKTION

Spermien werden in den Hodenkanälchen produziert, wobei jedes Kanälchen Spermien unterschiedlicher Entwicklungsstadien enthält. Wenn sie das Ende ihrer Entwicklung erreichen, gelangen sie in die Nebenhoden, wo sie auf die Ejakulation warten, die durch Muskelkontraktionen verursacht wird. Dabei werden die Spermien durch die Harnröhre getrieben, wo sie sich mit der Samenflüssigkeit aus Prostata und Bläschendrüse vermischen; sie reagieren auf die chemische Konsistenz dieser Flüssigkeit und werden mobilisiert. Diese Flüssigkeit macht 90 Prozent des Spermas aus; nur zehn Prozent des Ejakulats stammt aus den Nebenhoden.

Das Ejakulat enthält zwischen 80 und 300 Millionen Spermien. Sie ähneln Kaulquappen. Ihr Kopf trägt die für das Geschlecht eines zukünftigen Kindes entscheidenden Chromosomen sowie Enzyme, die beim Eindringen in die Eizelle behilflich sind; ihr Schwanz sorgt für seine „schwimmende" Fortbewegung. Trotz der hohen Zahl ejakulierter Samenzellen wird normalerweise nur ein Spermium die Eizelle befruchten.

TESTOSTERON

Das von den Hoden produzierte Hormon Testosteron ist für das Auslösen der körperlichen Veränderungen in der männlichen Pubertät verantwortlich. Testosteron stimuliert das Wachstum von Gesichts- und Schambehaarung, die Vergrößerung des Kehlkopfes, den Stimmbruch, eine Vergrößerung von Penis und Hoden sowie die Steigerung der Muskelkraft.

Die weiblichen Geschlechtsorgane

Die weiblichen Geschlechtsorgane bestehen aus den Eierstöcken, den Eileitern und der Vagina.

DIE GEBÄRMUTTER (UTERUS)

Die Gebärmutter besteht aus Oberteil (Fundus), einem Körper und dem Gebärmutterhals. An ihrer Oberseite münden seitlich die Eileiter. In der Nähe des Eierstocks sitzen die Fimbrien, federleichte fingerartige Ausstülpungen, die die abgestoßene Eizelle auffangen. Die Gebärmutter ist mit der darunterliegenden Vagina verbunden.

Das breite Gebärmutterband im Becken und weitere mit dem Gebärmutterhals und der Beckenwand verbundene Bänder halten die Gebärmutter an Ort und Stelle; dieses Reifungsorgan wird auch von der Beckenbodenmuskulatur gestützt. Obwohl sie normalerweise birnenförmig ist, erfährt die Gebärmutter während der Schwangerschaft eine enorme Erweiterung. Die Organe um sie herum müssen durch Zusammenpressen oder Verschiebung Platz für den heranwachsenden Fötus schaffen.

Die Gebärmutter setzt sich aus drei Schichten zusammen: Die innere wird von einer Schleimhaut gebildet, die mittlere vom sog. Myometrium und die äußere vom Bauchfell. Die Schleimhaut ist eine Drüsenschicht, die innerhalb des 28-tägigen Menstruationszyklus Veränderungen erfährt. Sie bereitet sich auf die Einnistung der befruchteten Eizelle vor; findet keine Befruchtung statt, wird die Eizelle abgestoßen. Gemeinsam mit der dann absterbenden Gebärmutterschleimhaut wird sie bei der Menstruation in die Vagina ausgeschieden.

DER GEBÄRMUTTERHALS

Der Gebärmutterhals (Zervix) besteht aus zylindrischem Muskelgewebe und befindet sich im unteren Teil der Gebärmutter, wobei der Gebärmutterhalskanal den Gebärmutterkörper mit der Vagina verbindet. Spermien gelangen durch den Gebärmutterhals in den Gebärmutterkörper; Menstruationsblut wird über ihn und die Vagina ausgestoßen. Der im Gebärmutterhals entstehende Zervixschleim schützt die Gebärmutter vor allem dann, wenn während des Menstruationszyklus die Gebärmutterschleimhaut abgestoßen wird. Während der Schwangerschaft bildet er einen Pfropfen, der den Gebärmutterhals abdichtet.

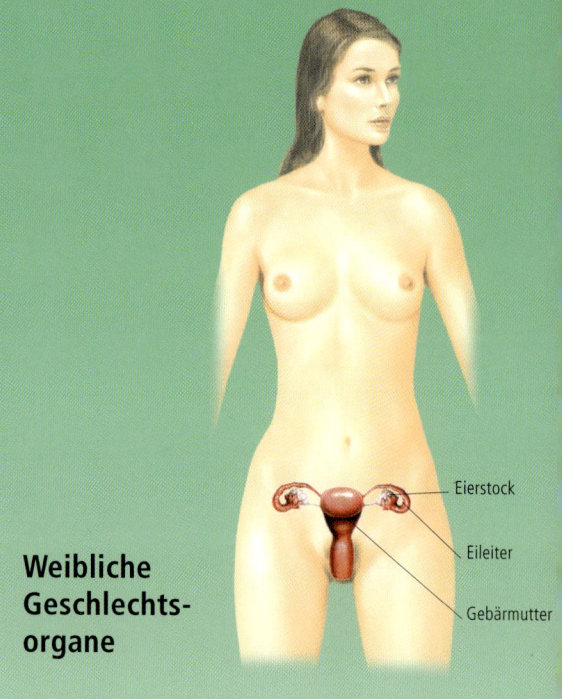

Weibliche Geschlechtsorgane

Eierstock
Eileiter
Gebärmutter

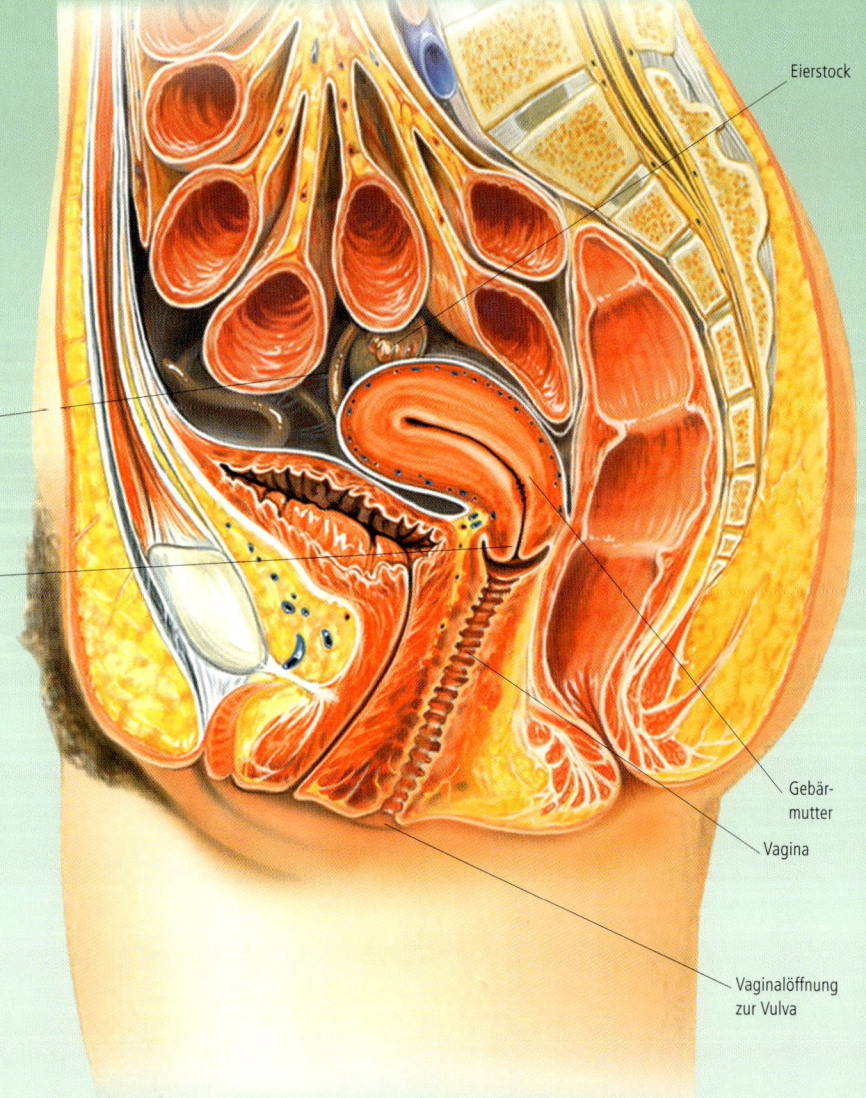

Eierstock
Eileiter
Gebärmutterhals
Gebärmutter
Vagina
Vaginalöffnung zur Vulva

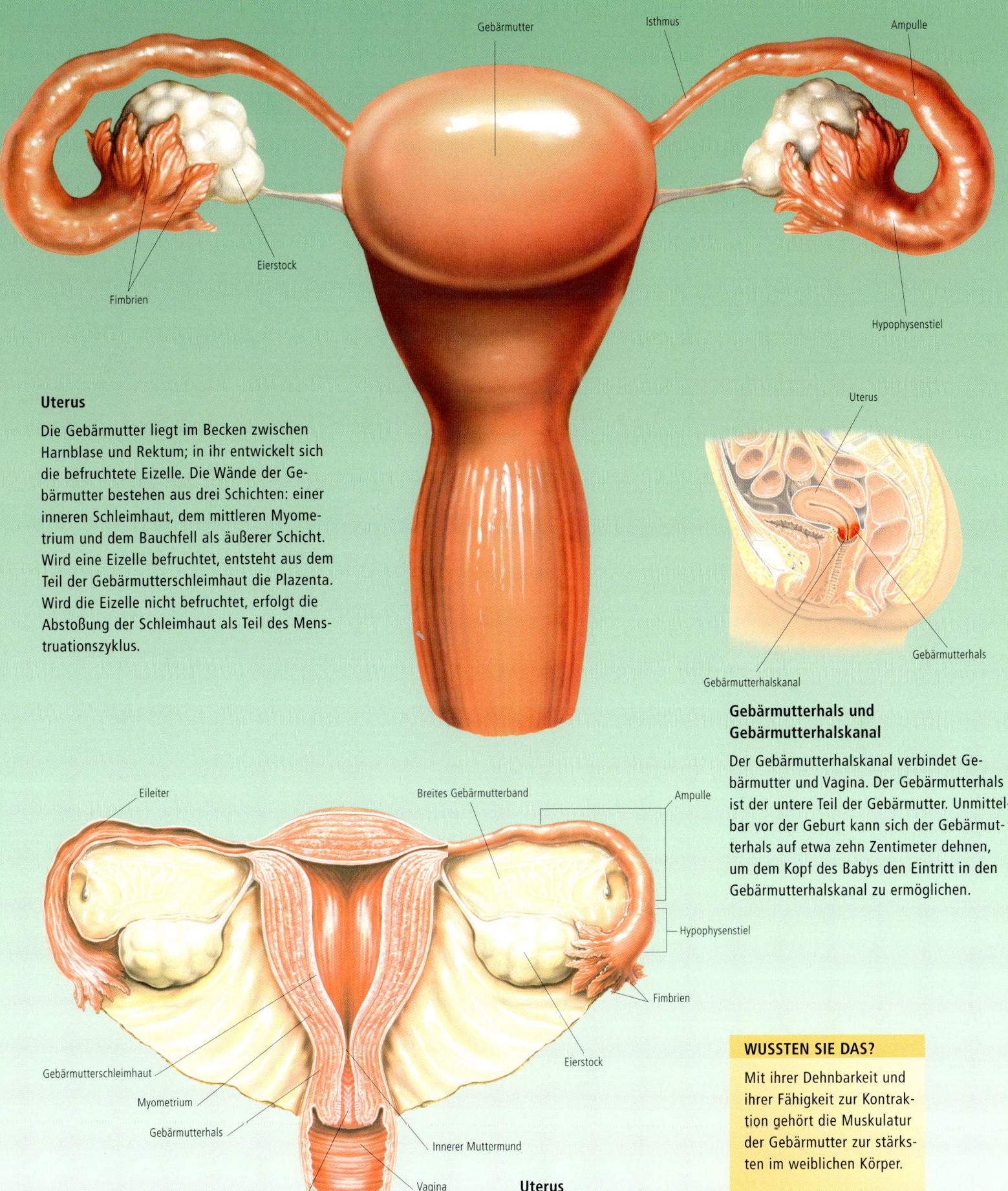

Gebärmutter

Isthmus

Ampulle

Eierstock

Fimbrien

Hypophysenstiel

Uterus

Die Gebärmutter liegt im Becken zwischen Harnblase und Rektum; in ihr entwickelt sich die befruchtete Eizelle. Die Wände der Gebärmutter bestehen aus drei Schichten: einer inneren Schleimhaut, dem mittleren Myometrium und dem Bauchfell als äußerer Schicht. Wird eine Eizelle befruchtet, entsteht aus dem Teil der Gebärmutterschleimhaut die Plazenta. Wird die Eizelle nicht befruchtet, erfolgt die Abstoßung der Schleimhaut als Teil des Menstruationszyklus.

Uterus

Gebärmutterhals

Gebärmutterhalskanal

Gebärmutterhals und Gebärmutterhalskanal

Der Gebärmutterhalskanal verbindet Gebärmutter und Vagina. Der Gebärmutterhals ist der untere Teil der Gebärmutter. Unmittelbar vor der Geburt kann sich der Gebärmutterhals auf etwa zehn Zentimeter dehnen, um dem Kopf des Babys den Eintritt in den Gebärmutterhalskanal zu ermöglichen.

Eileiter

Breites Gebärmutterband

Ampulle

Hypophysenstiel

Fimbrien

Eierstock

Gebärmutterschleimhaut

Myometrium

Gebärmutterhals

Innerer Muttermund

Vagina

Äußerer Muttermund

**Uterus
(Außenansicht)**

WUSSTEN SIE DAS?

Mit ihrer Dehnbarkeit und ihrer Fähigkeit zur Kontraktion gehört die Muskulatur der Gebärmutter zur stärksten im weiblichen Körper.

DIE EIERSTÖCKE

Die Eierstöcke besitzen eine ovale Form und einen Durchmesser von etwa vier Zentimetern; sie werden vom breiten Gebärmutterband gestützt und liegen nahe der Beckenwand. Die Eierstöcke von Frauen im fortpflanzungsfähigen Alter enthalten Tausende von nicht entwickelten und mehrere unterschiedlich weit entwickelte Follikel, in denen Eizellen eingebettet sind. Von diesen teils entwickelten Follikeln reift normalerweise nur einer zum Eisprung heran; die übrigen halb entwickelten Follikel sterben ab. Der überlebende reift zum sog. Graaf'schen Follikel heran. Beim Eisprung stößt er seine Eizelle ab, die in den Eileiter eintritt. Die Reste des Graaf'schen Follikels entwickeln sich zum Gelbkörper und unterstützen die Befruchtung. Bleibt die Eizelle unbefruchtet, zerfällt der Gelbkörper unmittelbar vor dem Beginn des nächsten Menstruationszyklus.

Eierstöcke

Diese mandelförmigen Organe enthalten Tausende unentwickelter Follikel. Einige reifen und werden auf den Eisprung vorbereitet. Normalerweise wird nur eine Eizelle freigesetzt; die übrigen in der Entwicklung befindlichen Eizellen verkümmern.

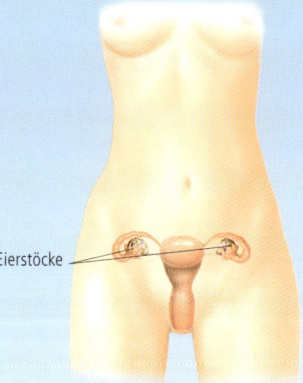

Eierstöcke

DIE EILEITER

Die trompetenförmigen Eileiter führen am schmalen Ende in die Gebärmutter; ihre geweiteten Enden reichen an die Eierstöcke heran. Dort finden sich winzige fingerartige Ausstülpungen, sog. Fimbrien, die die freigesetzte Eizelle auffangen. Sie bewegt sich dann durch den Eileiter zur Gebärmutter. Wird die Eizelle befruchtet, nistet sie sich in der Gebärmutterwand ein; bleibt sie unbefruchtet, löst sich die Schleimhaut ab und es kommt zur Menstruationsblutung.

DER MENSTRUATIONSZYKLUS

Der Menstruationszyklus dauert 28 Tage; eine erste Phase dauert durchschnittlich 5–6 Tage; der Rest des Zyklus besteht aus zwei Phasen: der Proliferationsphase (den Tagen vor dem Eisprung) und der Sekretionsphase (den Tagen danach).

Nach der Monatsblutung (Tag 1–6) muss sich die Gebärmutterschleimhaut regenerieren. Dies geschieht während der Proliferationsphase (Tag 7–13), in der die Gebärmutterwand erneut auf die Einnistung einer befruchteten Eizelle vorbereitet wird. Der Eisprung (Tag 14) signalisiert die Freisetzung der Eizelle in den Eileiter. Während der Sekretionsphase (Tag 15–28) gelangt die Eizelle über den Eileiter in die Gebärmutter. Wird die Eizelle nicht befruchtet, sinkt der Hormonspiegel und die Blutgefäße verengen sich. Die Gebärmutterschleimhaut löst sich ab und wird abgeführt. Danach beginnt der Zyklus erneut.

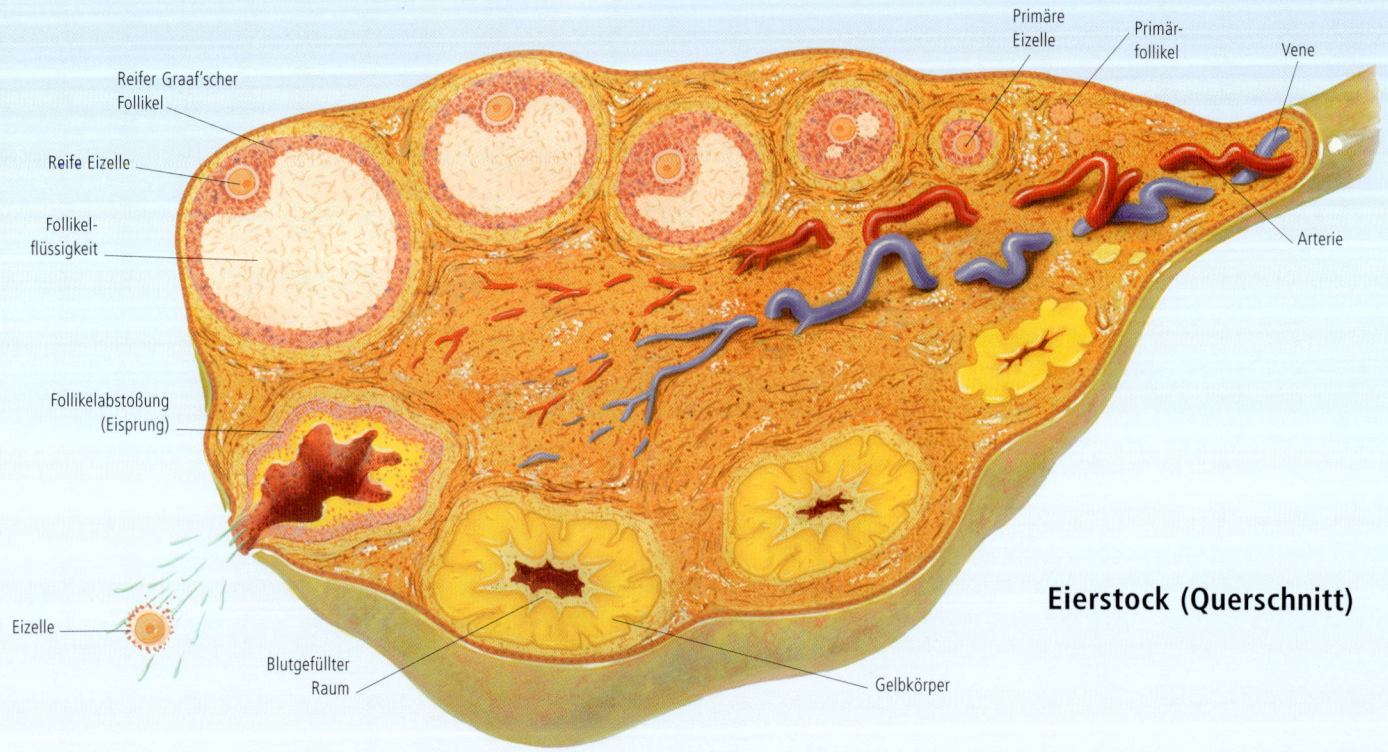

Reifer Graaf'scher Follikel

Reife Eizelle

Follikelflüssigkeit

Primäre Eizelle

Primärfollikel

Vene

Arterie

Follikelabstoßung (Eisprung)

Eizelle

Blutgefüllter Raum

Gelbkörper

Eierstock (Querschnitt)

Menstruationszyklus

Der Menstruationszyklus umfasst einen Zeitraum von 28 Tagen.
(a) Tag 1–6: Monatsblutung – die Gebärmutterschleimhaut löst sich ab und wird abgeführt.
(b) Tag 7–13: Proliferationsphase – die Gebärmutterschleimhaut regeneriert sich.
(c) Tag 14: Eisprung – die Eizelle gelangt aus dem Eierstock in den Eileiter.
(d) Tag 15–28: Sekretionsphase – nach dem Eisprung bewegt sich die Eizelle den Eileiter entlang zur Gebärmutter; deren Schleimhaut hat sich durch Hormone verdickt, in Vorbereitung auf die befruchtete Eizelle. Wird die Eizelle nicht befruchtet, sinkt der Hormonspiegel und Blutgefäße sowie Gebärmutter verengen sich.
Der Menstruationszyklus beginnt erneut, indem das ungenutzte Blut und Gewebe der Gebärmutterschleimhaut aus dem Körper abgeführt werden.

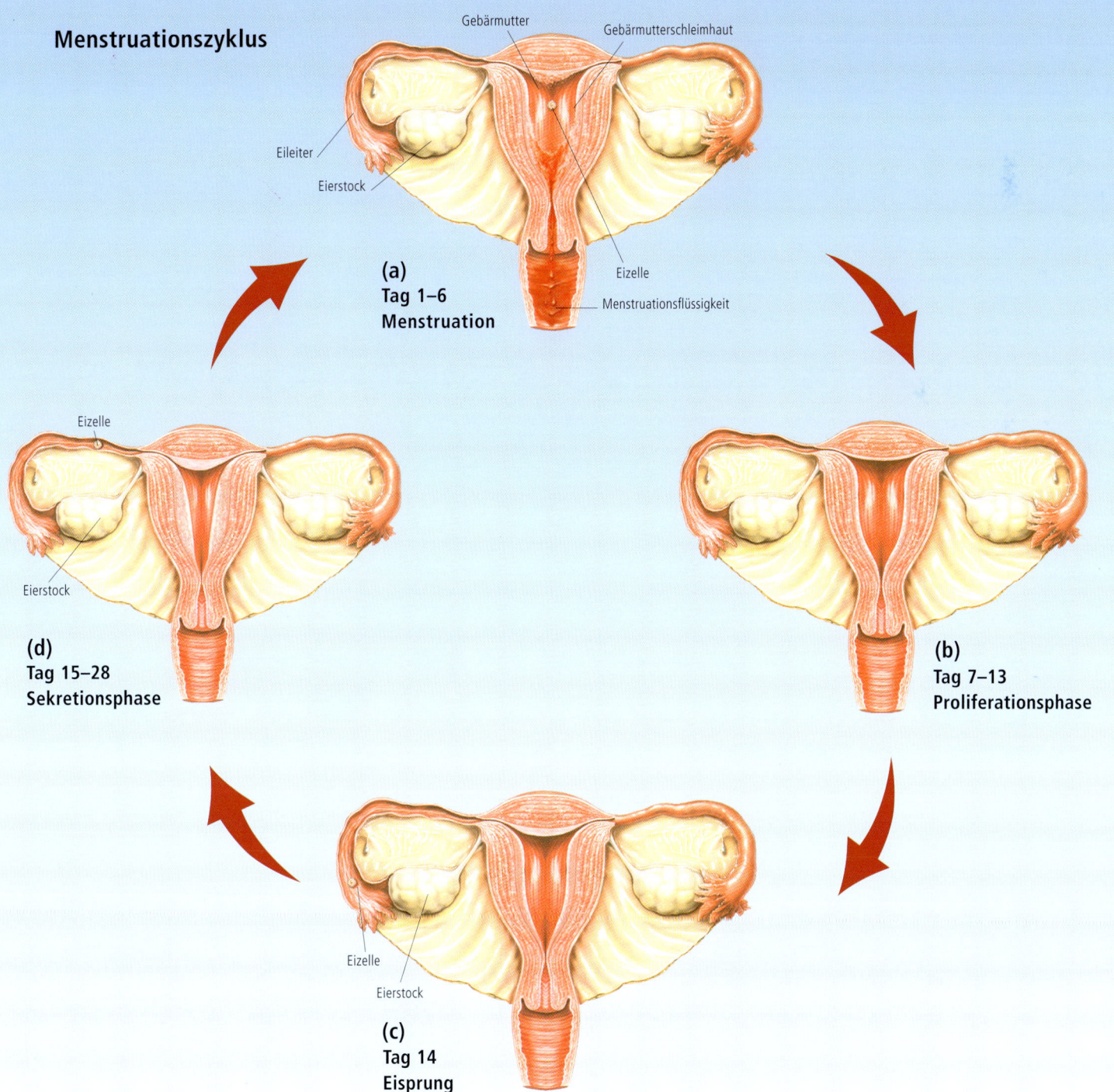

Menstruationszyklus

Gebärmutter
Gebärmutterschleimhaut
Eileiter
Eierstock
Eizelle
Menstruationsflüssigkeit

(a)
Tag 1–6
Menstruation

Eizelle
Eierstock

(d)
Tag 15–28
Sekretionsphase

(b)
Tag 7–13
Proliferationsphase

Eizelle
Eierstock

(c)
Tag 14
Eisprung

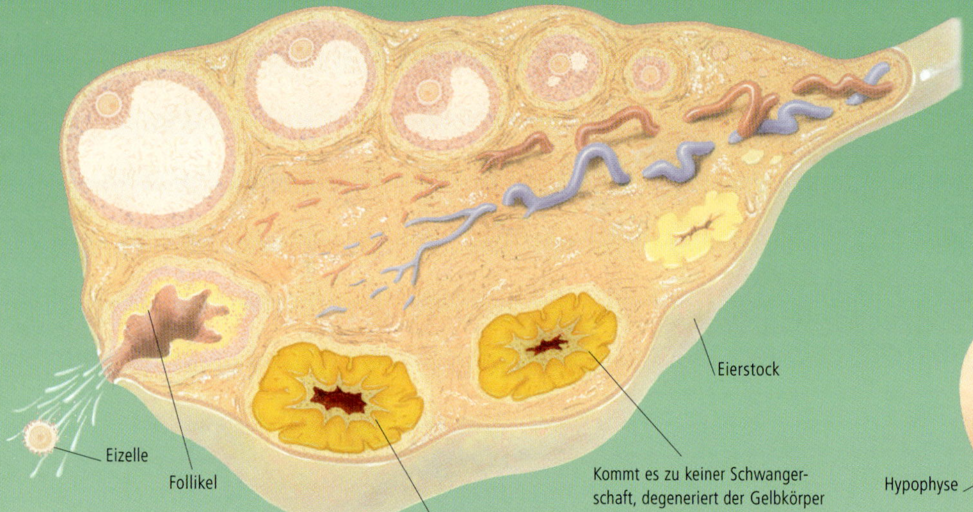

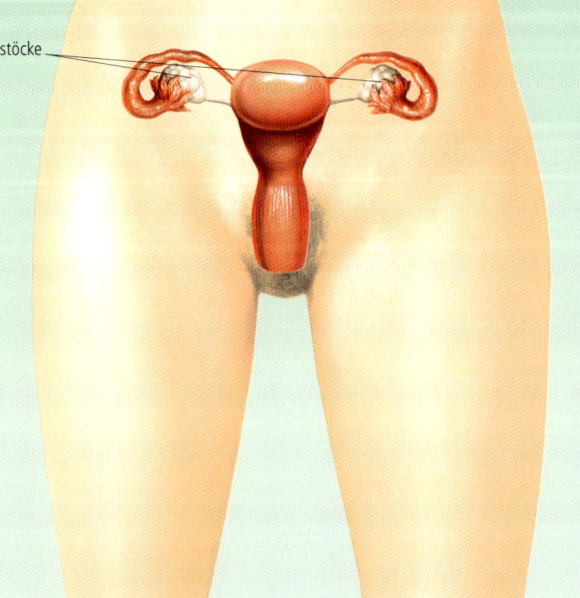

Eizelle

Follikel

Der Gelbkörper
produziert
Progesteron

Kommt es zu keiner Schwangerschaft, degeneriert der Gelbkörper
und der Progesteronspiegel sinkt

Eierstock

Östrogene

Östrogene sind weibliche
Sexualhormone, die haupt-
sächlich von den Eierstöcken
erzeugt werden. Ihre Produktion wird von der Hypophyse
gesteuert. Diese Hormone
bestimmen die Ausbildung
der weiblichen Geschlechtsmerkmale und des Fortpflanzungssystems.

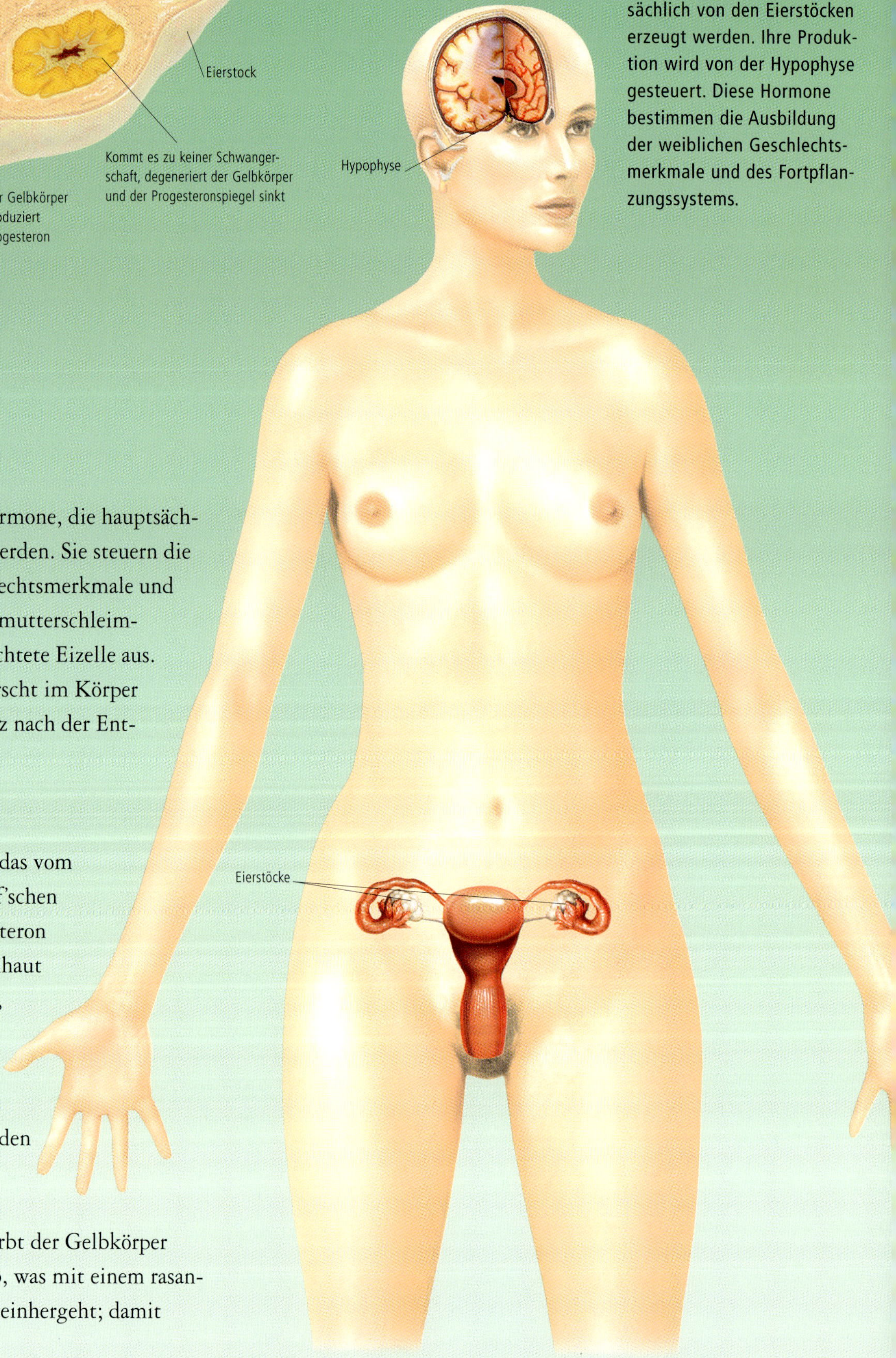

Progesteron

Nach dem Freisetzen der Eizelle wird
der Eifollikel zu einer drüsenähnlichen
Struktur, dem sog. Gelbkörper. Dieser
produziert Progesteron, das die Gebärmutter auf die Schwangerschaft vorbereitet.

Hypophyse

ÖSTROGENE

Östrogene sind weibliche Sexualhormone, die hauptsächlich von den Eierstöcken erzeugt werden. Sie steuern die
Ausbildung der weiblichen Geschlechtsmerkmale und
lösen die Regenerierung der Gebärmutterschleimhaut in Vorbereitung auf die befruchtete Eizelle aus.
Während der Schwangerschaft herrscht im Körper
ein hoher Östrogenspiegel, der kurz nach der Entbindung absinkt.

PROGESTERON

Progesteron ist ein Sexualhormon, das vom
Gelbkörper – einem Rest des Graaf'schen
Follikels – produziert wird. Progesteron
stimuliert die Gebärmutterschleimhaut
zur Absonderung einer Flüssigkeit,
die die befruchtete Eizelle vor der
Einnistung schützt und nährt, bis
dies am Ende des ersten Trimenons
von der Plazenta übernommen werden
kann. Nach der Entbindung sinkt
der Progesteronspiegel dramatisch.
Bleibt die Eizelle unbefruchtet, stirbt der Gelbkörper
ungefähr am 26. Tag des Zyklus ab, was mit einem rasanten Abfall des Progesteronspiegels einhergeht; damit
kommt es zur Monatsblutung.

Eierstöcke

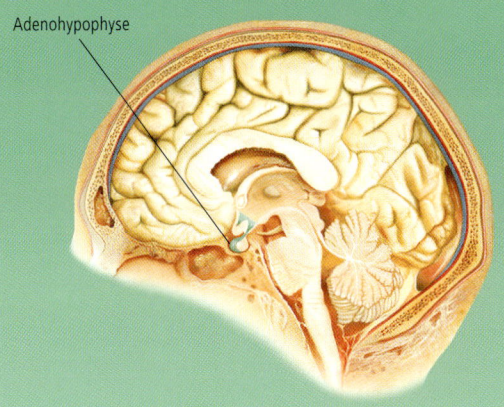

Weibliche Hormonproduktion

Die Adenohypophyse steuert die Ausschüttung der Sexualhormone Östrogen und Progesteron.

Adenohypophyse

DIE VAGINA

Die Vagina ist ein faseriger Muskelschlauch, der von der Gebärmutter über den Gebärmutterhals aus dem Körper führt. Äußerlich eine Muskelwand, ist sie von innen mit einer Schleimhaut ausgekleidet. Normalerweise liegen die Innenseiten nah beieinander; die Vagina ist aber in der Lage, sich zu dehnen und zu verlängern, was die notwendige Durchlässigkeit bei der Geburt eines Kindes ermöglicht. Die Vagina liegt zwischen Harnblase und Rektum im unteren Becken und wird von Bändern und der Beckenbodenmuskulatur gestützt.

DIE VULVA

Die äußeren Genitalien werden als Vulva bezeichnet. Sie bestehen aus paarweisen Falten – den großen Schamlippen –, die mit Schamhaar bedeckt sind und eine feuchte Innenseite haben. Die kleinen Schamlippen sind fleischige Falten, die auf beiden Seiten des Vorhofs liegen, der die Urin- und Vaginalöffnungen sowie schleimabsondernde Drüsen enthält. An der Zusammenführung von Vagina und großen Schamlippen befindet sich das dünne faserige Jungfernhäutchen (Hymen); die oberen Enden der kleinen Schamlippen umschließen die Klitoris.

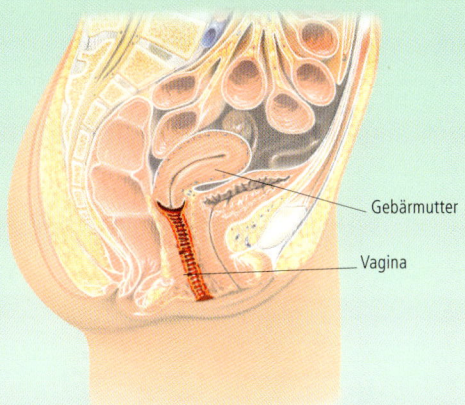

Gebärmutter

Vagina

Vagina

Die Vagina ist ein Muskelschlauch, der vom Gebärmutterhals bis zur Vulva verläuft und die Gebärmutter mit der Außenwelt verbindet. Die im tiefer gelegenen Becken zwischen Harnblase und Rektum befindlichen Wände der Vagina werden durch die Gebärmutterbänder und die Beckenbodenmuskulatur gestützt.

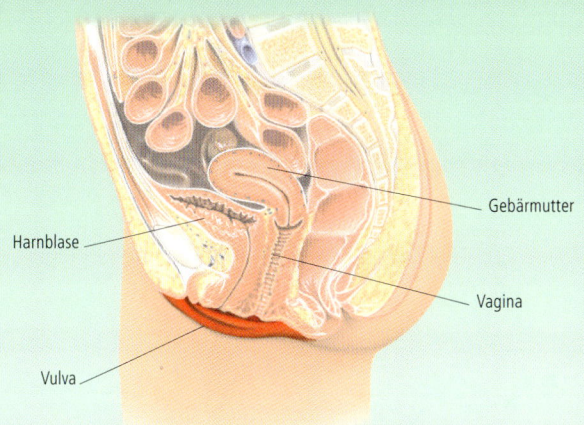

Gebärmutter

Harnblase

Vagina

Vulva

Vulva

Vulva ist der Sammelbegriff für die weiblichen äußeren Genitalien, darunter die großen und kleinen Schamlippen sowie die Klitoris.

Schultern, Arme und Hände

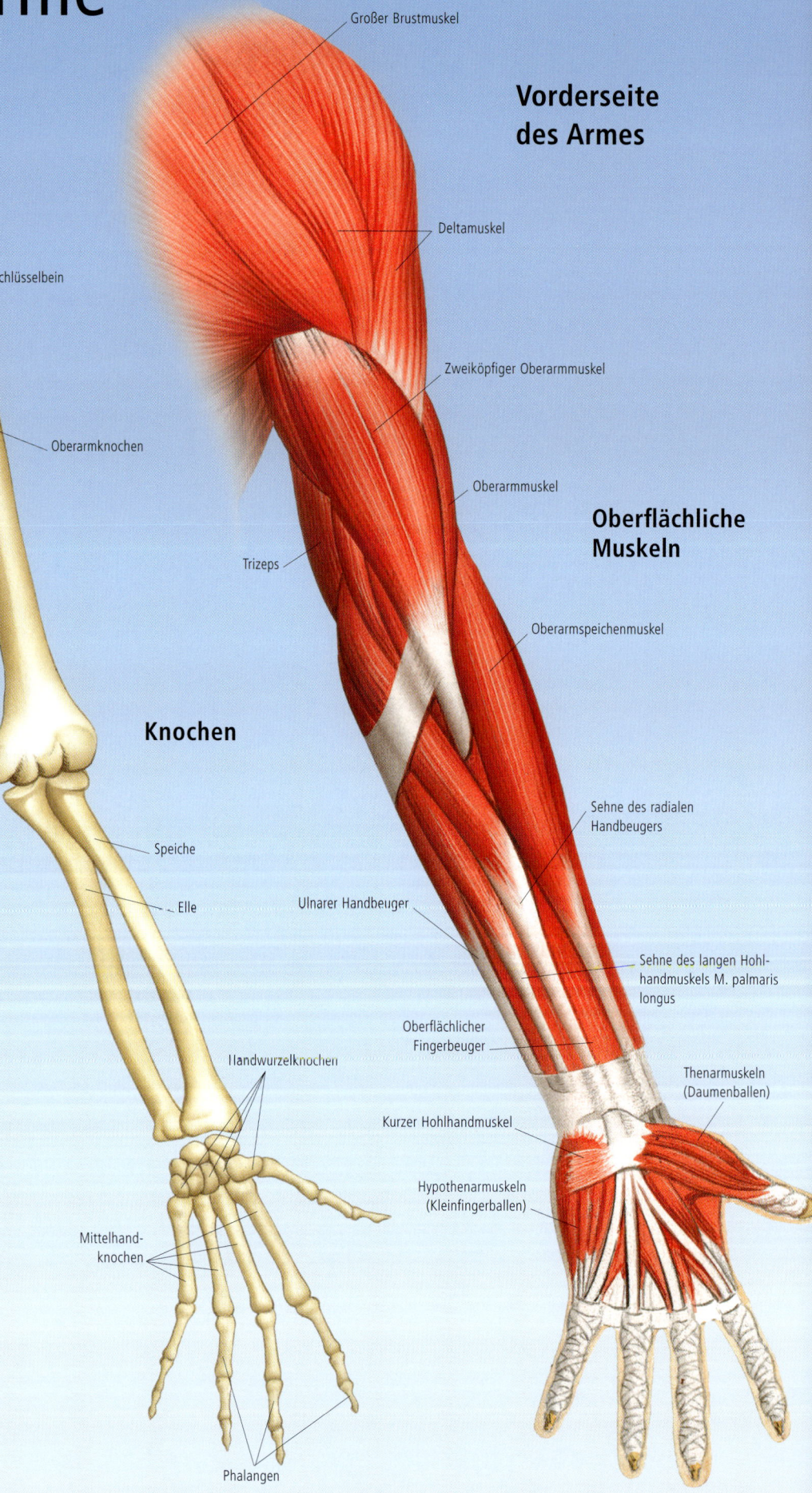

Vorderseite des Armes

Großer Brustmuskel

Deltamuskel

Zweiköpfiger Oberarmmuskel

Oberarmmuskel

Oberflächliche Muskeln

Schlüsselbein

Oberarmknochen

Trizeps

Oberarmspeichenmuskel

Sehne des radialen Handbeugers

Ulnarer Handbeuger

Sehne des langen Hohlhandmuskels M. palmaris longus

Oberflächlicher Fingerbeuger

Thenarmuskeln (Daumenballen)

Kurzer Hohlhandmuskel

Hypothenarmuskeln (Kleinfingerballen)

Knochen

Speiche

Elle

Handwurzelknochen

Mittelhandknochen

Phalangen

Der Arm

Unsere Arme und Hände sind ausgesprochen beweglich und geschickt, sodass sie uns eine Vielzahl unterschiedlichster Aktionen ermöglichen. Im Zusammenspiel mit der großflächigen Muskulatur und den Gelenken macht das Skelett den Arm zu einer der beweglichsten Gliedmaßen des Körpers. Er ist in zwei Abschnitte gegliedert: Oberarm (von der Schulter bis zum Ellenbogen) und Unterarm (vom Ellenbogen zum Handgelenk).

Zu den Gelenken des Arms gehören ein Kugelgelenk an der Schulter, Scharniergelenke am Ellenbogen und an den Fingern, Gleitgelenke am Handgelenk und ein Sattelgelenk am Daumen.

Rückseite des Armes

Knochen

Oberflächliche Muskeln

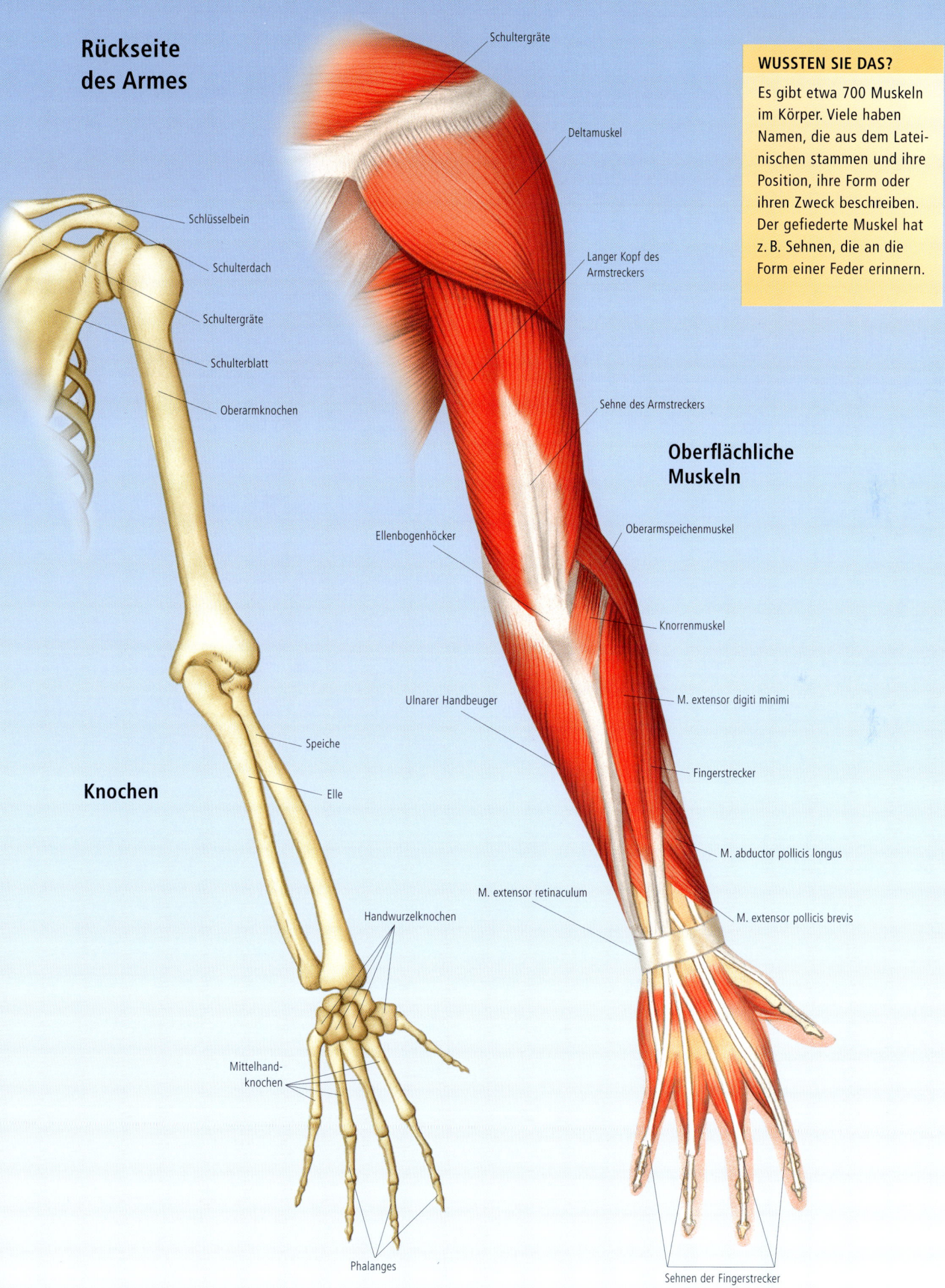

Schultergräte

Deltamuskel

Langer Kopf des Armstreckers

Schlüsselbein

Schulterdach

Schultergräte

Schulterblatt

Oberarmknochen

Sehne des Armstreckers

Oberarmspeichenmuskel

Ellenbogenhöcker

Knorrenmuskel

M. extensor digiti minimi

Ulnarer Handbeuger

Fingerstrecker

Speiche

Elle

M. abductor pollicis longus

M. extensor retinaculum

M. extensor pollicis brevis

Handwurzelknochen

Mittelhand-knochen

Phalanges

Sehnen der Fingerstrecker

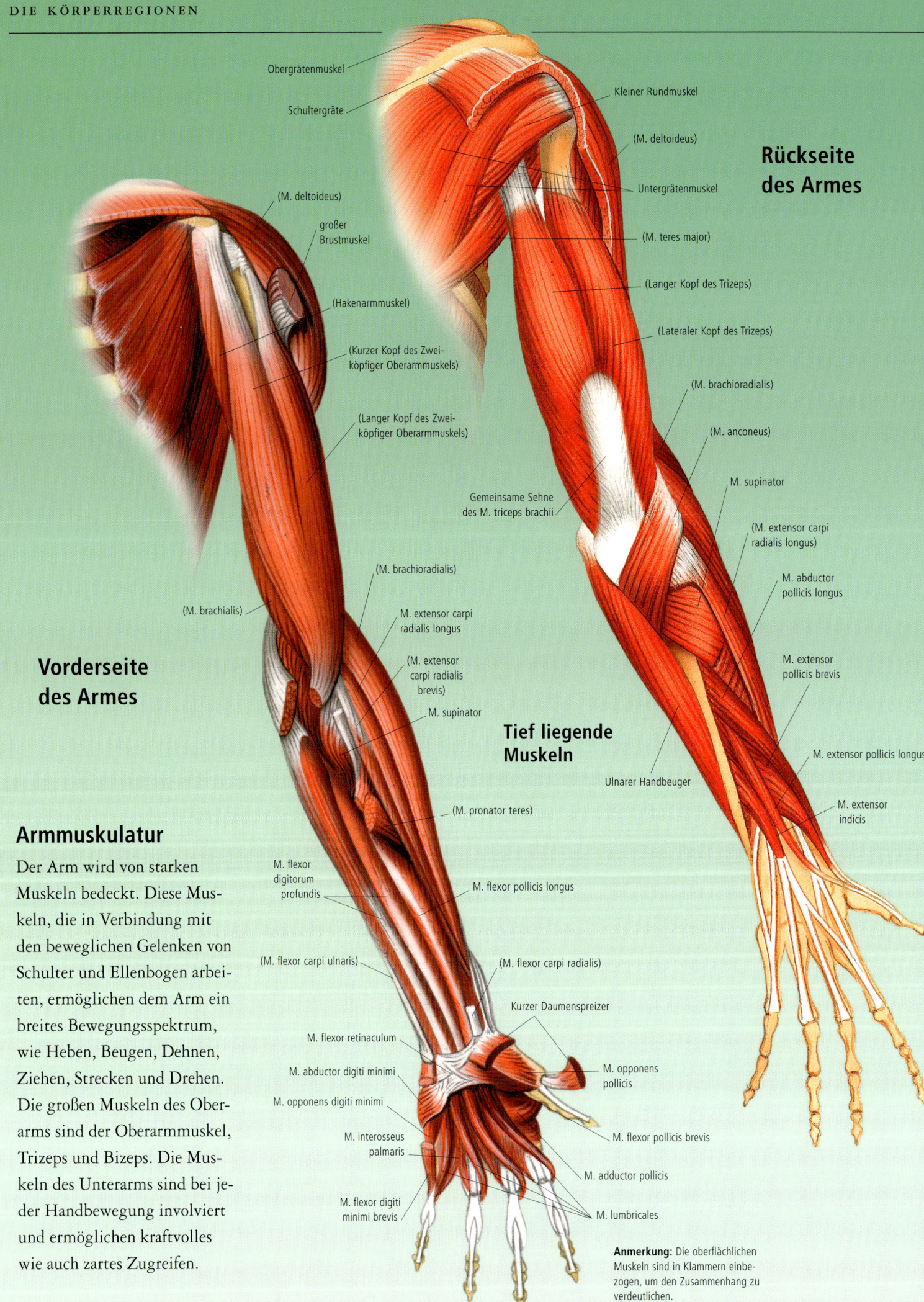

Obergrätenmuskel

Schultergräte

Kleiner Rundmuskel

(M. deltoideus)

(M. deltoideus)

großer Brustmuskel

Untergrätenmuskel

Rückseite des Armes

(Hakenarmmuskel)

(M. teres major)

(Kurzer Kopf des Zwei-köpfiger Oberarmmuskels)

(Langer Kopf des Trizeps)

(Lateraler Kopf des Trizeps)

(Langer Kopf des Zwei-köpfiger Oberarmmuskels)

(M. brachioradialis)

(M. anconeus)

M. supinator

Gemeinsame Sehne des M. triceps brachii

(M. extensor carpi radialis longus)

M. abductor pollicis longus

(M. brachioradialis)

M. extensor pollicis brevis

(M. brachialis)

M. extensor carpi radialis longus

Vorderseite des Armes

(M. extensor carpi radialis brevis)

M. supinator

M. extensor pollicis longus

Tief liegende Muskeln

Ulnarer Handbeuger

M. extensor indicis

(M. pronator teres)

Armmuskulatur

Der Arm wird von starken Muskeln bedeckt. Diese Muskeln, die in Verbindung mit den beweglichen Gelenken von Schulter und Ellenbogen arbeiten, ermöglichen dem Arm ein breites Bewegungsspektrum, wie Heben, Beugen, Dehnen, Ziehen, Strecken und Drehen. Die großen Muskeln des Oberarms sind der Oberarmmuskel, Trizeps und Bizeps. Die Muskeln des Unterarms sind bei jeder Handbewegung involviert und ermöglichen kraftvolles wie auch zartes Zugreifen.

M. flexor digitorum profundis

M. flexor pollicis longus

(M. flexor carpi ulnaris)

(M. flexor carpi radialis)

Kurzer Daumenspreizer

M. flexor retinaculum

M. opponens pollicis

M. abductor digiti minimi

M. opponens digiti minimi

M. flexor pollicis brevis

M. interosseus palmaris

M. adductor pollicis

M. flexor digiti minimi brevis

M. lumbricales

Anmerkung: Die oberflächlichen Muskeln sind in Klammern einbezogen, um den Zusammenhang zu verdeutlichen.

Blutgefäße und Nerven des Armes

Blutgefäße durchziehen den Arm mit der Oberarmarterie als Hauptgefäß. Am Ellenbogen verzweigt sie sich in die Speichen- und die Ellenarterien des Unterarms. Jede dieser Arterien kann bei der Pulsmessung überwacht werden. Diese beiden Arterien verzweigen sich weiter in die Fingerarterien.

Zu den großen Armvenen gehören die Schlüsselbeinvene im Halsbereich und die Achselvene.

Die Nerven des Armes führen vom Armgeflecht im Hals durch die Achselhöhle in den Arm. Wichtige Nerven des Armes sind der Achsel-, der Speichen- und der Ellennerv.

Ellennerv

Der längs verlaufende Ellennerv versorgt die Beugemuskeln des Unterarms, kleine Handmuskeln und die Haut der Hand an der Außenseite des kleinen Fingers.

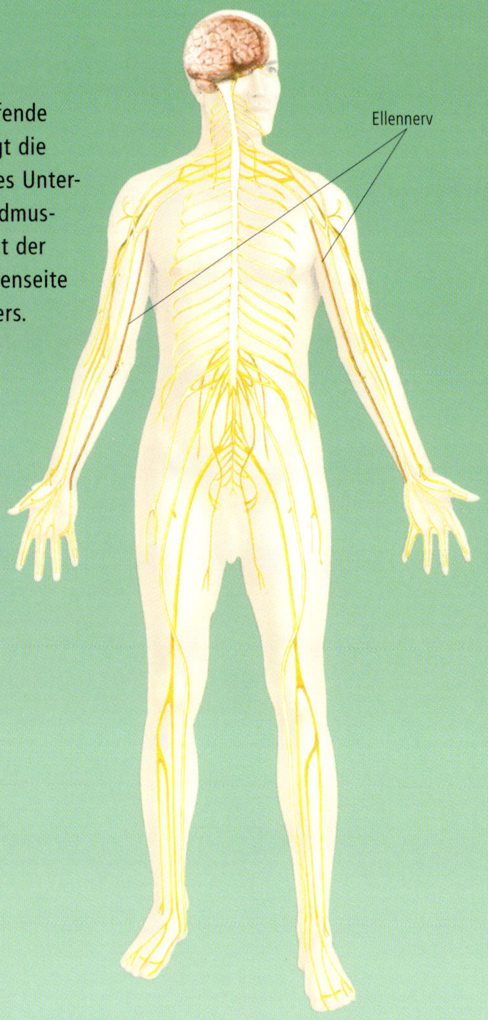

Ellennerv

Speichennerv

Der Speichennerv erstreckt sich den Arm hinab, versorgt die Streckmuskeln am Armrücken, die Hand nebst Handgelenk und die Haut von Arm und Hand auf der Daumenseite.

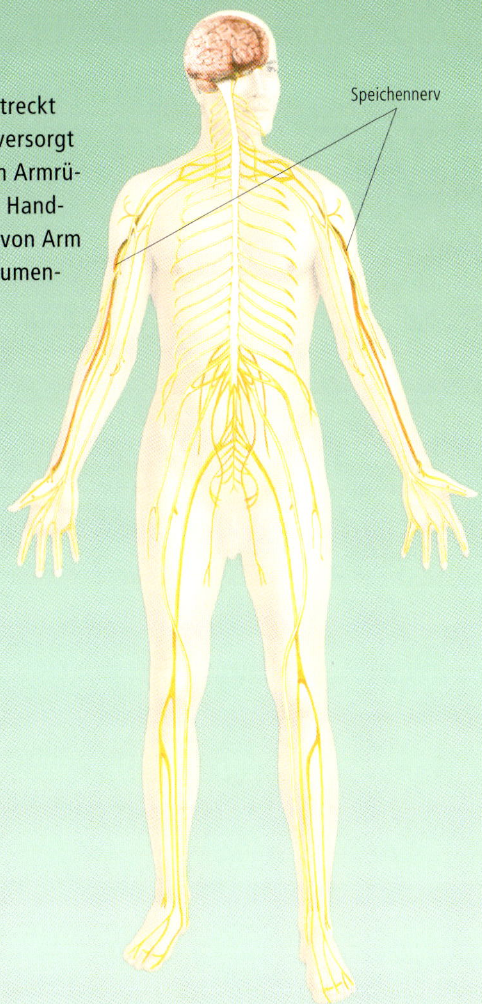

Speichennerv

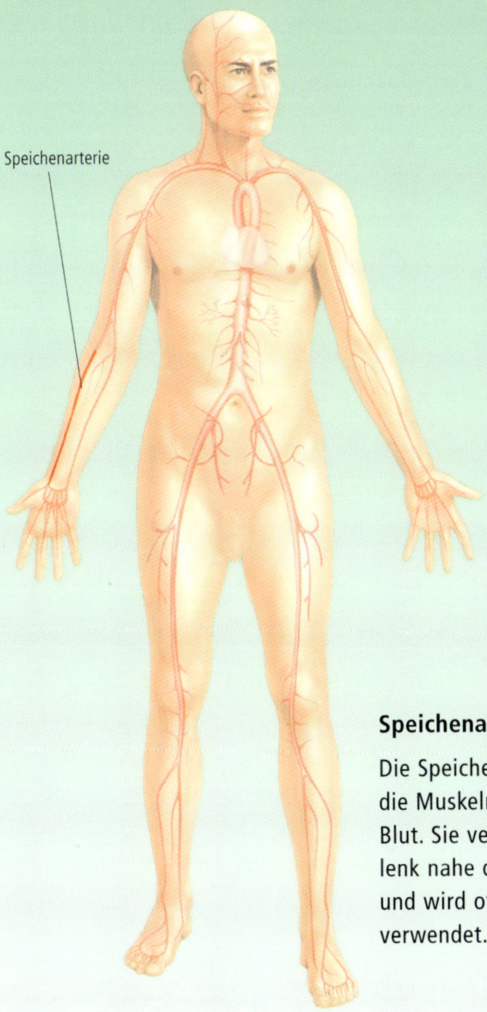

Speichenarterie

Speichenarterie

Die Speichenarterie versorgt die Muskeln des Unterarms mit Blut. Sie verläuft am Handgelenk nahe der Hautoberfläche und wird oft zur Pulsmessung verwendet.

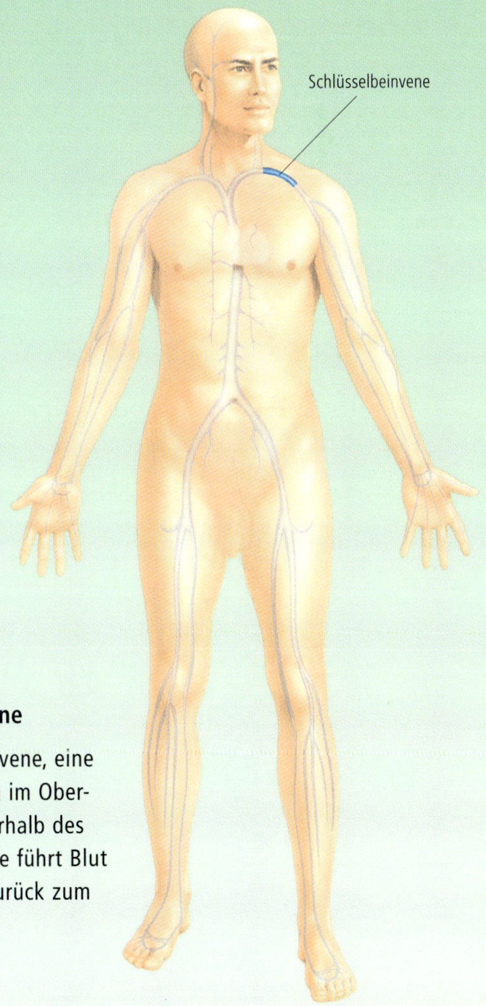

Schlüsselbeinvene

Schlüsselbeinvene

Die Schlüsselbeinvene, eine der großen Venen im Oberkörper, liegt unterhalb des Schlüsselbeins. Sie führt Blut aus den Armen zurück zum Herzen.

Schulter- und Armknochen

Zu den Armknochen gehören der Oberarmknochen (Humerus), die Speiche (Radius) und die Elle (Ulna). Der Oberarmknochen ist über das Schultergelenk mit dem Schulterblatt (Scapula) verbunden. Die beiden Knochen des Unterarms (Speiche und Elle) verlaufen vom Ellenbogen zum Handgelenk.

Großer Knochenvorsprung

Humerus-kopf

Anatomischer Hals

Oberarmknochen

Der Oberarmknochen (Humerus) ist ein Röhrenknochen in Zylinderform mit zwei vergrößerten Enden. Am oberen Ende ist er mit dem Schultergelenk des Schulterblattes verbunden. Am unteren Ende verbindet er sich mit der Speiche und der Elle zum Ellenbogengelenk.

Kleiner Knochen-vorsprung

Chirurgischer Hals

Schulterdach

Schulterblatteinschnitt

Korakoid-fortsatz

Schultergelenkgrube

Oberarm-knochen

Schulterblatt

Diese dreieckige flache Knochenplatte hat mehrere knöcherne Vorsprünge und eine angehobene Schultergräte. Die Vorsprünge am äußeren Ende bilden die Gelenkpfanne für das bewegliche Kugelgelenk mit dem abgerundeten Kopf des Oberarmknochens. Ebenfalls am äußeren Ende liegt das Schultereckgelenk, das Schulterblatt (Scapula) und Schlüsselbein verbindet.

Unterschulter-blattgrube

Schlüssel-bein

Schultergräte

Schulterblatt

Schulterdach

Oberarm-knochen

Schulter-gelenkgrube

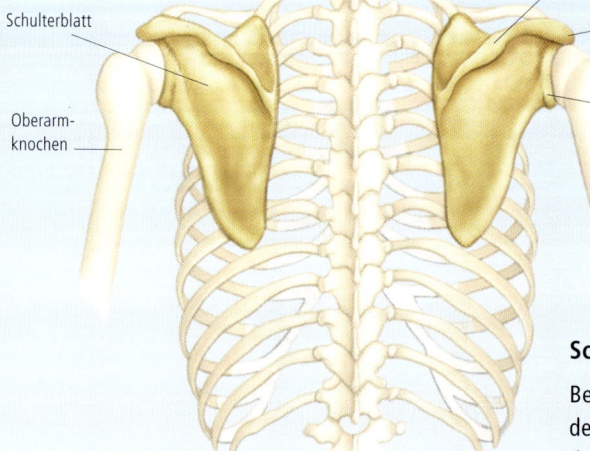

Schulterblatt (Rückansicht)

Beide Schulterblätter sind mit dem Oberarmknochen und dem Schlüsselbein verbunden.

Mittlerer Kondylus

Seitlicher Kondylus

Mittlerer Epikondylus

Seitlicher Epikondylus

Trochlea

Speichenkopf

Ellenbogenhöcker

Incisura trochlearis

Kronenfortsatz

Speiche

Die Speiche (Radius) arbeitet im Zusammenspiel mit der Elle, um den Unterarm zu bewegen. Der abgerundete
Speichenkopf bildet am Ellenbogen
ein Drehgelenk, das ihm die Drehbewegung um die Elle und die Bewegung des Handgelenks ermöglicht. Die
Speiche liegt auf der Daumenseite des
Unterarms.

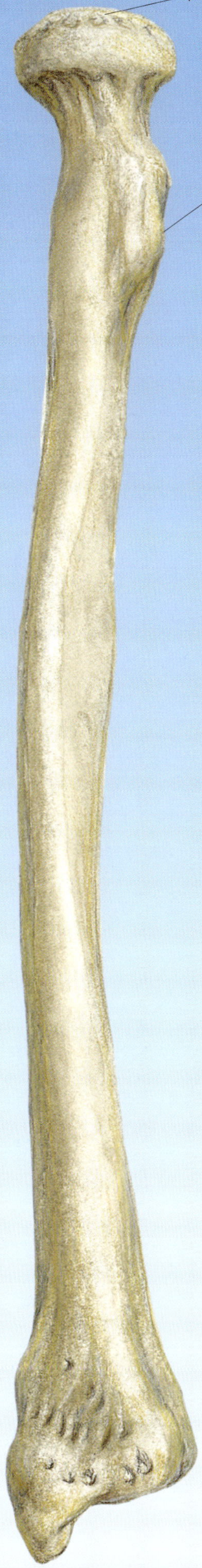

Speichenhöcker

Incisura radialis ulnae

Tuberculum ulnae

Ellenhöcker

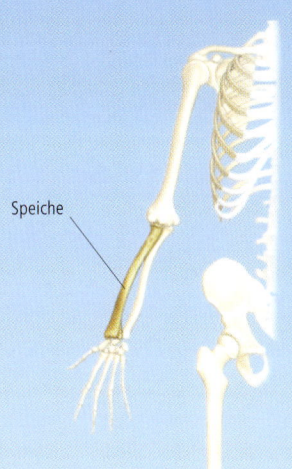

Speiche

Elle

Die Elle (Ulna) liegt auf der
Seite des kleinen Fingers im
Unterarm, ist etwas länger
als die Speiche und bildet
mit dem Oberarmknochen ein
Scharniergelenk.

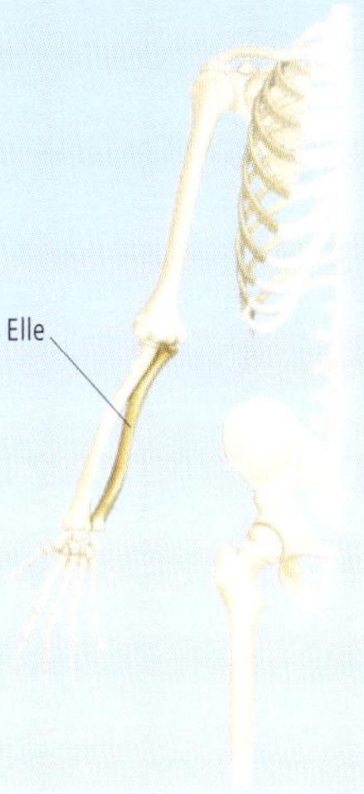

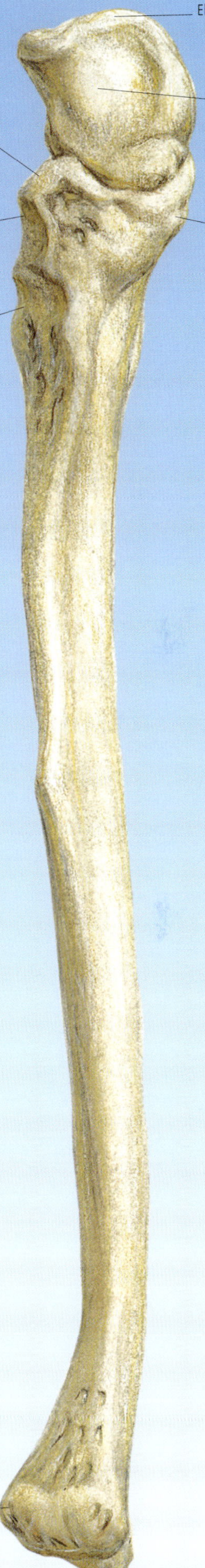

DER OBERARM

Der Oberarm enthält nur einen
Knochen, den Humerus. Er wird
durch starke Muskeln wie Trizeps,
Bizeps und Deltamuskel gestützt,
die ihm Hebe- und Drehbewegungen ermöglichen.

DER UNTERARM

Der Unterarm hat zwei Knochen – Speiche und Elle. Diese
Knochen verbinden Ellenbogen-
und Handgelenk. Die Muskeln
des Unterarms sind an einer
Vielzahl von Handbewegungen
beteiligt.

Elle

Kopf

Die Schulter

Die Schulter ermöglicht dem Arm mit ihren starken Muskeln und durch ihr wendiges Gelenk ein breites Bewegungsspektrum. Die untereinander verbundenen Knochen – Schlüsselbein (Clavikula), Schulterblatt (Scapula) und Humerus – bilden die Schulter. Das Schulterblatt ist mit dem Humerus am Schultergelenk (Kugelgelenk) und mit dem Schüsselbein am Schultereckgelenk (Gleitgelenk) verbunden. Das Kugelgelenk der Schulter ist das beweglichste Gelenk im Körper, umgeben von einer mit Gelenkflüssigkeit gefüllten Membrankapsel. Diese Kapsel polstert den Gelenkbereich und ermöglicht sanfte Bewegungen. Die Schulter wird von starken Muskeln unterstützt; sie helfen bei vielen Bewegungen und stabilisieren diesen hochbeweglichen Körperbereich. Sie sind in zwei Gruppen aufgeteilt: Einige verbinden den Humerus mit dem Schultergürtel und andere verbinden Schultergürtel und Rumpf.

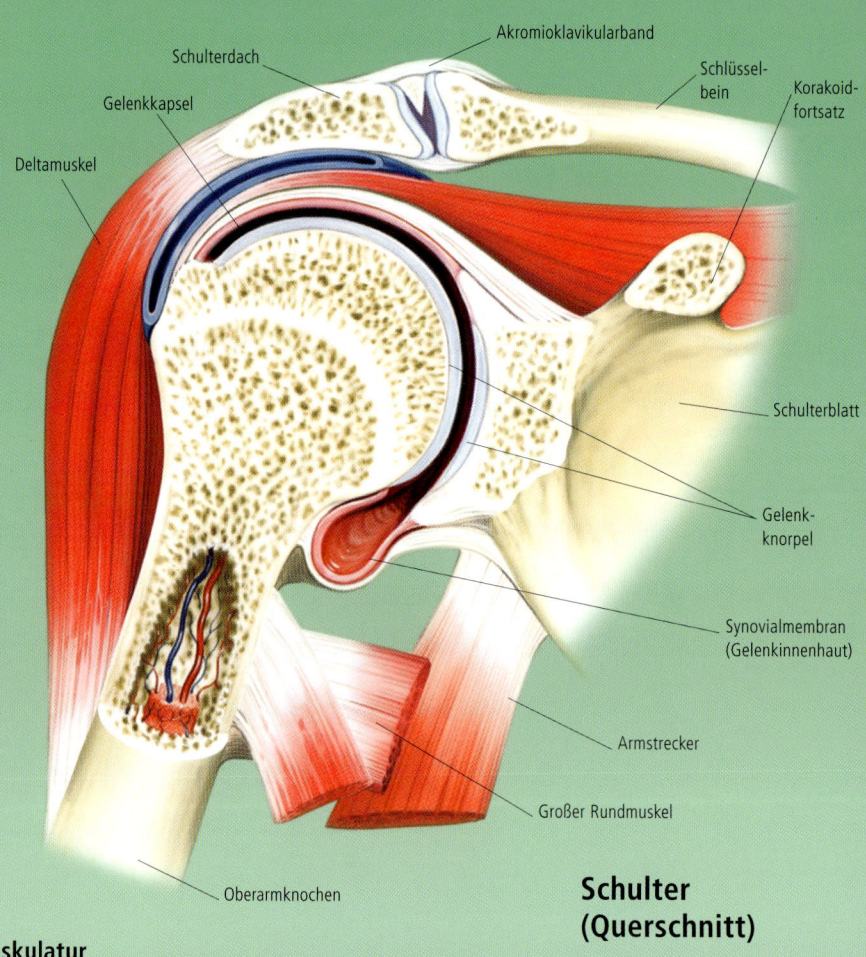

Schulterdach
Akromioklavikularband
Gelenkkapsel
Schlüsselbein
Korakoidfortsatz
Deltamuskel
Schulterblatt
Gelenkknorpel
Synovialmembran (Gelenkinnenhaut)
Armstrecker
Großer Rundmuskel
Oberarmknochen

Schulter (Querschnitt)

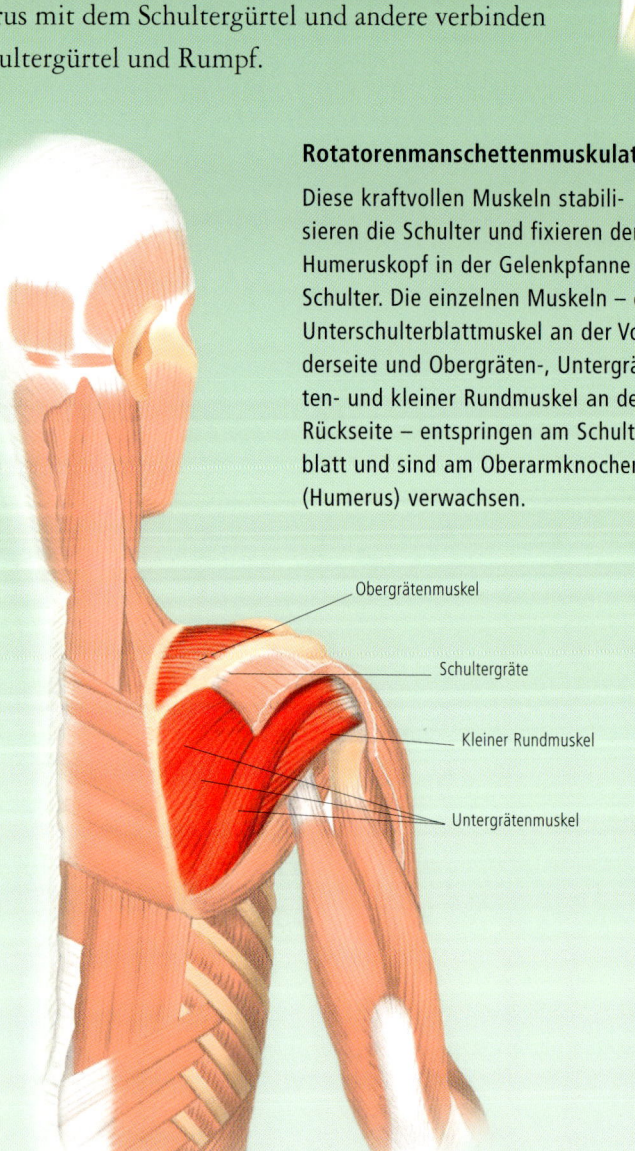

Rotatorenmanschettenmuskulatur

Diese kraftvollen Muskeln stabilisieren die Schulter und fixieren den Humeruskopf in der Gelenkpfanne der Schulter. Die einzelnen Muskeln – der Unterschulterblattmuskel an der Vorderseite und Obergräten-, Untergräten- und kleiner Rundmuskel an der Rückseite – entspringen am Schulterblatt und sind am Oberarmknochen (Humerus) verwachsen.

Obergrätenmuskel
Schultergräte
Kleiner Rundmuskel
Untergrätenmuskel

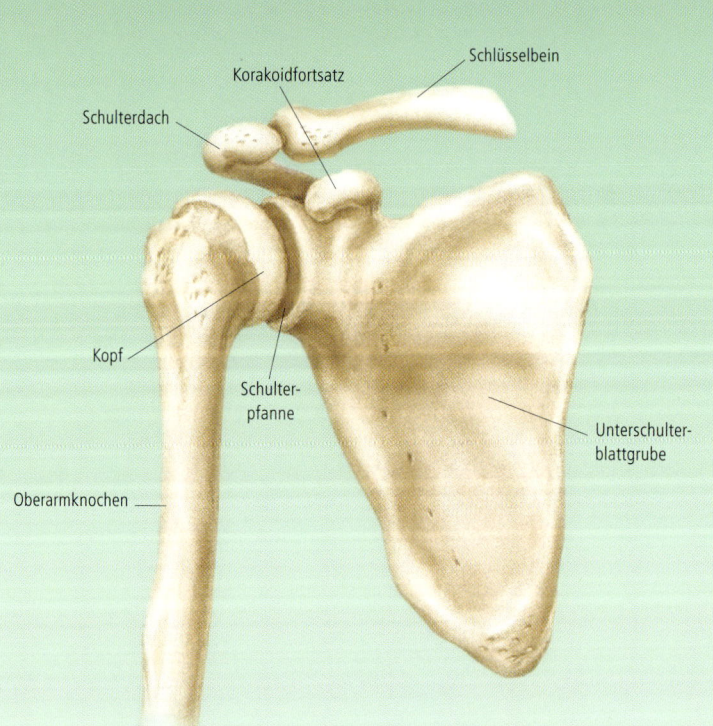

Korakoidfortsatz
Schlüsselbein
Schulterdach
Kopf
Schulterpfanne
Oberarmknochen
Unterschulterblattgrube

Schultergelenk

Die große Mobilität der Schulter wird durch das hochbewegliche Kugelgelenk ermöglicht. Der Humeruskopf sitzt in der Gelenkpfanne des Schulterblatts. Schulterbewegungen gehen immer mit Bewegungen des Schultergürtels (Schlüsselbein und Schulterblatt) einher.

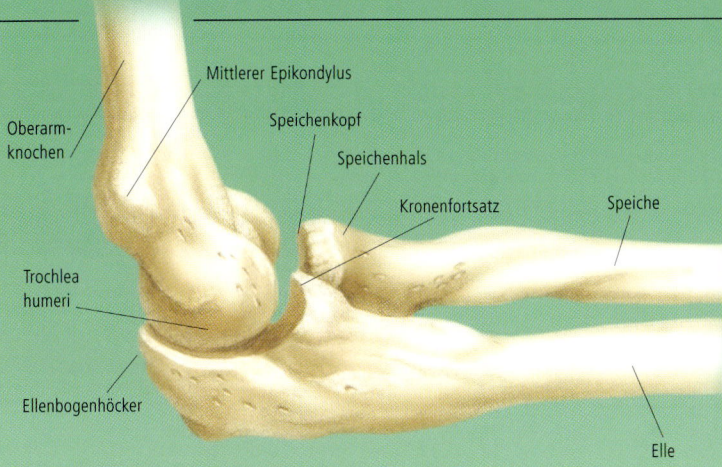

Oberarm-knochen

Mittlerer Epikondylus

Speichenkopf

Speichenhals

Kronenfortsatz

Speiche

Trochlea humeri

Ellenbogenhöcker

Elle

Der Ellenbogen

Der Oberarmknochen verbindet sich mit Speiche und Elle des Unterarms zum Scharniergelenk des Ellenbogens. Knochenvorsprünge am Ende des Humerus, die sog. Kondylen, bilden mit Speiche und Elle das Gelenk. Bänder halten den Bereich stabil, während Muskeln im Oberarm den Ellenbogen bewegen: Der Bizeps beugt den Ellenbogen, der Trizeps streckt ihn. Die Verbindung zwischen Speiche und Elle ermöglicht die Drehbewegung des Ellenbogens, wobei die Speiche sich um die Elle dreht und so die Hände wendet.

Bewegung des Ellenbogens

Muskeln, die für gemeinsame Bewegung erforderlich sind, treten paarweise auf. Ein Muskel ermöglicht die Beugung, sein Pendant die Streckung. Die Bewegungen des Ellenbogens werden von Bizeps und Trizeps gesteuert: Der Bizeps steuert die Beugung des Ellenbogens, während der Trizeps für die Streckung sorgt.

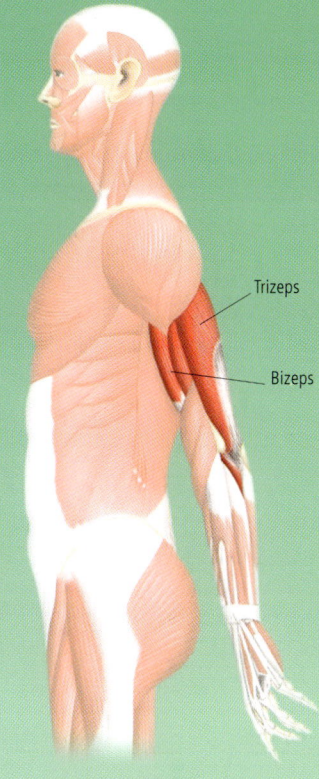

Trizeps

Bizeps

Ellenbogen (Rückansicht)

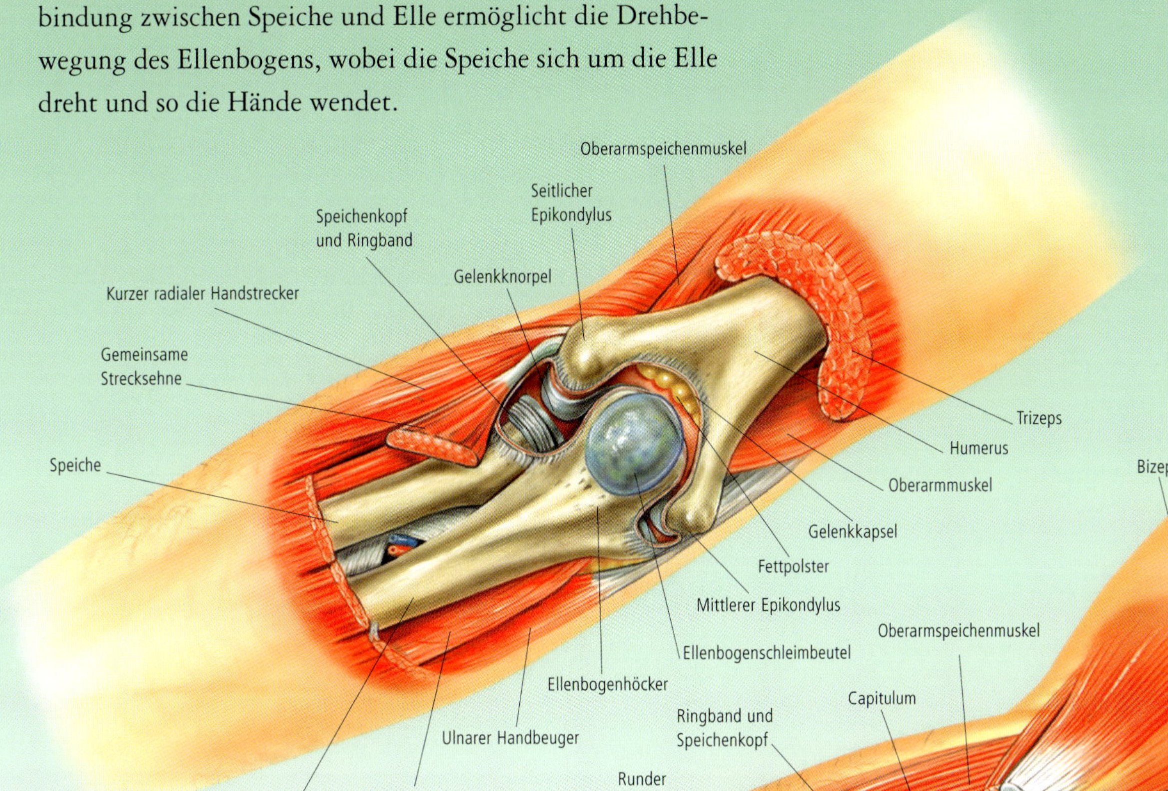

Oberarmspeichenmuskel

Seitlicher Epikondylus

Speichenkopf und Ringband

Gelenkknorpel

Kurzer radialer Handstrecker

Gemeinsame Strecksehne

Speiche

Trizeps

Humerus

Oberarmmuskel

Gelenkkapsel

Fettpolster

Mittlerer Epikondylus

Ellenbogenschleimbeutel

Ellenbogenhöcker

Ulnarer Handbeuger

Oberflächlicher Fingerbeuger

Elle

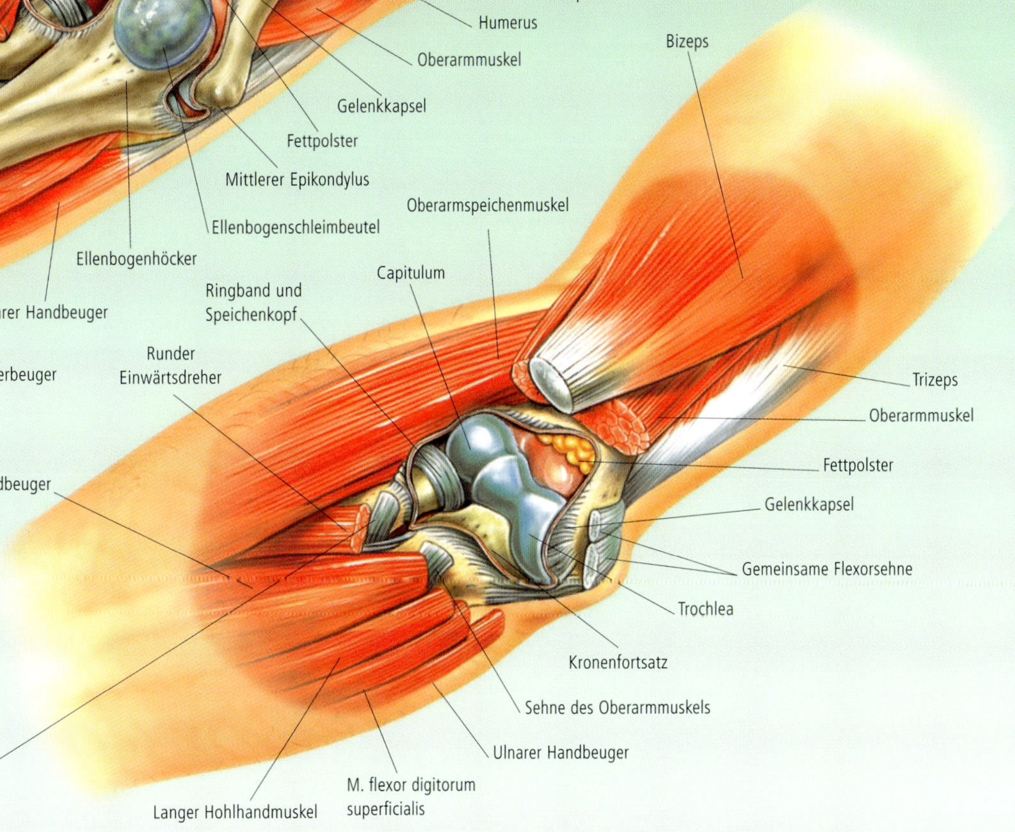

Ringband und Speichenkopf

Runder Einwärtsdreher

Capitulum

Bizeps

Trizeps

Oberarmmuskel

Fettpolster

Gelenkkapsel

Gemeinsame Flexorsehne

Trochlea

Kronenfortsatz

Oberarmspeichenmuskel

Ellenbogen – (Vorderansicht)

Radialer Handbeuger

Sehne des M. biceps femoris

Sehne des Oberarmmuskels

Ulnarer Handbeuger

Langer Hohlhandmuskel

M. flexor digitorum superficialis

Die Hand

Die Hand ist zum Ergreifen und Betätigen von Objekten bestens ausgestattet. Sie besteht aus Handfläche, Handrücken, Daumen und Fingern. Sie ist von dicker Haut überzogen; ihre leicht gewölbte Innenfläche erleichtert Handbewegungen wie das Greifen. Die Sehnen der Handfläche beugen die Finger, während die Sehnen des Handrückens sie wieder in ihre Ausgangsposition zurückstrecken. Die Nerven, die den Unterarm hinunterführen, versorgen Muskeln und Haut der Hand; die großen Nerven der Hand sind der Ellen-, der Mittel- und der Speichennerv.

Handknochen

Zwischen Handgelenk und Fingerknochen, auch Phalangen genannt, liegen fünf Mittelhandknochen: Jeder Finger besteht aus drei Phalangen (Grund-, Mittel- und Endphalanx); der Daumen besitzt nur zwei Phalangen, die Grund- und die Endphalanx.

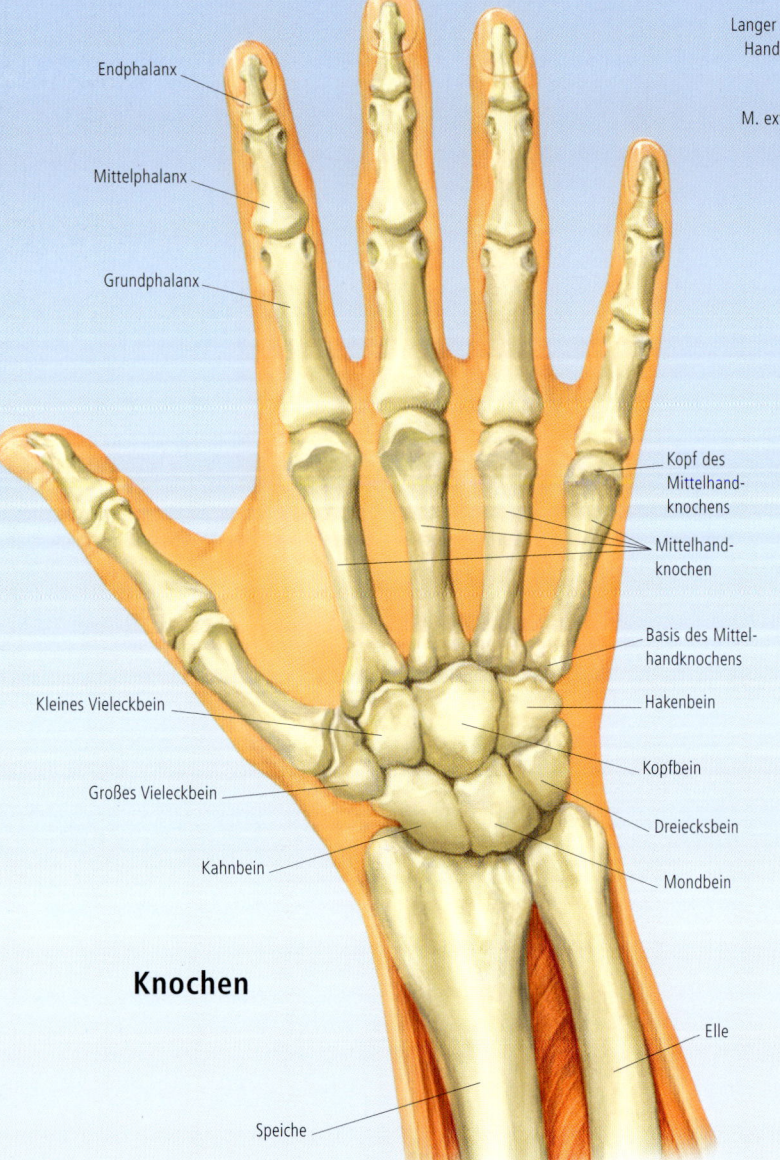

Endphalanx

Mittelphalanx

Grundphalanx

Kopf des Mittelhandknochens

Mittelhandknochen

Basis des Mittelhandknochens

Kleines Vieleckbein

Hakenbein

Großes Vieleckbein

Kopfbein

Kahnbein

Dreiecksbein

Mondbein

Elle

Speiche

Knochen

Querfasern der Muskelhauben

Dorsale Zwischenknochenmuskeln

Kleinfingerstrecker

Langer radialer Handstrecker

Kurzer radialer Handstrecker (M. extensor carpi radialis brevis)

M. extensor pollicis longus

M. extensor pollicis brevis

Hand

Fingerstrecker

Muskeln und Sehnen

M. abductor pollicis longus

Muskeln und Sehnen der Hand

Viele Handbewegungen erfordern nicht nur den Einsatz der Handmuskeln, sondern auch den der starken Armmuskeln. Je nachdem, ob ein kraftvoller Griff zum Heben eines Gegenstands oder etwa das präzise Halten eines Stifts nötig wird, kommen unterschiedliche Muskeln zum Einsatz. Die Thenarmuskeln formen den weichen Daumenballen und steuern, gemeinsam mit einem separaten Anziehermuskel, die Bewegung des Daumens. Hypothenarmuskeln bilden eine fleischige Wulst an der Außenseite der Handfläche. Zwischen den einzelnen Mittelhandknochen liegen Zwischenknochenmuskeln, die an vielen Bewegungen beteiligt sind.

Das Handgelenk

Das Handgelenk, in dem Speiche und Elle auf die Handwurzelknochen treffen, ermöglicht ein breites Bewegungsspektrum, wie Beugung, Streckung und Seitwärtsbewegung. Über und unter den Handwurzelknochen verlaufen Sehnenscheiden aus Bindegewebe, durch die die Sehnen zu Fingern und Daumen führen. Darüber liegen die Nerven und Blutgefäße, die das Handgelenk versorgen. Die Ellen- und Speichenarterien des Unterarms queren das Handgelenk, bevor sie sich in die Fingerarterien verzweigen. Ellen-, Mittel- und Speichennerv führen ebenfalls über das Handgelenk.

Die Finger

Die Finger besitzen keine eigenen Muskeln, ihre Geschicklichkeit entsteht aus dem Zusammenspiel der Arm- und Handmuskulatur mit den Fingersehnen. Jeder der vier Finger besitzt drei Knochen oder Phalangen: die Grund-, Mittel- und Endphalanx. Sie sind durch Scharniergelenke miteinander verbunden; Grundphalangen, die der Handfläche am nächsten sind, haben ein zusätzliches Scharniergelenk, das sie mit den Mittelhandknochen verbindet. Die Fingerspitzen sind auf der äußeren (dorsalen) Seite durch Fingernägel geschützt, während sie auf der Innenseite von einem einzigartigen unregelmäßigen Muster aus Rillen und Windungen überzogen sind, die unseren Fingerabdruck ausmachen.

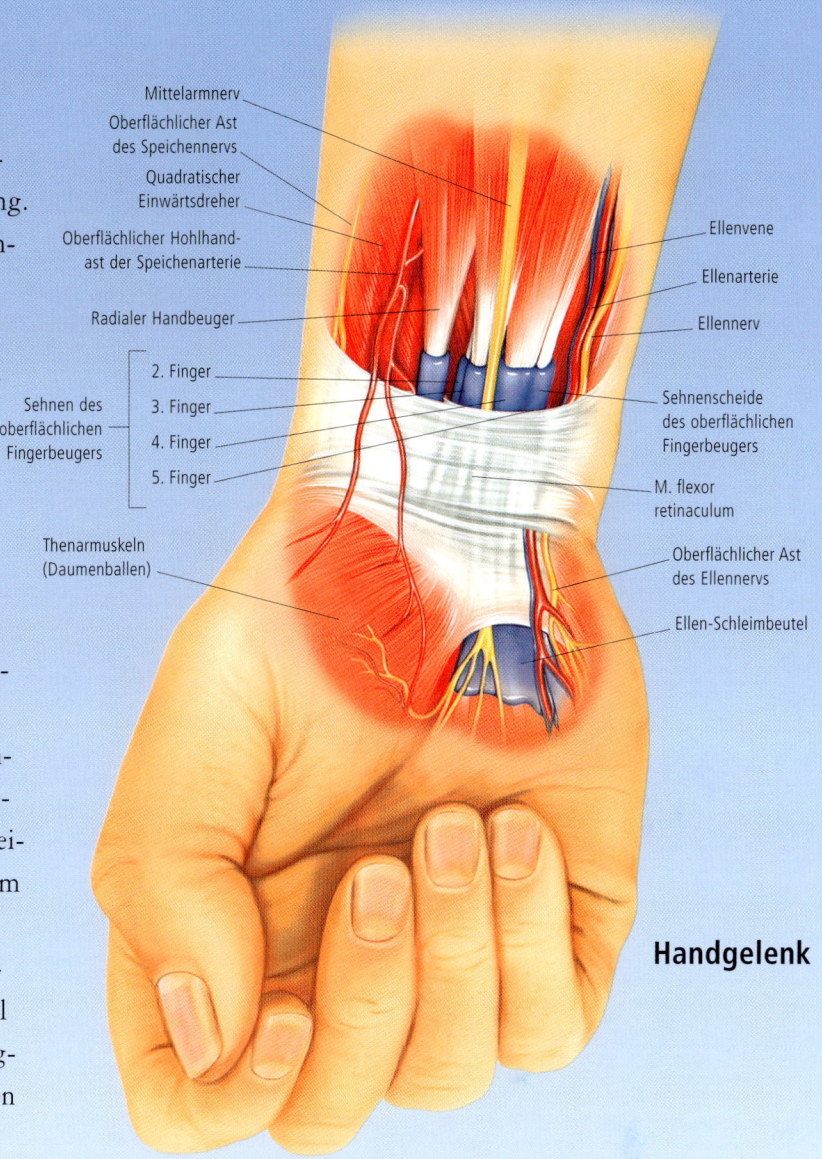

Handgelenk

Mittelarmnerv
Oberflächlicher Ast des Speichennervs
Quadratischer Einwärtsdreher
Oberflächlicher Hohlhandast der Speichenarterie
Radialer Handbeuger
Sehnen des oberflächlichen Fingerbeugers
2. Finger
3. Finger
4. Finger
5. Finger
Thenarmuskeln (Daumenballen)
Ellenvene
Ellenarterie
Ellennerv
Sehnenscheide des oberflächlichen Fingerbeugers
M. flexor retinaculum
Oberflächlicher Ast des Ellennervs
Ellen-Schleimbeutel

WUSSTEN SIE DAS?

Ob bei komplexer Präzisionsarbeit oder kraftvollem Zupacken – Hände sind ständig beschäftigt. In einem durchschnittlichen Leben werden die Fingergelenke über 25 Millionen Mal gebeugt.

Metacarpophalangealgelenk
Grundphalangen
Sattelgelenk
Dritter Mittelhandknochen
Proximales Interphalangealgelenk
Mittelphalanx
BASIS
KOPF
BASIS
Handwurzelknochen
Dorsale Zeigefingerarterie
KOPF
Zweiter Mittelhandknochen
Gelenkknorpel
Erster Mittelhandknochen
Nagelwurzel
Nagelhaut
Lunula
Nagel
Distales Interphalangealgelenk
Hohlhandband
Kapsel
Grundphalanx
Finger
Endphalanx
Endphalanx

Hüften, Beine und Füße

Die Vorderseite des Beines

Das Bein

Die drei Röhrenknochen des Beines (Oberschenkelknochen, Schien- und Wadenbein) sind oben mit dem Hüftknochen und unten mit dem Fuß verbunden. Obwohl das Bein im anatomischen Sinne nur den Bereich zwischen Knie und Fußknöchel umfasst, bezeichnet man damit im populären Sprachgebrauch die gesamten unteren Gliedmaßen mit Ausnahme des Fußes. Der Hüftknochen bildet die Verbindung zwischen Wirbelsäule und unteren Gliedmaßen. Sie müssen das Gewicht des Oberkörpers tragen und werden deshalb von großen, starken Muskeln stabilisiert, die auch die Bewegung der Beine ermöglichen. Große Gelenke an Hüfte und Knie sowie starke Bänder im Bein vollenden den strukturellen Mechanismus für unsere Fortbewegung.

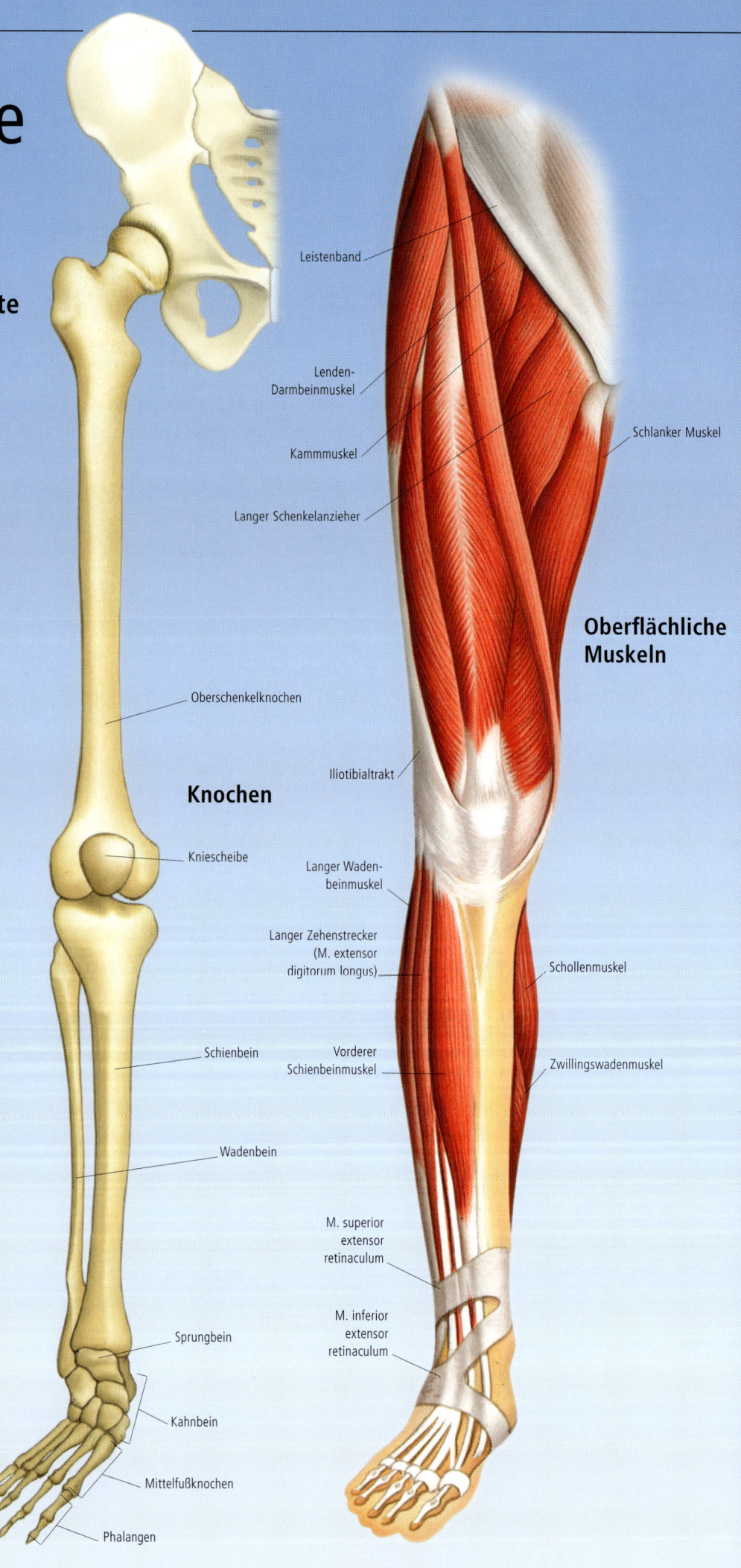

Knochen

Oberschenkelknochen

Kniescheibe

Schienbein

Wadenbein

Sprungbein

Kahnbein

Mittelfußknochen

Phalangen

Leistenband

Lenden-Darmbeinmuskel

Kammmuskel

Langer Schenkelanzieher

Schlanker Muskel

Oberflächliche Muskeln

Iliotibialtrakt

Langer Wadenbeinmuskel

Langer Zehenstrecker (M. extensor digitorum longus)

Vorderer Schienbeinmuskel

Schollenmuskel

Zwillingswadenmuskel

M. superior extensor retinaculum

M. inferior extensor retinaculum

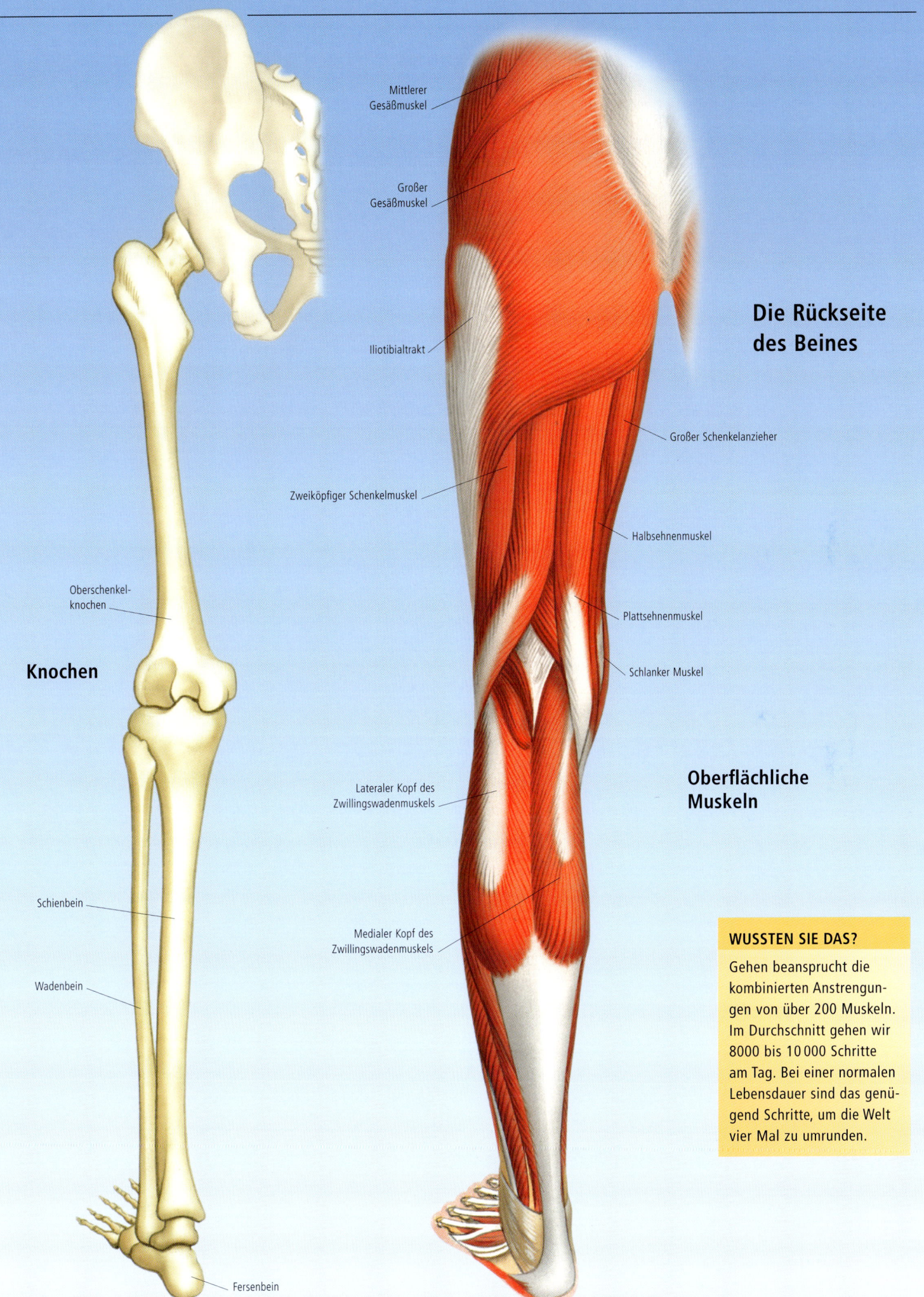

Mittlerer
Gesäßmuskel

Großer
Gesäßmuskel

**Die Rückseite
des Beines**

Iliotibialtrakt

Großer Schenkelanzieher

Zweiköpfiger Schenkelmuskel

Halbsehnenmuskel

Plattsehnenmuskel

Schlanker Muskel

**Oberflächliche
Muskeln**

Oberschenkel-
knochen

Knochen

Lateraler Kopf des
Zwillingswadenmuskels

Medialer Kopf des
Zwillingswadenmuskels

Schienbein

Wadenbein

Fersenbein

WUSSTEN SIE DAS?

Gehen beansprucht die
kombinierten Anstrengun-
gen von über 200 Muskeln.
Im Durchschnitt gehen wir
8000 bis 10 000 Schritte
am Tag. Bei einer normalen
Lebensdauer sind das genü-
gend Schritte, um die Welt
vier Mal zu umrunden.

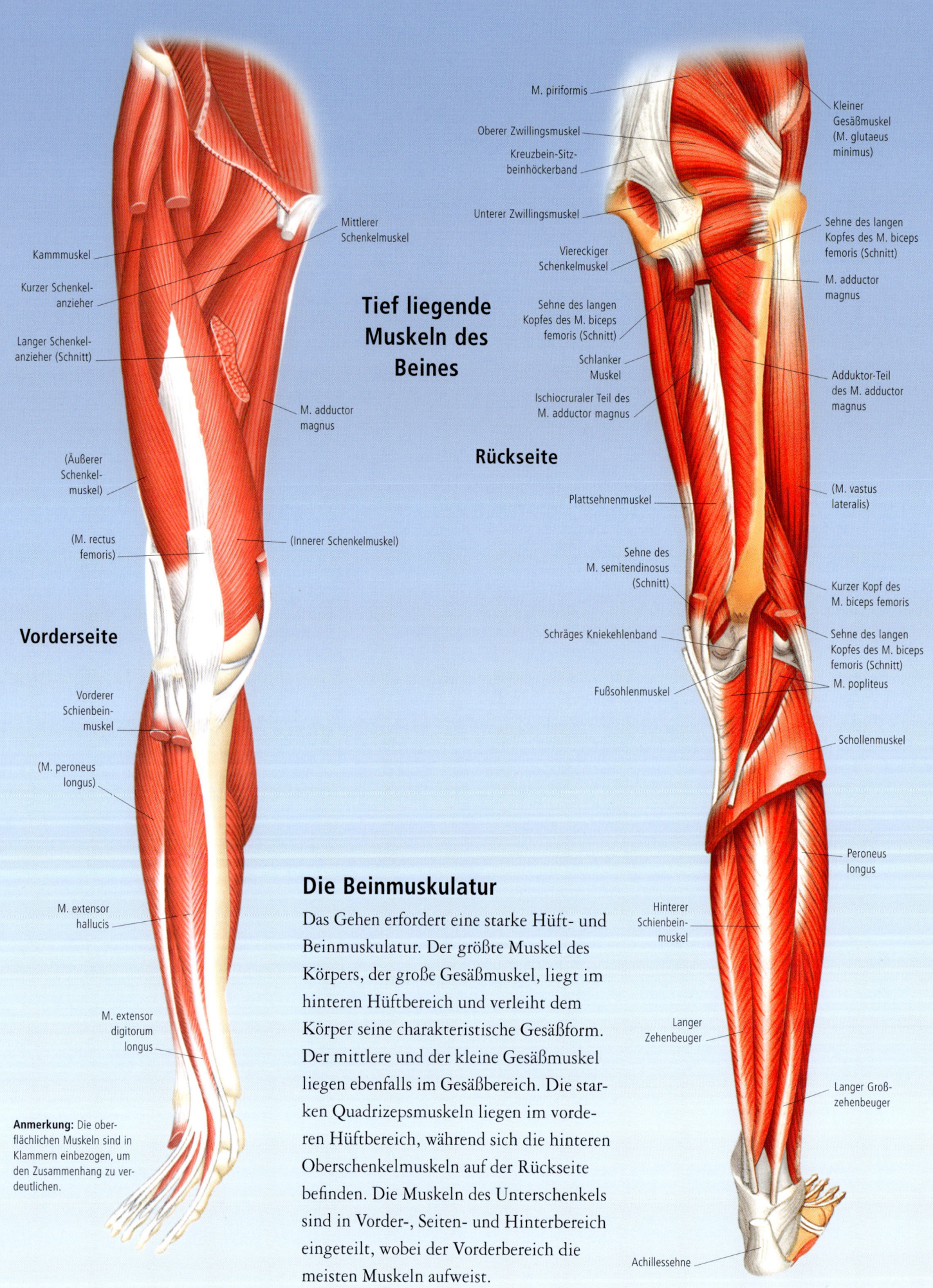

Tief liegende Muskeln des Beines

Vorderseite

Kammmuskel

Kurzer Schenkel-anzieher

Langer Schenkel-anzieher (Schnitt)

Mittlerer Schenkelmuskel

M. adductor magnus

(Äußerer Schenkel-muskel)

(M. rectus femoris)

(Innerer Schenkelmuskel)

Vorderer Schienbein-muskel

(M. peroneus longus)

M. extensor hallucis

M. extensor digitorum longus

Anmerkung: Die ober-flächlichen Muskeln sind in Klammern einbezogen, um den Zusammenhang zu ver-deutlichen.

Rückseite

M. piriformis

Oberer Zwillingsmuskel

Kreuzbein-Sitz-beinhöckerband

Unterer Zwillingsmuskel

Viereckiger Schenkelmuskel

Sehne des langen Kopfes M. biceps femoris (Schnitt)

Schlanker Muskel

Ischiocruraler Teil des M. adductor magnus

Plattsehnenmuskel

Sehne des M. semitendinosus (Schnitt)

Schräges Kniekehlenband

Fußsohlenmuskel

Hinterer Schienbein-muskel

Langer Zehenbeuger

Achillessehne

Kleiner Gesäßmuskel (M. gluteus minimus)

Sehne des langen Kopfes des M. biceps femoris (Schnitt)

M. adductor magnus

Adduktor-Teil des M. adductor magnus

(M. vastus lateralis)

Kurzer Kopf des M. biceps femoris

Sehne des langen Kopfes des M. biceps femoris (Schnitt)

M. popliteus

Schollenmuskel

Peroneus longus

Langer Groß-zehenbeuger

Die Beinmuskulatur

Das Gehen erfordert eine starke Hüft- und Beinmuskulatur. Der größte Muskel des Körpers, der große Gesäßmuskel, liegt im hinteren Hüftbereich und verleiht dem Körper seine charakteristische Gesäßform. Der mittlere und der kleine Gesäßmuskel liegen ebenfalls im Gesäßbereich. Die star-ken Quadrizepsmuskeln liegen im vorde-ren Hüftbereich, während sich die hinteren Oberschenkelmuskeln auf der Rückseite befinden. Die Muskeln des Unterschenkels sind in Vorder-, Seiten- und Hinterbereich eingeteilt, wobei der Vorderbereich die meisten Muskeln aufweist.

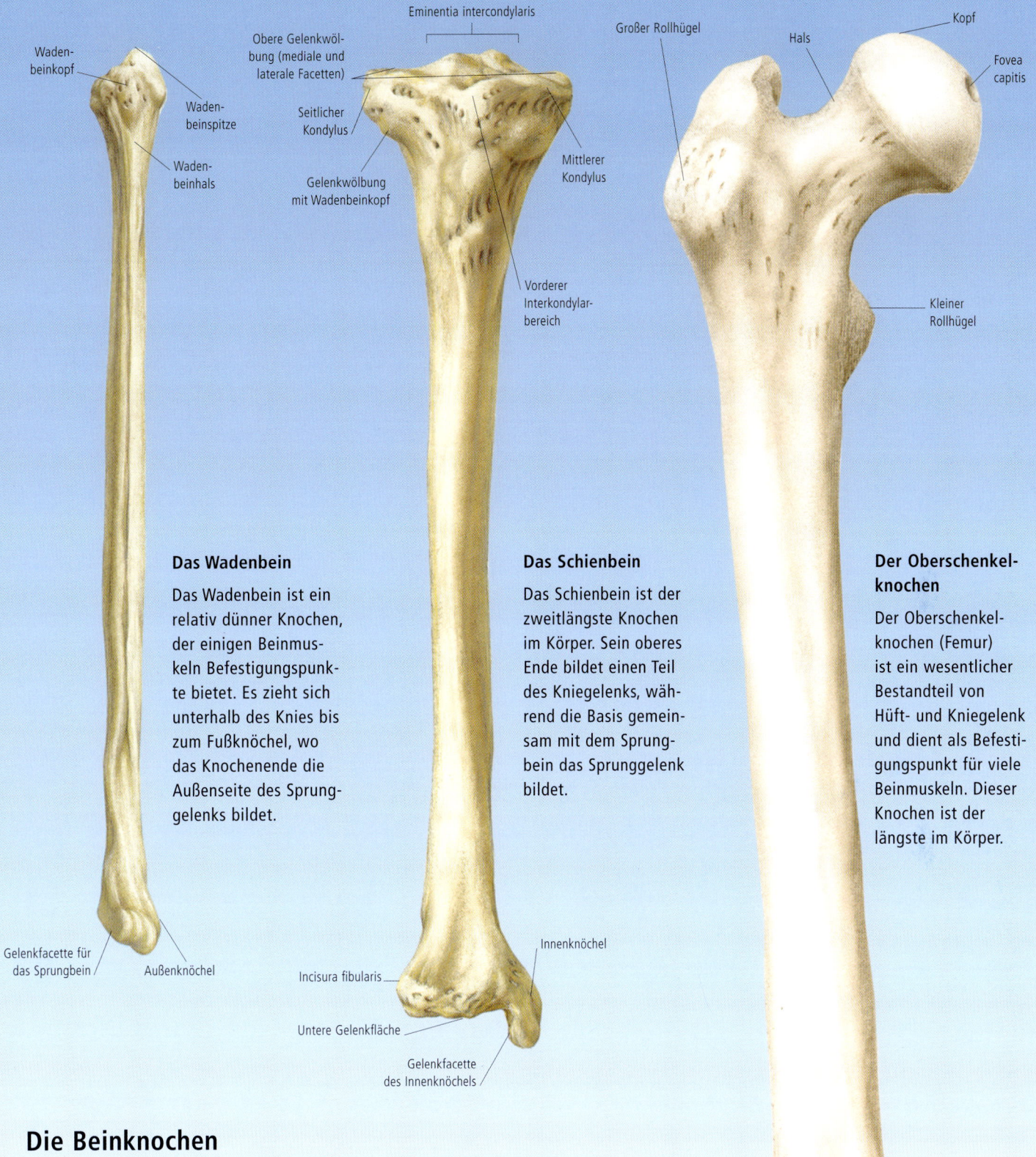

Wadenbeinkopf

Wadenbeinspitze

Wadenbeinhals

Obere Gelenkwölbung (mediale und laterale Facetten)

Seitlicher Kondylus

Gelenkwölbung mit Wadenbeinkopf

Eminentia intercondylaris

Mittlerer Kondylus

Vorderer Interkondylarbereich

Großer Rollhügel

Hals

Kopf

Fovea capitis

Kleiner Rollhügel

Gelenkfacette für das Sprungbein

Außenknöchel

Incisura fibularis

Innenknöchel

Untere Gelenkfläche

Gelenkfacette des Innenknöchels

Seitlicher Epikondylus

Mittlerer Epikondylus

Femurkondylus (Kniescheibe)

Das Wadenbein

Das Wadenbein ist ein relativ dünner Knochen, der einigen Beinmuskeln Befestigungspunkte bietet. Es zieht sich unterhalb des Knies bis zum Fußknöchel, wo das Knochenende die Außenseite des Sprunggelenks bildet.

Das Schienbein

Das Schienbein ist der zweitlängste Knochen im Körper. Sein oberes Ende bildet einen Teil des Kniegelenks, während die Basis gemeinsam mit dem Sprungbein das Sprunggelenk bildet.

Der Oberschenkelknochen

Der Oberschenkelknochen (Femur) ist ein wesentlicher Bestandteil von Hüft- und Kniegelenk und dient als Befestigungspunkt für viele Beinmuskeln. Dieser Knochen ist der längste im Körper.

Die Beinknochen

Die drei Röhrenknochen des Beines sind der Oberschenkelknochen, das Schien- und das Wadenbein. Der Oberschenkelknochen ist der stärkste und längste Knochen im Körper. Sein abgerundeter Kopf an der Spitze ruht in der Gelenkpfanne des Hüftknochens, sodass ein sehr bewegliches Gelenk entsteht. Der lange Schaft des Knochens ist nach innen gerichtet und verläuft bis zum Kniegelenk. Zwei Vorsprünge (Kondylen) an der Basis des Oberschenkelknochens verbinden ihn am Kniegelenk mit dem Schienbein. Der Oberschenkelknochen ist mit der Kniescheibe (Patella) verbunden, die von einer Sehne des Quadrizepsmuskels gehalten wird.

Spezialisierte Beinmuskulatur

Wadenmuskeln

Der vordere Schienbein-
muskel liegt am Schien-
bein an und erlaubt dem
Fuß die Einwärts- und
Aufwärtsbewegung.

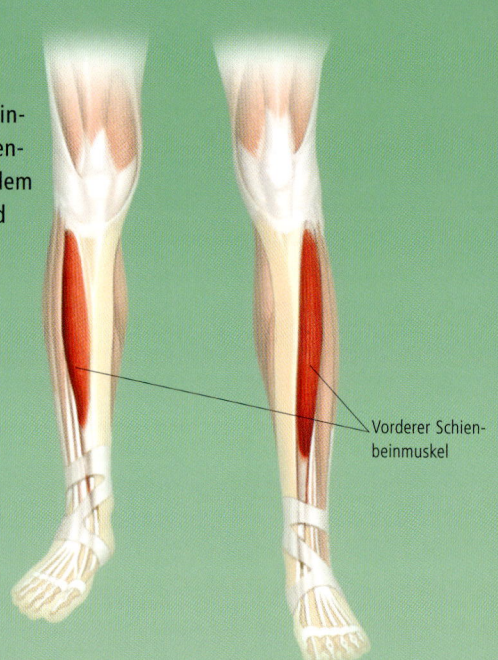

Vorderer Schien-
beinmuskel

WADENMUSKELN

Die Wadenregion enthält Muskeln, die für verschiedene Fußbe-
wegungen zuständig sind. Die vorderen Muskeln bewegen den
Fuß nach vorn; die seitlichen Muskeln drehen die Fußsohle nach
außen; die oberflächlichen Muskeln der vorderen Gruppe sorgen
für die Abwärtsbewegung des Fußes, während die tiefer liegenden
Muskeln, die hinter dem Sprunggelenk verlaufen, für die Beugung der großen Zehe unerlässlich sind.

QUADRIZEPSMUSKEL

Der Vierköpfige Oberschenkelmuskel
ist ein Muskel, der aus vier Einzelteilen besteht, nämlich dem geraden
Oberschenkelmuskel und den äußeren, inneren und mittleren Schenkel-
muskeln. Der Quadrizepsmuskel ent-
springt im Becken am oberen Teil des
Oberschenkelknochens. Von seinem
unteren Ende verlaufen die vier Mus-
kelstränge über die Kniescheibe zu
ihrem Befestigungspunkt am Schienbein. Der Quadrizepsmuskel beugt die
Hüfte, streckt das Knie und sorgt im
Kniegelenk für Stärke und Stabilität.

**Oberflächliche
Muskeln**

Zweiköpfiger
Schenkelmuskel

Halbsehnenmuskel

Plattsehnenmuskel

**Tief liegende
Muskeln**

Mittlerer
Schenkelmuskel

Äußerer
Schenkelmuskel

Innerer Schenkel-
muskel

Gerader Ober-
schenkelmuskel

ISCHIOCRURALE MUSKULATUR

Die hintere Oberschenkelmuskulatur
besteht aus dem zweiköpfigen Schenkelmuskel mit Halbsehnen- und
Plattsehnenmuskel. Diese Oberflä-
chenmuskeln reichen von ihren Befes-
tigungspunkten im Unterschenkel
über die Kniekehle bis zur Spitze des
Sitzbeins am Beckenboden. Die gesamte Muskelgruppe ist an der Bewegung von Hüft- und Kniegelenk
beteiligt.

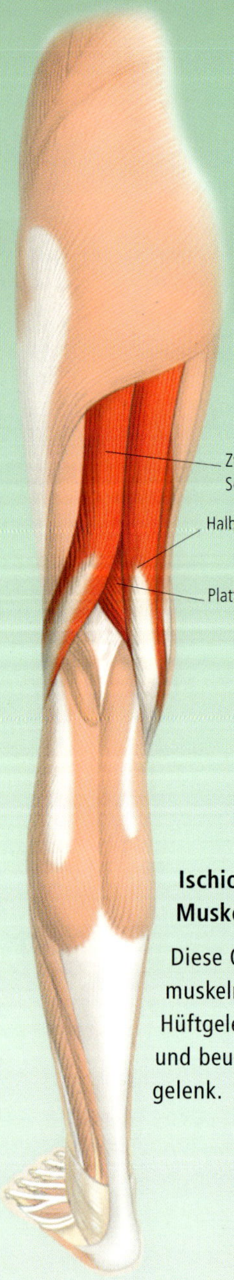

**Ischiocrurale
Muskeln**

Diese Oberschenkel-
muskeln richten das
Hüftgelenk gerade
und beugen das Knie-
gelenk.

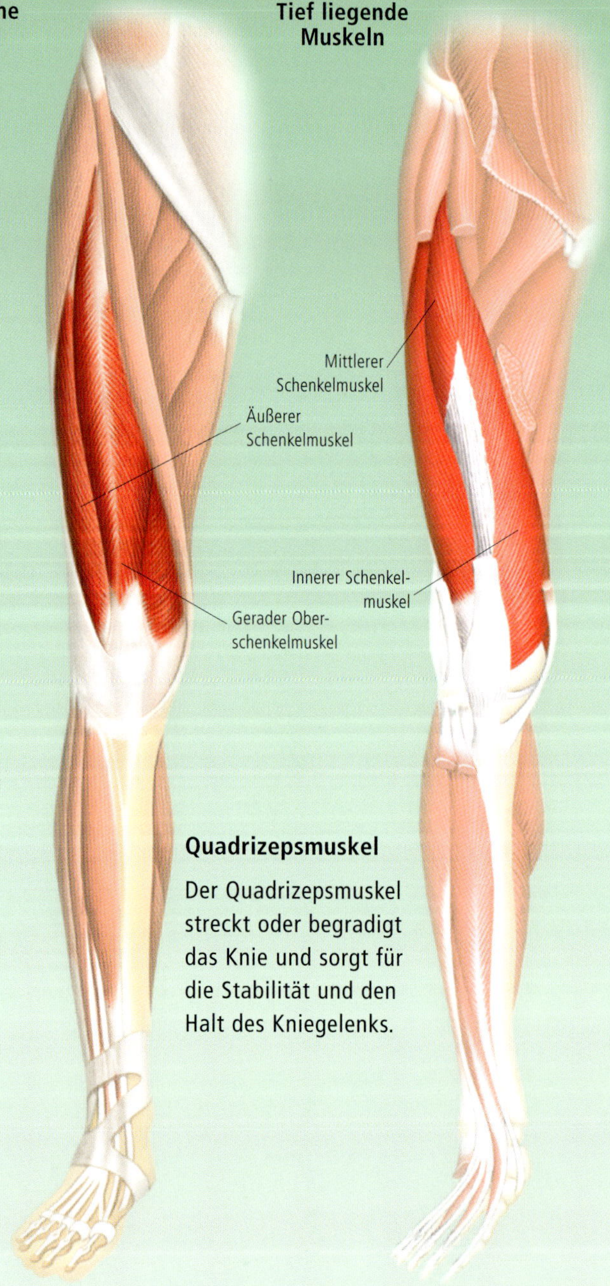

Quadrizepsmuskel

Der Quadrizepsmuskel
streckt oder begradigt
das Knie und sorgt für
die Stabilität und den
Halt des Kniegelenks.

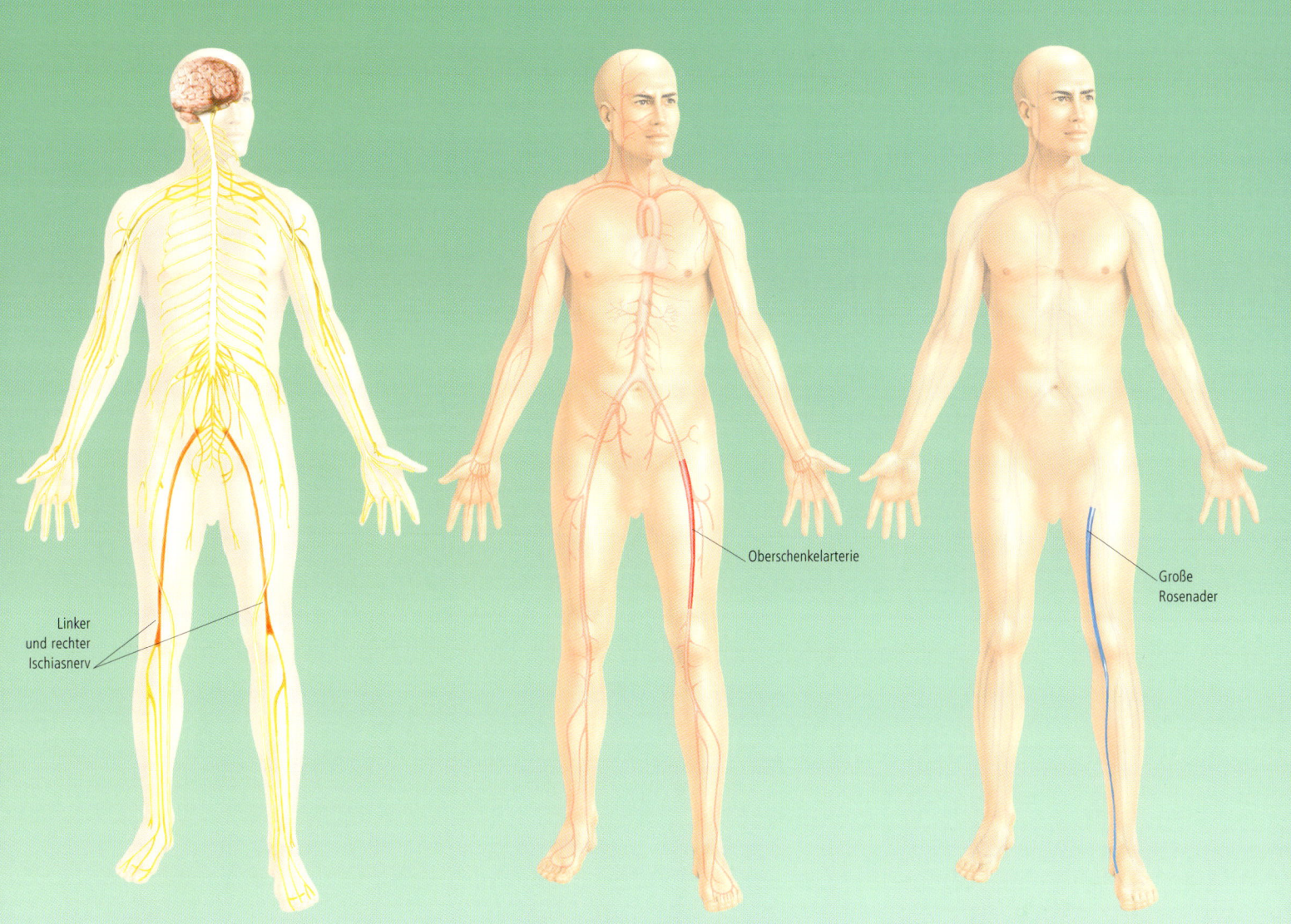

Ischiasnerv

Der dickste Nerv des Körpers, der Ischiasnerv, verläuft von der Basis der Wirbelsäule
die Hüfte hinunter und verzweigt sich dann
in Unterschenkel und Fuß. Er versorgt u. a.
die hinteren Oberschenkelmuskeln.

Oberschenkelarterie

Die äußere Hüftarterie im Rumpf wird
zur Oberschenkelarterie, wenn sie die
Leistenregion passiert hat; dort kann sie
als Pulspunkt genutzt werden. Die Oberschenkelarterie versorgt Bein und Hüfte.

Große Rosenader

Vom Fuß steigt die große Rosenader
(V. saphena magna) als längste Vene des
Körpers in die Leiste auf. Ihr Blut fließt in
die tieferschichtigen Beinvenen ab, von
wo es zum Herzen zurückgeführt wird.

Nerven und Blutgefäße des Beines

Große Arterien und Venen versorgen die kleineren
Blutgefäße im Bein. Die zentrale Versorgung übernimmt die Oberschenkelarterie. Sie wird von der
Aorta über die äußere Hüftarterie gespeist und verläuft zum Knie hinunter, wo sie in die Kniekehlen-
arterie übergeht. Ab hier verzweigt sie sich weiter in
den Unterschenkel.

Die tief liegenden Venen des Beines folgen dem
Verlauf der Arterien, die oberflächlichen verlaufen unmittelbar unter der Haut. Ein komplexes Klappensys-
tem steuert die Arbeit der Beinvenen. Wenn sich die
Beinmuskeln entspannen, entspannen sich auch die

Venen; wird der Muskel angespannt, verkürzen sie sich.
Ihre Klappen werden dann zusammengedrückt und das
Blut aufwärts in Richtung Herz gezwungen. Entspannen sich die Muskeln, kann das Blut aus den oberflächlichen in die tiefer liegenden Venen fließen. Die große
Rosenader (V. saphena magna) als wichtigste oberflächliche Beinvene ist die längste im Körper.

Die wichtigsten Nerven, die das Bein versorgen,
sind der Oberschenkel-, der Hüftloch- und der Ischiasnerv. Diese sich weiter verzweigenden Nerven sind für
die Muskeln und die Haut der Beine zuständig. Der
Ischiasnerv steuert die hinteren Oberschenkelmuskeln,
die Unterschenkelmuskeln und den Fuß.

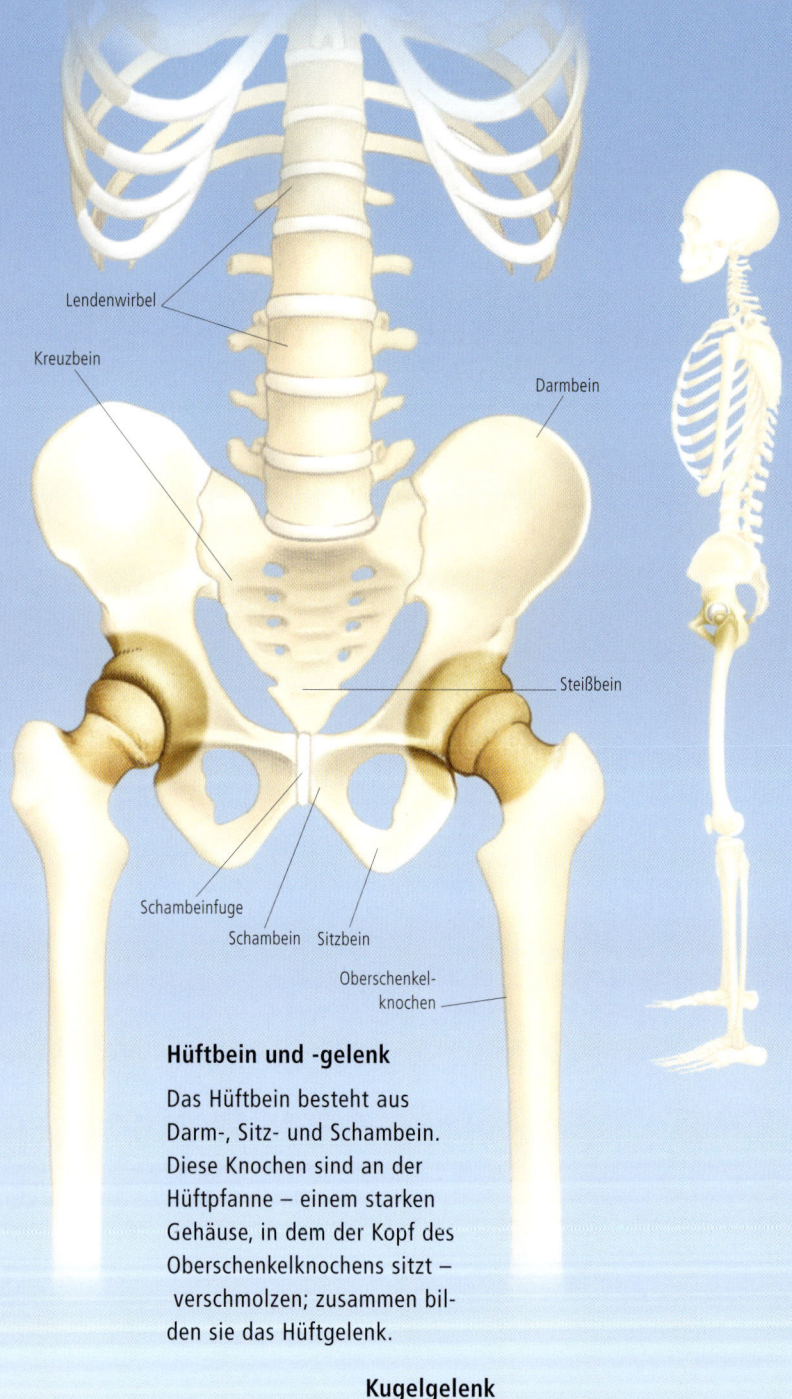

Lendenwirbel

Kreuzbein

Darmbein

Steißbein

Schambeinfuge

Schambein   Sitzbein

Oberschenkel-
knochen

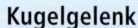

Hüftbein und Hüftgelenk

Die über das Iliosakralgelenk mit der Wirbelsäule verbundene Hüfte besteht aus Darm-, Sitz- und Schambein. In der frühen Jugend wachsen sie an der Hüftpfanne zusammen und erstarren zum Hüftbein. Die Kombination aus Hüftbein und Kreuzbein ergibt einen Rundknochen, der die Basis der Bauchorgane umschließt.

In der gewölbten Hüftpfanne liegt ein Großteil des Kopfes des Oberschenkelknochens, der mit ihr zusammen das Hüftgelenk bildet. So entsteht ein stabiles und äußerst belastbares Gelenk, das zugleich ein breites Bewegungsspektrum ermöglicht. Der Kopf des Oberschenkelknochens ist von Knorpel und Gelenkflüssigkeit überzogen, sodass eine reibungsfreie, geschmeidige Gelenkbewegung möglich ist. Das Gelenk ist außerdem von einer faserigen Kapsel umschlossen, die dem Kopf des Knochens trotz aller Bewegungsfreiheit sicheren Halt verleiht. Starke Muskeln wie die Gesäßmuskeln an der Rückseite und der gerade Oberschenkelmuskel an der Vorderseite des Körpers halten das Gelenk an Ort und Stelle und bewegen die Hüfte.

Hüftbein und -gelenk

Das Hüftbein besteht aus Darm-, Sitz- und Schambein. Diese Knochen sind an der Hüftpfanne – einem starken Gehäuse, in dem der Kopf des Oberschenkelknochens sitzt – verschmolzen; zusammen bilden sie das Hüftgelenk.

Kugelgelenk

Der abgerundete Kopf des Oberschenkelknochens sitzt in einer becherförmigen Hüftgelenkpfanne. So entsteht ein Kugelgelenk, das fast genau so viel Bewegungsfreiheit ermöglicht wie das Schultergelenk.

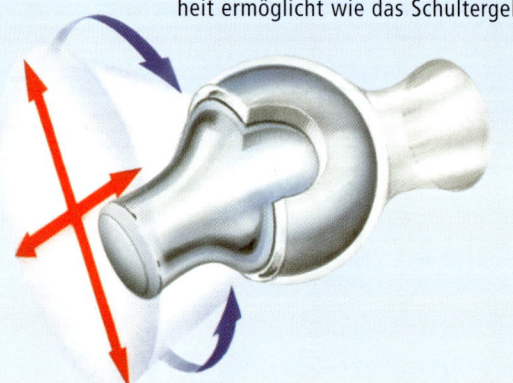

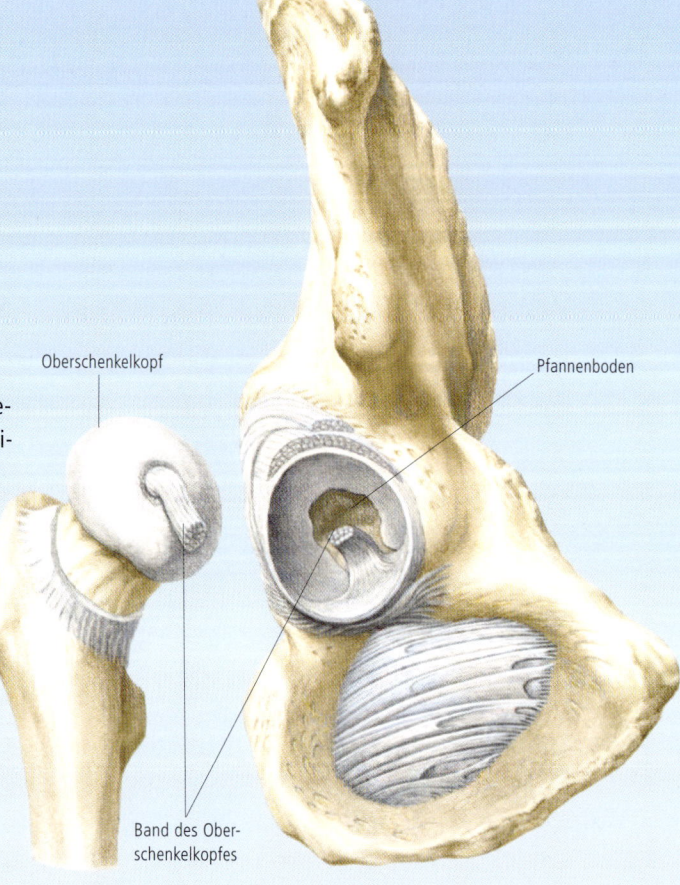

Oberschenkelkopf

Pfannenboden

Band des Oberschenkelkopfes

Kniegelenk

Das Knie ist ein komplexes Scharniergelenk zwischen Oberschenkelknochen, Schienbein und Kniescheibe. Eine faserige Kapsel umgibt das Gelenk und hält die drei Knochen zusammen. Im Gelenkspalt sind zwei keilförmige Knorpelscheiben (Menisken) mit dem oberen Ende des Schienbeins verbunden, was eine gewisse Drehbewegung ermöglicht.

Oberschenkel-knochen

Kniescheibe

Gelenk-knorpel

Schienbein

Wadenbein

Scharniergelenk

Ein Scharniergelenk ermöglicht nur Bewegungen in eine Richtung, wie z.B. das Beugen und Strecken des Knies.

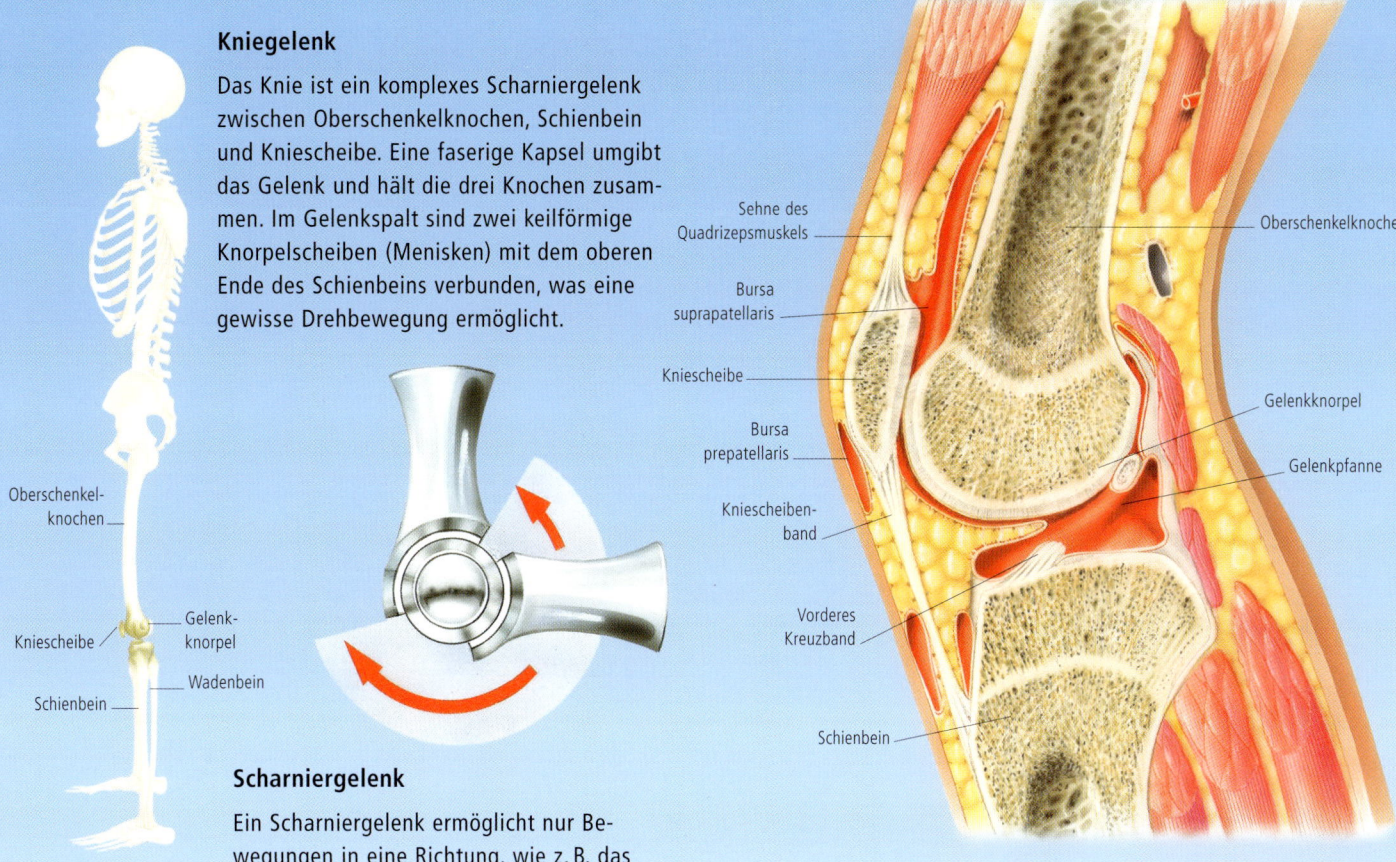

Sehne des Quadrizepsmuskels

Bursa suprapatellaris

Kniescheibe

Bursa prepatellaris

Kniescheiben-band

Vorderes Kreuzband

Schienbein

Oberschenkelknochen

Gelenkknorpel

Gelenkpfanne

Kniebänder

Das mediale Kollateralband (Innenband) und das seitliche Kollateralband (Seitenband) verstärken das Knie seitlich. In der Gelenkkapsel befinden sich Kreuzbänder, die das Schienbein in seiner Bewegung führen. (Hier wurde die Kniescheibe abgelöst, um die Innenbänder und Knochen zu zeigen.)

Seitlicher Oberschenkelkondylus

Außenband des Oberschenkels

Seitlicher Meniskus

Hinteres Kreuzband

Vorderes Kreuzband

Mittlerer Oberschenkelkondylus

Mittlerer Meniskus

Außenband des Schienbeins

Kniescheibe

Knie und Kniegelenk

Eines der komplexesten Gelenke im Körper, das Knie, verbindet Ober- und Unterschenkel. Es wird von drei Knochen gebildet: Oberschenkelknochen (Femur), Schienbein (Tibia) und Kniescheibe (Patella). Es ist eigentlich ein Scharniergelenk, obwohl einige Gleitbewegungen rückwärts und vorwärts sowie geringe Drehbewegungen möglich sind; das Knie ist ein äußerst bewegliches und tragfähiges Gelenk.

Die drei Knieknochen und die große Gelenkhöhle werden von der Kniegelenkkapsel zusammengehalten. Sie ist von einer Membran umschlossen und mit Gelenkflüssigkeit gefüllt, um die Gelenkoberflächen gleitfähig zu halten. Zudem verfügen die Basis des Oberschenkelknochens und der Schienbeinkopf über eine Knorpelschicht, die die Bewegung geschmeidig machen. Die Kniescheibe wird von den Sehnen des Quadrizepsmuskels gehalten und gleitet auf der Vorderseite des Oberschenkelknochens.

Da die Knochen des Kniegelenks nicht direkt beieinander liegen, sind für die Stabilität starke Bänder und Muskeln notwendig. Bänder ermöglichen es der Kniescheibe, längs über den Oberschenkelknochen zu gleiten. Kollateralbänder sichern die Gelenkkapsel an den Außenseiten, während innerhalb der Kapsel Kreuzbänder die Bewegung von Schienbein und Kniescheibe koordinieren. Wichtig für die Stabilität sind auch der hintere Oberschenkelmuskel und der Quadrizepsmuskel.

Der Fuß und das Sprunggelenk

Die Fußknochen erzeugen beim Gehen eine Hebelwirkung. Die fein gegliederte Knochenstruktur des Fußes ermöglicht es ihm, sich an unterschiedliche Oberflächen anzupassen. Dicke Haut bedeckt die Fußsohle, während die Oberseite von einer dünnen Hautoberfläche überzogen ist, die von der Vorderseite des Unterschenkels zum Kahnbein und den Zehen verläuft. Zu den sieben Fußwurzelknochen gehören das Sprungbein, das Teil des Sprunggelenks ist, und das Fersenbein, das den unteren Befestigungspunkt der Achillessehne bildet. Die restlichen Fußwurzelknochen bilden

zusammen Gleitgelenke. Sie sind mit den Mittelfußknochen verbunden, an denen wiederum die Zehenknochen (Phalangen) anliegen. Jeder der vier kleineren Zehen hat drei Phalangen (Grund-, Mittel- und Endphalanx). Der große Zeh besitzt nur zwei Phalangen (Grund- und Endphalanx).

Das Sprunggelenk verbindet Schien- und Wadenbein des Unterschenkels mit dem Sprungbein des Fußes. Dieses Scharniergelenk ermöglicht im Zusammenspiel mit den Muskeln des Unterschenkels die Bewegung des Fußes. Vorsprünge am Ende von Schien- und Wadenbein (Innen- und Außenknöchel) bilden die knöchernen Höcker des Fußgelenks. Gemeinsam mit einem Teil des Schienbeins formen sie das Gehäuse des Sprungbeins und bilden so ein stabiles Gelenk. Zusätzliche Stabilität entsteht durch Bänder, die Knöchel und Sprungbein verbinden. Auf der Oberseite des Fußgelenks verlaufen Sehnen, die aus Sehnenscheiden austreten und an bestimmten Punkten mit dem Fußknochen verwachsen sind.

Der Fuß hat verschiedene Bewegungsrichtungen: nach oben (Dorsiflexion), nach unten (Plantarflexion), Auswärtsdrehung (Inversion oder Supination) und Einwärtsdrehung (Eversion oder Pronation).

Fuß – Knochen

Jeder Fuß enthält 26 Knochen, zu denen 19 Mittelfußknochen und Phalangen zählen; den Rest machen die Fußwurzel und die Knochen des Fußrückens aus. Die Fußwurzel besteht aus dem Fersenbein und dem Sprungbein, das gemeinsam mit Schien- und Wadenbein das Sprunggelenk bildet.

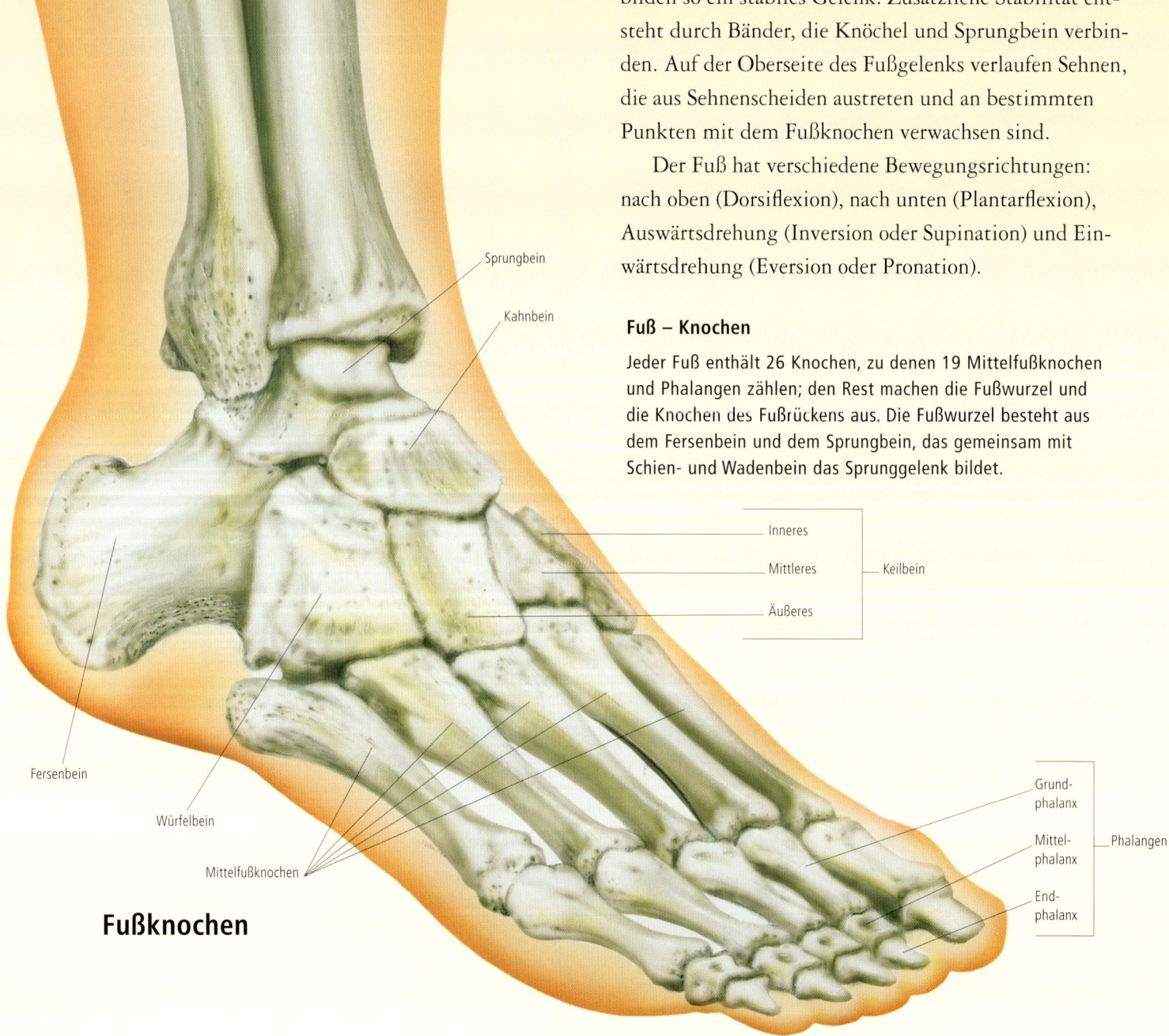

Sprungbein

Kahnbein

Inneres

Mittleres — Keilbein

Äußeres

Fersenbein

Würfelbein

Mittelfußknochen

Grund-phalanx

Mittel-phalanx — Phalangen

End-phalanx

Fußknochen

Fußmuskulatur

Die Muskulatur von Unterschenkel und Fuß ermöglicht die Aufwärts-, Abwärts-, Einwärts- und Auswärtsbewegung der Füße. Die Hauptmuskeln für die Aufwärtsbewegung (Dorsalflexion) befinden sich an der Vorderseite des Unterschenkels; die rückseitigen Muskeln befähigen zur Abwärtsbewegung (Plantarflexion). Bänder verbinden das Waden- und das Schienbein mit den Fußwurzelknochen, um am Knöchel ein stabiles Gelenk zu bilden.

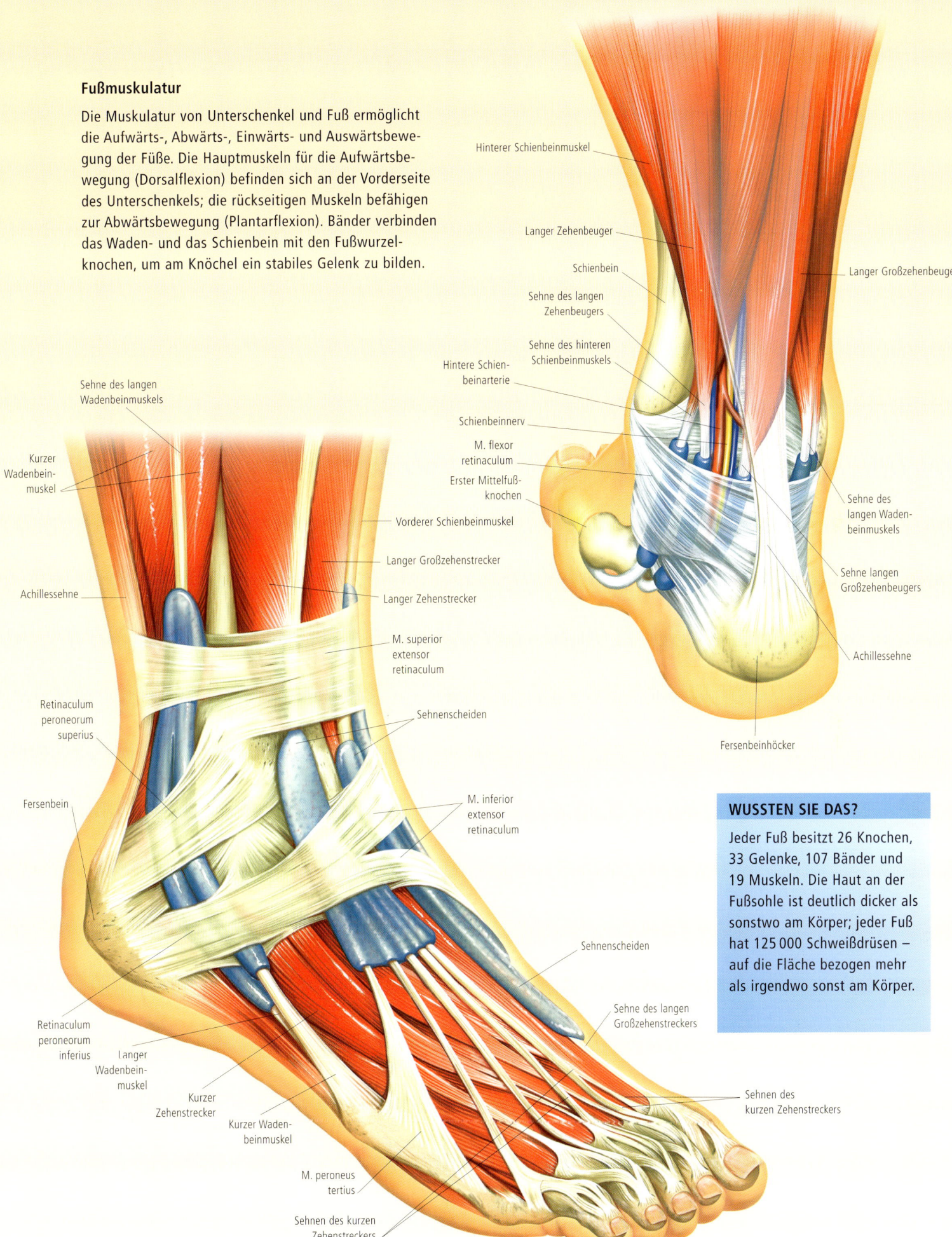

Hinterer Schienbeinmuskel

Langer Zehenbeuger

Schienbein

Sehne des langen Zehenbeugers

Sehne des hinteren Schienbeinmuskels

Hintere Schienbeinarterie

Schienbeinnerv

M. flexor retinaculum

Erster Mittelfußknochen

Langer Großzehenbeuger

Sehne des langen Wadenbeinmuskels

Sehne langen Großzehenbeugers

Achillessehne

Fersenbeinhöcker

Sehne des langen Wadenbeinmuskels

Kurzer Wadenbeinmuskel

Achillessehne

Vorderer Schienbeinmuskel

Langer Großzehenstrecker

Langer Zehenstrecker

M. superior extensor retinaculum

Retinaculum peroneorum superius

Sehnenscheiden

M. inferior extensor retinaculum

Fersenbein

Retinaculum peroneorum inferius

Langer Wadenbeinmuskel

Kurzer Zehenstrecker

Kurzer Wadenbeinmuskel

M. peroneus tertius

Sehnen des kurzen Zehenstreckers

Sehnenscheiden

Sehne des langen Großzehenstreckers

Sehnen des kurzen Zehenstreckers

WUSSTEN SIE DAS?

Jeder Fuß besitzt 26 Knochen, 33 Gelenke, 107 Bänder und 19 Muskeln. Die Haut an der Fußsohle ist deutlich dicker als sonstwo am Körper; jeder Fuß hat 125 000 Schweißdrüsen – auf die Fläche bezogen mehr als irgendwo sonst am Körper.

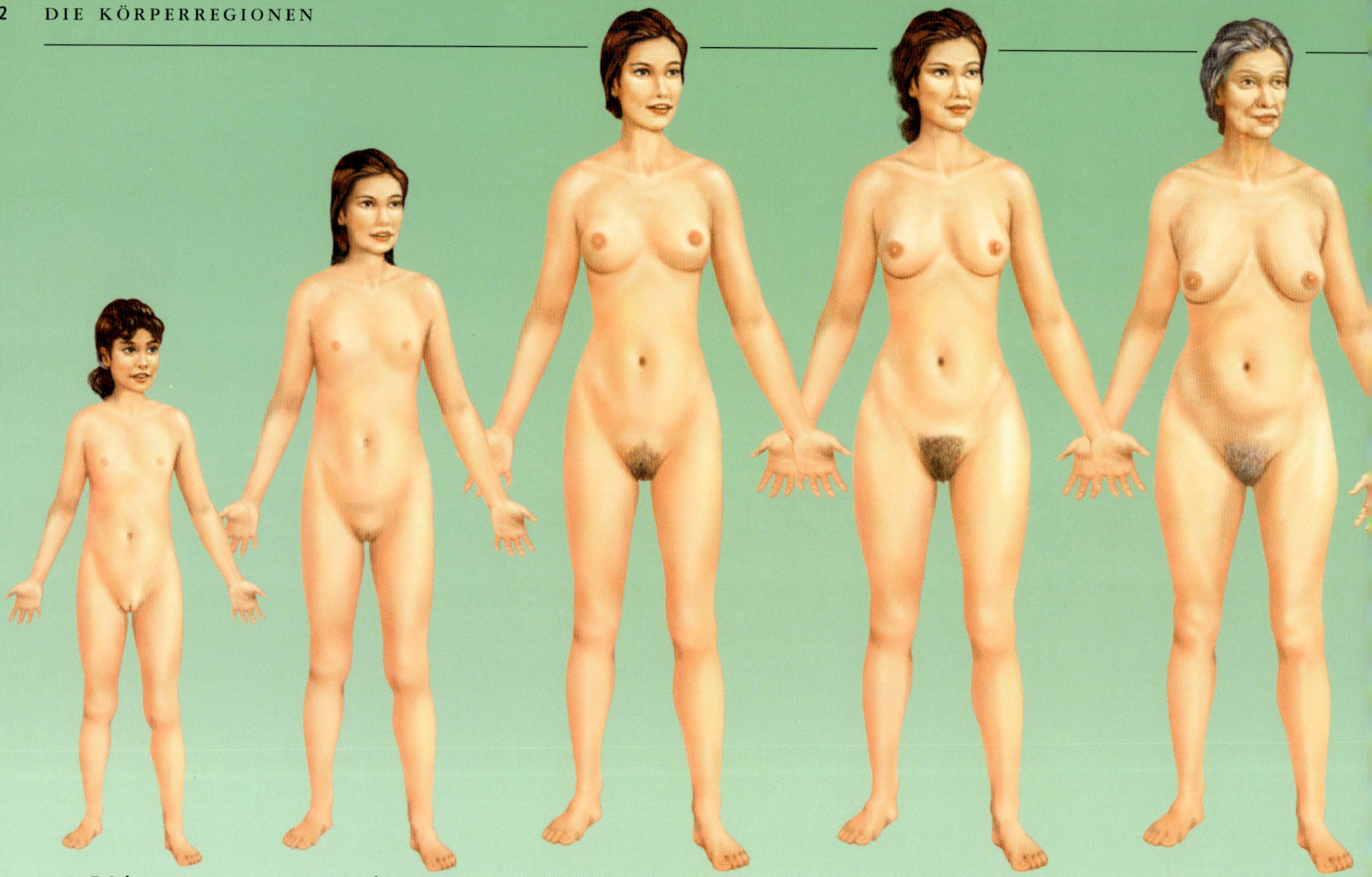

5 Jahre   10 Jahre   18 Jahre   30 Jahre   55 Jahre

Der menschliche Lebenszyklus

Alterung

Im Laufe des Lebens eines Menschen finden viele schleichende, aber trotzdem dramatische Veränderungen im körperlichen Erscheinungsbild und in Struktur und Funktion seiner Körpersysteme statt.

KINDHEIT

Zwischen Kindheit und Jugend entwickelt sich der Mensch schnell. Das Gehirn wächst rasant (mit sechs Jahren sind 90 Prozent der späteren Größe erreicht) und erweitert seine Fähigkeiten. Die Knochen werden länger, Knorpelmasse in Armen und Beinen wird zunehmend durch Knochen ersetzt. Ab sechs Jahren verliert das Kind seine 20 Milchzähne, die durch 32 bleibende Zähne ersetzt werden.

JUGEND

Wesentliches Merkmal ist der Wachstumsschub bei Jungen und Mädchen: Bei Mädchen beginnt er im Alter von zehn bis elf Jahren, bei Jungen ein paar Jahre später. Jedes Jahr wächst der Körper um etwa acht Zentimeter und nimmt mehr und mehr die Proportionen eines Erwachsenen an. Mit dem Heranreifen des Jugendlichen nimmt die Fähigkeit zum konzeptuellen und abstrakten Denken zu.

In der Pubertät entwickeln sich Scham- und Achselbehaarung sowie (bei Jungen) Bartwuchs. Schweiß- und Talgdrüsen werden aktiver und können Akne verursachen.

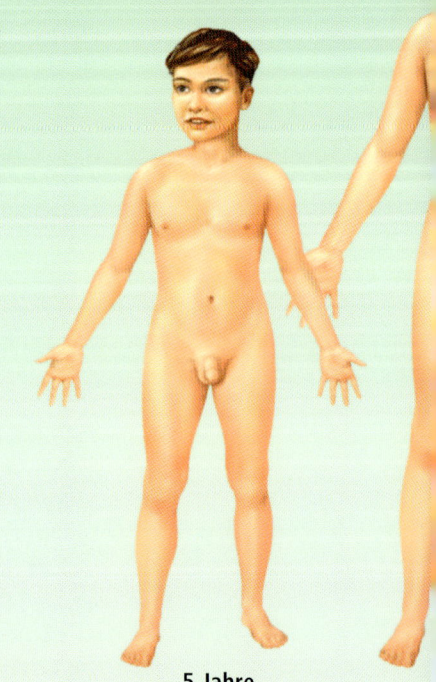

5 Jahre

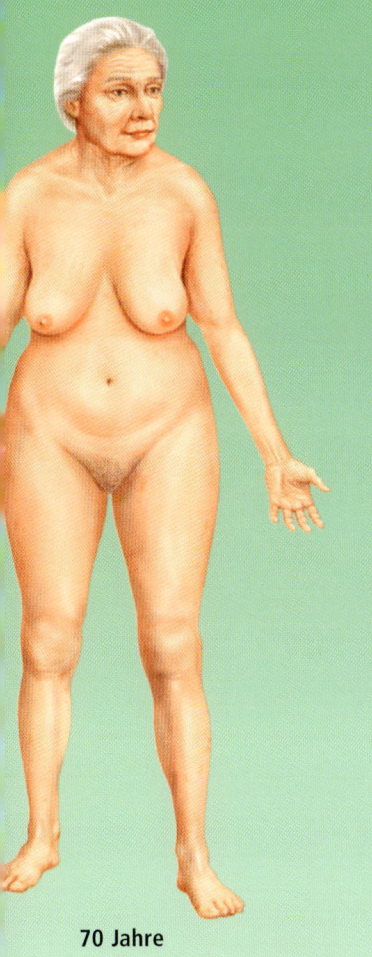

70 Jahre

Die erste Regelblutung (Menstruation) erlebt das Mädchen mit ca. 13 Jahren. Die Eierstöcke schütten vermehrt Hormone aus, sodass sich Brüste und äußere Genitalien vergrößern. Jungen legen in der Pubertät an Muskelmasse zu, ihre Stimme senkt sich ab, die Hoden wachsen und produzieren Spermien. Hodensack und Penis vergrößern sich ebenfalls.

ERWACHSENENALTER UND HOHES ALTER

Mit etwa 18 Jahren hat der Körper seine physiologische, anatomische und sexuelle Reife erreicht; er verändert sich zwar weiter, wächst aber nicht mehr.

Bei Frauen sinkt die Produktion von Eizellen und Sexualhormonen ab etwa 35 Jahren; Höhepunkt dieses Prozesses ist die Menopause mit etwa 50 Jahren. Ohne das stimulierende Östrogen verlieren Brüste und Haut Straffheit und Elastizität. Fettgewebe verteilt sich anders, die Schambehaarung nimmt ab und die Körpergröße verringert sich durch die Ausdünnung der Knochen.

Die Muskelentwicklung des alternden Mannes nimmt ab. Die Hormon- und Spermienproduktion wird reduziert, sodass es zu Erektionsproblemen kommen kann. Die Haut wird weicher, die Prostata wird größer und der Haarausfall nimmt zu.

Beide Geschlechter ergrauen zunehmend dank der alternden Pigmentzellen; Altersflecken zeigen sich auf der Haut. Alle Körpersysteme bauen zunehmend ab. Gute Ernährung, körperliche Bewegung, geistige Anregung und eine positive Lebenseinstellung können die degenerativen Auswirkungen des Alterns abmildern.

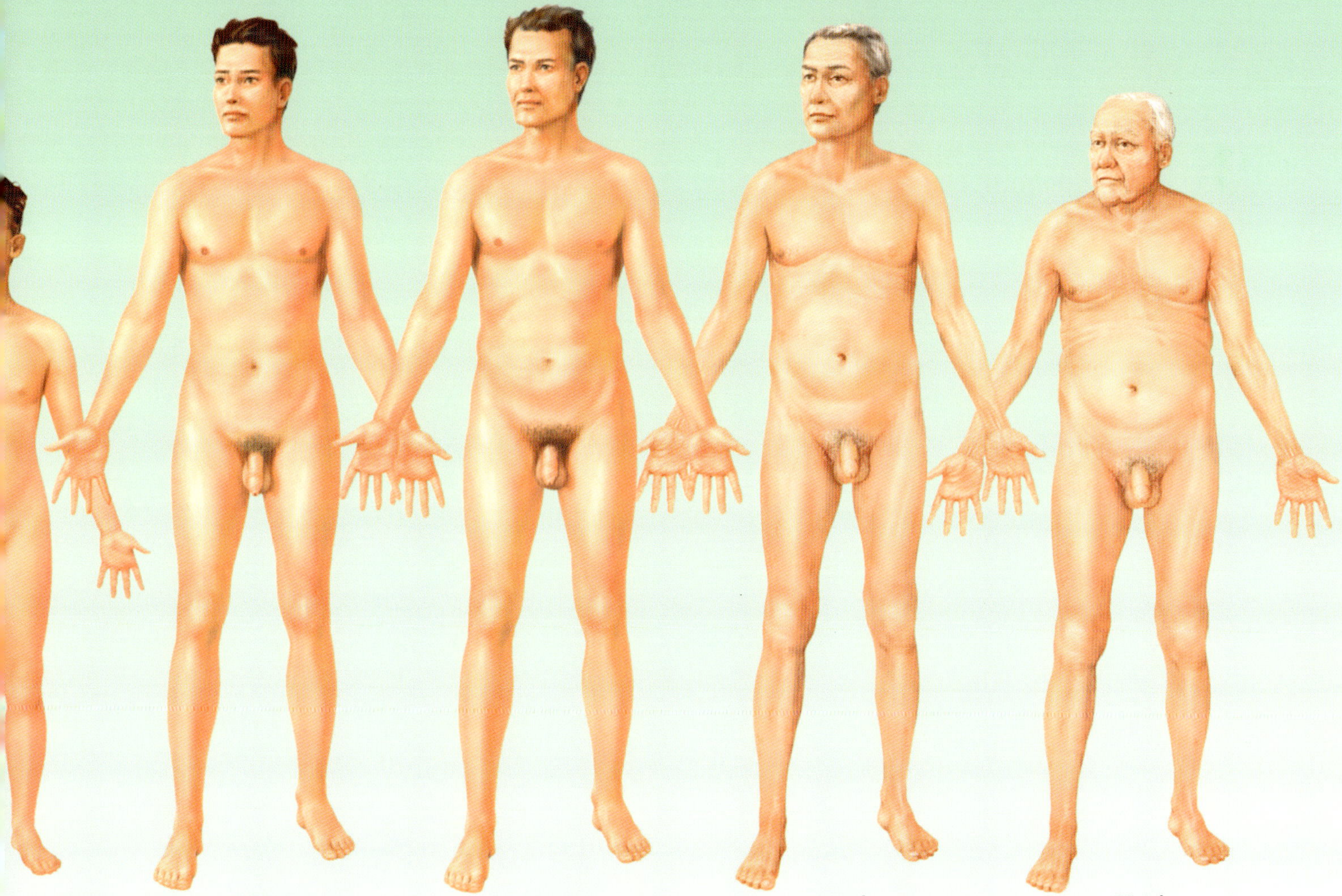

10 Jahre   **18 Jahre**   **30 Jahre**   **55 Jahre**   **70 Jahre**

Fruchtbarkeit

Die Fruchtbarkeit ist abhängig vom Funktionieren männlicher und weiblicher Fortpflanzungsorgane. Die Hoden müssen eine bestimmte Zahl starker und aktiver Spermien produzieren. Bei Frauen ist eine hinreichende Produktion von Eizellen wichtigster Faktor bei der Fruchtbarkeit. Die Vagina muss Spermien aufnehmen können, die Konsistenz des Zervix muss das Eindringen der Spermien in die Gebärmutter zulassen, und Eileiter sowie Gebärmutter müssen sich zusammenziehen, damit die Spermien zur Eizelle gelangen können.

Eine Entzündung des Beckens, die zur Blockade der Eileiter führen kann, ist häufig Ursache für die eingeschränkte Empfängnisfähigkeit (Subfertilität) bei Frauen. Für die mangelnde Zeugungsfähigkeit bei Männern ist oft die fehlende Spermienproduktion der Hoden ausschlaggebend; Spermien können auch in Form und Bewegungsfähigkeit abnormal entwickelt sein.

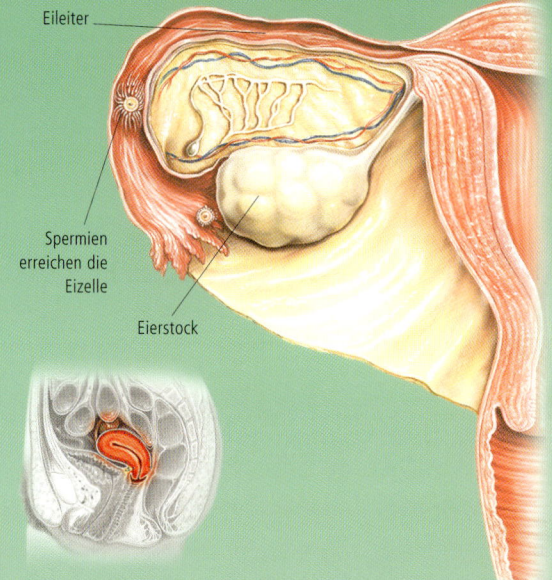

Eileiter

Spermien erreichen die Eizelle

Eierstock

Weibliche Fruchtbarkeit

Die Produktion von Eizellen und ein günstiges Umfeld in der Gebärmutter sind die wichtigsten Faktoren für die weibliche Fruchtbarkeit. Sobald eine Eizelle in den Eierstöcken erfolgreich produziert wurde, bewegt sie sich den Eileiter hinab, damit sie befruchtet werden kann.

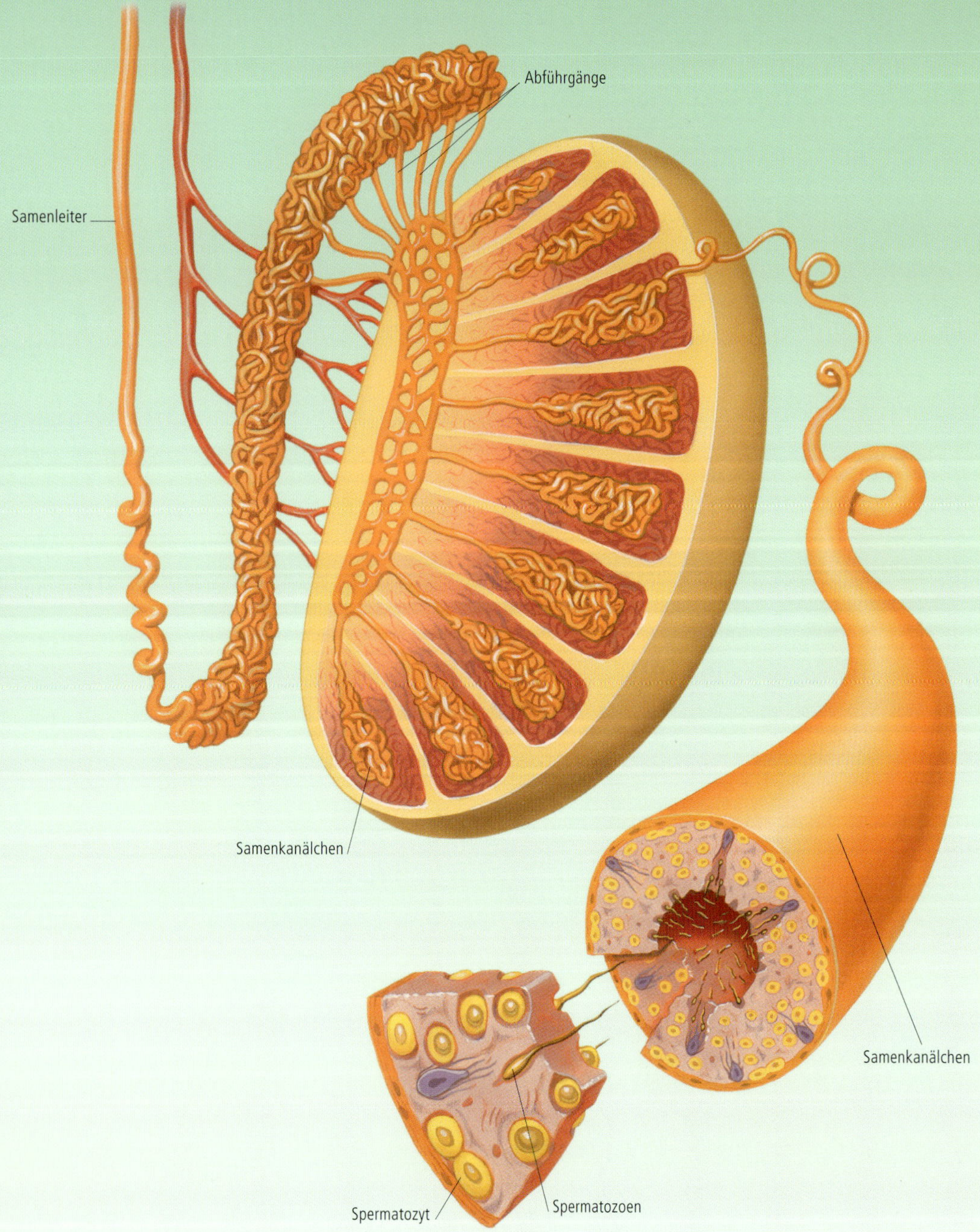

Abführgänge

Samenleiter

Männliche Fruchtbarkeit

Die männliche Fruchtbarkeit ist abhängig von der Erzeugung einer ausreichenden Anzahl lebensfähiger Spermien. Die Spermien werden in den Samenkanälchen in den Hoden produziert.

Samenkanälchen

Samenkanälchen

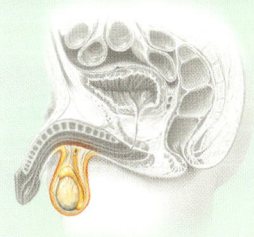

Spermatozyt

Spermatozoen

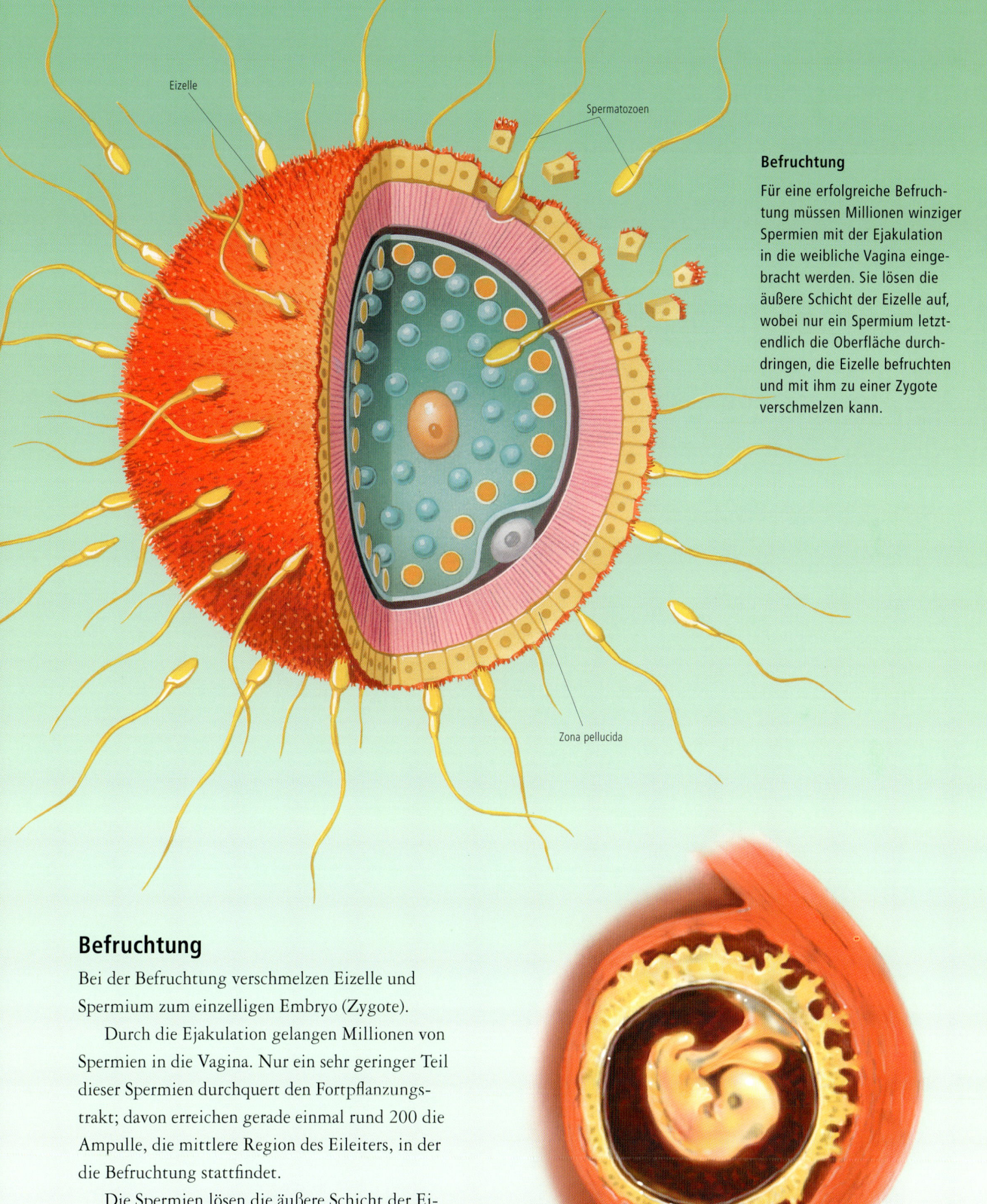

Eizelle

Spermatozoen

Zona pellucida

Befruchtung

Für eine erfolgreiche Befruchtung müssen Millionen winziger Spermien mit der Ejakulation in die weibliche Vagina eingebracht werden. Sie lösen die äußere Schicht der Eizelle auf, wobei nur ein Spermium letztendlich die Oberfläche durchdringen, die Eizelle befruchten und mit ihm zu einer Zygote verschmelzen kann.

Befruchtung

Bei der Befruchtung verschmelzen Eizelle und Spermium zum einzelligen Embryo (Zygote).

Durch die Ejakulation gelangen Millionen von Spermien in die Vagina. Nur ein sehr geringer Teil dieser Spermien durchquert den Fortpflanzungstrakt; davon erreichen gerade einmal rund 200 die Ampulle, die mittlere Region des Eileiters, in der die Befruchtung stattfindet.

Die Spermien lösen die äußere Schicht der Eizelle auf. Nur ein Spermium kann in die Eizelle eindringen, sie befruchten und mit ihm zur Zygote verschmelzen. Anschließend nistet die befruchtete Eizelle sich in der Gebärmutter ein.

Embryo

Fötale Entwicklung

FÖTALE ENTWICKLUNG: DAS GEHIRN

In der dritten Lebenswoche des Embryos hat sich das Neuralrohr entwickelt. Es ist eine geschlossene Röhre, aus der sich Gehirn und Rückenmark bilden werden. Während der neunmonatigen Schwangerschaft vergrößert sich der vordere Teil dieser Röhre: Hier entstehen Vorder-, Mittel- und Rautenhirn, aus denen sich später das fertige Gehirn entwickeln wird. Die Proportionen dieser Gehirnteile werden sich während der Schwangerschaft noch ändern, da sich das Gehirn krümmt und zusammenfaltet.

WUSSTEN SIE DAS?

Die Fontanelle am Schädel des Neugeborenen ist ein Knochenspalt aus faserigem Bindegewebe. Diese Lücke schließt sich, wenn die Knochen fest werden.

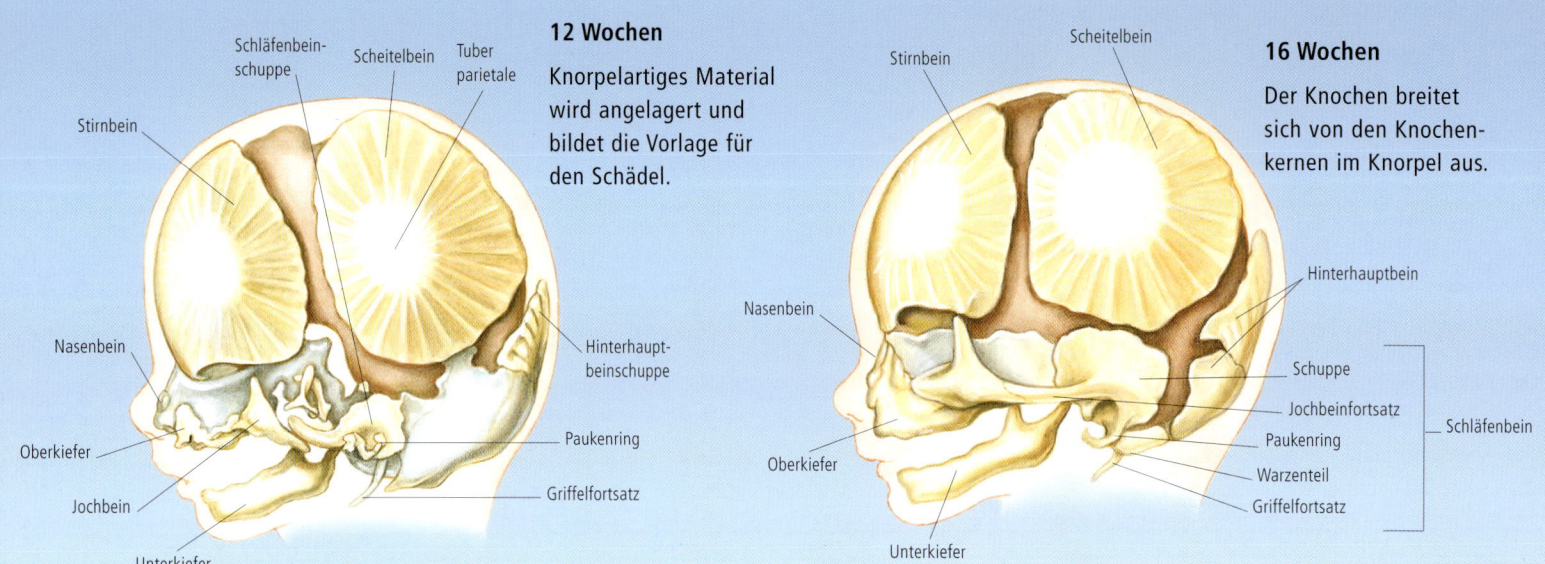

12 Wochen

Knorpelartiges Material wird angelagert und bildet die Vorlage für den Schädel.

Schläfenbein-schuppe · Scheitelbein · Tuber parietale · Stirnbein · Nasenbein · Oberkiefer · Jochbein · Unterkiefer · Hinterhaupt-beinschuppe · Paukenring · Griffelfortsatz

16 Wochen

Der Knochen breitet sich von den Knochenkernen im Knorpel aus.

Scheitelbein · Stirnbein · Nasenbein · Oberkiefer · Unterkiefer · Hinterhauptbein · Schuppe · Jochbeinfortsatz · Paukenring · Warzenteil · Griffelfortsatz · Schläfenbein

Entwicklung des fötalen Schädels

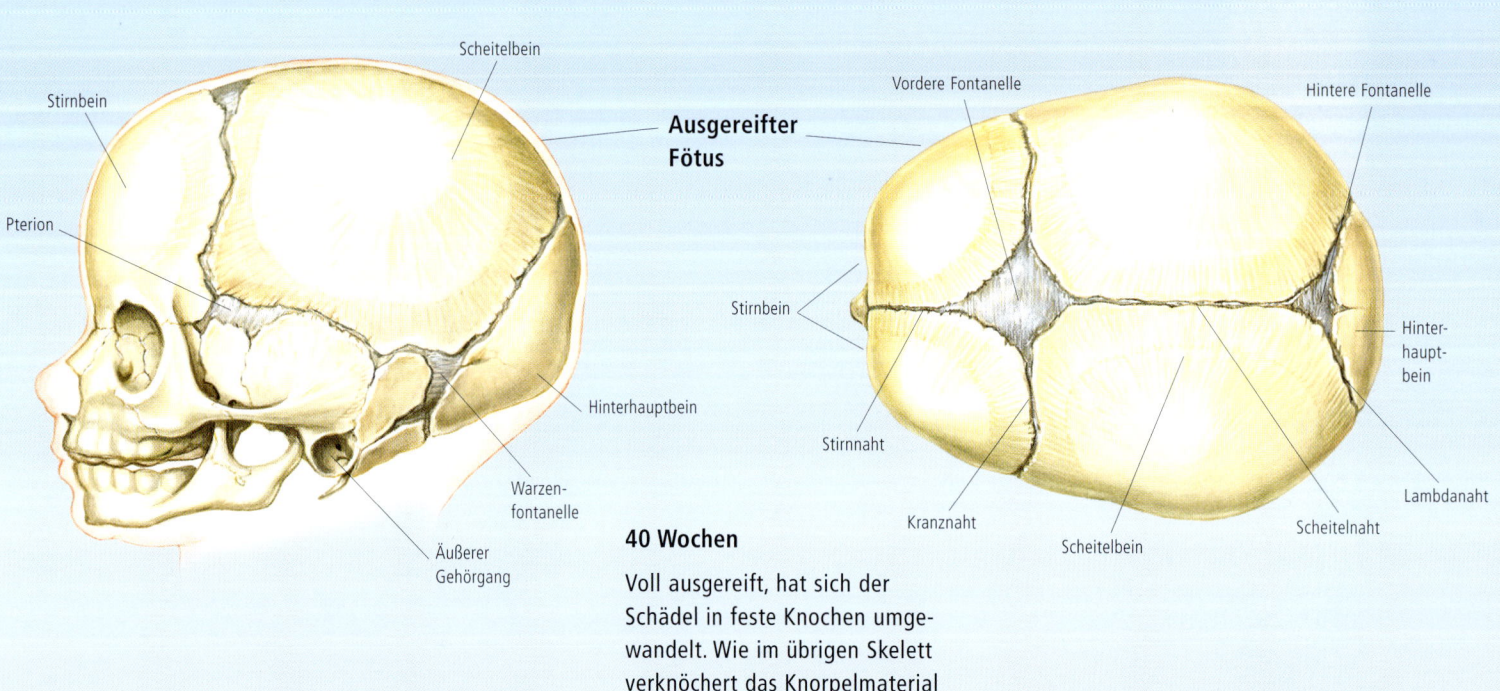

Ausgereifter Fötus

Scheitelbein · Stirnbein · Pterion · Hinterhauptbein · Warzenfontanelle · Äußerer Gehörgang

40 Wochen

Voll ausgereift, hat sich der Schädel in feste Knochen umgewandelt. Wie im übrigen Skelett verknöchert das Knorpelmaterial im Laufe der Zeit vollständig.

Vordere Fontanelle · Hintere Fontanelle · Stirnbein · Stirnnaht · Kranznaht · Scheitelbein · Scheitelnaht · Lambdanaht · Hinterhauptbein

8 Wochen

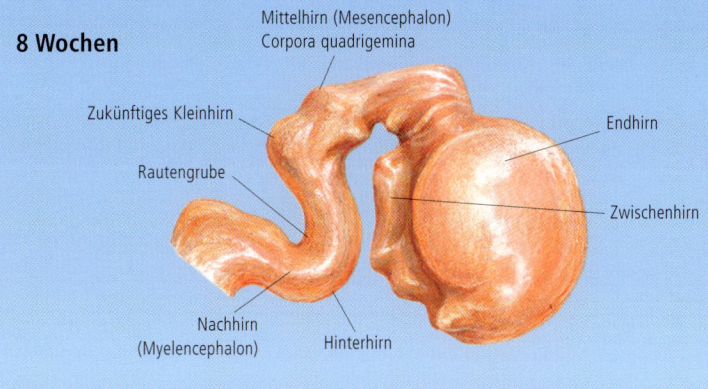

Mittelhirn (Mesencephalon)
Corpora quadrigemina
Zukünftiges Kleinhirn
Endhirn
Rautengrube
Zwischenhirn
Nachhirn (Myelencephalon)
Hinterhirn

11 Wochen

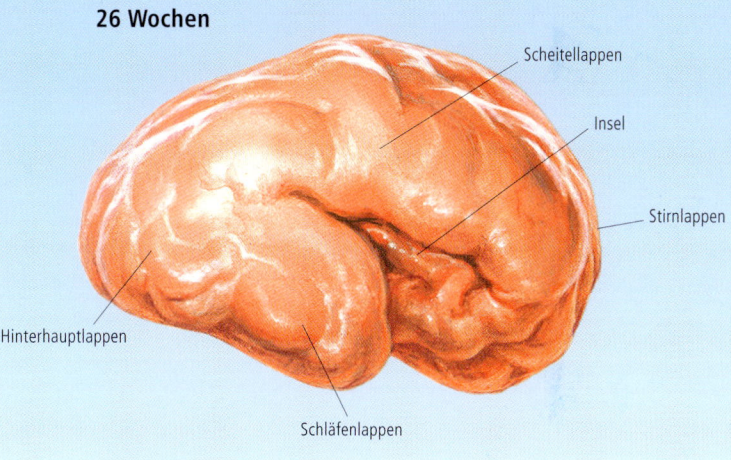

Pallium
Corpora quadrigemina
Mittelhirn (Mesencephalon)
Kleinhirn
Nachhirn (Myelencephalon)
Hirnstiel
Pons (Metencephalon)

21 Wochen

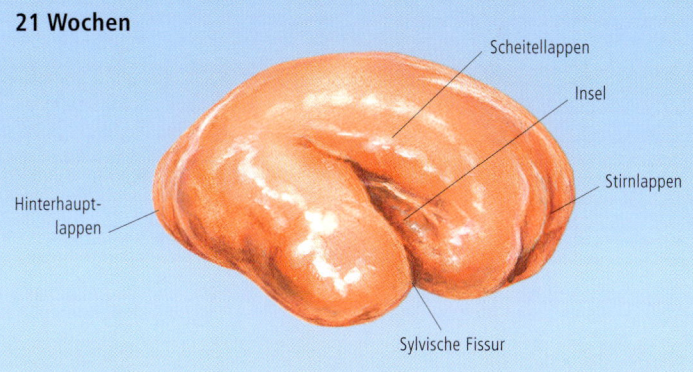

Scheitellappen
Insel
Stirnlappen
Hinterhaupt-lappen
Sylvische Fissur

26 Wochen

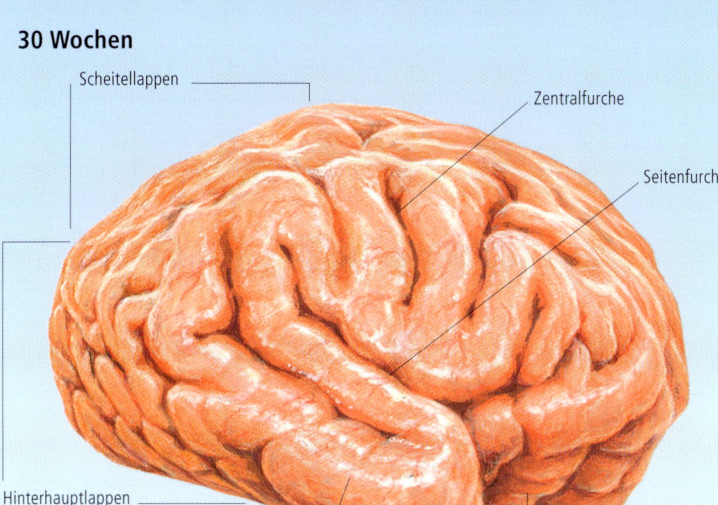

Scheitellappen
Insel
Stirnlappen
Hinterhauptlappen
Schläfenlappen

30 Wochen

Scheitellappen
Zentralfurche
Seitenfurche
Hinterhauptlappen
Schläfenlappen
Orbitaloberfläche des Stirnlappens

40 Wochen

Bei der Geburt sind alle äußeren Merkmale des erwachsenen Gehirns vorhanden.

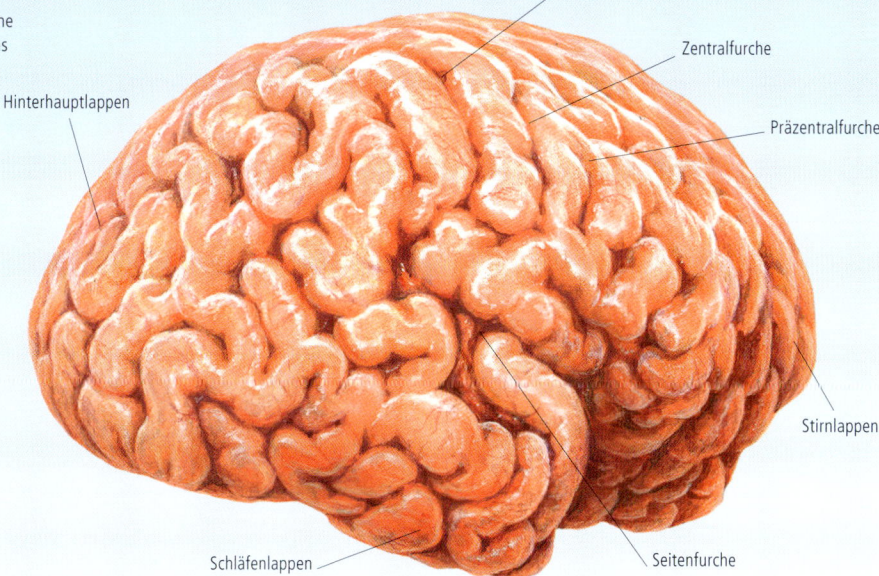

Postzentralfurche
Zentralfurche
Präzentralfurche
Hinterhauptlappen
Stirnlappen
Schläfenlappen
Seitenfurche

Entwicklung des fötalen Gehirns

Über einen Zeitraum von neun Monaten bilden sich aus dem primitiven Neuralrohr das Vorderhirn (Prosencephalon), das Mittelhirn (Mesencephalon) und das Rautenhirn (Rhombencephalon), die sich wiederum zu unterschiedlichen Bereichen des reifen Gehirns ausformen. Nach vier Wochen hat sich das Vorderhirn zum Endhirn (Telencephalon) und zum Zwischenhirn (Diencephalon) entwickelt. Aus dem Rautenhirn haben sich Nachhirn (Myelencephalon) und Hinterhirn (Metencephalon) gebildet. Aus dem Endhirn (Telencephalon) entstehen die Gehirnhälften. Im ausgereiften Zustand sind alle äußeren Merkmale des erwachsenen Gehirns vorhanden.

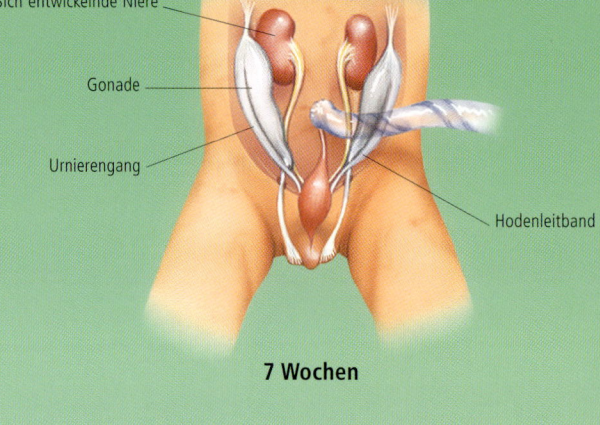

Sich entwickelnde Niere

Gonade

Urnierengang

Hodenleitband

7 Wochen

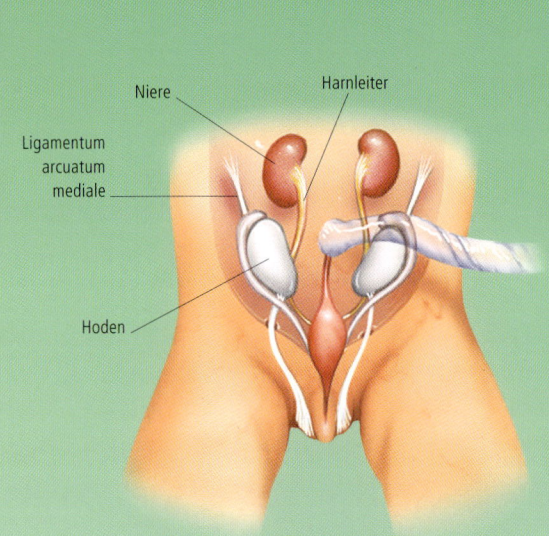

Niere

Harnleiter

Ligamentum
arcuatum
mediale

Hoden

16 Wochen

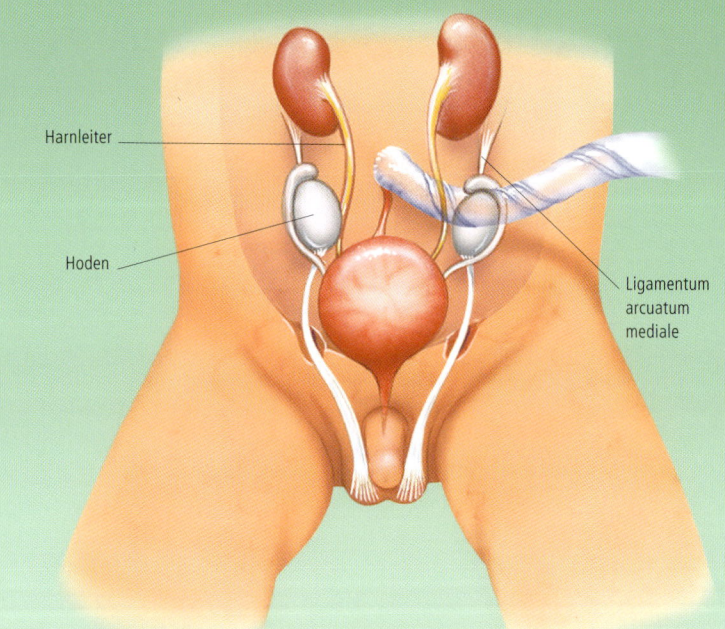

Harnleiter

Hoden

Ligamentum
arcuatum
mediale

30 Wochen

Herabsinken der Hoden

Die embryonalen männlichen Keimdrüsen
(Hoden) werden von einem Stück Gewebe
im Bauch nahe den Nieren gebildet. Nach
etwa 30 Wochen sind die Hoden vollständig entwickelt und beginnen sich durch
den Leistenkanal hinunterzubewegen. Im
ausgereiften Stadium haben die Hoden
den Hodensack erreicht.

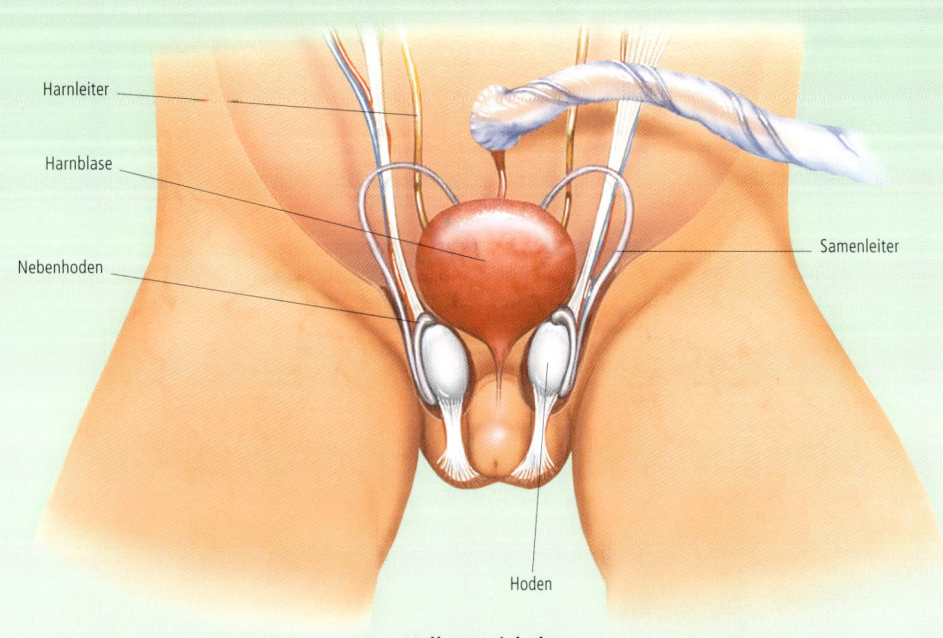

Harnleiter

Harnblase

Nebenhoden

Samenleiter

Hoden

Voll entwickelt

WUSSTEN SIE DAS?

Die Eizelle enthält 23 einzelne X-Chromosomen, das
Spermium dagegen entweder
23 X- oder 23 Y-Chromoso-
men. Wird die Eizelle mit
Y-Chromosomen befruchtet,
wird das Baby ein Junge,
geschieht dies mit X-Chromosomen, wird es ein Mädchen.

GESCHLECHTS-DETERMINATION DES FÖTUS

Obwohl die Entwicklung der fötalen Genitalien bereits im zweiten Monat beginnt, ist der Geschlechtsunterschied erst ab der zwölften Woche sichtbar.

Bis zur zwölften Woche bestehen die Genitalien nur aus einem Genitalhöcker, einer Urogenitalmembran und einer Wulst zu beiden Seiten der Falte.

Nach der zwölften Woche werden der Genitalhöcker und die Urogenitalfalte zum Penis, und die Wülste schließen sich zum Hodensack zusammen. Ist der Fötus weiblichen Geschlechts, wird der Genitalhöcker zur Klitoris; Falte und Wülste werden zu den Lippen der Vulva.

Im Laufe der Zeit verlagern sich die männlichen Hoden und die weiblichen Eierstöcke im Körper weiter nach unten. Die Hoden erreichen am Ende des achten Monats den Hodensack. Es entstehen zwei Kanäle, die jeweils einen Hoden mit der Harnröhre verbinden; aus den Erweiterungen dieser Kanäle entwickeln sich die Bläschendrüsen.

Auch im weiblichen Fötus entwickeln sich zwei Kanäle, die sich jeweils von den Eierstöcken aus zu einem Schlauch ausbilden, aus dem später die Gebärmutter und die Vagina werden.

Fötale Geschlechtsdetermination

Bis zur 12. Woche besteht kein Unterschied zwischen den männlichen und den weiblichen äußeren Geschlechtsorganen, die aus einem Genitalhöcker, einer urogenitalen Membran, einer Urogenitalfalte und einer Genitalwulst bestehen. Nach zwölf Wochen differenzieren sie sich zu Penis und Skrotum beim männlichen oder zu Klitoris und Vulva beim weiblichen Fötus.

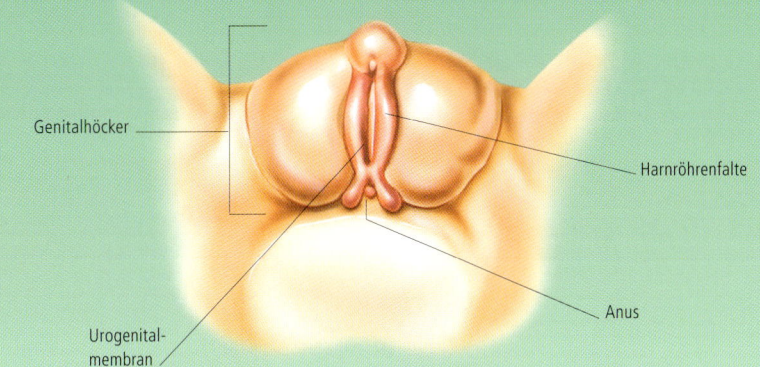

Genitalhöcker

Harnröhrenfalte

Urogenital-membran

Anus

Undifferenziert

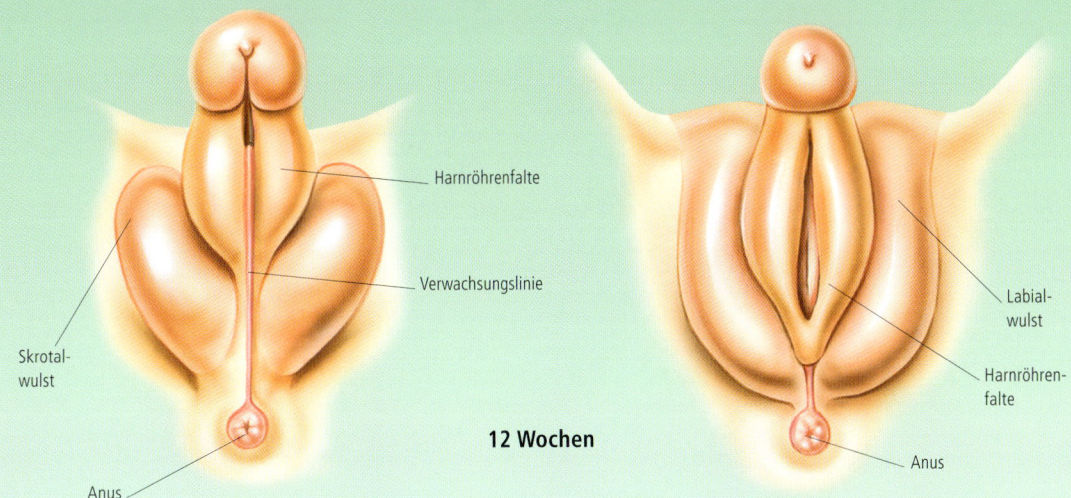

Harnröhrenfalte

Verwachsungslinie

Skrotal-wulst

Anus

Männlich

12 Wochen

Labial-wulst

Harnröhren-falte

Anus

Weiblich

Äußere Harn-röhrenöffnung

Eichel

Hodensack

Voll entwickelt

Klitoris

Harnröhre

Schamlippen

Hymen

Vaginal-öffnung

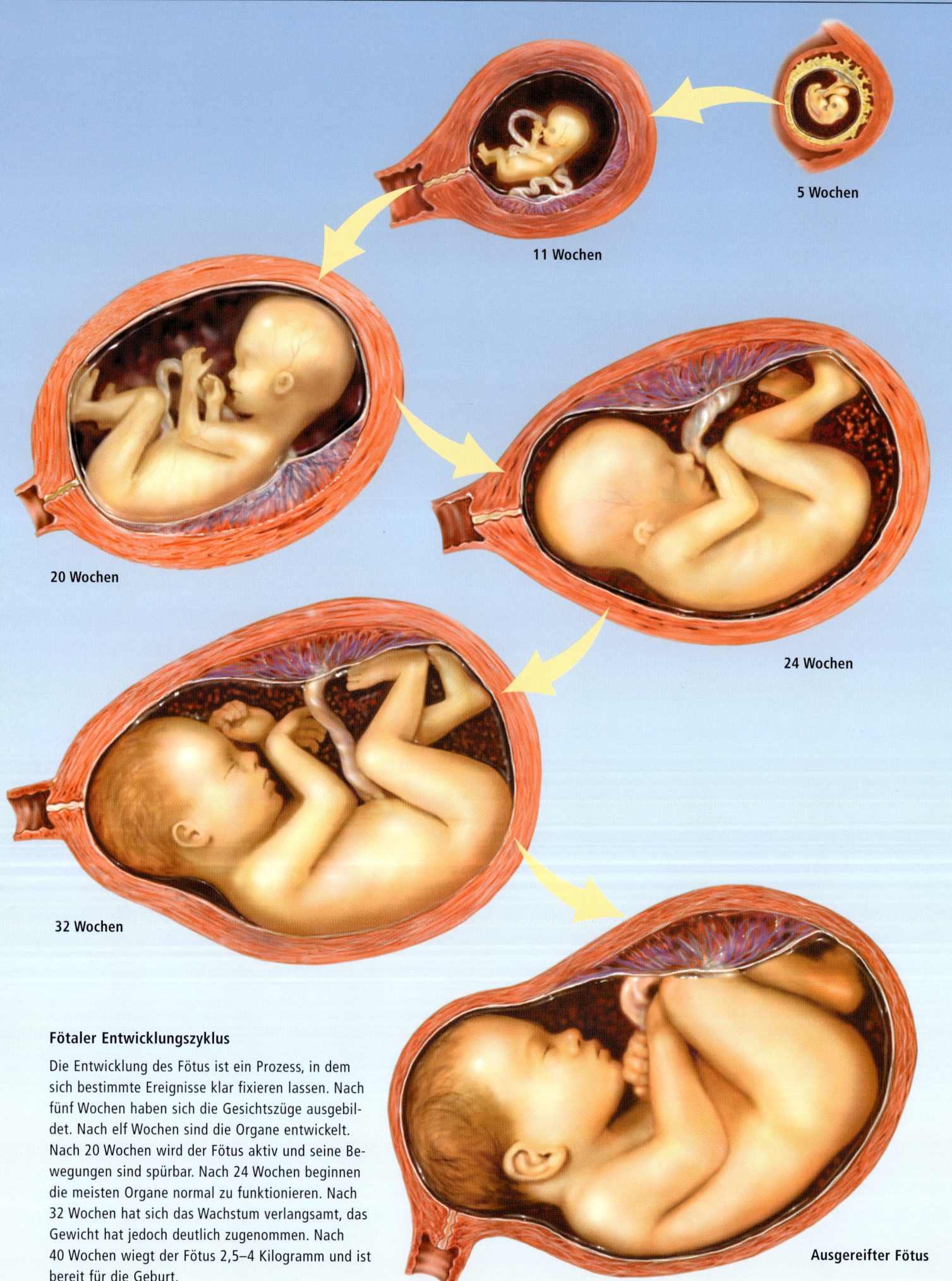

5 Wochen

11 Wochen

20 Wochen

24 Wochen

32 Wochen

Ausgereifter Fötus

Fötaler Entwicklungszyklus

Die Entwicklung des Fötus ist ein Prozess, in dem sich bestimmte Ereignisse klar fixieren lassen. Nach fünf Wochen haben sich die Gesichtszüge ausgebildet. Nach elf Wochen sind die Organe entwickelt. Nach 20 Wochen wird der Fötus aktiv und seine Bewegungen sind spürbar. Nach 24 Wochen beginnen die meisten Organe normal zu funktionieren. Nach 32 Wochen hat sich das Wachstum verlangsamt, das Gewicht hat jedoch deutlich zugenommen. Nach 40 Wochen wiegt der Fötus 2,5–4 Kilogramm und ist bereit für die Geburt.

Die Plazenta trennt das Blut der Mutter vom Blut des Fötus

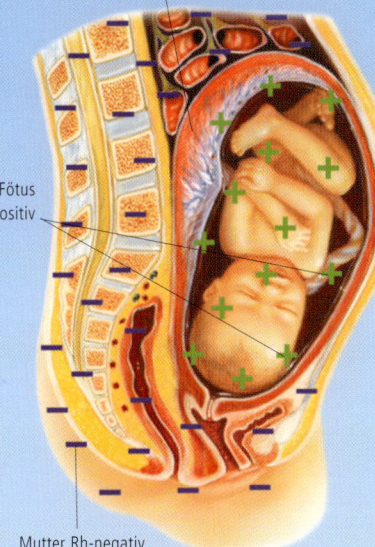

Fötus Rh-positiv

Mutter Rh-negativ

Rhesusfaktor

Schwierigkeiten können auftreten, wenn die Mutter Rhesus-(Rh-)negativ und der Fötus Rh-positiv ist. Die roten Blutkörperchen des Fötus können durch die Antikörper der Mutter zerstört werden; dies kann zu Gelbsucht, Neugeborenenanämie oder Hydrops fetalis (einer Schwellung durch überschüssiges Wasser) führen.

Erste Schwangerschaft

In der ersten Schwangerschaft treten in der Regel keine Probleme auf. Obwohl eine kleine Anzahl fötaler roter Blutkörperchen in den Blutkreislauf der Mutter gelangt, werden diese schnell zerstört, bevor es zu einer Reaktion durch Antikörper kommen kann.

Plazenta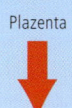

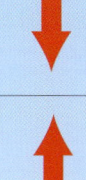

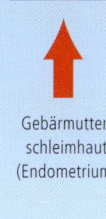 Gebärmutterschleimhaut (Endometrium)

Nabelvene   Nabelschnur

Bereich mit Mutterblut   Nabelarterien   Synzytiotrophoblast

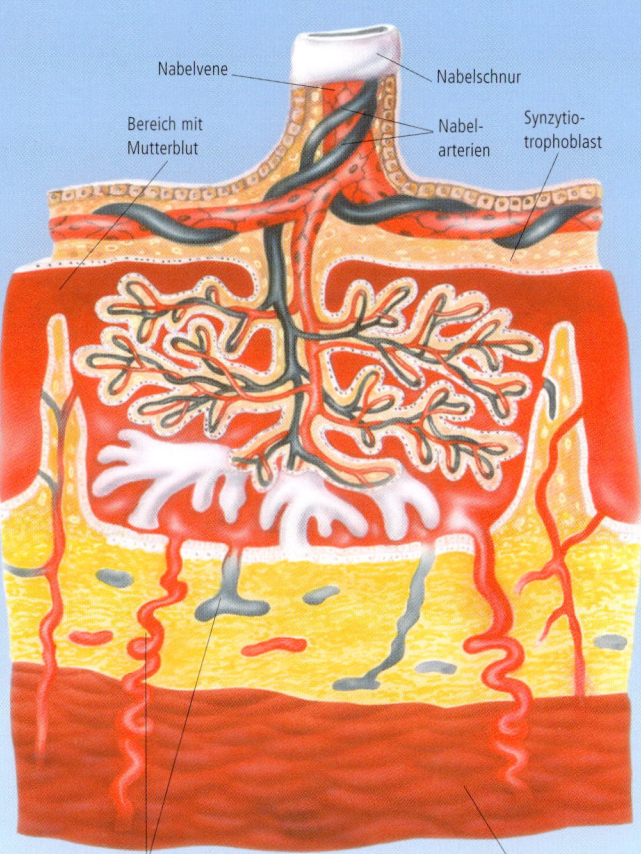

Blutgefäße der Mutter   Myometrium

Antikörper entwickeln sich

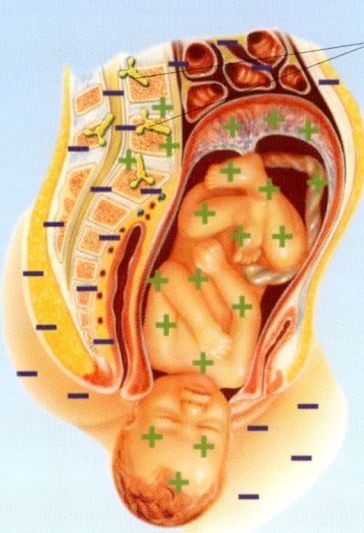

Erste Schwangerschaft: Geburt

Während der Geburt kann eine größere Menge Babyblut in den Blutkreislauf der Mutter gelangen, wodurch die Produktion von Antikörpern ausgelöst werden kann. Die Rh-negative Mutter entwickelt Antikörper, die Rh-positive Blutkörperchen zerstören. Diesae während der ersten Schwangerschaft produzierten Rh-positiven Antikörper greifen später die Zellen des zweiten Rh-positiven Fötus an.

Plazenta

Die Plazenta verbindet Mutter und Fötus über die Nabelschnur. Sie hält das Baby an Ort und Stelle, versorgt es mit Nährstoffen und Sauerstoff und entsorgt die Ausscheidungen des Ungeborenen. Die Plazenta produziert auch Hormone.

Rh-positive Antikörper, die während der ersten Schwangerschaft produziert wurden, greifen die Zellen des nächsten Rh-positiven Fötus an

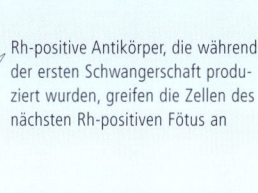
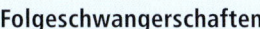

Folgeschwangerschaften

Der Mutter muss nach der ersten Schwangerschaft eine Injektion mit Anti-D-Globulin verabreicht werden, um die Produktion von Antikörpern zu stoppen. Erhält sie diese nicht, können ihre Antikörper die Blutkörperchen von späteren Rh-positiven Babys angreifen.

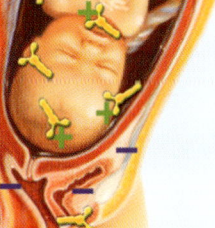

Amnion

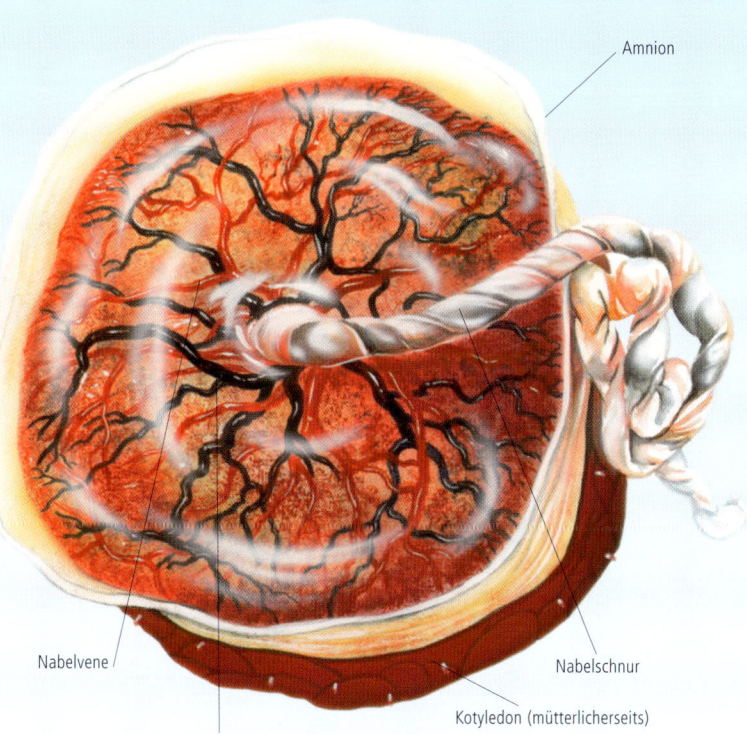

Nabelvene

Nabelarterie

Nabelschnur

Kotyledon (mütterlicherseits)

Entbindung

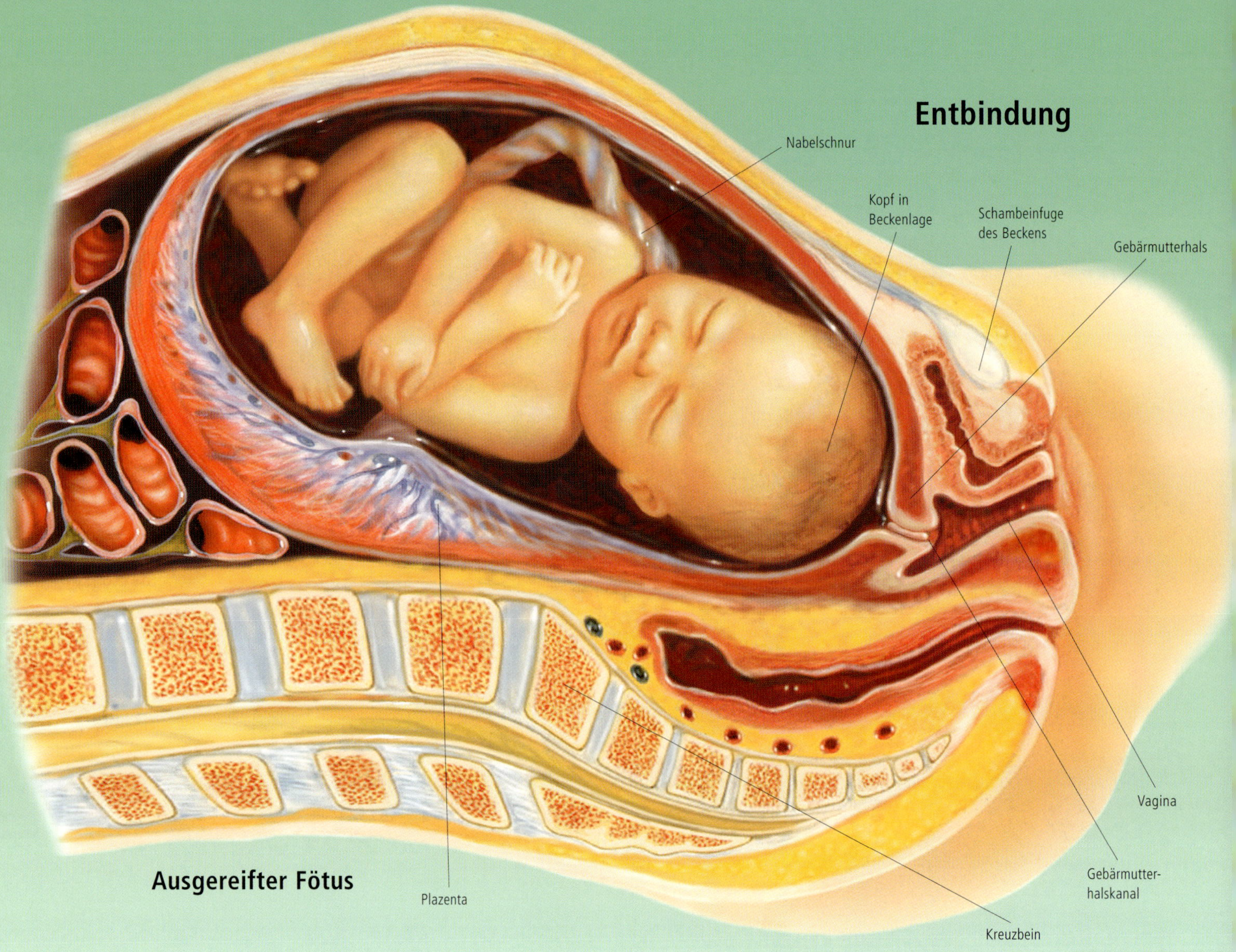

Nabelschnur

Kopf in
Beckenlage

Schambeinfuge
des Beckens

Gebärmutterhals

Vagina

Gebärmutter-
halskanal

Kreuzbein

Ausgereifter Fötus

Plazenta

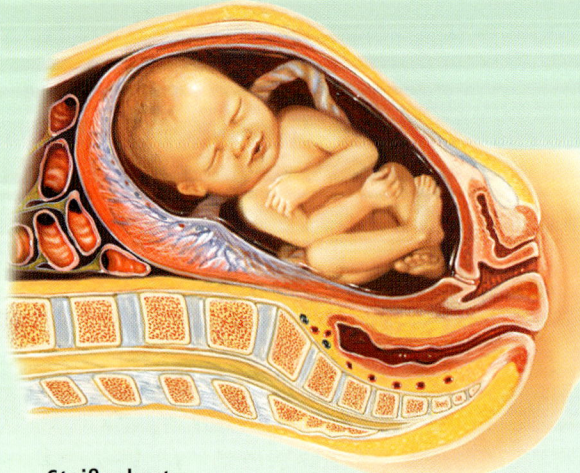

Steißgeburt

Bei einer Steißgeburt (6 Prozent der Entbindungen) liegt der
Kopf des Babys am Schambein der Mutter, sodass Beine und Gesäß zuerst in den Geburtskanal eintreten. Die Hebamme dreht
manchmal das Baby in der Gebärmutter – das Baby kann dann
auf natürliche Weise entbunden werden. Die Steißlage dagegen
macht oft einen Kaiserschnitt nötig.

Zwillinge

Zweieiige Zwillinge ent-
wickeln sich mit getrennten
Plazentas und können
ein unterschiedliches Ge-
schlecht haben. Eineiige
Zwillinge entstehen oft
nach der Einnistung der
Eizelle in der Gebärmut-
ter, wenn sich die Eizelle
teilt. Sie teilen eine Plazenta und haben beide
das gleiche Geschlecht.

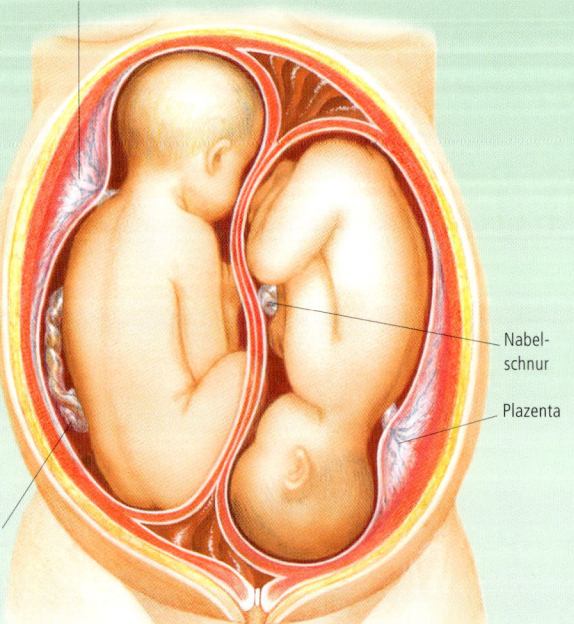

Plazenta

Nabel-
schnur

Plazenta

Nabelschnur

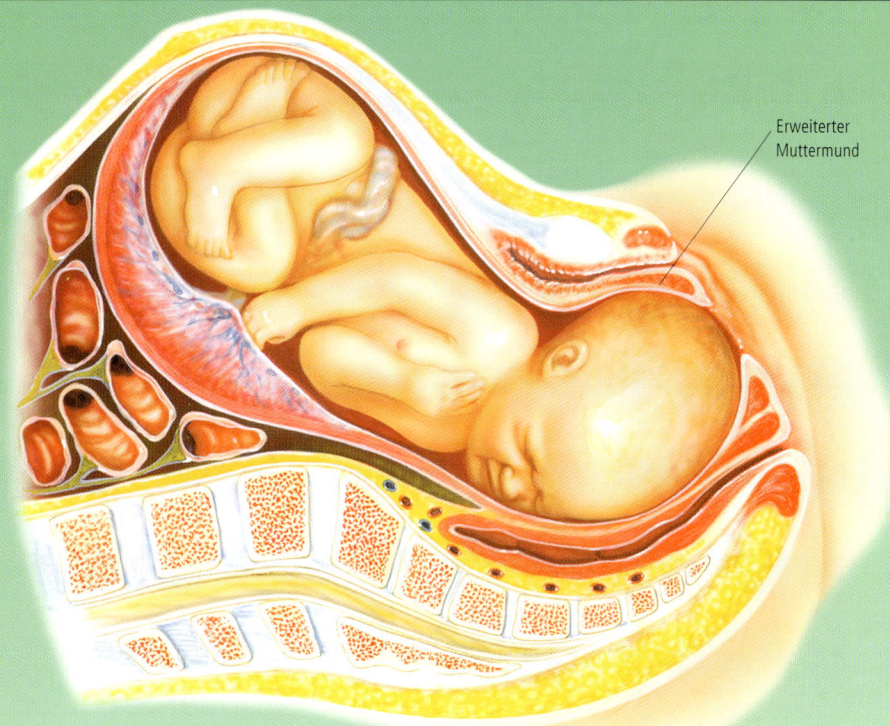

Erweiterter
Muttermund

Erstes Stadium: Erweiterung

Der Muttermund muss vollständig geweitet sein, damit das Baby in den Geburtskanal eintreten kann. Hormonelle Aktivität
hilft der Gebärmutter, sich zusammenzuziehen, um den Muttermund zu verkürzen
und zu erweichen, wenn der Kopf des
Babys dagegendrückt. Ist der Muttermund
komplett geweitet, kann das Baby in den
Geburtskanal eintreten.

Zweites Stadium:
Vortreten des Kopfes

Die Mutter presst und drückt das
Baby in den Geburtskanal. Nach
mehreren Anläufen taucht der Kopf
des Babys an der Vaginalöffnung
auf: Diese Stufe wird als Vortreten
des Kopfes bezeichnet.

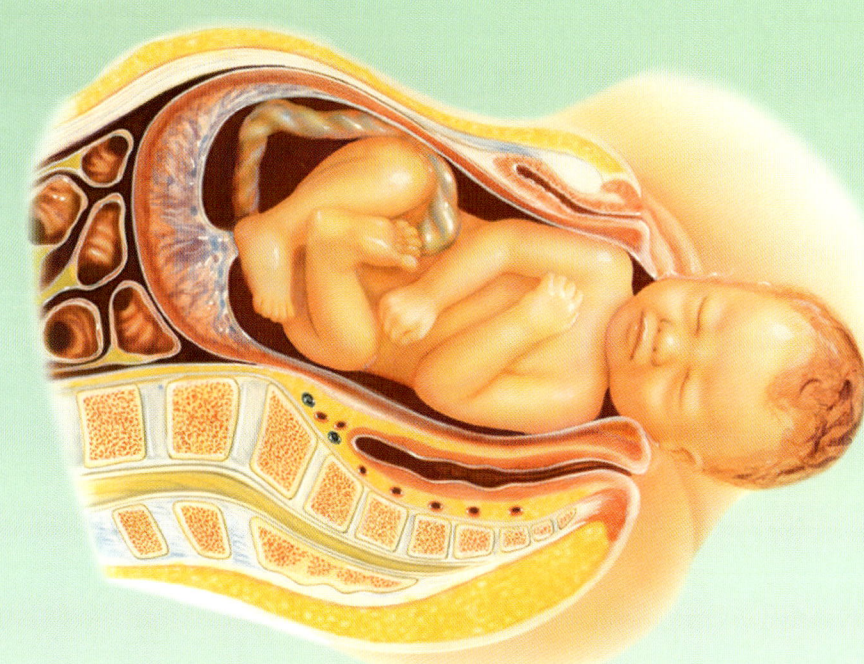

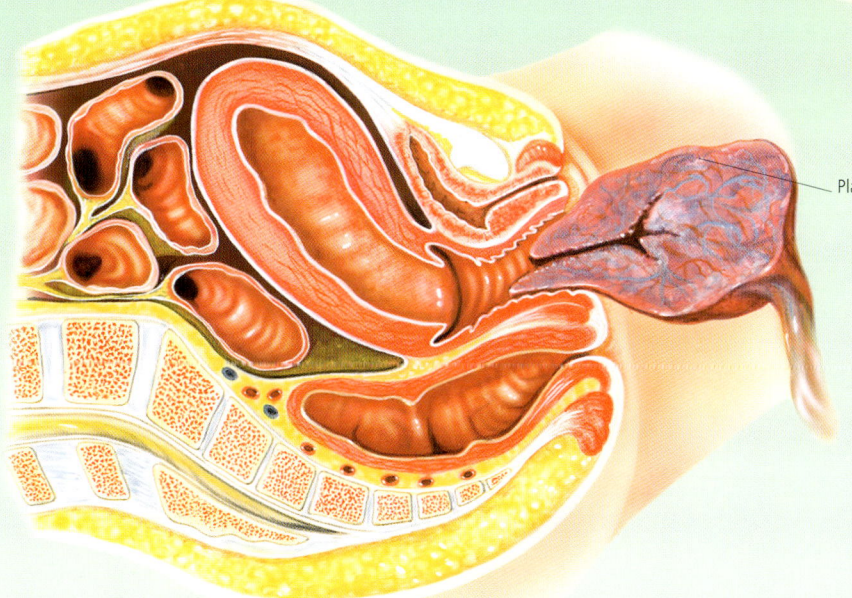

Plazenta

Drittes Stadium: Abstoßung der Plazenta

Das Baby ist geboren, die Gebärmutter zieht
sich jedoch weiter zusammen; eine Flut von
Hormonen signalisiert der Plazenta, sich von der
Gebärmutterwand zu lösen. Ist die Plazenta ab-
getrennt, tritt sie durch den Geburtskanal aus.

DNA

Die Moleküle der Desoxyribonuclein-
säure (DNA), die in den Chromosomen jedes Zellkerns vorkommen,
tragen die genetischen Informationen, die die erbliche Veranlagung
bestimmen. Sie steuern die Bildung
von Proteinen, die vom Körper für
Wachstum und chemische Prozesse
genutzt werden. Ihre Aufschlüs-
selung zeigt, dass die DNA aus
Phosphat- und Zuckereinheiten
an stickstoffhaltigen Basen
besteht, die in zwei Ketten
eine spiralförmige Leiter
bilden. Diese Ketten sind
mit den Basen wie durch
Sprossen einer Leiter verbunden. Es gibt vier Basen
in der DNA: Adenin, Thymin,
Cytosin und Guanin. Diese Basen
verbinden sich untereinander in
eingeschränkten Kombinationen
(Adenin verbindet sich immer mit
Thymin, Cytosin verbindet sich immer
mit Guanin). Proteine bestehen aus
Ketten von Aminosäuren. Die DNA
überträgt ihre Informationen an die
Proteinfabriken (sog. Ribosomen)
im Zytoplasma der Zelle, indem sie
eine Boten-Ribonukleinsäure (mRNA)
generiert.

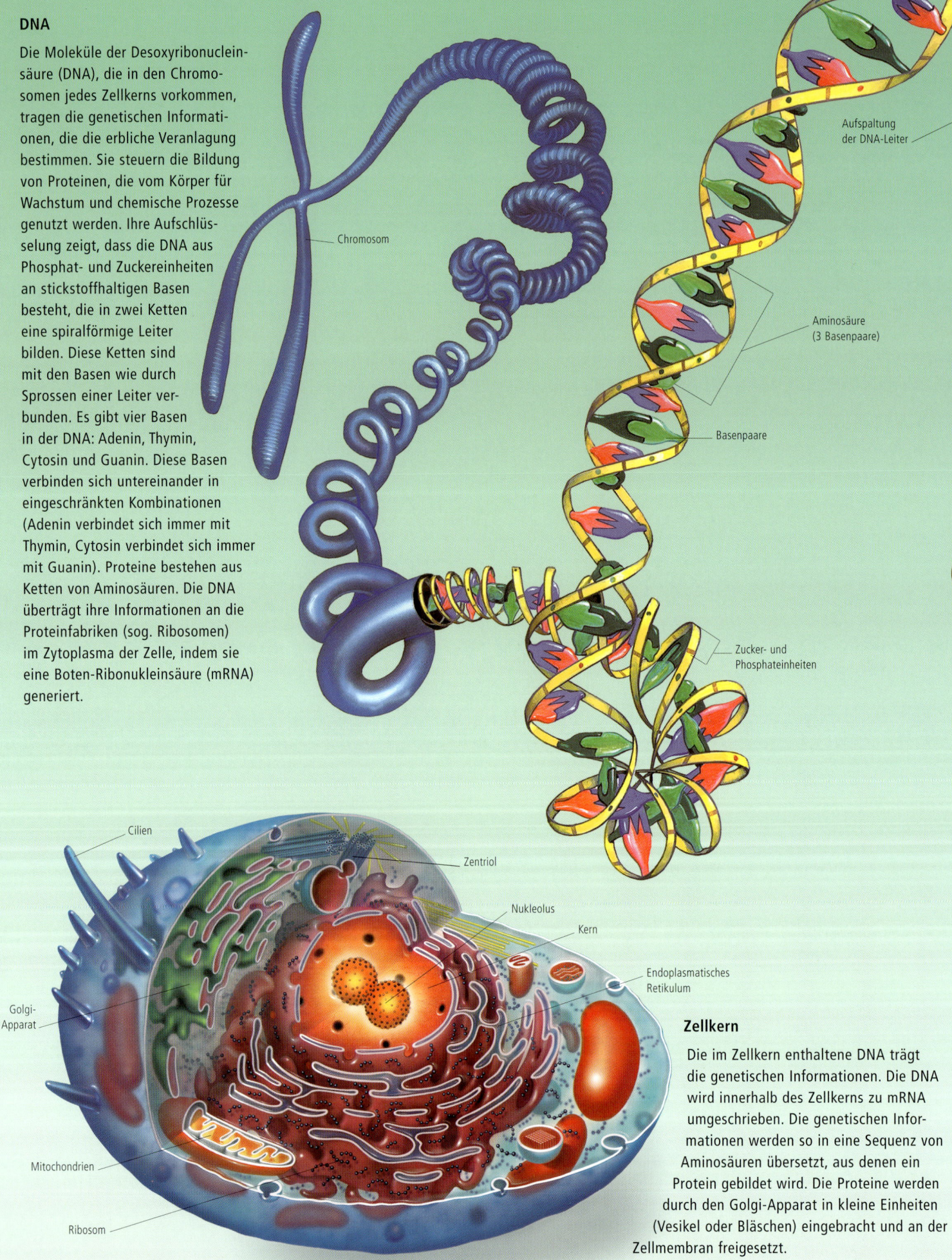

Chromosom

Aufspaltung
der DNA-Leiter

Aminosäure
(3 Basenpaare)

Basenpaare

Zucker- und
Phosphateinheiten

Cilien

Zentriol

Nukleolus

Kern

Endoplasmatisches
Retikulum

Golgi-
Apparat

Mitochondrien

Ribosom

Zellkern

Die im Zellkern enthaltene DNA trägt
die genetischen Informationen. Die DNA
wird innerhalb des Zellkerns zu mRNA
umgeschrieben. Die genetischen Informationen werden so in eine Sequenz von
Aminosäuren übersetzt, aus denen ein
Protein gebildet wird. Die Proteine werden
durch den Golgi-Apparat in kleine Einheiten
(Vesikel oder Bläschen) eingebracht und an der
Zellmembran freigesetzt.

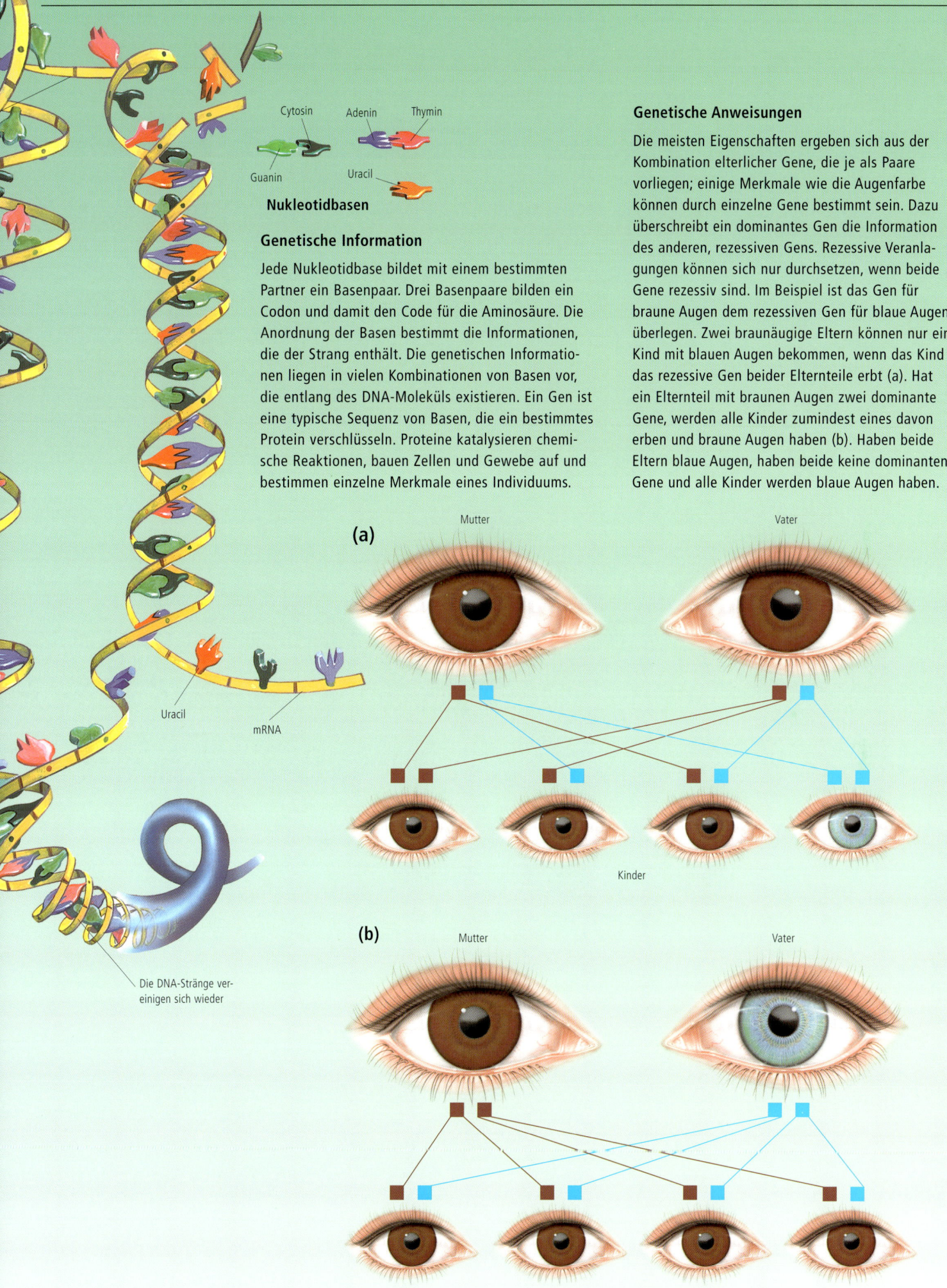

Cytosin   Adenin   Thymin

Guanin   Uracil

Nukleotidbasen

Genetische Information

Jede Nukleotidbase bildet mit einem bestimmten Partner ein Basenpaar. Drei Basenpaare bilden ein Codon und damit den Code für die Aminosäure. Die Anordnung der Basen bestimmt die Informationen, die der Strang enthält. Die genetischen Informationen liegen in vielen Kombinationen von Basen vor, die entlang des DNA-Moleküls existieren. Ein Gen ist eine typische Sequenz von Basen, die ein bestimmtes Protein verschlüsseln. Proteine katalysieren chemische Reaktionen, bauen Zellen und Gewebe auf und bestimmen einzelne Merkmale eines Individuums.

Genetische Anweisungen

Die meisten Eigenschaften ergeben sich aus der Kombination elterlicher Gene, die je als Paare vorliegen; einige Merkmale wie die Augenfarbe können durch einzelne Gene bestimmt sein. Dazu überschreibt ein dominantes Gen die Information des anderen, rezessiven Gens. Rezessive Veranlagungen können sich nur durchsetzen, wenn beide Gene rezessiv sind. Im Beispiel ist das Gen für braune Augen dem rezessiven Gen für blaue Augen überlegen. Zwei braunäugige Eltern können nur ein Kind mit blauen Augen bekommen, wenn das Kind das rezessive Gen beider Elternteile erbt (a). Hat ein Elternteil mit braunen Augen zwei dominante Gene, werden alle Kinder zumindest eines davon erben und braune Augen haben (b). Haben beide Eltern blaue Augen, haben beide keine dominanten Gene und alle Kinder werden blaue Augen haben.

Uracil

mRNA

Die DNA-Stränge vereinigen sich wieder

(a)   Mutter   Vater

Kinder

(b)   Mutter   Vater

Kinder

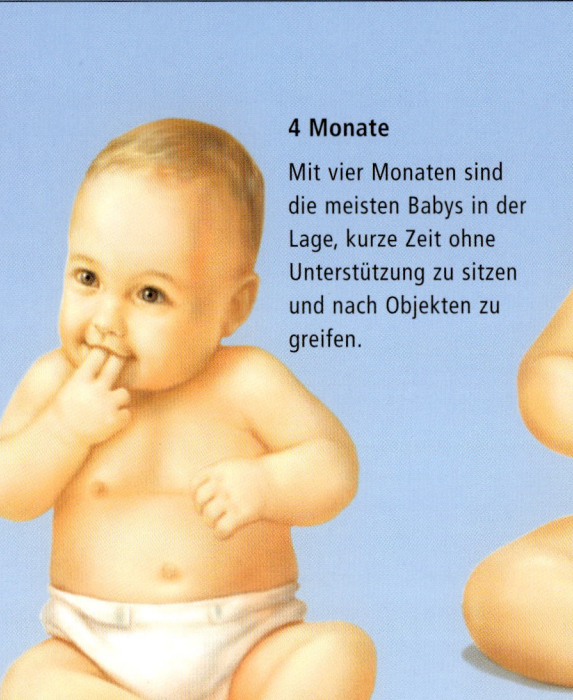

4 Monate

Mit vier Monaten sind die meisten Babys in der Lage, kurze Zeit ohne Unterstützung zu sitzen und nach Objekten zu greifen.

8 Monate

Babys beginnen in der Regel im Alter zwischen acht und zehn Monaten zu krabbeln.

Kleinkindalter

Kleinkinder entwickeln sich in ihrem eigenen Tempo, aber es gibt eine bestimmte Reihenfolge der entwicklungsbedingten Veränderungen. Zum Beispiel müssen Babys erst die Muskelkontrolle über ihren Kopf erlangen, bevor sie lernen zu sitzen.

Kleinkindalter

ENTWICKLUNGSSTADIEN

In den ersten zwölf Monaten wächst und entwickelt sich der Mensch schneller als im weiteren Leben. In dieser Zeit nehmen Kleinkinder an Größe und Gewicht zu, beginnen zu laufen und zu sprechen und bekommen die ersten Zähne. Das Gehirn verdoppelt nahezu sein Gewicht, da sich die Anzahl der Gehirnzellen vergrößert.

Jedes Kleinkind entwickelt sich zwar in seiner eigenen Geschwindigkeit, aber immer in einer festen Abfolge, die sich aus der physischen und neuronalen Entwicklung crgibt. So müssen Babys die Muskelkontrolle über ihren Kopf erlangen, bevor sie sitzen können.

Einige Babys entwickeln sich körperlich, andere in ihren verbalen und sozialen Fähigkeiten schneller als Gleichaltrige. Weinen und Lächeln sind die frühesten Kommunikationsmittel – ein Baby wird in den ersten sechs Wochen zu lächeln beginnen. Es beginnt von Geburt an, Geräusche nachzuahmen, wird aber bis zum Alter von 12–18 Monaten unfähig sein, richtige Worte auszusprechen.

Wenn Kleinkinder ihre Reflexe durch Saugen, Greifen, Treten und Werfen trainieren, beginnen sie, ihre Umwelt zu erforschen und ihr Sinn zu geben. In den ersten drei Monaten entwickeln sich die Sinne sehr schnell. Danach kann ein Kind Farben und Formen unterscheiden.

Die Zähne brechen meist im Alter von 6–9 Monaten durch. Nach einem Jahr sind bis zu zwölf der 20 Milchzähne gewachsen. Das Zahnen kann bereits mit drei Monaten beginnen und bis zu drei Jahren dauern.

Der Schlaf eines Babys ist unruhiger als der eines Erwachsenen, weil sein Gehirn im Schlaf wachsamer ist. Bis zum Ende des dritten Monats sind Babys nicht in der Lage, in tiefen Schlaf zu fallen; erst im Alter

12 Monate

Im Alter von zwölf Monaten sind die meisten Kleinkinder in der Lage, allein aufzustehen; in diesem Alter beginnen die meisten Kinder auch, die ersten Schritte zu machen.

von sechs Monaten sind sie in der Lage, über längere Zeiträume zu schlafen.

Frühgeburten sind Babys, die vor der 37. Schwangerschaftswoche geboren werden. Ein Baby, das vier Wochen zu früh geboren wird, ist in der Entwicklung vier Wochen zurück.

Regelmäßige Vorsorgeuntersuchungen der Babys helfen sicherzustellen, dass die Entwicklung normal verläuft.

Kindheit

Die Kindheit ist die Zeit zwischen Kleinkind- und Jugendalter. Es sind Jahre einer rasanten Entwicklung, in der Bildung und Umwelt die Grundlage für die späteren Jahre schaffen.

Jedes Kind ist einzigartig und wird sich, abhängig von genetischen und sozialen Einflüssen, anders entwickeln; diese Entwicklung verläuft jedoch nach einer festen Abfolge.

Im Alter von zwei Jahren kann ein Kind allein laufen, grüßen, aus einer Tasse trinken und einfache Anweisungen und Fragen verstehen. Mit drei oder vier Jahren werden die meisten laufen, springen, rennen, Treppen steigen und Gegenstände handhaben können. Sie schaffen es, kurze Sätze zu bilden, und besitzen einen Wortschatz von mehreren hundert Wörtern. Im Vorschulalter entwickelt das Kind kognitive Fähigkeiten wie Denken, Erkennen und Erinnern.

Die meisten Kinder wachsen in unregelmäßigen Schüben. Nach dem ersten Jahr verlangsamt sich das Wachstum deutlich, ab einem Alter von zwei Jahren wächst das Kind dann kontinuierlich; die Körpergröße wird bis zur Jugend um etwa sechs Zentimeter im Jahr zunehmen. Bedingung dafür sind ausreichende Ernährung, Bewegung und Ruhe. Die meisten Kinder benötigen 10–12 Stunden Schlaf pro Nacht.

Mit sechs Jahren sind alle Milchzähne vorhanden; die bleibenden Zähne wachsen allmählich nach und ersetzen sie.

Die Röhrenknochen, etwa in Armen und Beinen, die anfangs noch eine Knorpelmasse sind, wandeln sich später zu Knochen.

Mit dem Wachsen des Gehirns vergrößern sich die flachen Schädelknochen, der Kopf wird kantiger. Das Gehirn entwickelt sich, wie auch der Rest des Schädels, früher als der übrige Körper. Im Alter von sechs Jahren hat das Gehirn rund 90 Prozent seines erwachsenen Gewichts erreicht.

Festgeschriebene Entwicklungsstufen sind allerdings nur Richtwerte; Eltern, die sich diesbezüglich sorgen, sollten ärztlichen Rat einholen.

Die meisten Kinder mit einer verzögerten Entwicklung sind gesund.

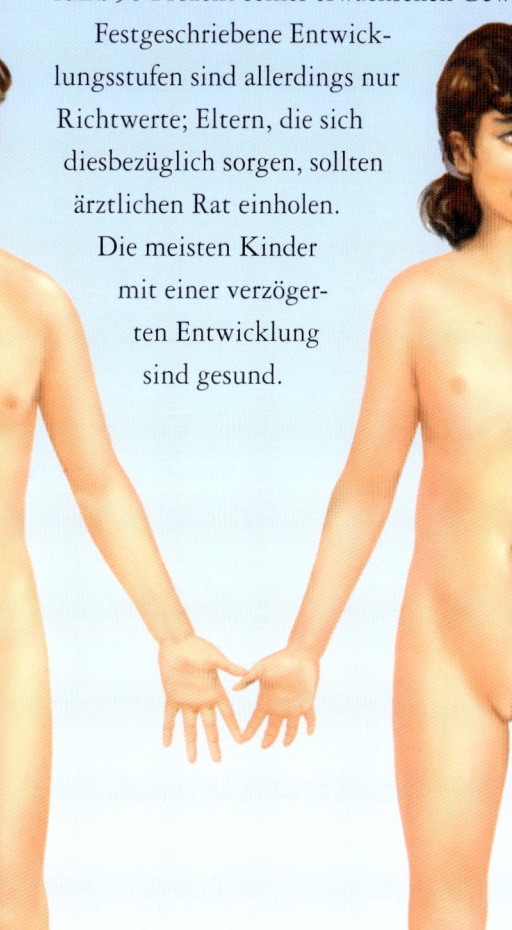

Entwicklungsstadien
Kinder entwickeln sich unterschiedlich. Einige Kinder intellektuell sehr fortgeschritten, während andere sich körperlich und sozial schneller als ihre Altersgenossen entwickeln.

5 Jahre alter Junge

5 Jahre altes Mädchen

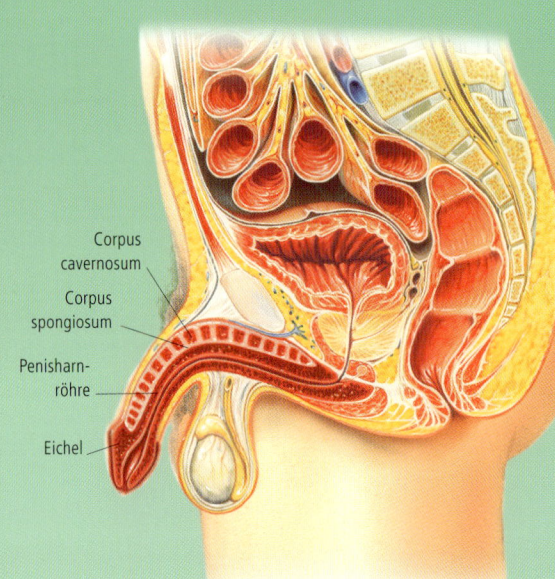

Corpus cavernosum
Corpus spongiosum
Penisharnröhre
Eichel

Penis

Der Penis besteht aus drei Schwellkörpern. Zwei davon (Corpus cavernosum) sind aus schwammähnlichem Gefäßgewebe, das eine Erektion ermöglicht. Der dritte (Corpus spongiosum) enthält die Harnröhre als Teil des Harnsystems. Der Penis·ist durch Bindegewebe mit dem Beckenknochen verbunden und hängt normalerweise schlaff, sofern er nicht sexuell stimuliert wird. Während der Pubertät vergrößern sich Länge und Umfang des Penis rasant.

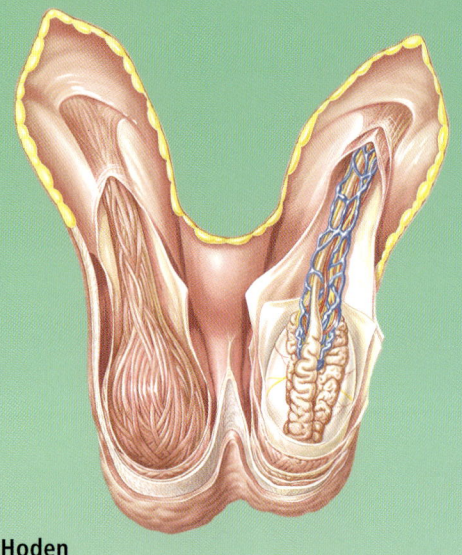

Hoden

Außerhalb des Körpers liegen die Hoden unmittelbar hinter dem Penis im Hodensack. Sie sind die entscheidenden Organe der männlichen Fortpflanzung und produzieren Sperma und Sexualhormone.

Männliche Pubertät

Während der Pubertät beginnen sich die sekundären Geschlechtsmerkmale zu entwickeln; die Geschlechtsorgane werden voll funktionstüchtig. Jungen erreichen die Pubertät in der Regel zwischen 13 und 14 Jahren. In dieser Zeit wachsen sie deutlich, ihr Körper verändert seine Form und die Geschlechtsorgane entwickeln sich.

Parallel zum rasanten Wachstum von Hoden und Penis vergrößert sich der Kehlkopf, und Gesicht, Körper, Unterarme und Schambereich beginnen sich zu behaaren. Die Körpergröße nimmt zu, und nach etwa einem Jahr kommt es zur ersten Ejakulation. Diese Veränderungen werden durch Hormone ausgelöst, die die Hypophyse ausschüttet; sie ermöglichen den Hoden die Produktion von Spermien und Testosteron.

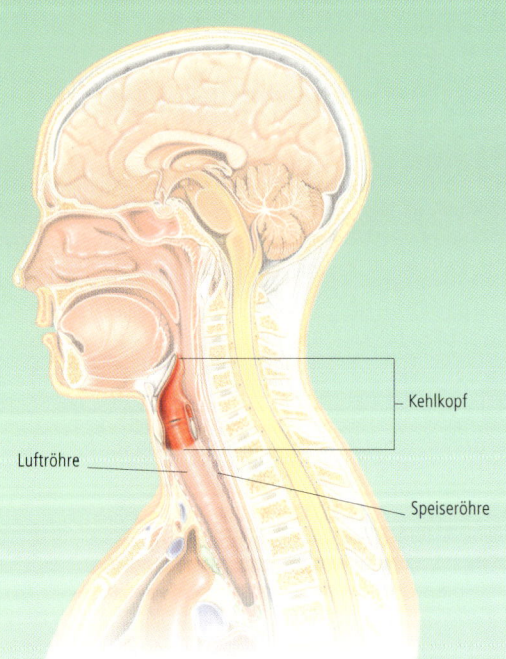

Hypophyse

Kehlkopf
Luftröhre
Speiseröhre

Hoden

Kehlkopf

Während der Pubertät vergrößert sich der Kehlkopf (Larynx), wodurch die Stimme absinkt und der „Adamsapfel" an der Vorderseite des Halses hervortritt.

Testosteron

Alle Veränderungen in der Pubertät werden vom männlichen Sexualhormon Testosteron gesteuert. Das Hormon wird von den Hoden produziert, unter Steuerung durch die Hypophyse. Testosteron ist auch für den Stoffwechsel und das Muskelwachstum im Körper wichtig.

Die Produktion des von den Hoden freigesetzten Testosterons; seine Produktion wird durch das follikelstimulierende Hormon (FSH) und das Luteinisierungshormon ausgelöst; beide werden von der Adenohypophyse ausgeschüttet.

Bei Jungen und Mädchen nimmt die Drüsentätigkeit zu; die apokrinen Drüsen werden merklich aktiv. Talgdrüsen steigern ihre Aktivität und können Akne hervorrufen.

Emotionale und verhaltensmäßige Schwankungen begleiten die körperlichen Veränderungen durch die Pubertät. Entsprechende Gefühle werden geweckt, und viele Jugendliche fangen an, sexuell aktiv zu werden. Mit dem „Dating" beginnen Jugendliche in der Pubertät.

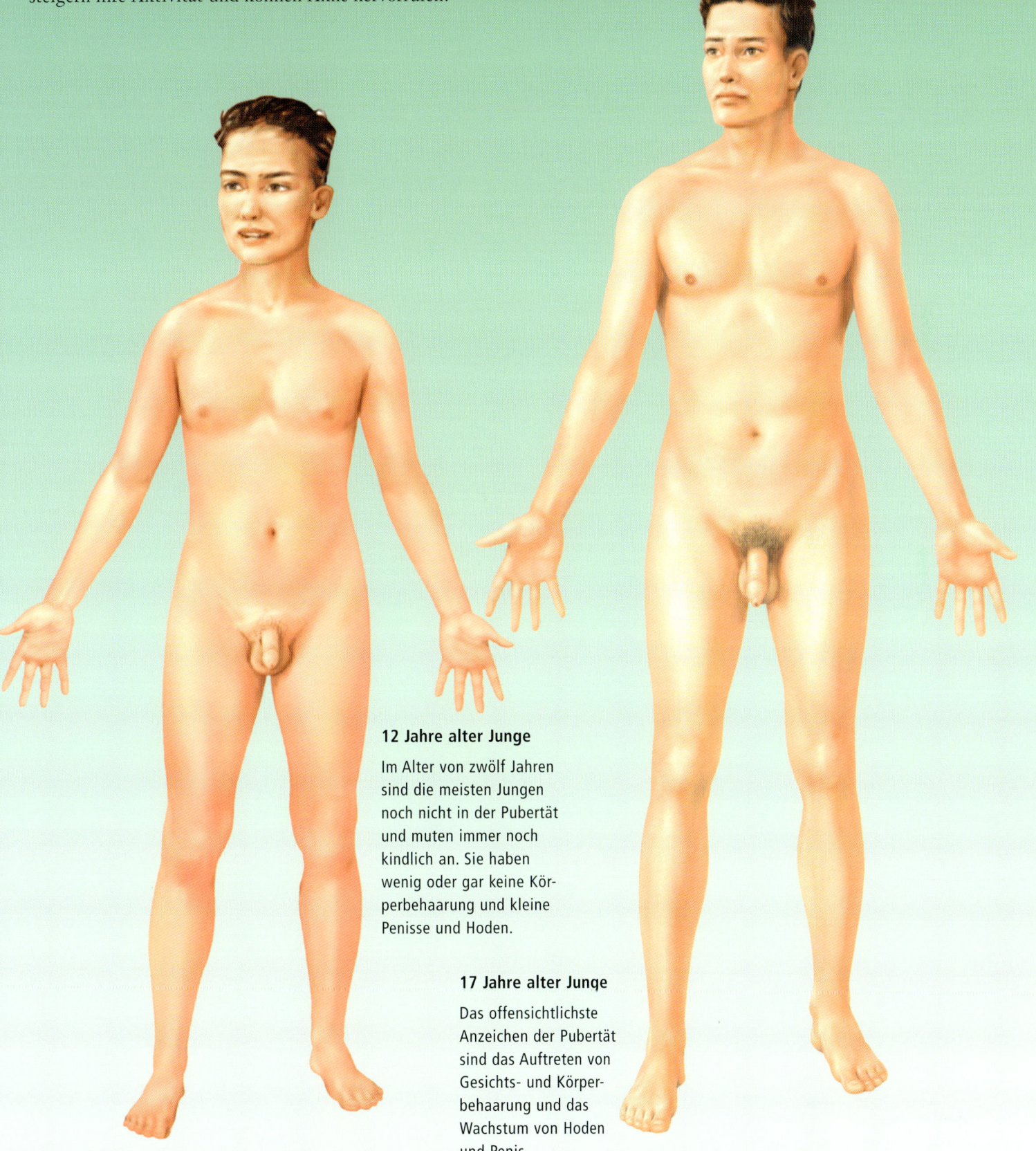

12 Jahre alter Junge

Im Alter von zwölf Jahren sind die meisten Jungen noch nicht in der Pubertät und muten immer noch kindlich an. Sie haben wenig oder gar keine Körperbehaarung und kleine Penisse und Hoden.

17 Jahre alter Junge

Das offensichtlichste Anzeichen der Pubertät sind das Auftreten von Gesichts- und Körperbehaarung und das Wachstum von Hoden und Penis.

Weibliche Pubertät

Die Pubertät bei Mädchen beginnt etwa mit elf Jahren und dauert ungefähr bis zum Alter von 16 Jahren. Mädchen erfahren größere körperliche Veränderungen als Jungen, sie benötigen aber weniger Zeit zu reifen. Dazu gehören die Entwicklung der Brüste, die Verbreiterung der Hüften, das rasante Wachstum der Gebärmutter und das Auftreten von Behaarung auf Unterarmen und Vulva.

Neben den äußerlich sichtbaren körperlichen Veränderungen finden auch hormonelle statt; sie werden durch Östrogen und Progesteron verursacht, die, von der Hypophyse gesteuert, von den Eierstöcken freigesetzt werden.

Die Gebärmutter erreicht ihre endgültige Form; es kommt zur ersten Regelblutung (Menstruation). Das Einsetzen der Menstruation nennt man Menarche. Die Menstruation, die monatliche Absonderung von Blut und Gebärmuttergewebe, beginnt etwa zwei Jahre nach dem Beginn der Pubertät. Anfangs sind die Regelblutungen meist unregelmäßig.

Akne und Essstörungen kommen in dieser Zeit häufiger vor als in anderen Lebensabschnitten.

Veranlagung, Ernährung und Umwelt beeinflussen insgesamt Dauer und Geschwindigkeit von Wachstum und Geschlechtsreife.

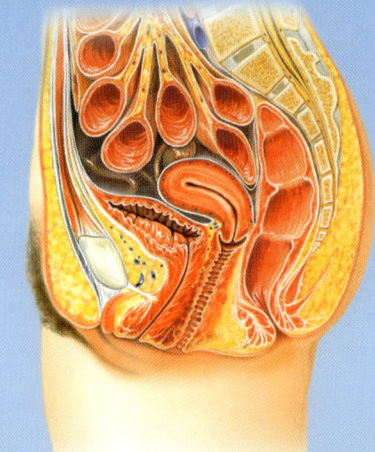

Weibliches Fortpflanzungssystem

Die Vagina ist ein langer faseriger Muskelschlauch, der sich vom Gebärmutterhals bis zur Vulva erstreckt. Die Gebärmutter liegt hinter der Harnblase und vor dem Rektum. Die oberen zwei Drittel der Gebärmutter werden Gebärmutterkörper, das untere Drittel Gebärmutterhals genannt.

Eisprung

Der Eisprung erfolgt in der Mitte jedes Menstruationszyklus. Ein Graaf'scher Follikel platzt und setzt seine Eizelle frei; diese tritt in den Eileiter ein und bewegt sich zur Gebärmutter. Auf diesem Weg wird sie entweder befruchtet oder aber sie degeneriert innerhalb der nächsten Tage.

Nach dem Eisprung werden die im Eierstock verbliebenen Sekretionszellen zum Gelbkörper (Corpus luteum), der Progesteron und kleine Mengen Östrogen produziert. Kommt es bis zum 26. Tag des Zyklus nicht zur Schwangerschaft, verfällt er und sondert große Mengen an Östrogen und Progesteron ab, die die Menstruation einleiten.

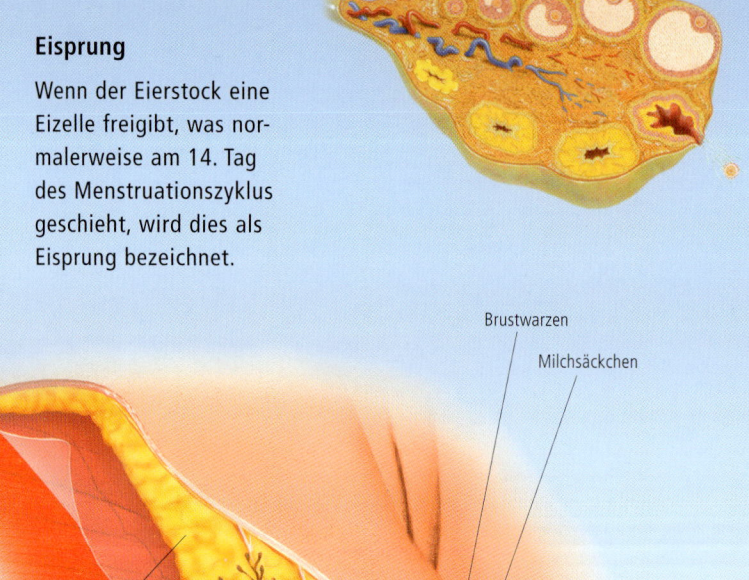

Eisprung

Wenn der Eierstock eine Eizelle freigibt, was normalerweise am 14. Tag des Menstruationszyklus geschieht, wird dies als Eisprung bezeichnet.

Brust

Die Brüste (Milchdrüsen) bestehen hauptsächlich aus Fettzellen, die von säckchenartigen Strukturen (sog. Läppchen) durchsetzt sind. Bei Stimulierung durch bestimmte Hormone wie Prolaktin beginnen diese Läppchen, Milch zu produzieren.

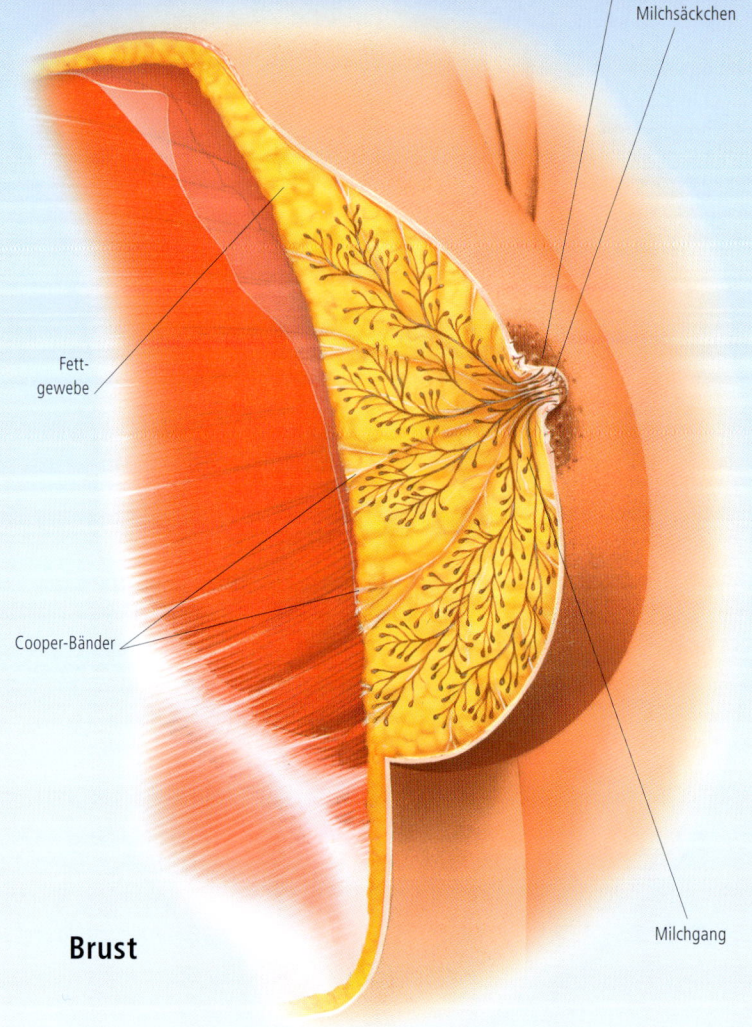

Brustwarzen

Milchsäckchen

Fettgewebe

Cooper-Bänder

Milchgang

Brust

Die Läppchen sammeln die Muttermilch in einem Netz von Kanälen und transportieren sie so zur Brustwarze.

In der Pubertät sorgt Östrogen für das Wachstum der Brust, wobei Größe und Form generell vom Erbgut abhängig sind. Gegen Ende jedes Menstruationszyklus können die Brüste vorübergehend anschwellen und empfindlicher werden. Wegen des steigenden Östrogenspiegels vergrößern sich die Brüste während der Schwangerschaft.

10 Jahre altes Mädchen

Im Alter von zehn Jahren haben die meisten Mädchen ein kindliches Aussehen. Sie haben keine Schambehaarung und die Brust ist wenig oder gar nicht entwickelt.

17 Jahre altes Mädchen

Die äußeren Anzeichen der weiblichen Pubertät sind die voll entwickelten Brüste, Scham- und Unterarmbehaarung und die Verbreiterung der Hüften.

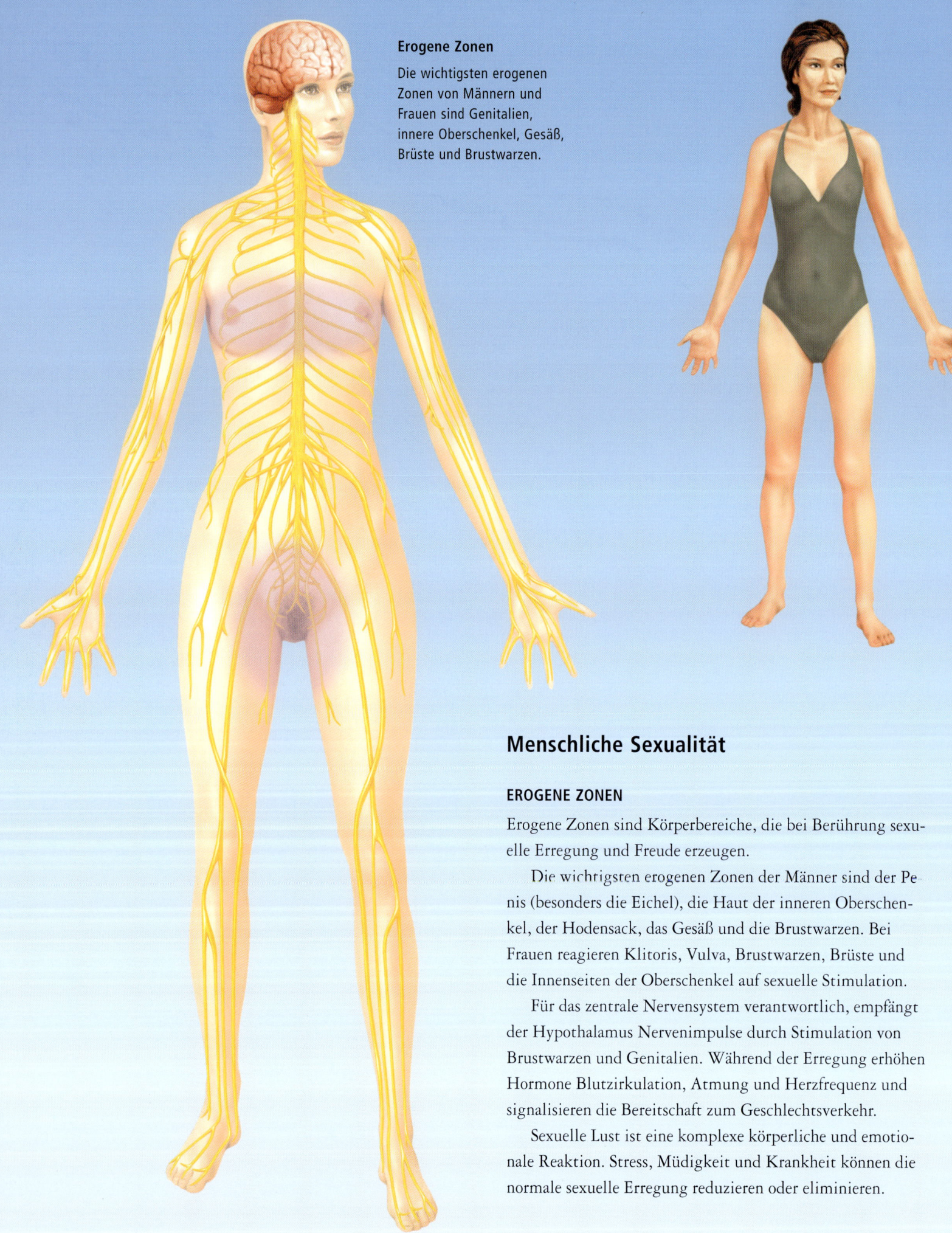

Erogene Zonen

Die wichtigsten erogenen Zonen von Männern und Frauen sind Genitalien, innere Oberschenkel, Gesäß, Brüste und Brustwarzen.

Menschliche Sexualität

EROGENE ZONEN

Erogene Zonen sind Körperbereiche, die bei Berührung sexuelle Erregung und Freude erzeugen.

Die wichtigsten erogenen Zonen der Männer sind der Penis (besonders die Eichel), die Haut der inneren Oberschenkel, der Hodensack, das Gesäß und die Brustwarzen. Bei Frauen reagieren Klitoris, Vulva, Brustwarzen, Brüste und die Innenseiten der Oberschenkel auf sexuelle Stimulation.

Für das zentrale Nervensystem verantwortlich, empfängt der Hypothalamus Nervenimpulse durch Stimulation von Brustwarzen und Genitalien. Während der Erregung erhöhen Hormone Blutzirkulation, Atmung und Herzfrequenz und signalisieren die Bereitschaft zum Geschlechtsverkehr.

Sexuelle Lust ist eine komplexe körperliche und emotionale Reaktion. Stress, Müdigkeit und Krankheit können die normale sexuelle Erregung reduzieren oder eliminieren.

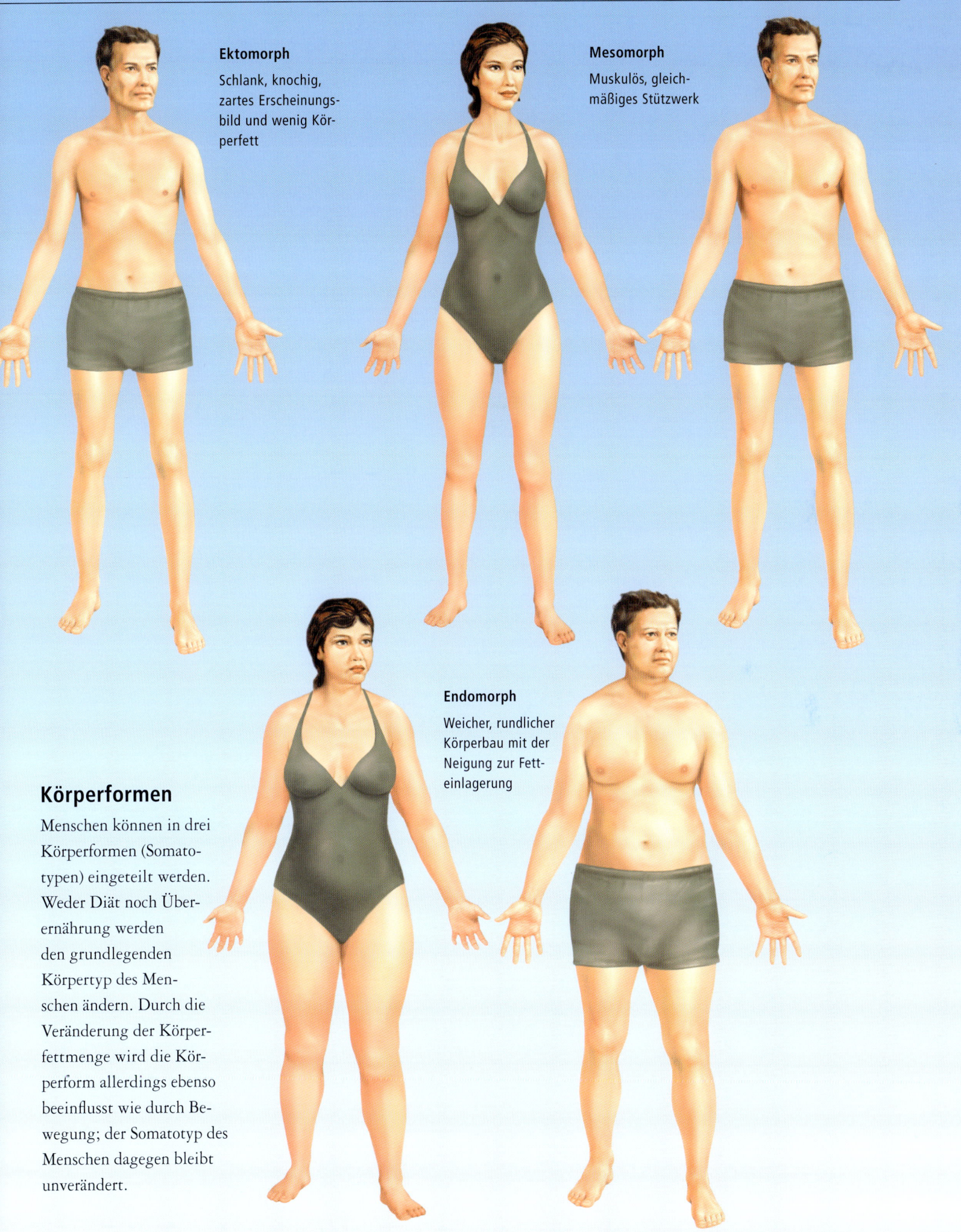

Ektomorph
Schlank, knochig, zartes Erscheinungsbild und wenig Körperfett

Mesomorph
Muskulös, gleichmäßiges Stützwerk

Endomorph
Weicher, rundlicher Körperbau mit der Neigung zur Fetteinlagerung

Körperformen

Menschen können in drei Körperformen (Somatotypen) eingeteilt werden. Weder Diät noch Überernährung werden den grundlegenden Körpertyp des Menschen ändern. Durch die Veränderung der Körperfettmenge wird die Körperform allerdings ebenso beeinflusst wie durch Bewegung; der Somatotyp des Menschen dagegen bleibt unverändert.

Stoffwechsel

Als Stoffwechsel werden die chemischen Prozesse im Körper bezeichnet. Die Schilddrüsenhormone regulieren den Stoffwechsel; eine überaktive oder unteraktive Schilddrüse kann folglich den Stoffwechsel des Körpers stören. Die Hypophyse wiederum regelt die Freisetzung der Schilddrüsenhormone.

Es gibt zwei grundverschiedene Prozesse, die den Stoffwechsel ausmachen: Einer ist konstruktiv und nutzt Energie (Anabolismus), der andere spaltet Komponenten auf und erzeugt Energie (Katabolismus).

Beim Anabolismus werden einfache Moleküle in komplexere Moleküle und Substanzen umgewandelt. Anabole Reaktionen erfordern Energie und werden für Wachstum sowie für Reparatur und Instandhaltung von Körperzellen und Körpersystemen benötigt.

Beim Katabolismus wird Nahrung in einfachere Verbindungen umgewandelt; die dabei gewonnene Energie wird zur späteren Nutzung im Körper eingelagert.

Enzyme und Nährstoffe sind wichtig für die chemischen Reaktionen im Körper. Dabei werden Enzyme vom Körper produziert, während die Nährstoffe der Nahrung entzogen werden.

Regulierung der Körpertemperatur

Dermis und Epidermis der Haut sind an der Regulierung der Körpertemperatur beteiligt. Empfindet der Körper Wärme, erweitern sich die Arterien, der Blutfluss zur Haut wird erhöht und so der Wärmeverlust beschleunigt. Die Schweißdrüsen sondern Flüssigkeit ab, die verdampft und die Temperatur senkt. Verspürt der Körper Kälte, ziehen sich Arterien und Poren zusammen und die sich aufstellenden Haare der Haut bilden eine Isolierschicht, die die Wärme unter der Hautoberfläche hält.

Hypothalamus

Die von den Nerven übertragenen Signale erreichen je nach Körpertemperatur die Organe oder die Haut

Die Nervenrezeptoren der Haut leiten die Nachrichten zur Körpertemperatur an den Hypothalamus weiter

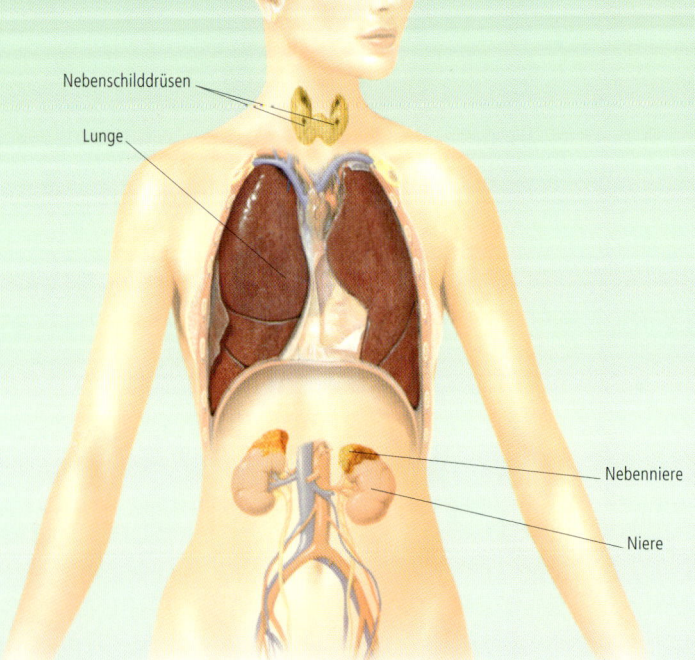

Hypophyse

Nebenschilddrüsen

Lunge

Nebenniere

Niere

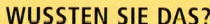

WUSSTEN SIE DAS?

Der Körper eines Erwachsenen verbraucht rund 1500–2000 Kilokalorien pro Tag. Meist ist die Stoffwechselrate bei Männern höher als bei Frauen.

Elektrolyte

Die Konzentration von Elektrolyten im Blut wird von verschiedenen Organen gesteuert. Die Nebennieren regulieren Natrium und Kalium, die Hypophyse über Hormone den Elektrolythaushalt, die Schilddrüsen Kalzium und Phosphate; Nieren und Lunge steuern das Bikarbonat, und die Nieren regulieren den Chloridspiegel.

Temperaturregelung

Der menschliche Körper verfügt über einen Mechanismus zum Erhalt einer stabilen Temperatur. Er wird vom Hypothalamus im Gehirn gesteuert. Über die Nervenenden der Hautoberfläche registriert er die Veränderung der Außentemperatur. Wird signalisiert, dass der Körper Kälte empfindet, erhöht er die Stoffwechselrate zwecks Wärmeproduktion. Verspürt der Körper Hitze, werden über den Hypothalamus die Arterien geweitet, sodass mehr Blut zur Haut gelangt und Wärme abgegeben wird.

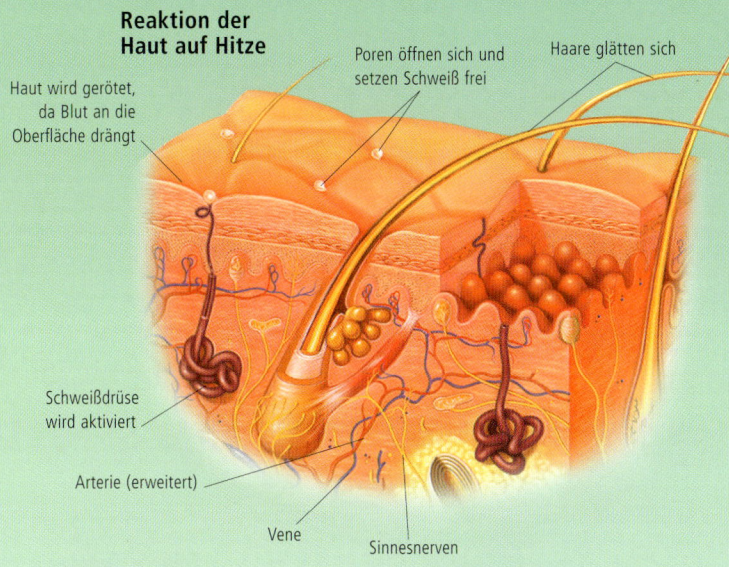

Reaktion der Haut auf Hitze

Haut wird gerötet, da Blut an die Oberfläche drängt

Poren öffnen sich und setzen Schweiß frei

Haare glätten sich

Schweißdrüse wird aktiviert

Arterie (erweitert)

Vene

Sinnesnerven

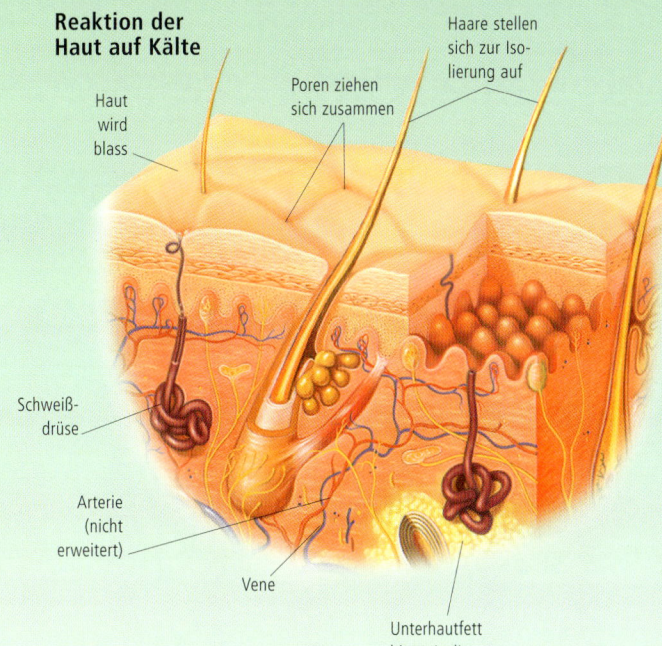

Reaktion der Haut auf Kälte

Haut wird blass

Poren ziehen sich zusammen

Haare stellen sich zur Isolierung auf

Schweißdrüse

Arterie (nicht erweitert)

Vene

Unterhautfett bietet Isolierung

Nebenschilddrüse

Knochen lagern Kalzium ein

Nieren scheiden Kalzium aus

Negative Reaktion

Der Körper reguliert den Hormonspiegel über einen negativen Reaktionsmechanismus. Die zu hohe oder zu geringe Menge eines Hormons löst eine entsprechende Reaktion aus. Der Kalziumspiegel im Blut wird von den Hormonen der Nebenschilddrüse gesteuert, die die Knochen anweisen, Kalzium einzulagern; die Nieren erhalten ggf. den Befehl, es auszuscheiden. Sinkt der Spiegel zu stark, registriert die Nebenschilddrüse dies und setzt Parathormone frei, die wiederum die Knochen anweisen, Kalzium abzugeben, um den Kalziumspiegel im Blut zu erhöhen.

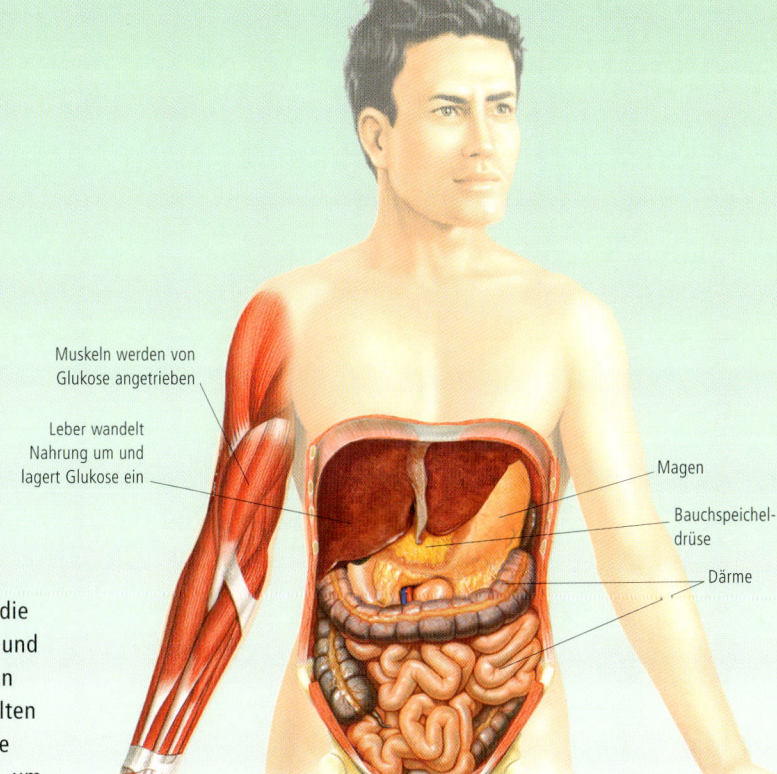

Muskeln werden von Glukose angetrieben

Leber wandelt Nahrung um und lagert Glukose ein

Magen

Bauchspeicheldrüse

Därme

Kohlenhydrate zu Glukose

Einer der wichtigsten Prozesse im Körper ist die Aufspaltung von Kohlenhydraten zu Glukose und deren Umwandlung in Energie. Chemikalien in Magen, Därmen und Bauchspeicheldrüse spalten Kohlenhydrate und andere Nährstoffe auf. Die Leber wandelt sie um und lagert Glukose ein, um sie Muskeln und Zellen als Energie bereitzustellen.

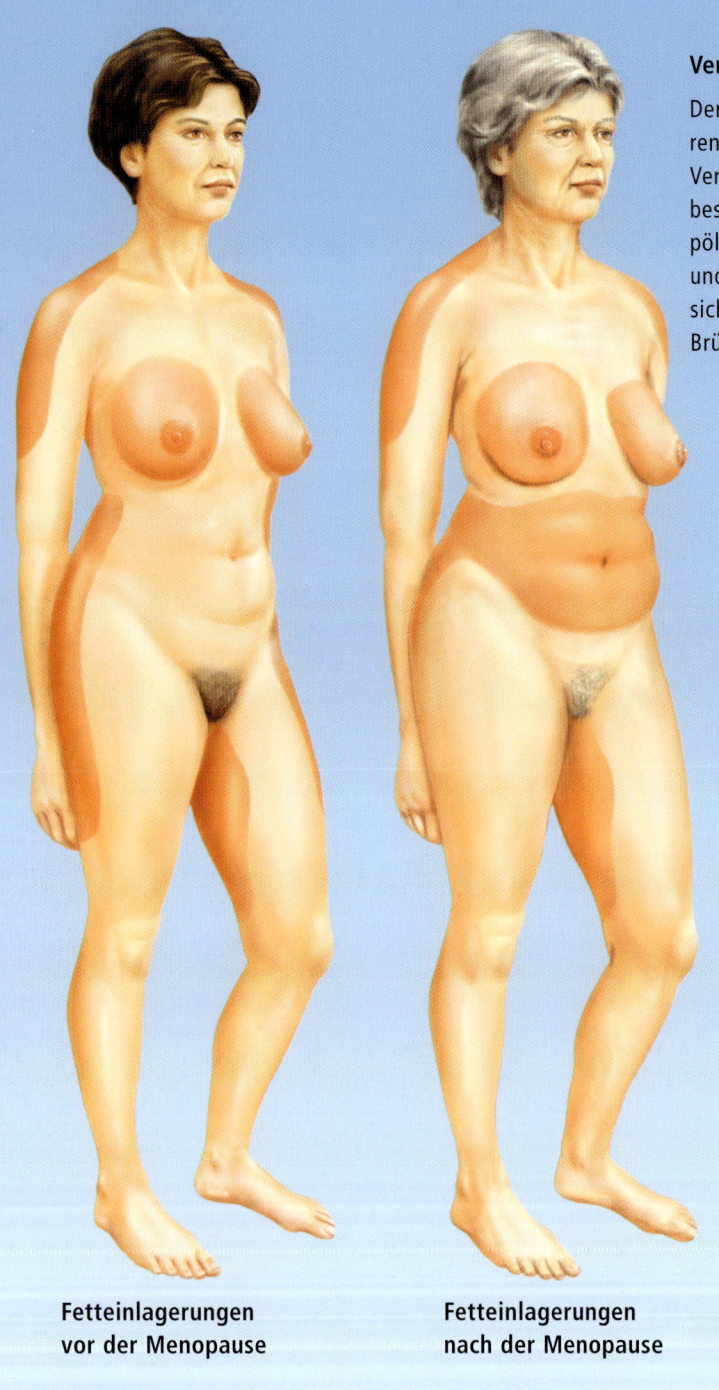

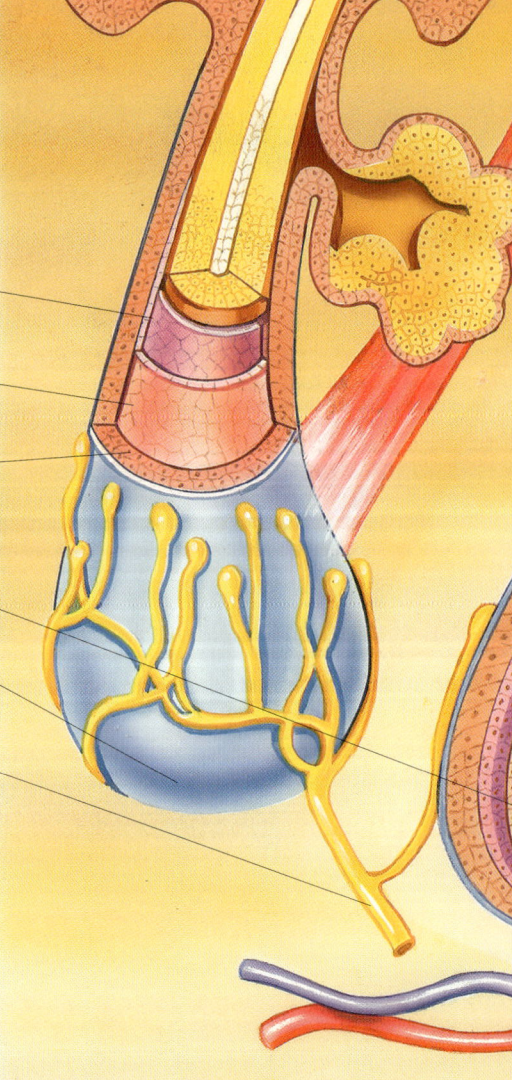

Veränderungen der Fettverteilung

Der Verlust von Östrogen und Progesteron während der Menopause beeinflusst bei Frauen die Verteilung von Körperfett. Vor der Menopause besitzen die meisten Frauen ein paar Fettpölsterchen um Hüften, Schenkel, Oberarme und Brüste. Nach der Menopause lagert sich das meiste Fett um Bauch, Taille und Brüste an.

Oberhaut

Präkutikuläres Epithel

Innere Wurzelscheide

Äußere Wurzelscheide

Dermale Haarpapille

Follikelscheide

Nervenenden

Fetteinlagerungen vor der Menopause

Fetteinlagerungen nach der Menopause

Menopause

Während der Menopause – auch Wechseljahre genannt – nimmt die Hormonproduktion der Eierstöcke ab. Der gesamte Prozess, der über Jahre dauern kann (meist beginnt er in den Vierzigern), unterteilt sich in drei Phasen: Die Prämenopause fällt noch weitgehend in die fruchtbare Zeit der Frau, wird aber oft von einer starken und unregelmäßigen Menstruation begleitet. In der zweiten Phase (Perimenopause) kann eine Frau unter Hitzewallungen, Depression, Schlafstörungen, Nachtschweiß und vaginaler Trockenheit leiden. Die eigentliche Menopause beginnt aber erst rund ein Jahr nach dem Ende der regelmäßigen Menstruation mit ca. 50 Jahren.

Haarfollikel

Der Haarschaft ragt aus der Haut empor. Seine Wurzel ist in die Haut eingebettet und endet in einem Bulbus, der in einer Vertiefung (Follikel) untergebracht ist.

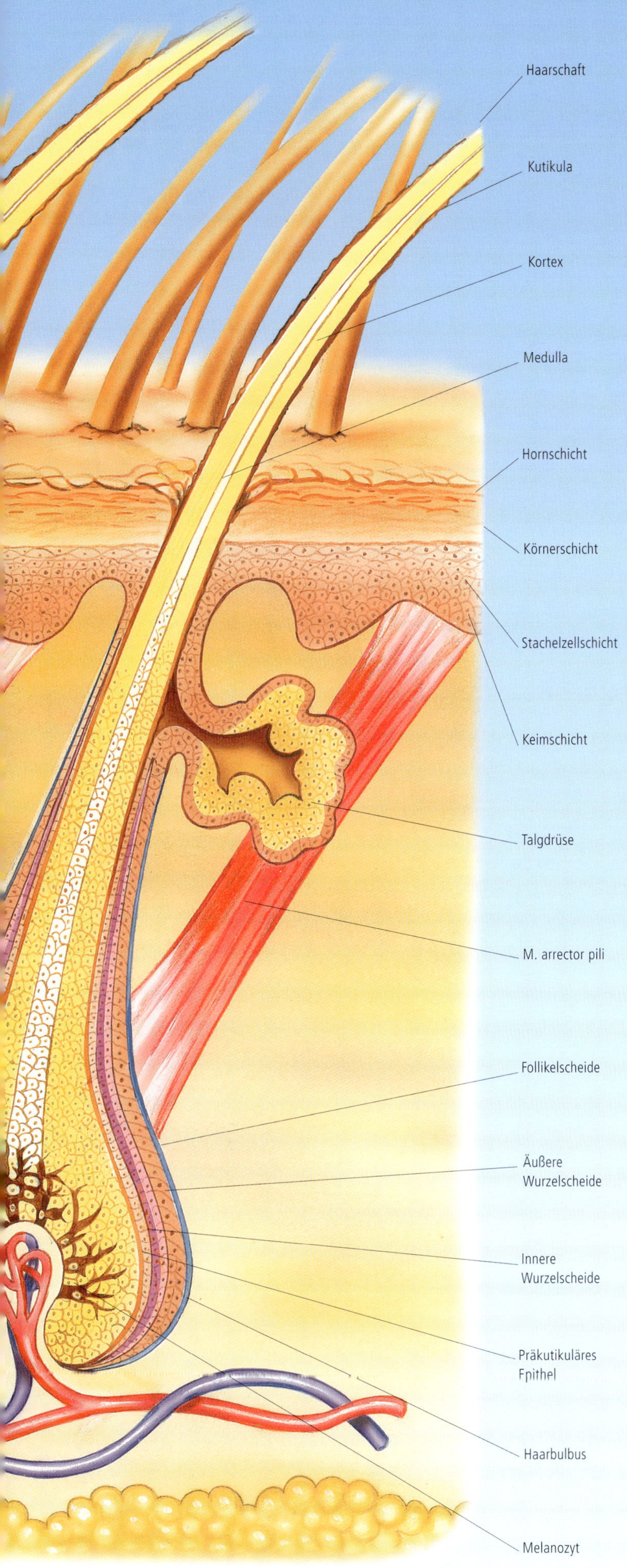

Haarschaft

Kutikula

Kortex

Medulla

Hornschicht

Körnerschicht

Stachelzellschicht

Keimschicht

Talgdrüse

M. arrector pili

Follikelscheide

Äußere
Wurzelscheide

Innere
Wurzelscheide

Präkutikuläres
Epithel

Haarbulbus

Melanozyt

Nach dem Ende der Menopause (Wechseljahre) produzieren die Eierstöcke kein Östrogen und Progesteron mehr. Östrogen wird für die Erhaltung der Körpergewebe benötigt; der Langzeitmangel an Östrogen kann zu Osteoporose, Veränderungen im Urogenitalgewebe, schlechter Kontrolle der Blasenfunktion, trockener Haut, Gewichtszunahme, Verlust von Muskelkraft und erhöhtem Risiko für Schlaganfall und Herzerkrankungen führen.

Manche Frauen profitieren von einer Hormonersatztherapie; anderen mögen Alternativtherapien sinnvoller erscheinen. Gute Ernährung, Bewegung, emotionale Unterstützung und die Anerkennung der neuen Lebenssituation werden einer Frau diese Umstellung erleichtern.

MÄNNLICHE MENOPAUSE

Einige Mediziner glauben, dass die männliche Menopause durch einen schwankenden Hormonspiegel, besonders des Testosterons, ausgelöst wird. Mit 50 Jahren zeigt die Prostata im Allgemeinen Anzeichen einer Vergrößerung.

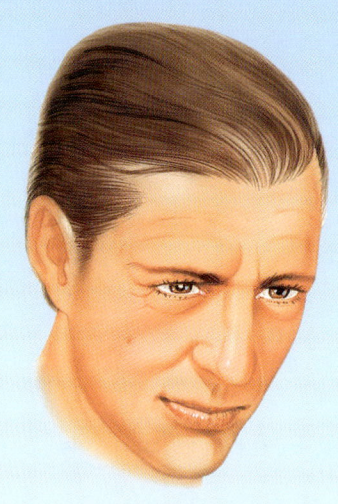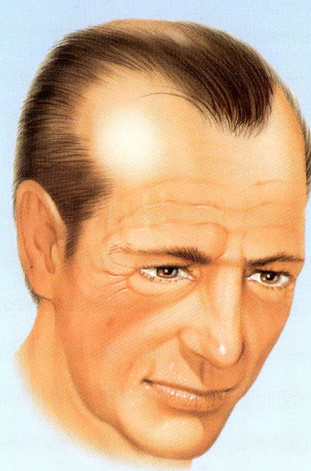

Männlicher Haarausfall

Die häufigste Form des Haarausfalls beim Mann (Alopezie), meist durch Schwankungen des Hormonspiegels ausgelöst, ist die Glatzenbildung (androgenetische Alopezie), eine vererbte Veränderung, die mit sexueller Entwicklung in Verbindung gebracht wird. Der natürliche Haarausfall übersteigt dann die Geschwindigkeit des Nachwachsens. Bei Männern ist die Glatzenbildung altersbedingt und betrifft 30 Prozent der Männer in den Dreißigern, 40 Prozent in den Vierzigern, usw.

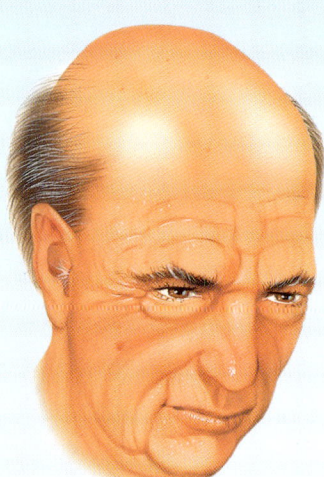

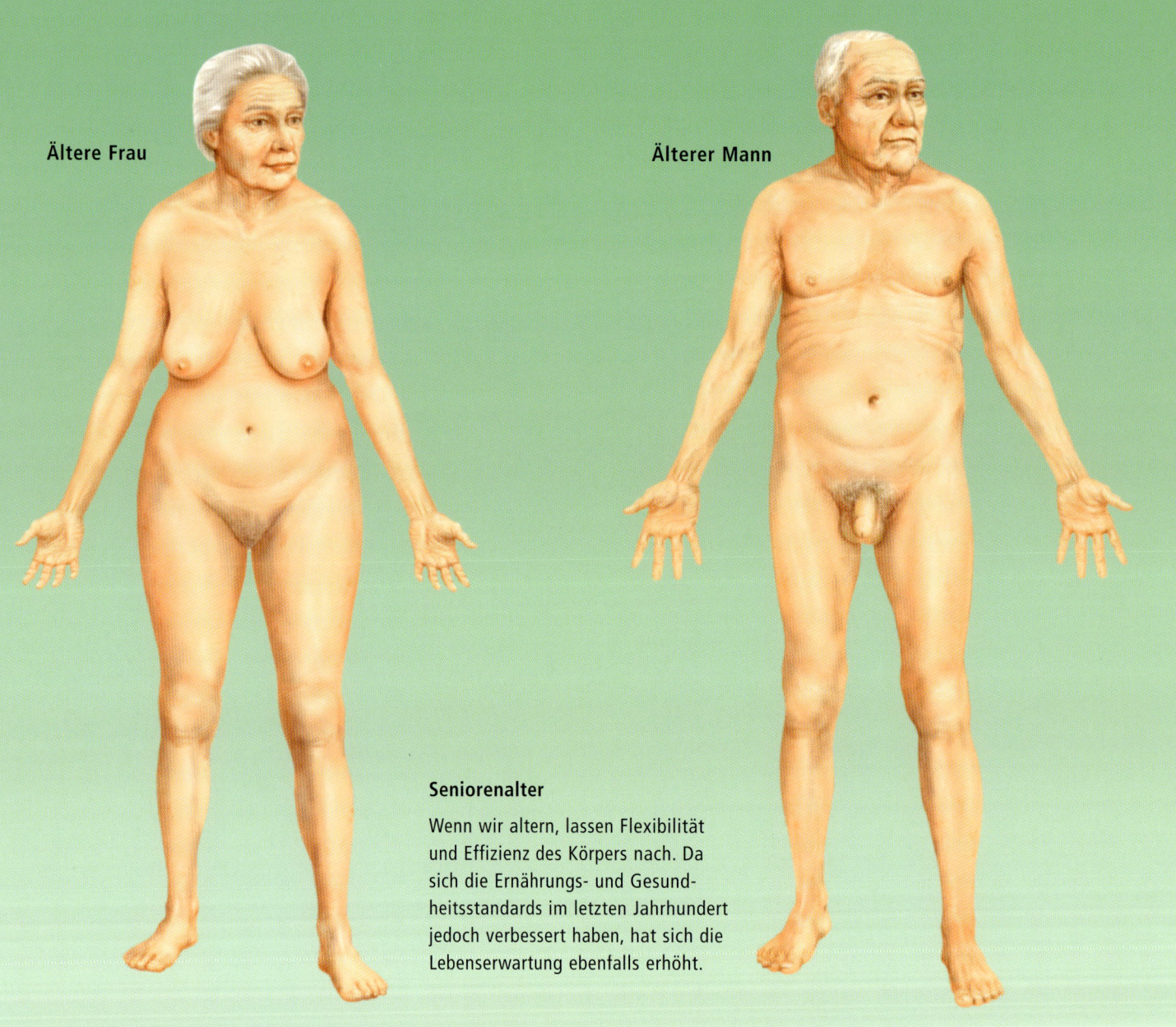

Ältere Frau

Älterer Mann

Seniorenalter

Wenn wir altern, lassen Flexibilität
und Effizienz des Körpers nach. Da
sich die Ernährungs- und Gesund-
heitsstandards im letzten Jahrhundert
jedoch verbessert haben, hat sich die
Lebenserwartung ebenfalls erhöht.

Seniorenalter

Es gibt reichlich Grund zu der Annahme, dass eine aktive
Lebensweise und ausgewogene Ernährung für gute Gesund-
heit und Fitness im Alter sorgen kann, aber fest steht auch,
dass viele Krankheiten und Störungen in zunehmendem
Alter auftreten. Alterseffekte können verringert oder ver-
zögert, aber nicht vermieden werden. Altert der Mensch,
werden Weichteile steifer und die inneren Organe arbeiten
weniger effizient. Sehschwäche beeinträchtigt die Fähigkeit,
Auto zu fahren, zu lesen und einzukaufen. Hohe Töne zu
hören wird immer schwieriger; Atmungs- und Kreislauf-
erkrankungen nehmen zu. Die Durchblutung von Leber,
Nieren und Gehirn kann sich verringern, was die Beseitigung von Abfallstoffen mindert. Das Lungenvolumen sinkt.
Psychische Probleme beeinflussen oft das Leben älterer

Menschen. Vermindertes Gleichgewicht und eine schwächere
Koordination, Muskelschwäche und Arthritis können die
Bewegungsfreiheit einschränken.

Auch das äußere Erscheinungsbild verändert sich: Die
Haut verliert an Elastizität und wird faltig. Knochen verlieren an Dichte; schwammartige Knochen (Spongiosa) wie
die Wirbel können zusammensacken, sodass sich die Körpergröße verringert.

Das Immunsystem arbeitet weniger effizient, sodass ältere
Menschen häufiger für Infektionen und Krebserkrankun-
gen anfällig sind. Andere Probleme, die sich oft bei Älteren
finden, sind Brüche, Herzinfarkte, Osteoporose, Parkinson,
Prostata-Probleme und Schlaganfälle.

INDEX

Verweise auf Abbildungen und Bildlegenden sind *kursiv*, Verweise auf Textpassagen,
in denen ein Thema eigens behandelt wird, sind fett markiert.